临/床/诊/治/红/宝/书/系/列

感染性疾病和肝病鉴别诊断红宝书

刘 菲 车媛梅 葛善飞 主编

U0229114

化学工业出版社
·北京·

内容简介

本书从临床实用角度出发，编者根据多年的临床经验总结，从诊断及鉴别诊断的原则与方法入手，精练地介绍了常见的感染性疾病和肝病的临床特点和相似疾病的鉴别诊断要点、各器官系统感染性疾病的鉴别诊断思路等内容。本书适合感染病科、内科、全科、儿科、外科、急诊科等科的临床医生，尤其是处在学习阶段的硕/博士研究生、住院医师、主治医师临床使用，也适用于其他专科医生提高相关的诊疗水平。

图书在版编目（CIP）数据

感染性疾病和肝病鉴别诊断红宝书 / 刘菲，车媛梅，葛善飞主编. —北京：化学工业出版社，2024. 6
（临床诊治红宝书系列）
ISBN 978-7-122-45512-3

Ⅰ. ①感… Ⅱ. ①刘… ②车… ③葛… Ⅲ. ①感染－疾病－诊疗②肝疾病－诊疗 Ⅳ. ①R4②R575

中国国家版本馆 CIP 数据核字(2024)第 084125 号

责任编辑：邱飞婵　　　　　　文字编辑：马学瑞　李　平
责任校对：李雨晴　　　　　　装帧设计：关　飞

出版发行：化学工业出版社
　　　　　（北京市东城区青年湖南街 13 号　邮政编码 100011）
印　　刷：北京云浩印刷有限责任公司
装　　订：三河市振勇印装有限公司
787mm×1092mm　1/32　印张 19½　字数 476 千字
2024 年 8 月北京第 1 版第 1 次印刷

购书咨询：010-64518888　　　售后服务：010-64518899
网　　址：http://www.cip.com.cn
凡购买本书，如有缺损质量问题，本社销售中心负责调换。

定　　价：98.00 元

编写人员名单

名誉主编　黄　燕　邬小萍

主　　编　刘　菲　车媛梅　葛善飞

副主编　李　杰　刘泽灏　黄宇琨　欧阳奕

编　　者

中南大学湘雅医院

　　　　　黄　燕　刘　菲　刘泽灏　黄宇琨　欧阳奕
　　　　　顾慧敏　蒲　颖　李　非　贺若曦　伍　莉

南昌大学第一附属医院

　　　　　邬小萍　葛善飞　吴大先　何　颖　李　雷
　　　　　付吉伟　徐清浪　施欢欢　李　媛　李文成
　　　　　游　宇　幸雅薇　孔繁聪　王　亮　白亮亮
　　　　　钟嘉玮　郑林峰　梅文娟　黄　芳　张文峰
　　　　　向天新　甘　厦

南昌大学第二附属医院

　　　　　孙水林　姚雪兵　高　珍　刘翠芸　余东山
　　　　　祝国建　孙　珂　罗　磊　梁佳圆

江西省胸科医院

　　　　　李　杰　宗凯仁　钟　诚　林　旭　袁石秀
　　　　　张学钰

江西省人民医院　车媛梅

南昌市第九医院　陈华英

中国人民解放军联勤保障部队第九〇八医院　许永春

常州市第三人民医院　崔曼曼

宜昌市中心人民医院　程齐齐

广西医科大学附属武鸣医院　张春兰

抚州市疾病预防控制中心　黄凡卿

抚州市第一人民医院　孙　俊

南昌市青山湖区卫生健康委员会　于建武

湖南省妇幼保健院　张　凤

感染性疾病和肝病是感染病科收治的主要病种，也是内科、全科、外科、儿科、急诊科等科室经常面临的急危重症，对临床医生而言是极其具有挑战性的病种，其病因鉴别诊断思路对于实验室检查和辅助检查项目的选择以及后续的治疗方案制订有着至关重要的作用。感染性疾病和肝病的病因纷繁复杂，"同症多因"以及"同因异症"在感染性疾病和肝病的鉴别诊断中尤为突出，例如感染性疾病中的代表"发热待查"和肝病中的代表"黄疸查因"，其病因的鉴别诊断是临床常见且疑难的问题，易造成漏诊误诊。随着辅助检查检验技术的发展及进步，以及发热待查诊疗与肝病诊疗指南和（或）专家共识的更新，对感染性疾病和肝病的临床诊治水平提出了更高的要求。因此，编者根据多年的临床经验总结，从临床实用角度出发，精练地编写了诊断及鉴别诊断的原则与方法、治疗的原则与方法、常见的感染性疾病和肝病的临床特点及相似疾病的鉴别诊断要点、各器官系统感染性疾病的鉴别诊断思路等内容。本书适合感染病科、内科、全科、儿科、外科、急诊科等科的临床医生，尤其是处在学习阶段的硕/博士研究生、住院医师、主治医师临床使用，也适用于其他专科医生提高相关的诊疗水平。

本书的编写得到来自中南大学湘雅医院、南昌大学第一附属医院、南昌大学第二附属医院、江西省胸科医院、江西省人民医院、南昌市第九医院、中国人民解放军联勤保障部队第九○八医院、常州市第三人民医院、宜昌市中心人民医院、广西医科大学附属武鸣医院、抚州市疾病预防控制中心、抚州市第一人民医院、南昌市青山湖区卫生健康委员会、湖南省妇幼保健院等各位临床专家的大力支持和帮助，在此一并表示衷心感谢。

由于笔者水平有限，疏漏和不足在所难免，恳请广大读者谅解并不吝赐教，以便在下一次修订时进一步提高和完善。

刘　菲　车媛梅　葛善飞

2024 年 5 月

目 录

参考文献 / 595

第一篇
鉴别诊断概述

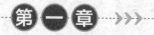

第一章

诊断、鉴别诊断的原则与方法

　　疾病诊断是对疾病进行正确积极治疗的基石。内科疾病病种繁多，同一疾病在不同个体不同阶段，可以有不同的临床表现；不同的疾病也可以有相似的临床症状。因此，内科医生需要有扎实的症状诊断学功底，同时，也需要在临床实践中不断去总结归纳反思，才能在以后的临床工作中提高诊断的准确性和及时性，从而利于患者的康复。

　　如果拟诊的诊断能解释患者的所有主要的临床表现，并且已找到预期应该见于该病的"特异线索"（例如拟诊为感染性疾病的患者，得到有意义的病原微生物检测结果；拟诊为肿瘤的患者，得到有意义的病理学依据；等等），则可确定该诊断。但当遇到缺乏"特异线索"的疾病时，一组有临床意义的"综合征"也可作为支持依据，但支持力度明显弱于"特异线索"，此时，往往需要进一步完善鉴别诊断以及通过相应的治疗预期和转归来进一步确立诊断，因此，鉴别诊断和疗效评估随访也是疾病诊断的重要组成部分。如果根据诊断采取的治疗方案，能够获得预期的效果，一般而言诊断的目的就完成了；另一方面，诊断也会随着认知和检验水平的提高而进行修正和更新，尤其是对于疑难病例；某些时候，我们还需要进行诊断性的治疗来验证或排除某些鉴别诊断。

　　需要强调的是，诊断需要以首先考虑常见病和多发病为原则，罕见病往往是在以常见病和多发病无法解释时考虑；能够用一个疾病解释时，尽可能用"一元论"解释；首先考虑可治的疾病，再考虑难治或不可治疾病；对于急危重症病例，不应一味追求第一时间确定诊断，而是需要找到可能性最大，对患者生命最具有威胁的可能的疾病先行诊治，以免贻误治疗时机。

疾病诊断包括四个关键步骤：①收集临床资料；②分析、综合、评价资料；③提出初步诊断和鉴别诊断；④验证和修正诊断。医学是与经验密切相关的科学，有经验的医生往往可以在较短时间内快速进行拟诊和确诊；对于年轻医生，在信息化时代，查阅文献和病例报告是获得疑难病例诊断方向的有利途径。

收集临床资料包括完整的病史采集、细致全面重复的体格检查以及有针对性的化验和检查，必要时可以进行诊断性治疗。完整的病史采集包括现病史、既往史、个人史、婚育史、家族史，女性患者月经史也需要仔细询问。体格检查需要全面细致，诊断不明时，还需要重复查体观察变化。例如恙虫病的焦痂往往出现于潮湿的隐秘处，如腋窝、腹股沟，如果不能充分暴露皮肤，则可能漏诊；再例如患者在住院过程中出现心音的变化，往往提示瓣膜的病变，如果在入院时没有进行认真的听诊，或者在住院过程中没有进行重复的听诊，会遗漏体征的变化导致误诊或漏诊。化验和检查应首选有效、简便、无创的项目，三大常规（血常规、尿常规、粪常规）是最基本的快速且简便的化验，每一个患者都需要尽早完善三大常规。通过血常规可以了解患者外周血细胞的变化，从而为诊断提出方向；尿常规中尿比重、尿蛋白、尿红白细胞等项目信息，有助于评估肾脏的病变；粪常规中的红白细胞、潜血以及寄生虫虫卵的检查，都可以为诊断提供依据和线索。在选择化验或检查项目时，往往是与疾病的拟诊和鉴别诊断密切相关，因此，需要考虑项目检测的敏感性、特异性、时效性以及实验室误差，同时还应评估患者对该项目的接受程度，主要是指患者对项目的耐受性，因此还需要了解项目的适应证和禁忌证。化验和检查结果的判读，也需要结合临床，正确分析阴性或阳性结果的意义，防止片面依靠化验或检查而草率进行诊断。有些阳性结果可能是在某个时期短暂出现，比如肾综合征出血热早期大量的蛋白尿，需要在发热期连续收集标本进行化验，因为患者蛋白尿的出现是突然的，太早可能是阴性，当患者进入少尿期，又可能没有标本进行化验；再比如肥达反应，阳性时不能确诊，阴性时不能排除伤寒；又比如病原体二代测序技术，测序结果往往是多个病原微生物序列，此时更加需要结合临床及病原微生物特点进行综合分析；等等。因此，临床上应该充分利用化验和检查结果，而不是唯化验和检查结果论。

好的临床思维有助于诊断的确立。面对不典型、复杂病例时，往往需要寻找一个切入点来进行临床思维，也就是说，根据患者的一个或多个主诉或病征，形成一组待鉴别的疾病。例如发热、黄疸、肝脾大、贫血等。对一组拟诊诊断进行分析时，往往需要列出拟诊诊断的诊断依据，包括病史、化验、既往诊疗结果等。如前所述，如果拟诊的某诊断能解释患者的所有主要的临床表现，并且已找到预期应该见于该病的"特异线索"，则可确定该诊断；如果拟诊的诊断不能解释患者的主要临床表现，且不具备支持该诊断相对特异的线索（包括症状、体征、化验或检查），则该诊断的可能性就很小了。需要注意的是，某些疾病并无"特异线索"或"特异线索"仅出现于疾病的某一特定阶段，比如伤寒的玫瑰疹多见于病程第 2～3 周，过早或过晚都可能错过此病征。根据主诉或病征提出鉴别诊断可能时，应尽可能全面不遗漏。但全面不等于无重点，在一组鉴别诊断中，仍可以抓住主要矛盾，逐一排除可能性较小的疾病。这就是临床上常用的"排除诊断法"。

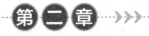

第二章

治疗的原则与方法

　　疾病的治疗原则上以诊断为依据，根据诊断采取相应的治疗措施。疾病的治疗主要包括内科治疗（即以用药为主的治疗）、放射治疗、介入治疗、手术等方法。内科疾病的治疗主要原则包括几个方面：

　　病因治疗：如感染性疾病进行抗感染治疗；自身免疫性疾病或自身炎症性疾病予以免疫抑制剂或抗炎治疗；肿瘤性疾病予以抗肿瘤治疗等。

　　优先原则：当多个疾病共存于同一个体时，优先处理最危及患者生命及健康的疾病。

　　对症支持治疗：由于疾病可造成机体的病理生理及功能紊乱，如重要脏器功能损伤或不全、内环境紊乱、营养不良、必需物质减少或缺失等，需要针对发生的病理生理及功能紊乱进行相应的对症支持治疗，为病因治疗的疗效发挥争取时机。

　　并发症及合并症的治疗：在疾病的发生发展过程中，并发症及合并症的进展有时可发生危及生命的情况，需要针对并发症及合并症进行适宜的处置。

　　安全性、有效性和可行性并重：疾病治疗过程中有不良反应发生的可能性，在选择治疗方案时，需要个体化评估，根据患者的脏器功能情况、年龄、过敏史等选择最有益于患者的治疗方案。治疗需长期维持时，需同时结合患者经济状况，选择最可行的治疗方案。

预防的意识：治疗有效的患者，需评估疾病复发或进展的风险，给予相应的防治策略及随访方案。

必要的隔离：对于传染病患者，根据传播途径依据《中华人民共和国传染病防治法》采取相应的隔离措施，是预防疾病传播的必要和有效手段。

诊断性治疗：诊断性治疗仅适用于那些对拟诊疾病较安全、疗效确切且特异性强的患者。经典的适用诊断性治疗的疾病主要包括疟疾（使用抗疟药物）、结核病（使用抗结核药物）、阿米巴病（使用甲硝唑或替硝唑类）。广义来说，对于部分待查患者经验性的抗感染治疗也可纳入诊断性治疗的范畴。诊断性治疗的结果往往否定的意义大于肯定的意义，即若治疗无效，可以基本排除拟诊疾病。诊断性治疗药物要足量及足疗程。

心理支持：现代医学是生物-社会-心理医学模式，心理健康对于躯体疾病的治疗恢复有着积极的作用。良好的家庭、社会及心理支持，有助于提高患者治疗的依从性和疗效，因此，临床医生要培养同理心和共情，从心理上给予患者最大程度的照护。

第二篇

常见感染性疾病的鉴别诊断思路

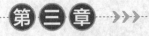

第三章 >>>

病毒性疾病

第一节　流行性感冒

【诊断要点】

1. 概述

流行性感冒简称流感，是由流感病毒引起的急性呼吸道传染病。全身感染中毒症状（高热、头痛、肌肉酸痛）突出，而呼吸道症状轻微。

（1）病原学　流感病毒属于正黏病毒科，为 RNA 病毒，根据核蛋白及基质蛋白分为甲、乙、丙 3 型（即 A、B、C 三型）。甲型流感病毒宿主广泛，乙型和丙型主要感染人类。甲型流感病毒极易发生变异，根据其表面的血凝素 H 和神经氨酸酶 N 抗原性的差异又可分成多种亚型，H 有 18 种亚型（H1～H18），N 有 11 种亚型（N1～N11）。感染人禽流感病毒亚型主要为 H5N1、H9N2、H7N7，其中 H5 和 H7 被认为是高致病性的。人感染高致病性禽流感由甲型流感病毒 A/H5N1 所致。流感病毒容易被紫外线、加热（通常 56℃，30min）灭活，且对离子和非离子清洁剂、含氯消毒剂和有机溶剂敏感。

（2）流行病学

① 传染源：患者是主要传染源，隐性感染者也具有传

染性。传染性从潜伏末期开始至病后 7 天。2009 年暴发于墨西哥的甲型 H1N1 流感主要传染源仍是患者。

人感染高致病性禽流感的主要传染源是患 H5N1 禽流感和携带 H5N1 禽流感病毒的鸡、鸭、鹅等家禽，特别是鸡，目前尚无人际传播的确切证据。

② 传播途径：主要通过飞沫气溶胶经呼吸道传播，也可通过口、鼻、眼等处黏膜直接接触传播。接触患者的呼吸道分泌物、体液和被病毒污染的物品亦可能引起感染。传播速度与人群密度相关。禽类粪便是人感染高致病性禽流感传播的主要媒介。

③ 易感人群：人群对流感病毒普遍易感，感染后可获得一定免疫力。但甲、乙、丙三型之间以及各型流感病毒不同亚型之间无交叉免疫力，同一亚型的变种之间有一定免疫力。由于流感病毒不断变异，人群易反复感染而发病。新生儿对流感病毒的敏感性与成年人相同。

④ 高危人群：下列人群感染流感病毒后较易发展为危重症病例：

a. 妊娠患者。

b. 有慢性呼吸系统疾病、慢性循环系统疾病（高血压除外）、肾病、肝病、血液病、神经肌肉疾病（如帕金森病）、代谢及内分泌系统疾病（如糖尿病）等慢性基础疾病者；免疫功能低下者。

c. 19 岁以下长期服用阿司匹林者。

d. 肥胖患者。

e. 年龄＜5 岁的儿童（年龄＜2 岁更易发生严重并发症）。

f. 年龄＞65 岁的老人。

就人感染高致病性禽流感而言，10～19 岁的患者病死率最高，50 岁以上患者病死率最低。

⑤ 流行特征：流行性感冒发病呈全球性分布，在温带，

一般是在秋冬季到春季流行，在局部地区一般持续4～6周，在2～3个月期间传播至其他地区；在大多数热带和亚热带地区，本病可全年发生，每年会有1～2次高峰。流感分为散发、暴发、流行和大流行。

a. 散发：病例呈散在分布，发病时间及地点无明显联系。

b. 暴发：一个集体或一个地区在短时间内突然发生很多病例。

c. 流行：较大地区的流感发病率明显超过一般的发病水平。

d. 大流行：有时也称世界性大流行，传播迅速，流行广泛波及全世界，发病率高并有一定的患者死亡。

甲型流感病毒易引起世界性大流行；乙型流感病毒常造成局部暴发或小流行；丙型流感病毒仅以散在形式出现，主要侵犯婴幼儿。目前全球每年约10%的人口患流行性感冒，在人群中流行的主要有H1N1、H3N2亚型和乙型流感病毒。2009年全球流感大流行的流行株为H1N1，根据中国内地甲型H1N1流感病例报道，截至2010年1月底，累计确诊病例中6～15岁所占比例（43.5%）和发病率（2750/10万）均最高，由此表明2009年H1N1流感大流行极其严重地侵袭儿童和青少年。

2. 临床特点

典型流感潜伏期为1～3天。

（1）单纯型

① 发热：临床上可有急起高热，体温可达39～40℃，一般持续2～3日后渐退。

② 全身感染中毒症状：伴随发热出现，表现为畏寒、发热、头痛、乏力、全身酸痛等，持续2～3日后渐退。

③ 上呼吸道症状：一般全身症状好转后出现，常表现

为鼻塞、流涕、咽痛、干咳等上呼吸道症状。

④ 其他：少数患者可有鼻出血、食欲减退、恶心、便秘或腹泻等轻度胃肠道症状，部分患者眼结膜轻度充血和眼球压痛、咽充血。

（2）胃肠型　除发热外，以呕吐、腹泻为显著特点，儿童多于成人。2～3天即可恢复。

（3）中毒型　极少见，表现为高热、休克及弥散性血管内凝血（DIC）等，病死率高。

（4）并发症

① 原发性病毒性肺炎：较少见，是1918—1919年及2009—2010年大流行时的主要死因。多见于原有心、肺疾病者（特别是风湿性心脏病、二尖瓣狭窄患者）或孕妇。肺部病变以浆液性出血性支气管肺炎为主，有红细胞外渗、纤维渗出物和透明膜形成。临床上有高热持续不退、气急、发绀、阵咳、咯血等症状，体检发现双肺呼吸音低，满布哮鸣音，但无实变体征，病程可长达3～4周，外周血白细胞计数低下，中性粒细胞减少。肺CT表现以双侧、多段、外带肺部磨玻璃密度影改变为主。患者可因心力衰竭或周围循环衰竭而死亡。痰与血培养均无致病菌生长，痰液中易分离到流感病毒，抗菌药物治疗无效，病死率较高。

② 继发性细菌性肺炎：以单纯型流感起病，2～4日后病情加重，体温增高并有寒战，全身中毒症状明显，咳嗽剧增，咳脓痰，伴有胸痛。体检可见患者呼吸困难，发绀，肺部布满湿啰音，有实变或局灶性肺炎体征。外周血白细胞和中性粒细胞显著增高，流感病毒不易分离，但在痰液中能找到致病菌，以金黄色葡萄球菌、肺炎球菌和流感嗜血杆菌较为多见。

③ 病毒与细菌混合性肺炎：流感病毒与细菌性肺炎同时并存。起病急，高热持续不退，病情较重，可呈支气管肺炎或大叶性肺炎。

④ 瑞氏综合征：旧称脑病合并肝脂肪变性综合征，系甲型和乙型流感的肝脏、神经系统并发症，也可见于水痘-带状疱疹病毒感染。本病限于 2～16 岁的儿童，因与流感有关，可呈暴发流行。临床上在急性呼吸道感染热退数日后出现恶心、呕吐，继而出现嗜睡、昏迷、惊厥等神经系统症状，有肝大，但无黄疸，脑脊液检查正常，无脑炎征，血氨可增高，肝功能轻度损害，脑部病理变化仅见脑水肿和缺氧性神经细胞退行性变，肝细胞有脂肪浸润。病因不明，近年来认为与服用阿司匹林有关。

⑤ 中毒性休克综合征：多在流感后出现，伴有呼吸衰竭，X 线胸片可显示急性呼吸窘迫综合征，但肺炎病变不明显。血液中可有流感抗体上升，气管分泌物可找到致病菌，以金黄色葡萄球菌较为多见。

⑥ 心脏损害：心脏损伤不常见，主要有心肌炎及心包炎，可见肌酸激酶水平升高，心电图异常，而肌钙蛋白异常少见，多可恢复，重症病例可出现心力衰竭。

⑦ 横纹肌溶解：即骨骼肌坏死，表现为肌痛和肌无力，血清肌酸激酶显著升高（在 1000U 以上），电解质紊乱，严重时引起急性肾衰竭。

⑧ 其他中枢神经系统并发症：脑炎、急性坏死性脑病、类似吉兰-巴雷综合征的脊髓炎等。

3. 辅助检查

(1) 血常规　白细胞总数减少，淋巴细胞相对增加，嗜酸性粒细胞消失。合并细菌性感染时，白细胞总数和中性粒细胞增多。

(2) 免疫荧光或免疫酶染法检测抗原　取患者呼吸道样本，用荧光或酶标记的流感病毒免疫血清染色检出抗原，快速且灵敏度高，有助于早期诊断。如应用单克隆抗体检测抗原则能鉴别甲、乙、丙型流感。目前临床应用较广。

（3）聚合酶链反应（PCR）　可直接从患者分泌物中检测流感病毒 RNA，具有直接、快速、敏感等特点，便于早期、快速诊断。

（4）病毒分离　将急性期患者的含漱液接种于鸡胚羊膜囊或尿囊液中进行病毒分离。灵敏度高，但实验要求高、费时。

（5）血清学检查　采集患者急性期（病后 5 日之内）和恢复期（病后 3～4 周）的血清，用当前国内代表性毒株或当地新分离到的病毒株为抗原，行血凝抑制试验，如效价有 4 倍以上增长，即可诊断为流感病毒感染，灵敏度和特异性均较差，一般仅用于流行病学调查。应用中和免疫酶试验测定中和滴度，可检测中和抗体，有助于回顾性诊断和流行病学调查。

（6）影像学检查　单纯型流感患者胸部 X 线检查可无异常。重症流感患者可显示单侧或双侧肺炎，少数可伴有胸腔积液。

4. 临床分类

（1）疑似病例　具备流行病学史和临床症状。

（2）确诊病例　满足疑似病例标准，同时实验室检查有病原学证据。

【鉴别诊断】

1. 普通感冒

（1）相似点

① 常在季节交替和冬、春季节发病。

② 病时可出现鼻塞、流涕、咽痛、干咳等上呼吸道症状。

③ 白细胞总数不高或偏低，淋巴细胞比例相对增加，重症患者可有白细胞总数和淋巴细胞数下降。

（2）鉴别要点

① 普通感冒一般少见畏寒、发热、头痛、乏力、全身

酸痛等全身中毒症状。

② 追踪流行病学史有助于鉴别，普通感冒多为散发。

③ 主要靠病原学和血清学加以鉴别。

2. 严重急性呼吸综合征

（1）相似点

① 具有流行性，在某一地区短时间出现大量患者。

② 发病时出现畏寒、高热、头痛、头晕、全身酸痛等中毒症状。

③ 实验室检查示外周血白细胞计数正常或降低，抗菌药物治疗无效。

（2）鉴别要点

① 流感外周血淋巴细胞相对增高。

② 流感胸部X线检查很少出现肺部炎性浸润影。

③ 病原学鉴别。

3. 流行性脑脊髓膜炎

（1）相似点

① 发生在冬春季节和流行地区，周围有类似症状患者。

② 可出现鼻塞、流涕、咽痛、干咳等上呼吸道症状。

③ 发病时有畏寒、高热、头痛、头晕、全身酸痛等中毒症状。

（2）鉴别要点

① 流行性脑脊髓膜炎早期症状类似流感，但季节性明显，典型临床表现还包括皮肤黏膜瘀点、瘀斑及颈强直等脑膜刺激征。

② 流感白细胞总数无明显增加；流行性脑脊髓膜炎白细胞总数增高，一般在$(10\sim30)\times10^9/L$，中性粒细胞在$80\%\sim90\%$。

③ 病原学检查可明确诊断。

第二节　流行性腮腺炎

【诊断要点】

1. 概述

流行性腮腺炎是由腮腺炎病毒引起的急性自限性呼吸道传染病，好发于儿童和青少年，以腮腺非化脓性肿胀疼痛为特征。

（1）病原学　腮腺炎病毒属于副黏病毒属的单股 RNA 病毒。病毒直径为 85～300nm，平均 140nm。虽然病毒可在猴、鸡胚羊膜及各种人和猴的组织培养中增殖，但人是腮腺炎病毒的唯一天然宿主。该病毒目前发现只有一种血清型。病毒感染人体后早期产生 S（核衣壳蛋白）抗体，但无保护性；后期可产生保护性抗体 V 抗体（针对病毒 V 抗原）而获得持久性免疫，再次感染极罕见。腮腺炎病毒对物理化学因素极其敏感，1％甲酚皂溶液、75％乙醇、0.2％甲醛溶液等可于 2～5min 内将其灭活，暴露于紫外线下迅速死亡，55～60℃ 10～20min 即失去活力。但病毒耐寒，在 -65℃ 环境下可存活数月至数年，在 4℃ 时其活力可保持 2 个月，37℃ 时可存活 24h。

（2）流行病学

① 传染源：流行性腮腺炎是一种在全球范围内广泛流行的急性呼吸道传染病，但其流行程度在不同国家和地区存在差别，早期患者和隐性感染者是主要传染源。腮腺肿痛前 6 天至肿后 9 天均可自患者唾液中分离出腮腺炎病毒，具有传染性。

② 传播途径：该病毒主要通过飞沫经呼吸道传播，也可通过直接接触病毒污染的食具和玩具等途径传播。妊娠早期还可经母婴传播导致胎儿发育畸形。

③ 易感人群：人群普遍易感，学龄前及学龄期儿童往往是发病高峰人群，其中5~9岁的儿童更为多见。其易感性随年龄的增加而下降，青春期男性患者发病较女性多见。病后可获得持久免疫力。

④ 流行特征：该病全年皆可发作，在温带地区以春、冬季最多，夏季较少，但也可发生流行；在热带无季节性差异，呈流行或散发。

腮腺炎疫苗使用以后，该病在全球范围内得到了有效的遏制，部分推广免疫接种的国家病例已呈散发状态，也无明显的季节特点。同时其发病人群也发生了改变。免疫接种后患者年龄有逐步向15岁以上人群推移的趋势。5~14岁儿童病例数占总病例数的52%，15岁以上病例占36%，所有年龄组的发病率均下降，以10~15岁的发病率下降速度最为显著。近年来我国流行性腮腺炎发病率有上升趋势。

2. 临床特点

潜伏期8~30天，平均18天。

（1）临床表现

① 全身症状表现为畏寒、发热、头痛、咽痛、食欲不佳、恶心呕吐、全身疼痛等。

② 腮腺肿胀

a.起始：肿胀数小时腮腺肿痛逐渐明显，体温可达39℃以上。成人发热一般较严重。

b.肿胀特点：腮腺肿胀最具特征性，一般以耳垂为中心，向前、后下发展，状如梨形，边缘不清。

c.局部皮肤：局部皮肤肿胀，触之坚韧有弹性，有轻触痛。

d.加重因素：言语、咀嚼（尤其进酸性饮食）时刺激唾液分泌，导致疼痛加剧。

e.其他累及部位：通常一侧腮腺肿胀后1~4天累及对

侧，双侧肿胀者约占 75%，颌下腺或舌下腺也可同时累及。重症者腮腺周围组织高度水肿，使容貌变形并可出现吞咽困难。

f. 腮腺管：腮腺管开口处早期可有红肿，挤压腮腺始终无脓性分泌物。

g. 转归：腮腺肿胀大多于 1～3 天达到高峰，持续 4～5 天逐渐消退而恢复正常，无其他并发症时，该病病程 10～14 天。

（2）并发症

① 神经系统并发症

a. 无菌性脑膜炎、脑膜脑炎、脑炎：为最常见的并发症。

好发人群：其多见于儿童患者，男孩多于女孩。

发病率：腮腺炎时脑炎的发病率为 0.3%～8.2%。

发生时间：脑膜脑炎症状可早在腮腺肿前 6 天或肿后 2 周内出现，一般在肿后 1 周内出现。

临床表现：脑脊液和症状与其他病毒性脑炎相仿，头痛、呕吐等急性脑水肿表现较明显。

脑电图：脑电图可有改变但不似其他病毒性脑炎明显，结合临床，以脑膜受累为主。

预后：预后多良好，个别脑炎病例也可出现死亡。

b. 偶有腮腺炎后 1～3 周出现多发性神经炎、脊髓炎，预后多良好。肿大的腮腺可能压迫神经引起暂时性面神经麻痹。有时出现平衡失调、三叉神经炎、偏瘫、截瘫、上升性麻痹等。偶有腮腺炎后因导水管狭窄而并发脑积水。

c. 耳聋：为听神经受累所致。发病率虽不高（约 1：15000），但可成为永久性和完全性耳聋，75% 为单侧性，故影响不大。

② 生殖系统并发症：腮腺炎病毒好侵犯成熟的生殖腺体，故多见于青春期后期以后的患者，小儿少见。

a. 睾丸炎

发病率：占男性成人患者的 14%～35%，一般 13～14 岁以后发病率明显增高。

发生时间：常发生在腮腺肿大 1 周左右开始消退时。

临床表现：突发高热、寒战，睾丸胀痛、伴剧烈触痛，症状轻重不一，一般约 10 天消退。阴囊皮肤水肿也显著，鞘膜腔内可有黄色积液。病变大多侵犯一侧，有 1/3～1/2 的病例发生不同程度的睾丸萎缩，由于病变常为单侧，即使双侧也仅部分生精小管受累，故很少引致不育症。附睾炎常合并发生。

b. 卵巢炎

发病率：占成人女性患者的 5%～7%。

临床表现：症状较轻，不影响受孕，偶可引起提前闭经。卵巢炎症状有下腰部酸痛，下腹部轻按痛，月经周期失调，严重者可扪及肿大的卵巢伴压痛。迄今尚未见因此导致不孕的报道。

③ 胰腺炎

a. 发病率：约见于 5% 成人患者，儿童中少见。

b. 发生时间：常发生于腮腺肿胀后 3 天至 1 周。

c. 临床表现：以中上腹剧痛和触痛为主要症状。伴呕吐、发热、腹胀、腹泻或便秘等，有时可扪及肿大的胰腺。胰腺炎症状多在 1 周内消失。

d. 检验：血中淀粉酶不宜作为诊断依据，血清脂肪酶值超过正常值上限 3 倍，有助于胰腺炎诊断。脂肪酶通常在发病后 72h 升高，故早期诊断价值不大。

e. 近年来随着儿童患者病情越来越重，胰腺炎的并发症也随之增多，仅次于脑膜脑炎。

④ 肾炎：早期病例尿中绝大多数可分离出腮腺炎病毒，故认为该病毒可直接损害肾脏，轻者尿中有少量蛋白，重者尿常规及临床表现与肾炎相仿，个别严重者可发生急性肾衰

竭而死亡。但大多数预后良好。

⑤ 心肌炎

a.发病率：有 4%～5% 的患者并发心肌炎。

b.发生时间：多见于病程 5～10 天，可与腮腺肿胀同时发生或在恢复期发生。

c.临床表现：面色苍白，心率增快或减慢，心音低钝，心律失常，暂时性心脏扩大，收缩期杂音。

d.心电图：可见窦性停搏、房室传导阻滞、ST 段压低、T 波低平或倒置、期前收缩等。大多数仅有心电图改变（3%～15%）而无明显临床症状，偶有心包炎。

e.预后：严重者可致死。

⑥ 其他

a.乳腺炎（31% 的 15 岁以上女性患者并发此症）、骨髓炎、肝炎、肺炎、前列腺炎、前庭大腺炎、甲状腺炎、胸腺炎、血小板减少、荨麻疹、急性滤泡性结膜炎等均少见。

b.关节炎发病率约为 0.44%，主要累及肘关节、膝关节等大关节，可持续 2 天至 3 个月，能完全恢复。多发生于腮腺肿后 1～2 周，也有无腮腺肿者。

3. 辅助检查

（1）血常规检查　白细胞计数大多正常或稍增加，淋巴细胞相对增多。有并发症时白细胞计数可增高，偶有类白血病反应。

（2）尿常规检查　肾脏受累时可出现蛋白尿、红细胞和白细胞等，甚至类似肾炎的尿的改变。

（3）外周血生化检查　90% 患者的血清淀粉酶有轻至中度增高，尿中淀粉酶也增高。淀粉酶增高程度往往与腮腺肿胀程度成正比，但其增高也可能与胰腺和肠腺病变有关。一般情况下，淀粉酶升高正常值 2 倍以上有意义。部分患者可有心肌酶的升高和血清肌钙蛋白阳性。

（4）血清学检查

① 特异性 IgM 抗体检测：低滴度如 1∶2 即可提示现症感染。

② 补体结合试验：对可疑病例有辅助诊断价值。双份血清（病程早期及第 2～3 周）效价有 4 倍以上的增高，或一次血清效价达 1∶64 者有诊断意义。如条件许可宜同时测定 S 抗体和 V 抗体。S 抗体增高表明新近感染，V 抗体增高而 S 抗体不增高时仅表示以往曾受过感染。

③ 血凝抑制试验：受病毒感染的鸡胚，其羊水及尿囊液可使鸡的红细胞凝集，腮腺炎患者的恢复期血清有强大抑制凝集作用，而早期血清的抑制作用则较弱。如 2 次测定效价相差 4 倍以上，即属阳性。

（5）病原学检查　早期病例唾液、尿、血、脑脊液以及脑、甲状腺等其他组织中可分离出腮腺炎病毒，但病毒分离过程较繁，目前无条件普遍开展。

（6）其他　当病变累及颅内时，腰椎穿刺脑脊液检查、脑电图、头颅 CT 或 MRI 检查具有一定参考价值；同时病变累及心肌引起病毒性心肌炎时可行心电图、心脏超声等检查；累及胰腺时可行胰腺 B 超、CT 和 MRI 等检查帮助诊断。

【鉴别诊断】

1. 化脓性腮腺炎

（1）相似点

① 起病急骤，以高热、寒战、全身不适等全身症状为主要临床表现。

② 均可出现腮腺肿胀及肿痛。

（2）鉴别要点

① 为化脓性致病菌所引起，最常见的致病菌是金黄色葡萄球菌。

② 多为一侧腮腺受累，常为一侧性局部红肿压痛明显，晚期有波动感，挤压时有脓液自腮腺管流出；患侧腮腺导管开口处红肿，有脓性分泌物排出；腮腺脓液可穿破腮腺筋膜，进入相邻组织或间隙，如外耳道、咽旁间隙等。

③ 不伴有睾丸炎或卵巢炎。

④ 血常规中白细胞总数和中性粒细胞明显增高。

2. 颈部及耳前淋巴结炎

（1）相似点

① 均可有发热、咽痛、食欲不佳、恶心呕吐、全身疼痛等临床表现。

② 均有腮腺肿痛及肿大。

（2）鉴别要点

① 肿大不以耳垂为中心，局限于颈部或耳前区，为核状体，较坚硬，边缘清楚，压痛明显，表浅者活动可。

② 可发现与颈部或耳前区淋巴结相关的组织有炎症，如咽峡炎、耳部疖疮等。

③ 白细胞总数及中性粒细胞增高。

3. 症状性腮腺肿大

（1）相似点　均有双侧腮腺肿大。

（2）鉴别要点

① 不具有传染性，多在应用某些药物如碘化物、羟布宗、异丙肾上腺素后发生腮腺肿大。

② 对称性，无痛感，触之较软。

③ 组织学检查主要为脂肪变性。

④ 不伴有睾丸炎或卵巢炎。

4. 其他病毒所引起的腮腺炎

（1）相似点

① 均可有畏寒、发热、咽痛、食欲不佳、恶心呕吐、全身疼痛等。

② 局部皮肤肿胀，触之坚韧有弹性，有轻触痛。

③ 腮腺管开口处早期可有红肿，挤压腮腺始终无脓性分泌物自开口处溢出。

④ 白细胞计数大多正常或稍增加，淋巴细胞相对增多。

（2）鉴别要点

① 一般不伴有睾丸炎或卵巢炎。

② 病原学检查提示其他病原体病原学阳性如副流感病毒、甲型流感病毒、A 型柯萨奇病毒、单纯疱疹病毒、淋巴细胞脉络丛脑膜炎病毒、巨细胞病毒等。

③ 血清学检查无补体结合试验和血凝抑制试验阳性结果。

第三节　麻　疹

【诊断要点】

1. 概述

麻疹是由麻疹病毒引起的急性呼吸道传染病。主要临床表现为发热、咳嗽、流涕、眼结膜炎、口腔麻疹黏膜斑及皮肤斑丘疹。

（1）病原学　麻疹病毒属于副黏液病毒科麻疹病毒属，病毒抗原性稳定，只有一个血清型。病毒在人体外生命力不强，对日光、紫外线及一般消毒剂敏感。含病毒的飞沫在空气中的传染性约 2h，对干燥、寒冷有耐受力。

（2）流行病学

① 传染源：患者是唯一传染源，发疹前后各 5 天内患者的眼结膜、鼻、咽和气管分泌物都含有病毒，具有传染性。合并呼吸道感染者传染期延长至出疹后 10 天。

② 传播途径：主要是经呼吸道飞沫直接传播。麻疹病毒通过喷嚏、咳嗽、讲话时借飞沫散布至周围空气中，易感

者通过吸入飞沫而被传染。

③ 易感人群：凡未有麻疹病史而又未注射过麻疹疫苗者对麻疹普遍易感，90%以上的感染者均可发病。病后可获得持久免疫。

④ 流行特征：本病以 6 个月至 5 岁小儿发病率最高。由于麻疹疫苗的普遍接种，麻疹流行强度减弱，而发病年龄也有逐渐增大的趋势。本病常年均可发生，但以冬春季为最多。

2. 临床特点

潜伏期 6～18 天，平均为 10 天，应用主动或被动免疫者可延长至 3～4 周。

(1) 典型麻疹

① 前驱期（出疹前期）：此期一般是从发热到出疹的 3～5 天。

a. 上呼吸道和眼结膜的卡他症状：主要表现为发热、眼结膜充血、畏光、分泌物增多、流泪、眼皮水肿、咳嗽及声音嘶哑等症状。

b. 消化道症状：纳差，有时可出现呕吐及轻度腹泻。

c. 口腔表现：起病后 2～3 天在口腔内第二白齿处颊黏膜上可见 0.5～1mm 大小白色小点，周围有红晕，即麻疹黏膜斑（科氏斑），具有早期诊断价值。斑点数量渐增多，且可融合或扩散至牙龈及口唇，有时在结膜、鼻黏膜及阴道黏膜亦可见此斑，持续 2～3 天消失。

② 出疹期

a. 出疹时间：发热第 3～5 天，体温及全身毒血症状达到高峰时出疹。

b. 出疹顺序：自耳后颈部开始，渐向前额、面、躯干、四肢发展，最后达鼻尖及掌心足底，3～4 天出齐。

c. 皮疹特点：皮疹初呈淡红色，较稀，后逐渐增多，并可融合，颜色转深，疹间皮肤正常。皮疹初压退色，后期疹密集、色转深者压之不退色。

d. 全身表现：在皮疹出齐前，体温上升可达40℃，全身症状相应加重，卡他症状达高峰。

e. 神经系统：患者神志萎靡，甚至出现神志昏沉或谵妄。

f. 舌部：舌乳头红肿。

g. 眼部表现：结膜充血、畏光明显，分泌物增多。

h. 淋巴系统：全身浅表淋巴结可轻度肿大。

i. 消化系统：肝脾可轻度肿大。

j. 呼吸系统：可有剧咳，部分患者肺部可闻及少许啰音。

③ 恢复期

a. 时间：出疹3～5天后。

b. 一般情况：全身皮疹逐渐出齐，患者一般情况明显改善，体温下降，全身症状迅速减轻。

c. 呼吸系统：呼吸道卡他症状迅速减轻，咳嗽可持续数天。

d. 皮疹转归：皮疹开始消退，皮疹消退后，留有浅褐色色素沉着斑，此为麻疹恢复期的特征，经1～2周或以后逐渐消退。退疹时皮肤有细小糠麸状脱屑。

④ 近年来成人麻疹发生率上升，症状较小儿起病急，可无卡他症状。

(2) 非典型麻疹

① 轻型麻疹

a. 好发人群：发生在留有部分母亲传递免疫力的婴儿，或近期内注射过被动免疫制剂，或过去注射过麻疹减毒活疫苗但未能完全受保护者。

b. 潜伏期：此型麻疹潜伏期长。

c. 一般情况：全身症状轻，上呼吸道卡他症状不明显，有时未见麻疹黏膜斑。

d.皮疹特点：皮疹分布稀少、色淡，但皮疹退后仍可留有淡褐色色素沉着斑。

e.并发症：并发症较少。

② 重型麻疹：临床上不多见，但病死率高。重型麻疹根据临床表现又可分为中毒型麻疹、休克型麻疹、出血性麻疹以及疱疹性麻疹 4 种。

a.中毒型麻疹

全身表现：毒血症症状重，体温可高达 40.5～41.0℃，伴呼吸急促、谵妄、抽搐、昏迷、发绀等。

皮疹特点：皮疹迅速增多融合。

b.休克型麻疹

循环系统：患者以循环衰竭为显著特征，面色苍白或青灰色，唇及肢端发绀、脉细弱、心率快和心音低钝、血压下降。

皮疹特点：皮疹稀少，色淡，难以出齐或骤然隐退。

c.出血性麻疹

皮疹特点：皮疹呈出血点状或紫癜样。

出血：常伴内脏及肠道出血。

全身表现：全身中毒症状明显。

d.疱疹性麻疹

皮疹特点：疱疹样皮疹，可融合成大疱。

全身表现：高热、毒血症状。

③ 异型麻疹

a.出疹时间：发热 2～3 天即出皮疹。

b.皮疹特点：发疹顺序与普通麻疹相反，皮疹自四肢末端开始，渐向躯干或面部发展，皮疹呈多形性。口腔内无麻疹黏膜斑。

c.血常规表现：检测血常规可见嗜酸性粒细胞增多，可能是一种迟发型变态反应，临床上少见。

d.预后：多呈自限性，病毒分离阴性，无传染性。

（3）并发症

① 支气管肺炎：为麻疹最常见的并发症和死亡原因。

a.好发人群：多见于5岁以下特别是2岁以下儿童。在麻疹出疹期，可由麻疹病毒本身侵犯肺部引起肺炎，肺大多呈间质性改变，但多不严重；后期继发的细菌性肺炎较为严重。

b.临床表现：由麻疹病毒本身引起者一般表现不重，无明显气急。当继发细菌、病毒、真菌或混合感染时，临床症状明显加重，有发热、气促、咳嗽、咳脓痰、发绀等表现，病程较长。其中以并发金黄色葡萄球菌性肺炎最为严重，易进一步发生纵隔气肿、脓胸或脓气胸，甚至肺脓肿及心包炎。肺炎迁延者，可发展为支气管扩张症。

c.体征：由麻疹病毒本身引起者肺部出现少许啰音或无体征。继发感染时肺部可闻及大量干湿啰音。

d.影像学表现：胸部X线检查依据感染病原体可有不同改变。

② 喉炎

a.好发人群：多发生在年幼儿。

b.症状：轻度嘶哑及喉炎是麻疹本身症状之一。并发细菌性喉炎时有频咳、嘶哑、哮喘及呼吸困难，严重者可致窒息。

c.体征：吸气时出现胸骨上凹陷。

d.严重者：可因重度喉梗阻而窒息死亡。

③ 心血管功能不全：由麻疹病毒性心肌炎或心肌营养不良变性所致，严重者可出现休克。

④ 脑炎

a.好发人群：麻疹脑炎多见于儿童。

b.发生率：仅$0.01\%\sim0.5\%$。

c.发生时间：可发生于出疹后3周内，出疹后2～6天多见，与麻疹轻重类型无关。

d.发生机制：早期发病可由麻疹病毒直接侵入脑组织所致；发生在出疹期后，则认为是一种机体对麻疹病毒的免疫反应。

e.亚急性硬化性全脑炎：罕见的亚急性硬化性全脑炎在麻疹后 2～17 年发生，预后差，大多死亡。

3.辅助检查

（1）血常规　白细胞、中性粒细胞大多正常，淋巴细胞升高，若淋巴细胞明显减少，常提示预后不良；合并感染时白细胞尤其是中性粒细胞会升高。

（2）血清学检查　血清特异性 IgM 抗体阳性可确诊。急性期及恢复期特异性 IgG 抗体效价增高 4 倍以上，也可确诊。

（3）病原学检查　眼、鼻、咽分泌物或血等分离出麻疹病毒，检测出麻疹病毒抗原或 RNA，也可确诊。

【鉴别诊断】

1.风疹

（1）相似点

① 均为传染性疾病，多见于幼儿及学龄前期小儿，成人少见。

② 多见于冬春季，多通过飞沫经呼吸道传播。

③ 均有潜伏期、前驱期、出疹期，均有发热、头痛、食欲减退、疲倦、乏力等症状。

（2）鉴别要点

① 前驱期症状轻，无热或低热，轻咳、流鼻涕，较少见眼结膜炎，无麻疹黏膜斑。

② 起病 1 天左右即出疹，迅速遍及全身。

③ 皮疹为稀疏淡红色斑丘疹，2～4 天即消退，不脱屑、不留痕，同时耳后、枕后、颈部淋巴结肿大明显。

④ 风疹病毒血清特异抗体阳性。

⑤ 血凝抑制试验、中和试验、补体结合试验和免疫荧光测定可鉴别。

2. 幼儿急疹

（1）相似点　多见于幼儿，有发热及全身出疹。

（2）鉴别要点

① 骤起高热，持续3～5天，后突然下降，可伴发高热惊厥，轻度呼吸道卡他症状。

② 热退后出现皮疹为其特征，呈散在玫瑰色斑丘疹，以躯干为多，1～2天即自动消退，疹退后一般不脱屑或留有色素沉着。

③ 发热时外周血白细胞总数下降，淋巴细胞相对增多。

3. 猩红热

（1）相似点

① 均有潜伏期、前驱期、出疹期、恢复期等。

② 有发热，伴头痛、咽痛、食欲减退等症状。

③ 出现全身性皮疹。

④ 可出现中毒性症状。

（2）鉴别要点

① 发病第2天全身出现针头大小红疹，疹间皮肤充血，呈现一片猩红，压之退色。

② 出疹顺序为：从耳后、颈底及上胸部开始，1日内即蔓延及胸、背、上肢，最后及于下肢；疹间无正常皮肤。

③ 患者咽部红肿疼痛，可见"杨梅舌"、口周苍白圈。

④ 血液白细胞总数及中性粒细胞增高显著。

⑤ 咽细菌培养为溶血性链球菌。

4. 肠道病毒感染

（1）相似点

① 具有传染性，可通过密切接触传播。

② 出疹前常有呼吸道症状，发热、咳嗽等，可见黏膜斑。

③ 外周血无特殊变化，或可有白细胞轻度增加。

（2）鉴别要点

① 多发生于夏秋季。

② 出疹无顺序，半日至 2～3 天消退。皮疹多样，大多为斑丘疹，也可为小疱疹、荨麻疹样。皮疹消退后不脱屑、不留痕。

③ 可分离出肠道病毒。

④ 中和试验、补体结合试验和血凝抑制试验等检测急性期和恢复期血清的抗体滴度，有 4 倍以上升高。

第四节　水痘和带状疱疹

一、水痘

【诊断要点】

1. 概述

人体初次感染水痘-带状疱疹病毒表现为水痘，是小儿常见的急性呼吸道传染病，皮肤黏膜分批出现斑疹、丘疹、疱疹及结痂，全身症状轻微。

（1）病原学　水痘-带状疱疹病毒属于疱疹病毒科，仅一个血清型，核心为双链 DNA，核衣壳是由 162 个壳微粒排列成的立体对称的二十面体，外有一层脂蛋白包膜。病毒呈球形，直径 150～200nm。儿童初次感染时引起水痘，痊愈后病毒可长期潜伏在脊髓后根神经节或脑神经的感觉神经节内，少数人在青春期或成年后，受冷、热、药物、创伤、恶性病或射线等因素作用，病毒被激活导致带状疱疹。受感染的细胞可形成多核巨细胞，核内出现嗜酸性包涵体。病毒对外界抵抗力弱，不耐热，不耐酸，不能在痂皮中存活，能被乙醚灭活。人是已知的自然界唯一宿主。

（2）流行病学

① 传染源：患者是唯一传染源。自出疹前 2 天至皮疹完全结痂为止，均有传染性。

② 传播途径：主要通过飞沫和直接接触传播，亦可通过接触被污染的用具传播。可通过胎盘导致胎儿感染，妊娠早期感染水痘可能引起胎儿畸形。

③ 易感人群：本病传染性极强，人群普遍易感，6 个月以下婴儿较少见，孕妇患水痘时，胎儿可被感染。患者可获持久免疫，但以后可发生带状疱疹。

④ 流行特征：本病一年四季均可发生，冬春季发病率最高。

2. 临床特点

潜伏期一般为 14 天左右（10～20 天）。

（1）典型水痘

① 前驱期：婴幼儿常无前驱症状或症状轻微，皮疹和全身表现多同时出现；年长儿可有畏寒、低热、头痛、乏力及咽痛等表现，持续 1～2 天出现皮疹。

② 出疹期

a. 出疹时间：发热数小时至 24h 出现皮疹。

b. 出疹顺序：皮疹先出现于躯干和头部，后波及面部和四肢。

c. 皮疹特点：初为红色斑疹，数小时变为丘疹，再数小时左右发展成疱疹。疱疹为单房性，疱液初清亮，呈珠状，后稍混浊，周围有红晕。

d. 疱疹转归：1～2 天疱疹从中心开始干枯、结痂，红晕消失。1 周左右痂皮脱落，一般不留瘢痕。

e. 皮疹分布：呈向心性分布，主要位于躯干，其次头面部，四肢相对较少，手掌、足底更少。皮疹分批出现，故可见斑疹、丘疹、疱疹、结痂同时存在。

（2）播散性水痘

① 好发人群：免疫功能低下者，如肿瘤放化疗后、长期使用免疫抑制剂等。

② 皮疹特点：出疹期长，常为离心分布，多而密集，易融合成大疱型或呈出血性，继发感染者呈坏疽型。

③ 全身症状：高热持续，毒血症症状重。

④ 预后：常合并多脏器受累，病死率极高。

（3）若妊娠期感染水痘，可引起胎儿畸形、早产或死胎。

（4）并发症

① 皮肤继发感染：最常见如脓疱疮、蜂窝织炎等。

② 血小板减少：带有皮肤、黏膜出血，严重者有内脏出血，包括肾上腺出血，预后不良。

③ 水痘肺炎：表现为咳嗽、呼吸困难和发热，多见于成年人，儿童不常见。临床症状恢复迅速，X线改变常持续6~12周，偶有死亡报道。

④ 心肌炎、心包炎、心内膜炎、肝炎、肾小球肾炎、关节炎及睾丸炎等均有少数病例报道。喉部损伤可引起水肿，严重者导致呼吸窘迫。

⑤ 神经系统

a. 脑炎：常在出疹后数日出现，发病率 $<1‰$，病死率为 $5\%~10\%$。

特点：呈现小脑症状者（如共济失调、眼球震颤、颤抖等）较出现惊厥及昏迷等脑症状者预后为好。存活者中 15% 有癫痫、智力低下和行为障碍等后遗症。

b. 其他神经系统并发症：吉兰-巴雷综合征、横贯性脊髓炎、面神经麻痹、伴暂时性视力丧失的视神经炎和下丘脑综合征等。瑞氏综合征在水痘后发生者占 10%。

3. 辅助检查

（1）血常规　白细胞总数正常或稍低。

（2）疱疹刮片　刮取新鲜疱疹基底组织涂片，用瑞特或吉姆萨染色可发现多核巨细胞，用苏木素-伊红染色可见核内包涵体。

（3）血清学检查　补体结合抗体高滴度或双份血清抗体滴度 4 倍以上升高可明确诊断。

（4）病毒分离　将疱疹液直接接种于人胚纤维母细胞，分离出病毒再进一步鉴定。该方法仅用于非典型病例。

（5）核酸检测　PCR 检测患儿呼吸道上皮细胞和外周血白细胞中的特异性病毒 DNA，是敏感、快速的早期诊断方法。

【鉴别诊断】

1. 脓疱疮

（1）相似点

① 具有较强传染性，可通过接触传播。

② 可发生丘疹、疱疹，疱液初清亮，后稍混浊。

（2）鉴别要点

① 夏秋季节高发，无畏寒、低热、头痛、乏力及咽痛等临床表现。

② 好发于鼻唇周围或四肢暴露部位。

③ 初为疱疹，继成脓疱，然后结痂，无分批出现的特点，不见于黏膜处。

④ 脓液、脓痂中可分离培养出金黄色葡萄球菌或溶血性链球菌。

⑤ 白细胞总数一般升高。

2. 丘疹性荨麻疹

（1）相似点　可发生于躯干、四肢，可有丘疹、疱疹等表现。

（2）鉴别要点

① 为一种迟发性过敏反应，与蚊虫叮咬有关，不具有传染性。

② 为梭形水肿性红色丘疹，如花生米大小，中心有针尖或粟粒大小的丘疱疹或水疱，较硬，甚痒，分布于四肢或躯干，不结痂，内容清，周围无红晕。

③ 多发生于皮肤暴露部位或衣服开口处，常复发，一般无全身症状。

④ 无血清学补体结合抗体高滴度或双份血清抗体滴度 4 倍以上升高。

⑤ 无特异性病毒核酸检测 PCR 阳性结果。

3. 带状疱疹

（1）相似点

① 由水痘-带状疱疹病毒引起，具有传染性。

② 可发生于躯干和四肢，出现皮疹、丘疹和水疱，外周有红晕。

③ 可有乏力、低热、头痛等全身症状。

④ 可有心肌炎、心包炎、心内膜炎、视网膜炎等并发症。

⑤ 血清学检查补体结合抗体高滴度或双份血清抗体滴度 4 倍以上升高。

（2）鉴别要点

① 疱疹沿一定的神经干径路分布，不对称，不超过躯干的中线，局部有显著的灼痛。

② 水疱会结痂，可有色素沉着。

③ 有带状疱疹后遗神经痛。

4. 单纯疱疹

（1）相似点

① 具有传染性，通过直接接触传播。

② 可有乏力、低热、食欲差等全身症状。

（2）鉴别要点

① 疱疹好发部位在皮肤黏膜交界处，以口角、唇缘和鼻孔周围多见，也可在外生殖器处发生。

② 疱疹常反复发生，水疱较小易破。

③ 常在患发热性疾病如肺炎、流感、流行性脑脊髓膜炎等病时发生。

④ 病毒培养和血清单纯疱疹病毒（HSV）抗体检测可明确诊断。

二、带状疱疹

【诊断要点】

1. 概述

初次感染水痘-带状疱疹病毒痊愈后，病毒可潜伏在感觉神经节内，中老年期激活后引起带状疱疹，表现为沿身体单侧感觉神经分布的相应皮肤节段出现成簇的斑疹和疱疹，常伴有较严重的疼痛。

（1）病原学　带状疱疹与水痘同一病原，为水痘-带状疱疹病毒。具体详见水痘病原学。

（2）流行病学

① 传染源：水痘和带状疱疹患者是本病的传染源。

② 传播途径：带状疱疹病毒很可能通过呼吸道或直接接触传播，但一般认为带状疱疹主要不是通过外源性感染，而是潜伏性感染的病毒再激活所致。

③ 易感人群：普遍易感，可见于任何年龄，但多见于成人，90%见于50岁以上的人。

④ 流行特征：常年散发，发病率随年龄增长而增加，免疫功能低下者易发生带状疱疹。

2. 临床特点

（1）全身症状　带状疱疹发病初期，可出现低热和全身不适。

（2）局部疱疹

① 皮肤感觉：发疹前2～5天沿着神经节段的局部皮肤

常有灼痒、疼痛、感觉异常等。

②疱疹特点：沿着周围神经分布区域出现成簇的红色斑丘疹，很快发展为水疱，疱疹从米粒大至绿豆大，分批出现，沿神经支配的皮肤呈带状排列，故名"带状疱疹"，伴有显著的神经痛系该病突出特征。

③疱疹转归：带状疱疹3天左右转为脓疱，10～12天结痂，脱痂后不留瘢痕。

④发生部位：带状疱疹可发生于任何感觉神经分布区，但以脊神经胸段最常见，因此皮疹常见于胸部，其次为腰部、面部等。带状疱疹皮疹多为一侧性，很少超过躯体中线。

（3）眼部表现　水痘-带状疱疹病毒可侵犯三叉神经眼支，发生眼带状疱疹，病后常发展成角膜炎与虹膜睫状体炎，若发生角膜瘢痕可致失明。

（4）脑神经　病毒侵犯脑神经，可出现面瘫、听力丧失、眩晕、咽喉麻痹等。

3. 辅助检查

（1）脑脊液检查　出现带状疱疹性脑炎、脑膜炎、脊髓炎者，其脑脊液细胞及蛋白有轻度增加，糖和氯化物正常。

（2）细胞学检查　将疱疹部刮取标本染色检查，可查见多核巨细胞和核内包涵体，但难以与单纯疱疹者相鉴别。

（3）血清学检查　可采用酶联免疫法或补体结合试验检测水痘-带状疱疹病毒的特异性抗体，测得 IgM 抗体或双份血清 IgG 抗体效价升高 4 倍以上，有诊断意义。

（4）病原学检查　取疱疹液体接种于人胚肺成纤维细胞，可分离出病毒。

（5）PCR 检查　采用 PCR 检测水痘-带状疱疹病毒核酸具有诊断意义。

【鉴别诊断】

1. 水痘

（1）相似点

① 由水痘-带状疱疹病毒引起，具有传染性。

② 可发生于躯干和四肢，出现皮疹、丘疹和水疱，外周有红晕。

③ 可有乏力、低热、头痛等全身症状。

④ 可有心肌炎、心包炎、心内膜炎、视网膜炎等并发症。

⑤ 血清学检查补体结合抗体高滴度或双份血清抗体滴度4倍以上升高。

（2）鉴别要点

① 痊愈后不易复发。

② 不沿神经分布和神经痛。

2. 单纯疱疹

（1）相似点

① 具有传染性，可通过密切接触传播。

② 发病初期可出现低热和全身不适等症状。

③ 局部皮肤常有灼痒、疼痛、感觉异常等。

（2）鉴别要点

① 好发于皮肤与黏膜交接处，分布无一定规律，水疱较小易破，疼痛不突出，常易复发。

② 疱疹不沿神经分布。

③ 病原体抗原或DNA检测可明确诊断。

3. 接触性皮炎

（1）相似点　有红斑、肿胀、丘疹、水疱等临床表现。

（2）鉴别要点

① 接触外源性物质后，在接触部位发生的皮疹。

② 皮疹与神经分布无关，自觉烧灼、剧痒，无神经痛。

第五节　传染性单核细胞增多症

【诊断要点】

1. 概述

传染性单核细胞增多症（IM）是由 EB 病毒（EBV）感染引起的急性自限性传染病，主要表现为发热、淋巴结肿大、咽峡炎、淋巴细胞增多及异型淋巴细胞，有嗜异型抗体。

（1）病原学　EBV 属于疱疹病毒科，为 DNA 病毒，完整的病毒颗粒由核心部位的线性双链 DNA、核衣壳和包膜组成。基因组全序列平均长约 172kb，含 90 个以上读码框架。EBV 在增殖性感染状态时，可产生早期抗原（EA）、病毒衣壳抗原（VCA）、膜抗原（MA）。VCA 和 MA 属于 EBV 的结构抗原。在潜伏感染状态时，可产生 6 种核抗原（EBNA）、3 种潜伏膜蛋白（LMP）。EBNA 和 LMP 参与细胞转化。

（2）流行病学

① 传染源：病毒携带者和患者是本病的传染源。EBV 在血液中的半衰期平均为 3 天，但从唾液中可持续排毒 32 周以上（EBV DNA 水平 $\geqslant 10^4$ 拷贝/mL）。

② 传播途径：经口密切接触是本病主要的传播途径。飞沫和输血传播虽有可能，但并不重要。

③ 易感人群：儿童及青少年多发，6 岁以下多呈隐性或轻型感染。75% 的青少年原发性感染可表现为传染性单核细胞增多症。90% 成年人已被 EBV 感染过，并有抗体。一次患病后可获得较持久的免疫力。

2. 临床特点

潜伏期为 5～15 天，大多数为 9 天。

（1）前驱期　在出现典型临床症状前，近半数患者有乏力、头痛、鼻塞、恶心、食欲减退等前驱症状（1～2周）。

（2）典型期

① 发热

a. 发生时间：多见于病程的最初2周。

b. 热度：为38.5～40.0℃，多数表现为低至中程度的发热。

c. 热型：可呈弛张、不规则或稽留型。

d. 热程：数日至数周。

② 淋巴结肿大

a. 部位：95%患者有浅表淋巴结肿大。全身淋巴结皆可被累及，以颈淋巴结肿大最为常见。

b. 特点：直径为1～4cm，呈中等硬度，分散而不粘连，无明显压痛，不化脓，两侧不对称。

③ 咽峡炎：约82%患者有咽、腭垂、扁桃体等充血及水肿或肿大，故咽痛较为常见和明显。扁桃体上可有白色斑块，为咽峡淋巴样组织的增生。

④ 肝、脾大：约10%病例有肝大，约一半病例有脾大。

⑤ 皮疹

a. 特点：约10%病例出现皮疹，呈多形性，有斑丘疹、猩红热样皮疹、结节性红斑、荨麻疹等，偶呈出血性。

b. 部位：多见于躯干部及上肢。

c. 时间：常在起病后1～2周出现，3～7天消退，不留痕迹。

d. 黏膜疹：比较典型者为黏膜疹，表现为多发性针尖样瘀点，见于软、硬腭的交界处。

⑥ 慢性活动性EBV感染：少数病例的病程可>6个月，甚至数年之久，称之为慢性活动性EBV感染。

3. 辅助检查

（1）血象　病初时外周血白细胞计数可正常。此后白细胞计数逐渐升高，在发病后第 2～3 周可达峰值，高者可达 $(30～60)×10^9/L$。淋巴细胞增多明显，所占比例可在 60% 以上，异型淋巴细胞所占比例可达 10%～20% 或更多。中性粒细胞和血小板计数可减少。

（2）骨髓象　缺乏诊断意义，但可排除其他疾病，如血液病等。

（3）嗜异性凝集试验（HAT）　第 1 周的阳性率为 40%，到第 3 周，阳性率可达到 90%。

（4）EBV 特异性抗体检测　适用于临床上怀疑本病、HAT 阴性患者的诊断。抗 VCA-IgM 对急性 IM 有很好的诊断价值。抗 VCA-IgG 抗体对于急性 IM 诊断则没有临床意义。

（5）EBV DNA 检测　免疫力低下的患者常不能产生抗体。临床上可检测 EBV DNA。

（6）肝功能　可有肝功能异常，一般在第 2 周达高峰，5 周内降至正常。

（7）脑脊液检查　呈病毒性脑膜炎表现。

【鉴别诊断】

1. 化脓性扁桃体炎

（1）相似点

① 有发热、乏力、头痛、恶心、食欲减退等全身症状。

② 有咽部充血、肿痛，颈部淋巴结肿大。

（2）鉴别要点

① 患者呈急性病容，面色潮红，精神不振或萎靡。

② 颈部淋巴结肿痛，触痛明显。隐窝内充满脓性渗出物，在隐窝口处有黄白色或灰白色点状豆渣样渗出物。

③ 血常规检查白细胞及中性粒细胞计数可明显增高。

④ 病原学检查咽拭子培养可明确诊断病原体。

⑤ 无明显肝功能异常。

⑥ 嗜异性凝集试验阴性。

2. 急性淋巴细胞白血病

（1）相似点

① 儿童多发，均可有乏力、头痛、食欲减退等临床表现。

② 白细胞增多，淋巴细胞增多明显，血小板减少。

③ 发热、贫血、显著的出血倾向或骨关节疼痛等。起病缓慢者以老年及部分青年患者居多，病情逐渐进展。

（2）鉴别要点

① 嗜异性凝集试验阴性；EBV 特异性抗体检测阴性。

② 多数骨髓细胞增生活跃或明显活跃，骨髓细胞分类可见到≥20％原始淋巴细胞。

③ 糖原染色时多数细胞中有特异的阳性颗粒。

3. 淋巴瘤

（1）相似点

① 有发热、乏力、食欲减退等全身症状。

② 有浅表无痛性淋巴结肿大，表面光滑、活动，扪之质韧、饱满、均匀。

③ 有肝脾大。

（2）鉴别要点

① 不具有传染性。

② 有盗汗、消瘦、瘙痒等全身症状。

③ 全身淋巴结均可累及，晚期可互相融合，与皮肤粘连，不活动，或形成溃疡。

④ 血常规表现多样，可有全血细胞减少。

⑤ 淋巴结或其他受累组织或器官的病理切片检查（活检）可见诊断性的 RS 细胞及其变异型细胞；不同类型的淋巴瘤可见不同的免疫组化表型。

4. 巨细胞病毒感染

（1）相似点

① 都具有传染性，可通过唾液、口-口传播。

② 白细胞总数增高，淋巴细胞增多，可有异型淋巴细胞。

（2）鉴别要点

① 病程较缓，咽炎不常见。

② 病毒学和血清学检测可明确诊断。

③ 抗 EB 病毒衣壳抗原的嗜异性凝集试验阴性。

第六节　巨细胞病毒感染

【诊断要点】

1. 概述

（1）病原学　巨细胞病毒（CMV）属于疱疹病毒科，人巨细胞病毒属于 β 疱疹病毒亚科，是人疱疹病毒 5 型，分布广泛。可引起肺、视网膜、中枢神经系统、肝脏、泌尿生殖系统、血液循环系统及胃肠道系统等病变，并可能与恶性肿瘤发生有关。

（2）流行病学

① 传染源：患者及病毒携带者。

② 传播途径：已发现在血液、唾液、乳汁、尿液、精液、子宫颈及阴道分泌物中存在 CMV。可经消化道、泌尿生殖道、胎盘、输血、性接触、乳汁、接触或器官移植等多途径传播。

③ 易感人群：人群普遍易感，人是 CMV 的唯一宿主。

2. 临床特点

（1）先天性感染　约 25％患儿出生后有明显先天性感染症状，典型表现为肝脾肿大、持续性黄疸、皮肤瘀点、智力低下、小头畸形、脉络膜视网膜炎和运动障碍等，上述表现可单独存在，可伴有生长缓慢、烦躁，有时有发热。

（2）获得性感染　获得性 CMV 感染多为自限性疾病，

临床表现一般较轻，多数婴儿为亚临床感染，但症状的发生率仍较成人高，表现为肝脾和淋巴结肿大，皮疹、支气管炎或肺炎等，也可出现肝炎表现。儿童期感染常通过呼吸道获得，常为隐性，成为长期带病毒者，可出现迁延性肝炎。免疫力正常的成人多表现为隐性感染，无任何症状，偶发传染性单核细胞增多症，伴发肝损害。

（3）免疫缺陷者的 CMV 感染　免疫缺陷可见于 AIDS、器官移植、使用免疫抑制剂、肿瘤化疗放疗、恶病质等患者。临床表现多种多样，所致疾病有 CMV 视网膜炎、肺炎、脑炎、肝炎、胃肠道病变等，单核细胞增多症仍较常见。

3. 辅助检查

（1）病毒学检查　受检的血、尿、唾液或组织等可分离出 CMV；受检的组织细胞中见到典型的巨细胞包涵体（除外其他病毒感染）；用特异的单克隆抗体从受检的组织或细胞中检出 CMV 抗原如 IEA、EA 或 pp65 抗原等；从外周血白细胞中查到 CMV 抗原，即 CMV 抗原血症；CMV 在人成纤维细胞培养基中生长，培养 1～4 周后可以观察到典型细胞病变。5 项中任何一项阳性，即可诊断 CMV 感染。

（2）血清学检查

① 抗 CMV IgG：阳性结果表明 CMV 感染，6 个月内婴儿需除外胎传抗体；阴性转为阳性提示原发性感染；双份血清抗体滴度呈≥4 倍升高，表明产毒性感染；严重免疫缺陷患者，可出现假阴性。

② 抗 CMV IgM：阳性提示活动性感染，如同时抗 CMV IgG 阴性，表明原发性感染；新生儿和幼小婴儿产生 IgM 能力较弱，受体内高水平 IgG 和类风湿因子干扰，可出现假阳性。

（3）分子生物学检查　用分子杂交或 PCR 法从受检标

本中检出 CMV mRNA，即可确诊为 CMV 感染。

【鉴别诊断】

1. 病毒性肝炎

（1）相似点

① 可表现为明显乏力、纳差、尿黄等典型肝炎症状。

② ALT、AST 可明显升高。

（2）鉴别要点　病毒性肝炎标志物阳性，而抗 CMV IgM 阴性。

2. 传染性单核细胞增多症

（1）相似点

① 可表现为明显乏力、纳差、尿黄等症状。

② ALT、AST 可明显升高。

③ 外周血白细胞升高，淋巴细胞增多，可出现异型淋巴细胞。

（2）鉴别要点

① 多见于儿童和青少年。

② 大多数患者有发热、咽痛、淋巴结肿大，部分患者可出现神经症状。

③ 外周血白细胞明显升高，异型淋巴细胞常在 10% 以上。

④ 抗 CMV IgM 阴性，抗 VCA-IgM 阳性，EBV DNA 阳性。

3. 肝豆状核变性

（1）相似点

① 多见于青少年及儿童。

② 可有肝炎症状及体征。

③ 肝酶或胆红素升高。

（2）鉴别要点

① 除有肝脏病变症状外，可有精神和神经症状。

② 角膜色素环阳性，血清铜及铜蓝蛋白降低，病毒性肝炎标志物阴性。

③ 头颅 CT 或 MRI 检查可有双侧豆状核对称性病变，肝脏病理检查见大量铜沉积。

第七节 甲、戊型肝炎

一、甲型肝炎

【诊断要点】

1. 概述

（1）病原学 甲型肝炎病毒（HAV）属于微小 RNA 病毒科嗜肝 RNA 病毒属，其基因组为单股线形正链 RNA。在血清学方面，人类 HAV 存在一个血清型。

（2）流行病学

① 传染源：甲型肝炎的主要传染源有急性期甲型肝炎患者和隐性感染者。

② 传播途径：甲型肝炎主要经粪-口途径传播。

③ 易感人群：人群对 HAV 普遍易感。6 个月以下的婴儿由于有母传抗-HAV 而不易感，6 个月龄后，随着血中抗-HAV 的逐渐消失而成为易感者。

④ 流行特征

a. 人群分布：甲型肝炎的感染率为男性高于女性。主要原因可能是：甲型肝炎以消化道传播为主，其中男性在外就餐等机会较多，故感染率较高。甲型肝炎的发病率均随年龄增加而上升，50 岁以上老年人的发病率较高。

b. 地域分布：落后国家的甲型肝炎发病率相对较高。此外，沿海地区甲型肝炎发病率较内陆高。

c. 季节性：甲型肝炎的发病有一定的季节性，甲型肝炎主要集中在冬春季，夏秋季发病人数较少。

d. 流行方式：甲型肝炎终年散发。

2. 临床特点

HAV 感染的潜伏期一般为 14～28 天（至多 50 天），平均 30 天，感染后可表现为隐性感染或临床感染，后者常表现为急性黄疸型肝炎，部分表现为急性淤胆型肝炎，偶可发展为重型肝炎。病程一般呈自限性，无慢性化。HAV 感染后病情的轻重主要与年龄有关，年龄越轻，症状相对越轻。

（1）急性黄疸型　病程可分为黄疸前期（3～7 天）、黄疸期（2～6 周）和恢复期（1～2 个月），总病程为 1～4 个月，偶有超过 6 个月者，但不会超过 1 年。

① 全身毒性症状：常出现在黄疸前期，表现为发热、乏力、腹泻等。

② 消化道症状：是肝炎的主要临床表现，常在黄疸前期有食欲不振、厌油、恶心、呕吐等症状，可伴有上腹部不适、腹痛、腹泻等。肝脏轻度肿大，伴触痛和叩击痛，血清转氨酶升高。一般持续 3～7 天。

③ 黄疸：热退及消化道症状缓解后，巩膜、皮肤出现黄染，约于 2 周内达到高峰。可见肝脏明显肿大，部分病例有轻度脾肿大，血清胆红素和 ALT 明显升高。一般持续 2～6 周。

④ 其他系统表现：黄疸前期部分病例以发热、上呼吸道症状等为主要表现，少数病例有关节酸痛、皮疹、荨麻疹。黄疸期可有大便颜色变浅、皮肤瘙痒、心动过缓等。

（2）急性无黄疸型　症状类似急性黄疸型肝炎的黄疸前期，但多数无发热，以乏力和消化道症状为主，无黄疸。血清转氨酶 ALT 明显升高。

（3）隐性感染（亚临床感染）　此型较多见，症状较轻常未引起重视，仅有乏力、食欲减退等症状，无黄疸，血清转氨酶正常或轻度异常。血清抗 HAV IgM 阳性，粪便可检测出 HAV。

（4）急性重型　此型比例极低，但病死率高，多见于 40 岁以上者，随着年龄增加，病死率也相应增加。

（5）急性淤胆型　为急性黄疸型肝炎的一种特殊形式，表现为肝内胆汁淤积，黄疸较深，持续时间较久，而消化道症状轻，肝实质损害不明显。通常在发病 3 周后黄疸达高峰，血清总胆红素一般在 $171\mu mol/L$ 以上，约 2/3 的患者可达 $342\mu mol/L$ 以上，直接胆红素的比例多数超过 60%，而血清转氨酶仅为轻至中度升高。多数患者有皮肤瘙痒、粪便颜色变浅、肝大。黄疸持续时间一般为 2~4 个月，预后良好。

（6）甲型肝炎复发　少数患者有复发现象，一般在首次发病后 4~15 周复发，症状、体征、生化学异常均比首次发作轻，复发可不止一次，一般不会转为慢性。

（7）并发症　甲型肝炎引起并发症较少见。部分病例可出现关节酸痛、皮疹、出血倾向和心律失常等。较少见的并发症，还有单纯红细胞再生障碍性贫血、血小板减少性紫癜、视神经炎、吉兰-巴雷综合征和溶血性贫血等。

3. 辅助检查

（1）血、尿常规检查　外周血白细胞一般减少或在正常范围，可伴有轻度的淋巴细胞或单核细胞比例增高。病程早期尿中尿胆原增加，黄疸期尿胆红素及尿胆原均增加，淤胆型肝炎时尿胆红素强阳性而尿胆原可阴性。

（2）肝功能检查　以血清 ALT、AST、总胆红素水平的检测最为常用。甲型肝炎患者的 ALT 平均峰值可达 1952U/L，AST 可达 1442U/L，不少患者的血清 ALT 水平可＞10000U/L。多数显性感染者伴有血清总胆红素水平的升高。

（3）血清学检查　血清抗-HAV IgM 是早期诊断甲型肝

炎最可靠的血清学标志，显性感染和隐性感染者中均可检测到，在病程的早期即可出现，阳性率几乎 100%，假阳性极少，效价可维持 3～6 个月，25% 的患者可维持 1 年。最常用的检测方法为 ELISA 法和放射免疫法。抗-HAV IgG 出现稍晚，但可持续多年或终身，单份血清阳性表示受过 HAV 感染，但不能作为诊断依据。

（4）HAV 及 HAV 抗原的检测　由于大便中检出率较低，目前仅用于科研。

（5）HAV RNA 检测　主要有反转录聚合酶链反应和实时聚合酶链反应。主要用于研究粪便排毒，病毒血症，水源、食物及血制品的污染检测等。由于唾液中的 HAV RNA 含量与血清类似，故唾液可以代替血清标本用于 HAV RNA 的检测。

（6）组织培养或动物接种法　由于操作烦琐、耗时，目前仅用于科研。

【鉴别诊断】

1. 戊型肝炎

（1）相似点

① 以全身乏力、食欲不振、厌油、恶心、呕吐等为主要临床表现。

② 巩膜、皮肤出现黄染。

③ 血清 ALT 升高，血清总胆红素升高。

④ 病前可有不洁饮食史。

（2）鉴别要点

① 戊型肝炎多见于成人。

② 血清戊型肝炎病毒感染标志物（抗-HEV-IgM、抗-HEV-IgG）阳性。

2. 乙型肝炎

（1）相似点

① 以全身乏力、食欲不振、厌油、恶心、呕吐等为主

要临床表现。

②巩膜、皮肤出现黄染。

③血清 ALT 升高，血清总胆红素升高。

（2）鉴别要点

①可有既往持续感染病史。

②血清中抗乙型肝炎病毒感染标志物阳性。

3. 药物性肝损伤

（1）相似点

①以全身乏力、食欲不振、厌油、恶心、呕吐等为主要临床表现。

②巩膜、皮肤出现黄染。

③血清 ALT 升高，血清总胆红素升高。

（2）鉴别要点

①有肝毒性药物的用药史，且用药时间与肝功能异常有时间上的先后关联；停药后大部分肝功能可逐渐恢复。

②可有过敏表现，如皮疹、嗜酸性粒细胞增高等。

③病理活检示汇管区中性粒细胞和嗜酸性粒细胞浸润、肝细胞大泡性脂肪变性、肝细胞胆汁淤积，纤维化程度一般较轻（＜S2）。

4. 自身免疫性肝炎

（1）相似点

①以全身乏力、食欲不振、厌油、恶心、呕吐等为主要临床表现。

②巩膜、皮肤出现黄染。

③血清 ALT 升高，血清总胆红素升高。

（2）鉴别要点

①自身抗体阳性。

②IgG 升高。

③肝组织学病理活检可见"玫瑰花环"样改变、淋巴

细胞穿入现象等。

5. 肝豆状核变性

（1）相似点

① 有全身乏力、食欲不振、厌油、恶心、呕吐等临床表现。

② 巩膜、皮肤出现黄染。

③ 血清 ALT 升高，血清总胆红素升高。

（2）鉴别要点

① 血清铜蓝蛋白明显下降、24h 尿铜明显增高。

② 眼角膜色素环阳性。

③ 肝组织学病理活检有空泡状核形成，可伴界面炎及大量铜沉着。

④ 相关基因突变检测阳性。

6. 溶血性黄疸

（1）相似点

① 以发热、乏力等全身中毒症状为主要临床表现。

② 皮肤巩膜黄染。

③ 血清 ALT 升高，血清总胆红素升高。

（2）鉴别要点

① 常见贫血、腰痛等症状。

② 可有血红蛋白尿、网织红细胞升高。

③ 黄疸大多为中度，主要以间接胆红素（IBIL）升高为主，ALT、AST 正常或轻度升高，尿胆原弱阳性、尿胆红素阴性。

7. 阻塞性黄疸

（1）相似点

① 可有皮肤瘙痒等症状。

② 皮肤巩膜黄染。

③ 血清 ALT 升高，血清总胆红素升高。

（2）鉴别要点

① 大便颜色变浅甚至陶土色大便。

② ALT、AST 升高不明显。

③ 影像学检查可有胆管扩张。

④ 常有胆囊炎、胆石症、胰头癌、肝癌、胆管癌等病因。

二、戊型肝炎

【诊断要点】

1. 概述

（1）病原学　戊型肝炎病毒（HEV）属于戊型肝炎病毒科正戊型肝炎病毒亚科；该亚科含有 4 个属，能感染人和哺乳动物的病毒主要为帕斯拉戊型肝炎病毒属的巴拉扬尼种。该种有 8 个基因型，1 型和 2 型只感染人；3 型和 4 型可感染人和多种动物；5 型和 6 型感染野猪；7 型和 8 型主要感染骆驼，也有人感染 7 型的报道。主要感染鼠类的罗卡戊型肝炎病毒属的鼠类戊型肝炎病毒种也可感染人。

（2）流行病学

① 传染源：戊型肝炎的传染源主要是戊型肝炎患者和亚临床感染者，也可以是猪、骆驼、兔等多种动物。

② 传播途径：戊型肝炎常因粪便污染水源、食物引起暴发流行，其中水型流行较为多见。

③ 易感人群：人群对 HEV 普遍易感。

④ 流行特征

a. 人群分布：戊型肝炎的感染率男性高于女性。

b. 地域分布：戊型肝炎在全世界范围内均有发病。

c. 季节性：戊型肝炎的发病有一定的季节性，戊型肝炎发病高峰为 12 月份至次年 5 月份，6 月份至 11 月份发病人数明显减少。

d. 流行方式：戊型肝炎在亚、非发展中国家的发病率较高，以流行为主；在发达国家的发病率较低，以散发为主。戊型肝炎的发病率没有甲型肝炎高，但病死率相当高，在孕妇中表现最为突出。

2. 临床特点

本病的潜伏期为 2～10 周，平均 40 天。临床表现与其他急性病毒性肝炎类似，可表现为急性黄疸型、重型肝炎（肝衰竭）和急性无黄疸型。

(1) 急性黄疸型

① 消化系统症状：黄疸前期主要临床表现，如乏力、食欲不振、厌油、恶心、呕吐、上腹不适、肝区痛、腹胀、腹泻等。部分患者初期伴有发热，可有肝脏轻度肿大、触痛和叩击痛。持续约数天至半月，平均为 10 天。

② 黄疸：尿色进行性加深，大便变浅，巩膜、皮肤黄染，肝大，有压痛和叩击痛，部分患者有脾大，持续约 2～4 周。黄疸常在 2～6 个月后消退。

(2) 重型戊型肝炎（肝衰竭）　主要见于孕妇、HBsAg 携带者和老年患者。

(3) 急性无黄疸型　临床表现较黄疸型轻，部分患者无临床症状，呈亚临床型感染。

(4) 戊型肝炎慢性化（HEV 感染持续至少 6 个月）　主要见于实体器官移植后行免疫抑制治疗的人群及因其他原因引起严重免疫缺陷的人群。慢性戊型肝炎的临床表现和疾病进展各有不同，部分病例可在相对较短的时间内进展至显著的肝纤维化。

3. 辅助检查

(1) 抗 HEV 抗体的检测　方法有多种，包括免疫电镜法（IEM）、荧光抗体阻断检测、蛋白印迹法、酶免疫测定（EIA）等。

（2）HEV 的分子生物学检测　反转录聚合酶链反应（RT-PCR）可特异地检测血清、粪便、污染水源中 HEV RNA，但应尽量留取病程早期的标本。通过对 PCR 产物进行克隆、测序，可判断 HEV 的基因型，有助于追踪传染源，发现新的基因型。

（3）其他　可用免疫组织化学的方法检测肝组织中的 HEV Ag。因需要肝组织标本，故临床上很少采用。此法常用于动物实验研究。

【鉴别诊断】

参见"甲型肝炎"。

第八节　乙型肝炎

【诊断要点】

1. 概述

（1）病原学　乙型肝炎病毒（HBV）属于嗜肝病毒科正嗜肝病毒属，基因组为不完全的环状双链 DNA，长链约 3200 个核苷酸，含有 4 个开放阅读框。HBV 有 A～H 8 个基因型，各基因型又可分为不同的基因亚型。在 HBV 复制的过程中，病毒 DNA 进入宿主肝细胞核，形成共价、闭合、环状 DNA 分子（covalently closed circular DNA，cccDNA），cccDNA 是乙型肝炎病毒复制的模板，其从肝细胞核内的清除，意味着 HBV 感染的彻底治愈；但现有抗病毒治疗极难将 cccDNA 清除，这也是 HBV 难以彻底治愈的原因。对 HBV 易感的动物很局限，灵长类动物如黑猩猩是较理想的动物模型。病毒的抵抗力很强，对热、低温、干燥、紫外线及一般浓度的消毒剂耐受力较强。100℃10min、65℃10h 或高压蒸汽消毒可灭活病毒，HBV 对 0.2% 的苯扎溴铵及 0.5% 过氧乙酸敏感。

（2）流行病学　HBV 感染呈世界性流行，但不同地区 HBV 感染的流行强度差异很大。据世界卫生组织报道，全球约 20 亿人曾感染 HBV，其中 2.4 亿人为慢性 HBV 感染者，每年约有 65 万人死于 HBV 感染所致的肝功能衰竭、肝硬化和肝细胞癌（HCC）。全球肝硬化和 HCC 患者中，由 HBV 感染引起的比例分别为 30％和 45％。我国肝硬化和 HCC 患者中，由 HBV 感染引起的比例分别为 60％和 80％。

① 传染源：主要是 HBV 携带者和乙型肝炎患者。

② 传播途径：HBV 主要经血和血制品、母婴、破损的皮肤和黏膜及性接触传播。

③ 易感人群：人群对 HBV 普遍易感。新生儿、HBsAg 阳性者的家庭成员、经常接触乙型肝炎患者的医务人员等是重点的易感人群。

④ 流行特征：我国长江以南人群 HBsAg 携带率高于长江以北，农村高于城市，南部沿海地区高于西部边疆，男性的 HBsAg 携带率高于女性。HBV 感染无明显季节性，多呈散发性发病。

2. 临床特点

（1）急性乙型肝炎　根据临床有无黄疸，可分为急性黄疸型和急性无黄疸型肝炎。

① 急性黄疸型肝炎

a. 发热：起病常表现为发热，一般持续 3～7 天。

b. 消化系统症状：黄疸前期常见临床表现，全身高度乏力、不适、食欲不振、恶心、呕吐、上腹部饱胀，易被误诊为"感冒"。一般延续数日至 2 周。

c. 黄疸：患者逐渐出现尿色加深，呈浓茶样，巩膜及皮肤发黄。部分患者出现大便颜色变浅，淤胆明显者可有大便颜色变浅及皮肤瘙痒。黄疸出现后，发热常已消退，食欲不振、恶心、呕吐等消化道症状逐渐减轻。肝脏轻度肿大，部分患者有脾脏轻度肿大。黄疸期持续 2～6 周。

②急性无黄疸型肝炎：临床表现与急性黄疸型肝炎相似。但不出现黄疸，症状较轻。急性乙型肝炎多表现为急性无黄疸型，不易被早期诊断，病情迁延可以发展为慢性乙型肝炎。

（2）慢性乙型肝炎（chronic hepatitis B，CHB）

①消化系统症状：反复出现食欲不振、恶心、呕吐、腹胀、全身乏力。

②黄疸：患者可反复出现尿色加深，呈浓茶样，巩膜及皮肤发黄。部分患者出现大便颜色变浅，淤胆明显者可有大便颜色变浅及皮肤瘙痒。

③内分泌系统症状：慢性乙型肝炎长期或反复发作，可引起慢性肝病面容、肝掌和蜘蛛痣。

④血液系统症状：部分患者出现出血倾向，皮肤瘀斑、紫癜、鼻出血、牙龈出血，少数上消化道出血、脑出血等。实验室检查显示，凝血酶原时间延长，外周血白细胞和血小板减少等。

⑤其他系统症状：少数慢性乙型肝炎患者还可出现多种肝外表现，如肾小球肾炎、溶血性贫血、再生障碍性贫血、多发性神经炎等。

⑥根据 HBeAg 是否阳性，慢性乙型肝炎可分为以下两种类型，即 HBeAg 阳性慢性乙型肝炎和 HBeAg 阴性慢性乙型肝炎。慢性肝炎的实验室检查异常程度参考指标见表 3-1。

表 3-1　慢性肝炎的实验室检查异常程度参考指标

项目	轻度	中度	重度
ALT 或 AST/（U/L）	≤3 倍	>3 倍	>3 倍
总胆红素/（μmol/L）	<2 倍	2～5 倍	>5 倍

项目	轻度	中度	重度
白蛋白/(g/L)	>35	35~32	<32
A/G	>1.4	1.4~1	<1
血清 γ 球蛋白/%	<21	21~26	>26
凝血酶原活动度(PTA)/%	>70	70~60	60~40
胆碱酯酶(CHE)/(U/L)	>5400	5400~4500	<4500

（3）隐匿性慢性乙型肝炎　血清 HBsAg 阴性，但血清和（或）肝组织中 HBV DNA 阳性，并有慢性乙型肝炎临床表现。

（4）携带者　包括慢性 HBV 携带者和非活动性 HBsAg 携带者两种类型，前者多为处于免疫耐受期的慢性 HBV 感染者。

（5）肝衰竭（重型肝炎）　临床上表现为迅速加深的黄疸、PTA 明显降低（≤40%）和程度不等的肝性脑病。按其发病经过不同，可以分为四类。

① 急性肝衰竭（急性重型肝炎）：急性起病，2 周内出现Ⅱ度及以上肝性脑病（按四度分类法划分）并有以下表现者。

a. 极度乏力，有明显厌食、腹胀、恶心、呕吐等严重消化道症状。

b. 短期内黄疸进行性加深。

c. 出血倾向明显，血浆 PTA≤40%（或国际标准化比值即 INR≥1.5），且排除其他原因。

d. 肝脏进行性缩小。

② 亚急性肝衰竭（亚急性重型肝炎）：无基础肝病史，起病较急，2~26 周出现以下表现者。

a. 极度乏力，有明显的消化道症状。

b.黄疸迅速加深，血清总胆红素大于正常值上限 10 倍或每日上升≥17.1μmol/L。

c.伴或不伴有肝性脑病。

d.出血倾向明显，PTA≤40％（或 INR≥1.5），并排除其他原因者。

③ 慢加急性/亚急性肝衰竭（慢加急性/亚急性重型肝炎）：在慢性肝病基础上，短期内发生急性或亚急性肝功能失代偿的临床表现。

a.极度乏力，有明显的消化道症状。

b.黄疸迅速加深，血清总胆红素大于正常值上限 10 倍或每日上升≥17.1μmol/L。

c.出血倾向，PTA≤40％（或 INR≥1.5），并排除其他原因者。

d.腹水。

e.伴或不伴有肝性脑病。

④ 慢性肝衰竭（慢性重型肝炎）：在肝硬化基础上，肝功能进行性减退和失代偿。

a.血清总胆红素明显升高。

b.白蛋白明显降低。

c.出血倾向明显，PTA≤40％（或 INR≥1.5），并排除其他原因者。

d.有腹水或门静脉高压等表现。

e.肝性脑病。

（6）淤胆型肝炎 临床以急性淤胆型肝炎多见，起病类似急性黄疸型肝炎，但乏力和消化道症状较轻，主要表现为肝内胆汁淤积、大便色浅、皮肤明显瘙痒、黄疸较重、尿色呈深茶色。尿胆红素强阳性，但尿胆原减少或消失。血清总胆红素明显升高，以直接胆红素升高为主，血清碱性磷酸酶（ALP）、γ-谷氨酰转移酶（GGT）明显升高。血清胆固醇升高，但凝血酶原活动度正常。B超显示肝内、外胆管不扩张，无胆囊肿大，病程常在 3 周以上。

（7）肝炎肝硬化

① 代偿期（Child-Pugh A 级）：影像学、生化学或血液学检查有肝细胞合成功能障碍或门静脉高压症（如脾功能亢进及食管-胃底静脉曲张）证据，或组织学符合肝硬化诊断，但无食管-胃底静脉曲张破裂出血、腹水或肝性脑病等严重并发症。

② 失代偿期（Child-Pugh B 级、C 级）：患者已发生食管-胃底静脉曲张破裂出血、肝性脑病、腹水等严重并发症。

Child-Pugh 分级详见表 3-2，A 级：5～6 分；B 级：7～9 分；C 级：≥10 分。

表 3-2   Child-Pugh 分级标准

临床/生化指标	1 分	2 分	3 分
肝性脑病	无	1～2 级	3～4 级
腹水	无	轻度	中、重度
总胆红素/(μmol/L)	<34	34～51	>51
白蛋白/(g/L)	>35	35～28	<28
凝血酶原时间延长/s	<4	4～6	>6

（8）并发症   对于未定期随访和规范抗病毒治疗的 CHB 患者，最常见的并发症是肝硬化、肝癌。部分患者可出现肝衰竭。极少数患者可合并乙型肝炎相关性肾小球肾炎。终末期肝病患者易出现肝性脑病、门静脉高压、脾功能亢进、上消化道出血等。肝衰竭患者可合并肝性脑病、消化道出血、肝肾综合征、继发肺部和腹腔感染、电解质紊乱等。对于接受定期随访和规范抗病毒治疗的 CHB 患者，基本可阻止肝硬化、肝衰竭的发生，肝癌的发生率也显著下降，但擅自停止核苷类似物（NA）治疗的患者，仍有发生肝衰竭的风险（尤其是原有肝硬化的患者）。

3. 辅助检查

（1）常规检查　外周血白细胞总数正常或偏低，少数患者，如较重的慢性乙型肝炎合并肝硬化者、重型肝炎患者可出现血小板减少及白细胞减少。有黄疸者，可出现尿胆原和尿胆红素阳性。合并乙型肝炎相关性肾小球肾炎者，可出现蛋白尿、血尿。淤胆型肝炎时，尿胆红素强阳性，但尿胆原减少或消失。

（2）生化学检查

① 血清 ALT 和 AST：血清 ALT 和 AST 水平较灵敏地反映肝细胞炎症，最为常用。

② 血清胆红素：血清胆红素水平与肝细胞合成、转化胆红素，胆汁代谢、排泄过程有关，胆红素升高的主要原因可分为三大类：溶血性、肝细胞性、胆汁淤积性。肝衰竭患者血清胆红素升高为肝细胞性黄疸，可呈进行性升高，每天上升≥1 倍正常值上限（ULN），且出现凝血功能下降。

③ 血清白蛋白和球蛋白：白蛋白水平反映肝脏合成功能，CHB、肝硬化和肝衰竭患者可有血清白蛋白下降。随着肝损害加重，白蛋白/球蛋白比值可逐渐下降或倒置（<1）。

④ 凝血酶原时间（PT）：PT 是反映肝脏凝血因子合成功能的重要指标，常用国际标准化比值（INR）表示，对判断疾病进展及预后有较大价值。

⑤ γ-谷氨酰转移酶（GGT）：健康人血清中 GGT 主要来自肝脏。此酶在急性肝炎、慢性活动性肝炎及失代偿性肝硬化时仅轻中度升高。各种原因导致的肝内外胆汁淤积时可以显著升高。

⑥ 血清碱性磷酸酶（ALP）：ALP 经肝胆系统进行排泄，所以 ALP 产生过多或排泄受阻均可使血中 ALP 发生变化。临床上常借助 ALP 的动态观察来判断病情发展、预后和临床疗效。

⑦ 总胆汁酸（TBA）：健康人的周围血液中血清胆汁酸含量极低，当肝细胞损害或肝内、外胆管阻塞时，胆汁酸代谢就会出现异常，TBA 就会升高。

⑧ 胆碱酯酶：可反映肝脏合成功能，对了解肝脏应急功能和贮备功能有参考价值。

⑨ 甲胎蛋白（AFP）：血清 AFP 及其异质体是诊断 HCC 的重要指标。应注意 AFP 升高的幅度、动态变化及其与 ALT 和 AST 的消长关系，并结合临床表现和肝脏影像学检查结果进行综合分析。肝细胞坏死时 AFP 增高提示肝细胞再生可能，需动态监测变化。

⑩ 维生素 K 缺乏或拮抗剂-Ⅱ诱导蛋白（PIVKA-Ⅱ）：又名脱-γ-羧基凝血酶原（DCP），是诊断肝癌的另一个重要指标，可与 AFP 互为补充。

（3）HBV 血清学检测　HBV 血清学标志物包括 HB-sAg、抗-HBs、HBeAg、抗-HBe、抗-HBc 和抗-HBc IgM。HBsAg 阳性表示 HBV 感染；抗-HBs 为保护性抗体，其阳性表示对 HBV 有免疫力，见于乙型肝炎康复及接种乙型肝炎疫苗者；抗-HBc IgM 阳性多见于急性乙型肝炎及 CHB 急性发作；抗-HBc 总抗体主要是 IgG 型抗体，只要感染过 HBV，无论病毒是否被清除，此抗体多为阳性。在 HBeAg 阳性的 CHB 患者中，基线抗-HBc 定量对聚乙二醇干扰素（Peg-IFN）和 NAs 治疗的疗效有一定的预测价值。血清 HBsAg 定量检测可用于预测疾病进展、抗病毒疗效和预后。

（4）HBV DNA 定量、基因型和变异检测

① HBV DNA 定量检测：HBV DNA 是 HBV 现症感染的直接病毒标志物，滴度与病毒在体内的复制水平呈正相关。可用于抗病毒治疗适应证的选择及疗效的判断。建议采用灵敏度和精确度高的实时定量聚合酶链反应法。

② HBV 基因分型和耐药突变株检测：常用的方法有以下几种。

a. 基因型特异性引物聚合酶链反应法。

b. 基因序列测定法。

c. 线性探针反向杂交法。

d. 限制性片段长度多态性（RFLP）分析法。也可采用免疫学方法进行 HBV 基因分型，尤其适用于 HBV DNA 滴度较低者（如抗病毒治疗后）。

（5）肝纤维化无创性诊断

① APRI（aspartate aminotransferase-to-platelet ratio index，APRI）评分：AST 和血小板（PLT）比率指数可用于肝硬化的评估。成人 APRI 评分＞2 分，预示患者已经发生肝硬化。APRI 计算公式：APRI＝[（AST/ULN)×100/血小板计数（10^9/L）]。

② FIB-4 指数（fibrosis 4 score）：基于 ALT、AST、PLT 和患者年龄的 FIB-4 指数可用于 CHB 患者肝纤维化的诊断和分期。FIB-4＝（年龄×AST)/[血小板计数（10^9/L)×ALT 的平方根]。

③ 瞬时弹性成像（transient elastography，TE）：TE 作为一种较为成熟的无创检查，可以通过检测肝脏硬度值（liver stiffness measurement，LSM）来判断肝纤维化状态。其优势为操作简便、可重复性好，能够比较准确地识别出轻度肝纤维化和进展期肝纤维化或早期肝硬化；但其测定成功率受肥胖、肋间隙大小以及操作者的经验等因素影响，其测定值受肝脏炎症坏死、胆汁淤积以及脂肪变等多种因素影响。由于胆红素异常对 TE 诊断效能的显著影响，应考虑在胆红素正常情况下进行 TE 检查。TE 结果判读需结合患者 ALT 水平等指标，将 TE 与其他血清学指标联合使用可以提高诊断效能。目前国际公认的 TE 检测技术为 FibroScan。

TE 的临床应用：胆红素正常、ALT 小于 5ULN 且没有进行过抗病毒治疗的 CHB 患者，LSM≥17.5kPa 可诊断为肝硬化；LSM≥12.4kPa（ALT<2ULN 时为 10.6kPa）可诊断为进展期肝纤维化；LSM<10.6kPa 可排除肝硬化可能；LSM≥9.4kPa 可诊断显著肝纤维化；LSM<7.4kPa 可排除进展期肝纤维化；LSM 在 7.4~9.4kPa 者可以考虑肝组织活检。转氨酶及胆红素均正常者，LSM≥12.0kPa 诊断肝硬化；LSM≥9.0kPa 诊断进展期肝纤维化；LSM<9.0kPa 排除肝硬化；LSM<6.0kPa 排除进展期肝纤维化；LSM 在 6.0~9.0kPa 者如难以临床决策，考虑肝组织活检。

（6）影像学检查　影像学检查的主要目的是监测 CHB 的临床进展、了解有无肝硬化、发现占位性病变和鉴别其性质，尤其是监测和诊断 HCC。

①腹部超声（US）检查：操作简便、直观、无创性和价廉，US 检查已成为肝脏检查最常用的重要方法。该方法可以协助判断肝脏和脾脏的大小和形态、肝内重要血管情况及肝内有无占位性病变，但容易受到仪器设备、解剖部位及操作者的技术和经验等因素的限制。

②电子计算机断层成像（CT）：目前是肝脏病变诊断和鉴别诊断的重要影像学检查方法，用于观察肝脏形态，了解有无肝硬化，及时发现占位性病变和鉴别其性质，动态增强多期扫描对于 HCC 的诊断具有高度敏感性和特异性。

③磁共振（MRI 或 MR）：无放射性辐射，组织分辨率高，可以多方位、多序列成像，对肝脏的组织结构变化如出血坏死、脂肪变性及肝内结节的显示和分辨率优于 CT 和 US。动态增强多期扫描及特殊增强剂显像对鉴别良性和恶性肝内占位性病变优于 CT。

（7）病理学检查　肝组织活检的目的是评价 CHB 患者肝脏病变程度、排除其他肝脏疾病、判断预后和监测治疗应答。

CHB 的病理学特点是：不同程度的汇管区及其周围炎症，浸润的炎症细胞以单个核细胞为主，主要包括淋巴细胞及少数浆细胞和巨噬细胞，炎症细胞聚集常引起汇管区扩大，并可引起界板肝细胞凋亡和坏死形成界面炎，旧称碎屑样坏死。小叶内肝细胞变性、坏死及凋亡，并可见毛玻璃样肝细胞，肝细胞坏死形式包括点灶状坏死、桥接坏死和融合性坏死等，凋亡肝细胞可形成凋亡小体，且随炎症病变活动而愈加显著。尽管少数 CHB 可无肝纤维化形成，但多数往往因病毒持续感染、炎症病变活动导致细胞外基质过度沉积，呈现不同程度的汇管区纤维性扩大、纤维间隔形成，Masson 三色染色及网状纤维染色有助于肝纤维化程度的评价。显著肝纤维化（significant fibrosis，Metavir 分期≥F2）和进展期肝纤维化（advanced fibrosis，Metavir 分期≥F3）进一步发展，可引起肝小叶结构紊乱，肝细胞结节性再生，形成假小叶结构，即肝硬化。病毒清除或抑制，炎症病变消退，组织学上肝纤维化及肝硬化可呈现不同程度的逆转。

免疫组化染色法可检测肝组织内 HBsAg 和 HBcAg 的表达。如临床需要，可采用核酸原位杂交法或 PCR 法行肝组织内 HBV DNA 或 cccDNA 检测。

CHB 肝组织炎症坏死的分级和纤维化程度的分期，国际上常用 Metavir 评分系统（表 3-3、表 3-4），将肝组织炎症活动度分为 A0 到 A3 四个等级；将肝组织纤维化程度分为 F0 到 F4 五个等级。此外，采用计算机辅助数字化图像分析测定肝组织胶原面积比（collagen proportionate area，CPA）可以用于临床试验的肝纤维化定量评价，但目前没有用于临床实践。

表 3-3　Metavir 评分系统——肝组织炎症活动度评分

界面炎	小叶内炎症坏死	肝组织炎症活动度（A）
0（无）	0（无或轻度）	0（无）
0	1（中度）	1（轻度）

界面炎	小叶内炎症坏死	肝组织炎症活动度（A）
0	2（重度）	2（中度）
1（轻度）	0, 1	1
1	2	2
2（中度）	0, 1	2
2	2	3（重度）
3（重度）	0, 1, 2	3

注：肝组织炎症活动度（A）根据界面炎和小叶内炎症坏死程度综合确定。

表 3-4　Metavir 评分系统——肝组织纤维化分期评分

病变	纤维化（Fibrosis, F）分期
无纤维化	0
汇管区纤维性扩大，但无纤维间隔形成	1
汇管区纤维性扩大，少数纤维间隔形成	2
多数纤维间隔形成，但无硬化结节	3
肝硬化	4

【鉴别诊断】

参见"第七节　甲、戊型肝炎"。

第九节　丙型肝炎

【诊断要点】

1. 概述

（1）病原学　丙型肝炎病毒（HCV）属于黄病毒科丙

型肝炎病毒属，其基因组为单股正链 RNA，由约 9.6×10^3 个核苷酸组成。HCV 的基因组具有显著的异质性，同一病例存在准种，即感染后，HCV 在感染者体内形成一个优势株为主的相关突变株病毒群。根据基因序列的差异，目前可将 HCV 分为至少 8 个不同的基因型，同一基因型再分为不同亚型。我国以 1 型为主，又以 1b 基因亚型为主要的 HCV 基因亚型，其次为 2 型和 3 型，6 型相对较少，4 型和 5 型非常少见。HCV 基因分型与直接抗病毒药物（DAAs）的选择有密切关系。HCV 对有机溶剂敏感，10% 氯仿可杀灭病毒，煮沸、紫外线等也可灭活 HCV。

（2）流行病学　丙型肝炎是一种流行较为广泛的病毒性疾病。据估计，全球约有 1.85 亿慢性 HCV 感染者，HCV 感染率为 2.8%。

① 传染源：主要是丙型肝炎患者和无症状 HCV 携带者。

② 传播途径：HCV 主要经血液途径传播。

a.经血液传播：主要方式有经输血和血制品传播、经破损的皮肤和黏膜传播等。

b.性传播：在 HCV 感染者的精液及阴道分泌物中可检测到 HCV RNA，可导致经性接触传播。

c.母婴传播：抗-HCV 阳性母亲将 HCV 传播给新生儿的危险性为 2%，若母亲在分娩时 HCV RNA 阳性，则传播的危险性可高达 4%～7%。目前仍缺乏有效的临床干预措施阻断 HCV 的母婴传播。

d.其他途径：仍有 15%～30% 散发性丙型肝炎，无输血或肠道外暴露史，传播途径不明。

③ 易感人群：人群普遍易感。高危人群为：反复、大量输注血液和血液制品者；接受可疑 HCV 感染者器官的移植患者；静脉药瘾者；血友病患者；血液透析者；HIV 感染者。

2. 临床特点

丙型肝炎的潜伏期为 2～26 周，平均为 50 天。输血后丙型肝炎潜伏期为 7～33 天，平均为 19 天。

（1）急性丙型肝炎　急性丙型肝炎多数为无黄疸型肝炎，起病较缓慢，常无发热，仅有轻度消化道症状，伴 ALT 异常。少数为黄疸型肝炎，黄疸呈轻度或中度。急性丙型肝炎中有 15％～45％为急性自限性肝炎，在急性期 ALT 升高或伴血清胆红素升高，HCV RNA 阳性和抗-HCV 阳性，经 1～3 个月，ALT 恢复正常，黄疸消退，常在 ALT 恢复前 HCV RNA 阴转，抗-HCV 滴度也逐渐降低。有 55％～85％的急性丙型肝炎则发展为慢性持续性感染。单一 HCV 感染极少引起重型肝炎。

（2）慢性丙型肝炎　大部分急性丙型肝炎患者在发病 6 个月后，HCV RNA 持续阳性伴 ALT 异常者，称为慢性丙型肝炎。仅少数慢性肝炎患者能自行清除病毒，大部分患者为慢性持续性感染。慢性丙型肝炎患者常表现为 ALT 反复波动，ALT 水平多在 100U/L 以内，部分患者表现为持续性 ALT 轻度升高。还有近 1/3 的慢性 HCV 感染者肝功能一直正常，抗-HCV 和 HCV RNA 持续阳性，肝活检可见慢性肝炎表现。慢性丙型肝炎可隐匿进展至肝硬化甚至发生 HCC。还有一些 HCV 慢性感染者表现为 ALT 正常，抗-HCV 阴性，而 HCV RNA 为阳性，多见于免疫功能低下者、酗酒和老年患者。

（3）丙型肝炎肝硬化　HCV 感染进展多较缓慢，感染 20 年后肝硬化发生率在儿童和年轻女性为 2％～4％，中年因输血感染者为 18％～30％，一般人群为 5％～15％。感染年龄在 40 岁以上、男性、合并糖尿病、嗜酒、合并 HBV 感染等可加速疾病进展。发生肝硬化的 10 年生存率为 80％；如出现失代偿性肝硬化，10 年生存率仅为 25％。

（4）儿童丙型肝炎　和成人丙型肝炎相比，儿童 HCV 感染自发性 HCV 清除率较高，接近 50%，病情进展缓慢，病毒血症可持续数月至数年，而无肝炎临床表现。

（5）HCV 与 HBV 重叠感染　急性 HCV 和 HBV 混合感染可见于大量输血后，患者可出现抗-HCV 和 HCV RNA 阳性，抗-HBe IgM 阳性伴低水平 HBsAg，HBeAg 和 HBV DNA 可为阴性，提示 HCV 可干扰 HBV 的复制。在我国慢性乙型肝炎患者中，合并抗-HCV 阳性者占 2%～5%，重叠感染可加剧肝脏损害。

（6）HCV 感染的肝外表现　慢性 HCV 感染中仅少数患者可有肝外表现，其原因尚不明。主要肝外表现有冷球蛋白血症、肾小球肾炎、淋巴组织增生紊乱、干燥综合征等。最常见的肝外表现为冷球蛋白血症，此病患者 HCV 感染率可高达 50%～90%，其特征为关节痛、脉管炎、紫癜、神经病变和肾小球肾炎。可有肝脾大，ALT 轻度升高，肝组织学检查呈进行性损害，可见桥接坏死和肝纤维化。合并肾小球肾炎者可出现血尿、蛋白尿，多数患者有轻度肾功能不全，推测系免疫复合物沉积所致。约有 40% 患者同时有冷球蛋白血症的临床表现。

（7）HCV 感染与 HCC　HCC 是慢性丙型肝炎主要的并发症之一。在美国，HCV 感染是 HCC 最常见的病因。HCV 相关 HCC 发生率在感染 30 年后为 1%～3%，主要见于肝硬化和进展期肝纤维化患者，一旦发展成为肝硬化，HCC 的年发生率为 2%～4%。

（8）HCV 与 HIV 重叠感染患者　HCV 与 HIV 重叠感染具有其特殊性：与 HCV 单纯感染的患者相比，疾病的进展速度加快，加速了 7 倍之多；增加了肝硬化的危险性，也缩短了发展到肝硬化的时间（感染 HCV 后 10 年内）；增加了病死率；增加了从代偿性肝硬化转变为失代偿性肝硬化的可能性，与 HCV 单纯感染的患者相比，其发生肝脏相关死亡的危险性增加达 5 倍之多，HCV 复制增加 8 倍。

（9）终末期肾脏疾病 HCV 感染患者　目前估计，10%～20% 的透析患者感染 HCV，但不同透析中心之间，HCV 的感染率具有很大差异。

3. 辅助检查

（1）血清生化学检测　ALT、AST 水平变化可反映肝细胞损害程度，但与病情的严重程度不一定平行；急性丙型肝炎患者的 ALT 和 AST 水平一般较低，但也有较高者。急性丙型肝炎患者的血清白蛋白、凝血酶原活动度和胆碱酯酶活性降低较少，但在病程较长的慢性肝炎、肝硬化或重型肝炎时可明显降低，其降低程度与疾病的严重程度成正比。ALT 水平下降是抗病毒治疗中出现应答的重要指标之一。

（2）血清学检查　抗-HCV 检测〔化学发光免疫分析法（CIA），或者酶免疫测定（EIA）〕可用于 HCV 感染者的筛查。快速诊断测试可以被用来初步筛查抗-HCV。对于抗体阳性者，应进一步检测 HCV RNA，以确定是否为现症感染。缺乏 HCV RNA 检测条件时，可考虑进行 HCV 核心抗原的检测。

（3）病毒核酸检测　用 IU/mL 表示。HCV RNA 定量检测适用于 HCV 现症感染的确认、抗病毒治疗前基线病毒载量分析，以及抗病毒治疗过程中及治疗结束后的应答评估。HCV RNA 检测，具有非常好的敏感性和特异性，是 HCV 感染的确认试验，在暴露后 1～3 周内即可呈阳性，早于血清学检测数周。HCV RNA 定量检测应当采用基于 PCR 扩增、灵敏度和精确度高并且线性范围广的方法。

（4）HCV 的基因分型　HCV RNA 基因分类方法较多，在国内外抗病毒疗效考核研究中，Simmonds 分类法应用最为广泛。在 DAAs 治疗丙型肝炎的时代，推荐可检测出多种基因型和基因亚型的方法如 Sanger 测序法。

（5）HCV 耐药相关基因检测　DAAs 单药治疗容易导致耐药的发生，目前检测耐药相关基因突变的方法有 DNA 测序法，包括 PCR 产物直接测序法；新一代深度测序方法以及体外表型分析法，即测定抑制病毒复制所需的药物浓度，如 EC50 或 EC90。目前已确认的耐药相关突变位点主要有：NS3/4A 靶点相关包括 V36M、T54A、Q80K、R155K、A156T 和 D168V；NS5A 靶点相关包括 M28T、Q30E/H/R、L31M、H58D 和 Y93H/N；NS5B 靶点相关包括 S282T、C316N/H/F、M414T、A421V、P495L/S 和 S55G。

（6）IL-28B 基因型检测　常用的 IL-28B 基因分型检测方法包括 DNA 直接测序、TaqMan SNP 探针法等。在含 Peg-IFN 的治疗方案中宿主 IL-28B 基因多态性与持续病毒学应答（SVR）相关，在 DAAs 治疗方案中，宿主 IL-28B 基因多态性对治疗应答反应没有预测价值。

（7）肝纤维化评估　肝脏组织活检所提示的肝脏纤维化及组织学上的改变目前仍是其他无创检查所不能替代的金标准。肝活检组织学检查对慢性丙型肝炎的诊断、了解疾病进展程度、预后判断、疗效评估等均有重要意义。近年来 TE 已被广泛应用于临床丙型肝炎患者的肝脏纤维化评估。慢性 HCV 患者 LSM≥14.6kPa 时考虑肝硬化；LSM<10kPa 可排除肝硬化；LSM<7.6kPa 可排除进展期肝纤维化。但是 FibroScan 对于评估肥胖或者炎症程度较高的丙型肝炎患者的肝脏硬度有一定局限性，血清学指标和 TE 等影像学无创指标联合应用，可提高显著肝纤维化的诊断准确率。当两者结果不一致时，建议进行肝活检明确诊断。

【鉴别诊断】

参见"第七节　甲、戊型肝炎"。

第十节　肠道病毒感染

一、脊髓灰质炎

【诊断要点】

1. 概述

脊髓灰质炎是由脊髓灰质炎病毒所致的急性消化道传染病。好发于6个月至5岁儿童。

（1）病原学　脊髓灰质炎病毒为小核糖核酸病毒科的肠道病毒属。呈小的圆球形，直径为24～30nm。内含单股RNA，病毒核壳由60个壳粒组成，每个微粒含四种结构蛋白，即VP1～VP4。VP1与人细胞膜受体有特殊亲和力，与病毒的致病性和毒性有关。按其抗原不同可分为Ⅰ、Ⅱ、Ⅲ三个血清型。每一个血清型病毒都有两种特异性抗原，一种为D抗原，存在于成熟病毒体中，含有D抗原的病毒具有充分的传染性及抗原性；另一种为C抗原，存在于病毒前壳体内，含C抗原的病毒为缺乏RNA的空壳颗粒，无传染性。不同血清型之间偶有交叉免疫，国内病例发病与流行多以Ⅰ型为主。该病毒能耐受一般浓度的化学消毒剂，如70%乙醇及5%甲酚皂溶液，在酸性环境中较稳定，不易被胃酸和胆汁灭活。甲醛、含氯0.05mg/L的水中10min、2%碘酊、各种氧化剂（如高锰酸钾、过氧化氢溶液等）可迅速灭活病毒。加热至56℃ 30min可使之完全灭活，在室温中可生存数日，在4℃冰箱中可保存数周，在冷冻环境下可保存数年。对紫外线、干燥、热均敏感。在水、粪便和牛奶中可生存数月。

（2）流行病学

① 传染源：人是脊髓灰质炎病毒的唯一自然宿主，显

性感染与隐性感染者可以成为传染源，后者不仅人数众多，又不易被发现和控制，因而是本病的主要传染源。

② 传播途径：以消化道传播为主要途径，患者感染初期至症状出现之后 6 周内，排出的粪便含有大量病毒，可直接或间接污染水源、食物、玩具、衣物、被褥等，密切接触可导致感染或发病。由于感染早期咽部带有大量病毒，此期亦可通过飞沫传播。苍蝇和蟑螂亦有可能成为传播媒介。

③ 易感人群：人群普遍易感，随着减毒活疫苗的普遍应用，大龄儿童直至成人病例相对增多，病情较婴幼儿严重，瘫痪发生率与病死率较高。应用骨髓灰质炎减毒活疫苗完成基础免疫和加强免疫或感染后，可获得牢固而持久的特异性免疫。

④ 流行特征：本病遍及全球，终年可见，呈散发或流行。发病年龄以 6 个月至 5 岁发病率最高，占 90% 以上。6 个月以下儿童很少发病，成人少见。在应用减毒活疫苗预防的地区，发病率显著下降。Ⅰ型病毒所致的瘫痪比Ⅱ型和Ⅲ型要多，年长儿、成人、男孩、孕妇发生瘫痪的比例较高。

2. 临床特点

潜伏期为 5～35 天，一般 9～12 天。

(1) 无症状型（隐性感染）　无临床症状，此型多见，达 90% 以上，但感染者可排出病毒而成为传染源。

(2) 顿挫型　临床症状无特异性，主要为上呼吸道症状和消化道症状，包括发热、咽部不适、恶心、呕吐、腹泻等，一般不伴有神经系统症状和体征。持续 1～3 天可逐渐恢复。

(3) 无瘫痪型　可有顿挫型的临床表现，但全身症状较重；同时还伴有脑膜刺激征表现如头痛、喷射性呕吐和颈强直等，脑膜刺激征阳性，脑脊液检查呈病毒性脑膜炎性改变。

（4）瘫痪型

① 前驱期

a.全身毒性症状：畏寒、发热、头痛、四肢酸痛、乏力等。

b.呼吸系统症状：咽痛、咳嗽等。

c.消化系统症状：食欲缺乏，恶心、呕吐、便秘、腹泻、腹痛等。

② 瘫痪前期

a.出现时间：可在发病时即出现本期症状，或在前驱期后出现，或二期之间有短暂间歇（1～6天）。

b.发热：体温再次上升（称双峰热，见于10％～30％患者，以小儿为多）。

c.神经系统症状：头痛，颈背、四肢肌痛，感觉过敏。患儿拒抚抱，动之即哭，坐起时因颈强直不能前俯，不能屈曲，以上肢向后支撑，呈特殊三脚架体态。亦不能以下颌抵膝（吻膝试验阳性）。患儿面颊潮红，多汗，显示交感神经功能障碍，大多精神兴奋，易哭闹或焦虑不安，偶尔由兴奋转入萎靡、嗜睡。可因颈背肌痛而出现颈部阻力及阳性克尼格征、布鲁津斯基征，肌腱反射及浅反射后期减弱至消失，但无瘫痪。此时脑脊液大多已有改变。

d.转归：一般患者经3～4天体温下降，症状消失而愈（无瘫痪型）。本期有时长达10余天，少数患者在本期末出现瘫痪而进入瘫痪期。

③ 瘫痪期：一般于起病后3～4天（2～10天）出现肢体瘫痪，瘫痪可突然发生或先有短暂肌力减弱而后发生，腱反射先减弱或消失，在5～10天可相继出现不同部位的瘫痪，并逐渐加重，轻症则在1～2天就不再进展。瘫痪早期可伴发热和肌痛，大多数患者体温下降后就不再进展。可分为以下几型：

a.脊髓型：表现为弛缓性瘫痪，肌张力低下，腱反射消失，分布不规则，亦不对称，可累及任何肌肉或肌群，因病变大多在颈、腰部脊髓，故常出现四肢瘫痪，尤以下肢为多。近端大肌群如三角肌、胫骨前肌等较远端手足小肌群受累为重，且出现早。躯干肌群瘫痪时头不能竖直，颈背乏力，不能坐起和翻身等。颈胸部脊髓病变严重时可因膈肌和肋间肌（呼吸肌）瘫痪而影响呼吸运动，临床表现为呼吸浅速、声音低沉、咳嗽无力、讲话断断续续等。体检可见胸廓扩张受限（肋肌瘫痪）及吸气时上腹内凹的反常动作（膈肌瘫痪）。若以双手紧束胸部观察膈肌动作或手按压上腹部观察肋间肌运动，可分辨其活动强弱。膈肌瘫痪时 X 线透视下可见吸气时横膈上抬的反常运动。偶见尿潴留或失禁（膀胱肌瘫痪）、便秘（肠肌或腹肌瘫痪），常与下肢瘫痪并存，多见于成人。很少发生感觉异常。

b. 延髓型（脑干型麻痹或球麻痹）：病情多属严重，常与脊髓麻痹同时存在。

脑神经麻痹，多见第 7、9、10、12 对脑神经受损。第 7 对脑神经麻痹常单独引起面瘫，表现为歪嘴、眼睑下垂或闭合不全；软腭、咽部及声带麻痹则因第 9、10、12 对脑神经病变所致。出现发声带鼻音或嘶哑、饮水呛咳或自鼻反流、吞咽困难、痰液积潴于咽部，随时有发生窒息的危险。体检可见软腭不能上提，悬雍垂歪向健侧，咽后壁反射消失，舌外伸偏向患侧。动眼障碍和眼睑下垂见于第 3、4、6 对脑神经受损；颈无力，肩下垂，头后倾则见于第 11 对脑神经受损。

呼吸中枢损害：以延髓腹面外侧网状组织病变为主。出现呼吸浅弱而不规则，时有双吸气和屏气，呼吸间歇逐渐延长，甚至出现呼吸停顿、脉搏细速和血压升高（最后下降）。初起表现焦虑不安，继而神志模糊，进入昏迷，发生严重呼吸衰竭。

血管运动中枢损害：以延髓腹面内侧网状组织病变为主。开始面颊潮红，脉细速不齐，而后转微弱，血压下降，皮肤发绀，四肢湿冷，循环衰竭，患者极度烦躁不安，转入昏迷。

c.脑炎型：极少见。可表现为烦躁不安、失眠或嗜睡，可出现惊厥、昏迷及痉挛性瘫痪，严重缺氧时也可有神志改变。

d.混合型：以上几型同时存在为混合型。

④ 恢复期：瘫痪通常从远端肌群开始恢复，持续数周至数月。轻型病例恢复期 1～3 个月，重型恢复需 6～18 个月或更长时间。

⑤ 后遗症期：瘫痪超过 1～2 年后仍不能恢复为后遗症。长期瘫痪的肢体可发生肌肉萎缩，肢体畸形。

3. 辅助检查

（1）脑脊液检查　无瘫痪型患者和瘫痪型患者脑脊液呈病毒性脑膜炎性改变。患者脑脊液细胞数增多，通常在 $(50～500)×10^6/L$。早期以中性粒细胞居多，后期则以淋巴细胞为主，糖可略增，氯化物大多正常，蛋白质稍增加。至瘫痪第 3 周，细胞数多已恢复正常，而蛋白量仍继续增高，4～10 周方恢复正常。这种蛋白细胞分离现象对诊断有一定参考价值。

（2）周围血象　白细胞总数及中性粒细胞百分比大多正常，少数患者的白细胞数轻度增多，为 $(10～15)×10^9/L$，中性粒细胞百分比也略见增高。1/3～1/2 患者的红细胞沉降率（ESR）增快。

（3）病毒分离或抗原检测　起病 1 周内，可从鼻咽部及粪便中分离出病毒，粪便可持续阳性 2～3 周。早期从血液或脑脊液中分离出病毒的意义更大。一般用组织培养分离方法。近年采用 PCR 法，检测肠道病毒 RNA，较组织培养快速敏感。

（4）血清学检查　特异性免疫抗体效价在第 1 周末即可达高峰，尤以特异性 IgM 上升较 IgG 为快。可用中和试验、补体结合试验及酶标法等方法进行特异抗体检测，其中以中和试验较常用，因其持续阳性时间较长。双份血清效价有 4 倍及 4 倍以上增长者可确诊。补体结合试验转阴较快，如其阴性而中和试验阳性，常提示既往感染；两者均为阳性，则提示近期感染。近来采用免疫荧光技术检测抗原及特异性 IgM 单克隆抗体酶标法检查有助于早期诊断。

【鉴别诊断】

1. 吉兰-巴雷综合征

（1）相似点

① 好发于年长儿童或青壮年。

② 可逐渐发生瘫痪，影响呼吸等。

③ 脑脊液早期可出现蛋白细胞分离现象。

（2）鉴别要点

① 常无发热，亦无呼吸道感染症状。

② 瘫痪呈对称性，由远端至近端。

③ 恢复迅速而完全，少见后遗症。

④ 肌电图检查呈下运动神经元损害。

2. 柯萨奇病毒感染

（1）相似点

① 有发热、咳嗽、咽痛等上呼吸道感染症状。

② 可出现弛缓性瘫痪。

（2）鉴别要点

① 瘫痪范围小，病变程度轻，无后遗症。

② 脑脊液无蛋白细胞分离现象。

③ 血清学检测无特异性 IgM 抗体。

3. 家族性低血钾性周期性麻痹

（1）相似点

① 可出现突发瘫痪。

② 肌张力低下，腱反射消失。

（2）鉴别要点

① 发作时血钾低，补钾后可迅速恢复。

② 常有家族史，好发于成年男性。

③ 脑脊液一般正常。

二、手足口病

【诊断要点】

1. 概述

手足口病是由肠道病毒引起的急性传染病。

（1）病原学　引起手足口病的主要为微小 RNA 病毒科肠道病毒属的柯萨奇病毒（Cox）A 组 16、4、5、6、9、10 型，B 组 2、5、13 型；埃可病毒和肠道病毒 71 型（EV71），其中以 EV71 及 Cox A16 最为常见。手足口病病毒适合在湿、热的环境下生存与传播，不易被胃酸和胆汁灭活，对乙醚、去氧胆酸盐等不敏感，75％乙醇和 5％甲酚皂溶液亦不能将其灭活，但对紫外线及干燥敏感。各种氧化剂（高锰酸钾、漂白粉等）、甲醛、碘酒都能灭活病毒。病毒在 50℃时可被迅速灭活，在 4℃时可存活 1 年，在 －20℃可长期保存。

（2）流行病学

① 传染源：手足口病的传染源是患者和隐性感染者。流行期间，患者是主要传染源；散发期间，隐性感染者为主要传染源。患者在发病 1～2 周内自咽部排出病毒，发病后 1 周传染性最强；粪便排病毒时间为 3～8 周。疱疹液中含大量病毒，破溃时病毒即溢出。

② 传播途径：该病传播方式多样，主要是粪-口途径传播，其次是经呼吸道飞沫和密切接触传播。病毒可通过唾液、疱疹液、粪便等污染的手、毛巾、手绢、牙杯、玩具、

食具、奶具以及床上用品、内衣等引起间接接触传播；交叉感染和口腔器械消毒不合格亦是造成传播的原因之一。

③ 易感人群：人群普遍易感，感染后可获得免疫力。各型之间无交叉免疫，人群可反复感染，成人多数已通过隐性感染获得免疫力，因此，发病者主要为学龄前儿童，3岁以下年龄组发病率最高。国外文献报道，该病每隔2～3年在人群中可流行1次。

④ 流行特征：手足口病流行无明显的地区性。一年四季均可发病，以夏秋季多见。该病流行期间，可发生幼儿园和托儿所集体感染和家庭聚集发病现象。传染性强、隐性感染者多，传播迅速、途径复杂，在短时间内可造成较大范围的流行，疫情控制难度大。

2. 临床特点

(1) 普通病例　急性起病，发热，口腔黏膜出现散在疱疹，手、足和臀部出现斑丘疹、疱疹，疱疹周围可有炎性红晕，疱内液体较少，可伴有咳嗽、流涕、食欲缺乏等症状。部分病例仅表现为皮疹或疱疹性咽峡炎。预后良好。

(2) 重症、危重症病例　多见于<3岁儿童。

① 神经系统：精神差、嗜睡、易惊、头痛、呕吐、肢体肌阵挛、眼球震颤、共济失调、眼球运动障碍；无力或急性弛缓性麻痹，惊厥。查体可见脑膜刺激征，腱反射减弱或消失；巴宾斯基征阳性。危重病例可表现为昏迷、脑水肿、脑疝。

② 呼吸系统：呼吸浅促、呼吸困难或节律改变，口唇发绀，咳白色、粉红色或血性泡沫样痰液；肺部可闻及湿啰音或痰鸣音。

③ 循环系统：面色苍灰、皮肤花纹、四肢发凉、指（趾）发绀；出冷汗；心率增快或减慢，脉搏细速或减弱甚至消失；血压升高或下降。

④ 出现以下情况之一者为危重型病例：

a. 频繁抽搐、昏迷、脑疝。

b. 呼吸困难、发绀、血性泡沫痰、肺部啰音等。

c. 休克等循环功能不全。

⑤ 具有以下临床特征的病例可能在短期内发展为危重症病例：

a. 持续高热不退，体温＞39℃，常规退热效果不佳。

b. 精神萎靡、呕吐、肌阵挛，肢体无力、抽搐。

c. 呼吸、心率增快。

d. 出冷汗、末梢循环不良。

e. 高血压或低血压。

f. 外周血白细胞计数明显增高。

g. 高血糖，血糖＞8.3mmol/L。

3. 辅助检查

(1) 一般检查

① 血象：普通病例白细胞计数正常，重症病例白细胞计数可明显升高。

② 生化：部分病例可有轻度 ALT、AST、CK-MB 升高，重症病例可有肌钙蛋白、血糖升高。CRP 一般不升高。

(2) 脑脊液检查　神经系统受累时可有以下异常：外观清亮、压力增高、白细胞增多，蛋白正常或轻度增多，糖和氯化物正常。

(3) 病原学检查　肠道病毒（EV71、Cox A16）特异性核酸阳性或分离到肠道病毒。咽分泌物、气道分泌物、疱疹液、粪便阳性率较高，应及时、规范留取标本送检。

(4) 血清学检查　急性期与恢复期血清 EV71、Cox A16 或其他肠道病毒特异性抗体 IgG 有 4 倍以上的升高。

【鉴别诊断】

1. 水痘

（1）相似点

① 具有传染性，可通过密切接触传播。

② 出疹前常有呼吸道症状，发热、咳嗽等，皮疹可累及口腔黏膜。

③ 外周血象白细胞一般正常。

（2）鉴别要点

① 皮疹可散布于全身，躯干较多，外周较少。

② 疱疹壁较薄。

③ 病后可获得持久免疫力，再患水痘极少见。

④ 病毒抗原和核酸检测可明确病原体。

2. 幼儿急疹

（1）相似点　多见于幼儿，有发热及全身出疹。

（2）鉴别要点

① 骤起高热，持续 3～5 天，后突然下降，可伴发高热惊厥，轻度呼吸道卡他症状。

② 热退后出现皮疹为其特征，呈散在玫瑰色斑丘疹，以躯干为多，1～2 天即自动消退，疹退后一般不脱屑或留有色素沉着。

③ 发热时外周血白细胞总数下降，淋巴细胞相对增多。

3. 风疹

（1）相似点

① 均可通过呼吸道飞沫及密切接触传播，多见于幼儿及学龄前期小儿。

② 可有发热、头痛、食欲减退、疲倦、乏力等症状。

（2）鉴别要点

① 多见于冬春季。

② 皮疹为稀疏淡红色斑丘疹，2～4 天即消退，不脱屑、不留痕，同时耳后、枕后、颈部淋巴结肿大明显。

③ 风疹病毒血清特异抗体阳性。

第十一节　肾综合征出血热

【诊断要点】

1. 概述

肾综合征出血热（hemorrhagic fever with renal syndrome，HFRS）又称流行性出血热（epidemic hemorrhagic fever，EHF），是由汉坦病毒属的各型病毒引起的，以鼠类为主要传染源的一种自然疫源性疾病。

（1）病原学　汉坦病毒属布尼亚病毒科的汉坦病毒属，其核衣壳蛋白有较强的免疫原性和稳定的抗原决定簇，宿主感染后核衣壳蛋白抗体出现最早，可用于早期诊断。膜蛋白中含中和抗原和血凝抗原，前者诱导宿主产生的中和抗体具有保护作用。根据血清学检查，汉坦病毒至少可分为 20 个血清型，其中Ⅰ型汉滩病毒（野鼠型）、Ⅱ型汉城病毒（家鼠型）、Ⅲ型普马拉病毒（棕背䶄型）和Ⅳ型希望山病毒（田鼠型）四型已经 WHO 认定。其余包括辛诺柏病毒、多布拉伐-贝尔格莱德病毒、泰国病毒、索托帕拉雅病毒等。我国所流行的主要是Ⅰ型和Ⅱ型病毒。目前认为Ⅰ型病毒感染者病情重于Ⅱ型病毒感染者，可能与病毒毒力较强有关。汉坦病毒对乙醚、氯仿、去氧胆酸盐、紫外线、乙醇和碘酒敏感，不耐热、不耐酸，56℃ 30min 或 100℃ 1min 可被灭活。

（2）流行病学

① 传染源：国内外已查明至少 170 多种脊椎动物自然感染汉坦病毒，其中啮齿类动物为主要宿主动物，如鼠科姬鼠属的黑线姬鼠、大林姬鼠和黄喉姬鼠，家鼠属的褐家鼠和大白鼠，仓鼠科田鼠亚科䶄属和欧洲棕背䶄等。

② 传播途径：本病系多途径传播。

a.接触传播：通过含病毒的鼠尿、粪、呕吐物及鼠血、组织液等经显性或不显性破损的皮肤黏膜侵入机体。

b.呼吸道传播：带病毒动物的排泄物、分泌物在外界形成气溶胶，经呼吸道吸入感染。

c.消化道传播：进食污染的饮食、饮水可经破损的口腔黏膜和消化道感染。

d.虫媒传播：国内研究认为带毒的恙螨和革螨可通过叮咬人体将本病传染给人，但尚未得到国际公认。

e.人-人传播：虽然南美国家汉坦病毒肺综合征疫区曾报道发病患者家庭成员及参与诊治患者的医护人员可以感染罹患同类疾病，但是鲜有报道 HFRS 人-人的传播。

f.母婴垂直传播：孕妇感染和母婴传播虽不多见，但可致孕妇死亡、胎儿早产、死胎或胎儿畸形。疫区带毒孕鼠的宫内母婴传播对于疫源地的维持具有重要意义。

③ 易感人群：人群对本病普遍易感，发病以男性青壮年为主。疫区人群的隐性感染率一般为 0.9%～5.2%，家鼠型疫区高于姬鼠型疫区，二次发病者罕见。

④ 流行特征：本病呈世界性流行，主要分布在亚洲，我国疫情最为严重。四季均可发病，其中野鼠型发病高峰多在秋冬季，家鼠型主要发生在春季和夏初。

2. 临床特点

潜伏期 4～46 天，一般在 2 周左右。

（1）发热期

① 发热：畏寒、高热，可伴寒战，体温在 39～40℃，热型以弛张热、稽留热和不规则热居多，一般持续 4～6 天。

② 三痛：头痛、腰痛、眼眶痛（三痛）及全身四肢关节酸痛，困乏无力。头痛以两颞部和前额部为主，重者或为全头痛，性质以胀痛为主。腰痛轻者仅感两侧肾区胀痛及肾

区叩击痛，重者剧痛不敢平卧和翻身，局部拒按。如在低血压休克期或少尿期突发剧烈腰痛应警惕有无并发肾破裂。眼眶痛以眼眶胀痛为主，眼球活动时尤甚。

③ 充血和出血：于第 2～3 病日，多数患者眼结膜及颜面部、颈部和上胸部皮肤出现显著的潮红充血（三红），似酒醉貌。黏膜出血多在软腭及眼结膜，前者多为网状、点状或为出血斑，后者多为点状或斑片状出血。皮肤出血好发于双侧腋下、前胸及背部，多为出血点或搔抓样、条索样出血斑点，静脉穿刺及肌内注射部位的皮肤也多有明显瘀斑。患者早期束臂试验可呈阳性。重症患者有鼻衄、咯血、呕血、便血及血尿等。

④ 消化系统症状：食欲减退，重者有恶心、呕吐、呃逆等。部分患者有腹痛、腹泻，个别腹痛剧烈者可出现腹肌紧张、腹部压痛和反跳痛，易误诊为外科急腹症。腹泻易误诊为急性肠炎和各类感染性腹泻。

⑤ 神经系统症状：少数患者尚可出现兴奋、谵妄、烦躁不安和嗜睡等神经精神症状，极少数危重患者可出现抽搐、昏迷及脑膜刺激征。

⑥ 肾脏损害：肾脏损害出现较早，第 2～4 病日即可出现，表现为大量蛋白尿、血尿和少尿。大量蛋白尿可突然出现，因此疑似患者早期应重视尿液的反复送检。重症患者尿中可排出膜状物，镜检可见透明管型、颗粒管型或蜡样管型。

⑦ 肝脏损害：部分患者尤其是家鼠型 HFRS 疫区的患者，可出现黄疸、肝脾大和肝功能异常。

⑧ 体温越高、热程越长、渗出越明显，往往提示病情越重。

（2）低血压休克期

① 出现时间：发热 4～6 病日，体温徐退或骤退，但其他症状反而加重。热退后症状加重是此病的突出特点。部分

患者出现低血压或休克。

② 血压下降与脉搏增快。根据血压和脉压水平分为低血压倾向、低血压和休克，其动脉收缩压分别≤100mmHg（13.3kPa）、≤90mmHg（12.0kPa）和≤70mmHg（9.3kPa），脉压分别≤30mmHg（4.0kPa）、<26mmHg（3.5kPa）和≤20mmHg（2.7kPa）。心率增快，脉搏细速或扪不清，浅表静脉塌陷，伴呼吸浅快。

③ 面色与口唇苍白或发绀，肢端发凉，皮肤发花。

④ 意识障碍。初为烦躁不安，辗转不宁，继之可出现谵妄及嗜睡、昏睡、昏迷。

⑤ 少尿或无尿。

⑥ 中心静脉压（CVP）降低，<6mmHg（0.8kPa）。

⑦ 低血压休克期一般不超过24h。

⑧ 休克出现越早、持续时间越长，病情越重。

（3）少尿期

① 少尿期为本病的极期，与低血压休克期常无明显界限，两期也可重叠发生或由发热期直接进入本期。本期一般出现于第5～8病日，持续时间3～5天，长者可达2周以上。

② 急性肾衰竭：少尿、无尿、氮质血症甚至尿毒症，24h尿量少于400mL为少尿，少于50mL为无尿。可有厌食、恶心、呕吐、腹胀、口干舌燥，常出现顽固性呃逆。查体可见面部和下肢水肿，部分患者可伴高血容量综合征、肺水肿、胸水和腹水。

③ 肾性脑病：头晕、头痛、嗜睡、烦躁、谵妄以致抽搐、昏迷。重者可出现锥体束征、踝阵挛和扑翼样震颤等体征。

④ 代谢失衡：出现高钾血症、低钠血症、酸中毒，应注意监测心电图。

⑤ 并发症：此期易出现各种严重的并发症，如大出血、

严重感染（特别是下呼吸道及肠道感染）、急性呼吸窘迫综合征（ARDS）、心力衰竭和呼吸衰竭、肺水肿和脑水肿等。

（4）多尿期 多出现于病程第2周，大多持续1~2周，少数可长达数月之久。极少数患者特别是家鼠型患者可无多尿期。尿量增多的形式不同，临床意义也不同。一是骤增型，24h尿量突然增至1500mL以上，对利尿药反应好，多为轻型经过，预后良好。二是渐增型，尿量逐渐增加，平均每日增加200~500mL，此类型临床较为常见，预后较好。三是停滞型，尿量增加至（500~1500mL）/24h不再增加，有时需用利尿药诱导方有少量增加，此种情况可持续几周甚至几个月，多见于肾功能损害较重、年龄较大或原有肾脏基础病的患者，易于演变成非少尿型肾衰竭甚至慢性肾衰竭。

① 移行期：每天尿量由400mL增至2000mL。此期尿素氮及肌酐仍继续升高，仍有发生感染、出血等并发症的风险。

② 多尿早期：每天尿量在2000~3000mL，此期尿素氮及肌酐升高速度放缓，但病情仍重，仍应关注并发症发生风险。

③ 多尿后期：每天尿量超过3000mL，并逐日增加，氮质血症逐步下降，患者症状逐渐减轻。但此期如因入水量补充不足可发生继发性休克（二次休克），此期还可发生电解质紊乱及继发感染。

（5）恢复期 多数患者病后第3~4周开始恢复。肾脏的尿浓缩稀释功能渐好转，尿量逐渐减至每日2000mL左右。精神、食欲和体力亦逐渐恢复。

（6）临床分型（表3-5）

① 轻型：体温39℃以下，中毒症状轻，有皮肤黏膜出血点，尿蛋白（＋）~（＋＋），无少尿和休克。

② 中型：体温39~40℃，中毒症状较重，球结膜水肿明显，皮肤黏膜有明显瘀斑，有低血压和少尿，尿蛋白（＋

＋＋）。

③ 重型：体温 40℃ 以上，有中毒症状和外渗症状或出现神经症状，可有皮肤瘀斑和腔道出血，有明显休克，少尿达 5 天或无尿 2 天以内。

④ 危重型：在重型基础上出现难治性休克、重要脏器出血、严重肾损害（少尿 5 天以上，无尿 2 天以上）或其他严重并发症如心力衰竭、呼吸衰竭、肺水肿、继发严重感染等。

⑤ 非典型：症状不突出，但病毒相关特异性检测阳性。

表 3-5　肾综合征出血热临床分型及依据

分型	体温/℃	出血	少尿	休克
轻型	＜39	少	无	无
中型	39～40	明显	有少尿期，尿蛋白（＋＋＋）	低血压
重型	＞40	腔道出血	少尿 5 天内或无尿 2 天内	休克
危重型	难治性休克；重要脏器出血；心力衰竭；肺水肿；中枢神经系统并发症；严重继发感染；少尿 5 天以上或无尿 2 天以上；BUN＞42.84mmol/L			
非典型	＜38	可轻微或无	无或少量（＋）	无

3. 辅助检查

（1）一般检查

① 血常规：外周血的白细胞总数自第 4 病日开始升高，低血压休克期及少尿期达高峰，多在（15～30）×10^9/L，少数重型患者达（50～100）×10^9/L；早期中性粒细胞增多，核左移，重型尚可见晚、中、早幼粒细胞，呈现类白血病反应。病程 4～5 日后淋巴细胞增多，异型淋巴细胞在 1～2 病日即可出现，且逐日增多，至 4～5 天达高峰；一般为 5%～

14%，15%以上多属危重患者。

②尿常规：在第2～3病日即开始出现蛋白尿，并迅速进展，第4～6日尿蛋白可达（＋＋＋）～（＋＋＋＋）。部分患者可见尿中红细胞或出现肉眼血尿，肾损伤比较严重的患者可查见尿透明管型、颗粒管型和膜状物。

③血生化：血肌酐和尿素氮在发热后期或低血压休克期即可升高，移行期末达高峰，多尿后期开始下降。患者可出现水电解质及酸碱失衡，部分患者可出现肝功能异常甚至重度黄疸。几乎所有患者均出现 LDH 增高。

④凝血功能：未合并 DIC 者凝血功能基本正常。出现 DIC 时可见血小板减少（一般低于 $60 \times 10^9/L$），纤维蛋白原降低，凝血酶原时间延长，血浆鱼精蛋白副凝试验（3P试验）阳性；进一步检查凝血酶时间、纤维蛋白原定量、纤维蛋白降解产物、二聚体测定等可判定继发性纤溶是否存在。

（2）免疫学检查　细胞免疫方面，外周血淋巴细胞亚群检测可见 $CD4^+/CD8^+$ 比值下降或倒置。体液免疫方面，血清 IgM、IgG、IgA 和 IgE 普遍增高，总补体和分补体 C3 和 C4 下降，可检出特异性循环免疫复合物。

（3）特异性检查

①病毒抗体测定：由于本病特异性 IgM 和 IgG 抗体出现较早，特别是前者多于第4～5病日即可检出，持续时间长（IgM 抗体可保持2个月以上），为检测抗体特别是单份血清 IgM 抗体进行早期诊断提供了条件。单纯检测特异性 IgG 抗体须双份血清（第1份血样最好采自起病第1周内，第2份血样应间隔1周以上采集，最好于多尿期/恢复期采血）阳性且效价递增4倍以上方有诊断价值。常用的检测方法有间接免疫荧光法和 IgM 捕捉 ELISA 法，近年已发展了胶体金或称为滴金免疫试验用于抗汉坦病毒 IgM 和 IgG 抗体的检测，据报道采用 IgM 捕获胶体金标记试纸条快速检测法 5min 即可判读结果，灵敏度与 ELISA 相当，但特异性

略差。

② 病毒核酸检测：采用反转录聚合酶链反应（RT-PCR）技术可从早期患者外周血的血清、血浆、白细胞或血凝块研磨物中检出汉坦病毒 RNA。

【鉴别诊断】

HFRS 与其他大部分感染性发热疾病相比，最突出的临床特点为热退后症状加重。

1. 流行性感冒

（1）相似点

① 发病季节相似，起病急，全身症状重，畏寒、高热、全身酸痛、眼结膜炎症明显。

② 可有恶心、呕吐、腹泻等消化道症状。

（2）鉴别要点

① 多有受凉史，而无鼠类接触史。

② 上呼吸道症状较突出，且全身症状随热退而明显好转。

③ 除咽红外，少有其他阳性体征。

④ 汉坦病毒检测阴性。

2. 流行性斑疹伤寒

（1）相似点

① 流行季节相似，起病急。

② 有发热、头痛等全身症状，可出现出血疹，可出现低血压。

③ 可出现肾损害，如蛋白尿。

（2）鉴别要点

① 多无明确的鼠类接触史。

② 肾损害轻，无渗出体征。

③ 外斐反应 OX_{19} 效价 1∶160 以上，或双份血清效价递增 4 倍以上可以确诊。

3. 急性中毒性菌痢

（1）相似点

① 起病急，出现高热、寒战，甚至惊厥。

② 可出现呼吸衰竭、休克，昏迷。

（2）鉴别要点

① 多有不洁饮食史，无鼠类接触史。

② 病情进展较 HFRS 更迅猛，起病 24h 内可发生休克，且出血倾向和肾脏损害更为严重。

③ 肛门指检或诊断性灌肠采集粪便标本行粪便培养可明确诊断。

第十二节　登革热

【诊断要点】

1. 概述

（1）病原学　登革病毒归属为黄病毒科中的黄病毒属。成熟的登革病毒颗粒呈哑铃形、杆状或球形，直径为 40～50nm。病毒基因组为单股正链 RNA。登革病毒有 I、II、III、IV 四个血清型，可用中和试验、补体结合试验、血凝抑制试验等方法分型，各型之间及与其他黄病毒属的病毒之间有部分交叉免疫反应，故应取患者双份血清，抗体效价递升 4 倍以上才有诊断价值。病毒不耐热，60℃ 30min 或 100℃ 2min 即可灭活；耐低温，−20℃ 可存活 5 年，−70℃ 可存活 8 年以上。病毒对酸、洗涤剂、乙醚、紫外线、0.65％甲醛溶液敏感。

（2）流行病学

① 传染源：患者、隐性感染者和带病毒的非人灵长类动物为主要传染源，未发现慢性患者和病毒携带者。患者在发病前 1 天至病程第 6 天，具有明显的病毒血症，可使叮咬

的伊蚊受感染。流行期间，轻型患者数量为典型患者的10倍，隐性感染者为人群的1/3，两者是重要传染源。

②传播途径：登革热的传播媒介是伊蚊，目前证实约有13种伊蚊可以传播登革热，其中主要是埃及伊蚊和白纹伊蚊。当伊蚊叮咬患者或隐性感染者后，病毒进入蚊体内，在蚊的唾液腺及神经细胞中大量复制，8～12天后当再叮咬健康人并吸血时，病毒随唾液排出进入人体内，造成感染。伊蚊可终身携带和传播病毒，并可经卵将病毒传给后代。

③易感人群：在新流行区，人群不分种族、年龄、性别普遍易感，所有年龄段人群都是易感人群，以20～40岁成年人发病率最高。在地方性流行区，发病以儿童为主，20岁以上者血清中几乎都可检出抗登革病毒的中和抗体。感染后对同型病毒有稳固免疫力，并可维持多年，各血清型之间及与其他黄病毒属的病毒之间有不同程度的交叉免疫力。多数流行病学调查显示，登革热的发生在性别上无明显差异。

④流行特征：本病遍及全球，广泛流行于热带和亚热带，特别是东南亚、西太平洋及中南美洲、非洲等100多个国家和地区，其中以东南亚和西太平洋地区最为严重。我国大部分地区登革热的流行季节在3～11月份，7～9月份是高峰；在广东省为6～11月份，福建省为7～10月份，海南省为3～12月份。

2.临床特点

潜伏期一般为3～15天，通常为5～8天。

(1) 典型登革热

① 发热期：一般持续2～7天。

a. 全身毒性症状：骤起高热，可伴畏寒，24h内体温可达40℃。可伴头痛，眼眶痛，全身肌肉、骨骼和关节疼痛，乏力等。部分病例于第3～5日体温降至正常，1日后又再升高，呈双峰热或马鞍热。

b.皮疹：于发病后 3～6 日出现，早期可有颜面潮红、结膜充血。颜面、四肢出现充血性皮疹或出血性皮疹。典型皮疹为四肢的针尖样出血点，或融合成片的红斑疹，其中可见有散在小片的正常皮肤，如红色海洋中的岛屿，简称"皮岛"。充血性皮疹呈多样性，初见于掌心、脚底或躯干及腹部，渐次延及颈和四肢，部分患者见于面部，可为斑丘疹、麻疹样皮疹、猩红热样皮疹、红斑疹，稍有刺痒，也有在发热最后 1 日或在热退后，于脚、腿、背后、踝部、手腕背面、腋窝等处出现细小瘀斑，1～3 日内消退，短暂遗留棕色斑，一般随体温下降而消退。

c.出血：表现为出血性皮疹、黏膜出血、注射部位瘀点瘀斑、牙龈出血、束臂试验阳性等。

d.消化系统症状：食欲缺乏、恶心、呕吐、便秘、腹泻、腹痛等。

② 极期

a.出现时间：通常出现在病程的第 3～8 天。

b.此时期，部分患者可因毛细血管通透性增加导致明显的血浆渗漏，可出现腹部剧痛、持续呕吐、球结膜水肿、多浆膜腔积液等，症状严重者可引起休克，出现如低体温、心动过速、四肢湿冷、脉搏细弱、脉压缩小或测不到血压等表现。此期患者还可出现脑病、ARDS、急性心肌炎、急性肝肾衰竭等。

③ 恢复期：极期后的 2～3 天，患者病情好转，胃肠道症状减轻，白细胞及血小板计数回升，进入恢复期。部分患者可见针尖样出血点，可有皮肤瘙痒。

（2）重症登革热

① 无休克型：开始表现为典型登革热，有发热、头痛、肌痛、骨痛、关节痛不显著，但高热明显，体温超过 39℃，个别达 40～41℃，持续 2～7 天。出血倾向严重，如鼻出血、呕血、便血、咯血、尿血等，常有两个以上器官大量出血，

出血量＞100mL。有的病例出血量虽小，但出血部位位于脑、心脏、肾上腺等重要脏器而危及生命。

② 登革休克综合征：具有典型登革热的表现。在病程中或退热后，病情突然加重，有明显出血倾向伴周围循环衰竭。在休克早期，腹痛是常见的主诉，患者表现皮肤湿冷、脉快而弱、脉压进行性缩小、尿量减少。脉搏细速和脉压＜20mmHg是登革休克综合征早期的特征性表现。到休克进展期，患者血压进行性下降，心搏无力、心音低钝，神情淡漠，逐渐出现嗜睡，烦躁不安，少数患者出现昏迷。进入休克晚期，血压下降至测不到，对升压药不敏感，出现循环衰竭。出现登革休克综合征的患者，如不及时抢救，可于4～6h死亡。

③ 重症预警指征

a. 老人、婴幼儿、孕妇。

b. 伴有糖尿病、高血压、冠心病、消化性溃疡、哮喘、慢性肾病、慢性肝病的患者。

c. 伴有免疫缺陷病者。

(3) 轻型登革热　症状体征较典型登革热轻，发热及全身疼痛较轻，皮疹稀少或不出疹，没有出血倾向，浅表淋巴结常肿大，其临床表现类似流行性感冒，易被忽视，1～4天痊愈。

3. 辅助检查

(1) 血常规　白细胞和血小板计数减少，血小板计数下降幅度与病情严重程度成正比。红细胞压积（HCT）升高提示血液浓缩。

(2) 血生化检查　半数以上患者出现ALT和AST轻度到中度升高，且AST的升幅较ALT明显。部分患者脑钠肽（BNP）、心肌酶、肌钙蛋白、血肌酐升高等。

(3) 病原学及血清学检测　应在病程早期进行登革病毒核酸或病毒抗原、IgM/IgG抗体检测，有条件者可进行病毒分型和病毒分离。

① 应用 IgM 捕捉酶联免疫吸附试验（MacELISA）检测登革病毒 IgM 抗体。意义：IgM 抗体阳性，表示患者新近感染登革病毒，适用于登革热早期诊断。

② 应用间接酶联免疫吸附试验检测登革病毒 IgM 抗体。意义：IgM 抗体阳性表示患者新近感染登革病毒，适用于登革热早期诊断。

③ 酶联免疫吸附试验检测登革病毒 NS1 抗原。意义：阳性结果表示患者新近存在登革病毒感染，适用于登革热早期诊断。

④ 用免疫荧光法检测登革病毒 IgG 抗体。意义：阳性结果只能说明受检者可能曾存在登革病毒感染，但血清抗体效价达 1∶80 或以上者有诊断参考意义，若恢复期血清抗体效价比急性期血清抗体效价有 4 倍或以上增长可确诊最近存在登革病毒感染。

⑤ TaqMan 探针实时荧光 PCR 检测登革病毒 RNA。意义：此法为一种灵敏、特异、快速、低污染的登革病毒 RNA 检测方法，可定性或定量检测登革热患者早期血清中的登革病毒。

⑥ RT-PCR 技术检测登革病毒 RNA 及分型鉴定。意义：此法可对早期病例进行登革病毒的检测及分型鉴定，基因扩增产物可进一步进行序列测定和分析。

⑦ C6/36 白纹伊蚊细胞分离登革病毒。意义：从患者血液、组织或成蚊中分离出登革病毒，可确诊存在登革病毒感染，经鉴定可确定病毒型别。

【鉴别诊断】

1. 流行性感冒

（1）相似点

① 起病急骤，以畏寒、发热、头痛、四肢酸痛、乏力

等全身中毒症状为主要临床表现。

② 病情严重者可并发脑膜脑炎。

③ 外周血白细胞计数减少。

（2）鉴别要点

① 流感春冬季多见，大流行时无明显季节性，有流感患者接触史。

② 流感高热持续时间短，多为2～3天。

③ 早期鼻塞、流涕、咳嗽等呼吸道症状不明显或无，但热退时呼吸道症状加重，多在1周内消失。

④ 起病3天内咽喉洗漱液或咽拭子可分离出病毒，恢复期血清血凝抑制试验或补体结合试验，抗体效价增长4倍以上。

2. 肾综合征出血热

（1）相似点

① 起病急骤，以发热、头痛、眼眶痛、颜面充血、结膜充血等症状为主要临床表现。

② 皮下瘀点、瘀斑等出血倾向明显。

③ 尿常规有红、白细胞及管型。

④ 外周血血小板计数减少。

（2）鉴别要点

① 姬鼠型疫区肾综合征出血热秋、冬季多见，家鼠型或混合型疫区春、夏季高发，有明显的季节性。

② 肾损害发生时间早，大量尿蛋白，尿蛋白改变短时间内变化大。

③ 典型病例有发热期、低血压休克期、少尿期、多尿期和恢复期共5个临床阶段。

④ 虽然外周血血小板计数减少，但白细胞计数增加，早期出现异型淋巴细胞。

⑤ 早期肾综合征出血热特异性 IgM 抗体阳性或恢复期血清 IgG 滴度增长4倍以上。

3. 新疆出血热

（1）相似点

① 春、夏季节发病；起病急骤，以发热、头痛、皮下出血等症状为主要临床表现。

② 发热可表现为双峰热，可伴有恶心、呕吐等消化道症状。

③ 有鼻出血、消化道出血等出血倾向。

④ 有肝脾大，可有外周血白细胞计数减少，血小板减少。

（2）鉴别要点

① 有放牧史和蜱叮咬史。

② 外周血白细胞有明显核左移现象。

③ 血清学检测、病毒分离以及 RT-PCR 可以鉴别。

4. 疟疾

（1）相似点

① 夏、秋季节发病，有蚊虫叮咬史。

② 起病急骤，以发热、头痛、肌肉酸痛、乏力、恶心、呕吐等症状为主要临床表现。

③ 可有谵妄、昏迷等脑膜脑炎表现。

④ 体检有肝脾大。

（2）鉴别要点

① 典型病例发热呈周期性。

② 反复发作的病例有明显贫血和脾大。

③ 外周血白细胞正常或轻度增高，网织红细胞可增高。

④ 外周血或骨髓涂片可找到疟原虫。

5. 恙虫病

（1）相似点

① 夏、秋季节发病。

② 起病急骤，以发热、头痛、肌肉酸痛、颜面潮红、结膜充血、皮疹等症状为主要临床表现。

③ 可有烦躁、谵妄、嗜睡、昏迷等脑膜脑炎表现。

④ 可伴有恶心、呕吐等消化道症状。

⑤ 外周血白细胞常减少。

（2）鉴别要点

① 流行病学上，患者多有野外活动史。

② 临床表现以焦痂、溃疡及其附近淋巴结肿大为特征。

③ 血清学外斐反应 OX_K 阳性，病原体分离有助确诊。

6.钩端螺旋体病

（1）相似点

① 夏、秋季节发病。

② 起病急骤，以发热、结膜充血、头痛等为主要病初症状。

③ 可伴有出血、尿蛋白阳性、肝肾功能异常等表现。

④ 外周血血小板减少。

（2）鉴别要点

① 多有污染水源接触史，多流行于田间劳作、暴雨或洪水后。

② 发热时伴有明显的腓肠肌疼痛及压痛，腹股沟淋巴结肿大较突出。

③ 肝脏损害明显，黄疸比较常见。

④ 白细胞正常或增高，可有中性粒细胞核左移现象。

⑤ 钩体显微凝集试验阳性、特异性抗体阳性有助确诊。

第十三节　狂犬病

【诊断要点】

1.概述

（1）病原学　狂犬病毒形似子弹，属于弹状病毒科拉沙病毒属，大小约 $75nm \times 180nm$，为单股 RNA 病毒，外部为蛋白质衣壳，表面有脂蛋白包膜。从患者或动物体内分离出的病毒致病力强，潜伏期长，被称为野毒株或街毒株；经实验室传代培养后病毒毒力减弱，被称为固定毒株，固定毒株丧失致病力，但保留其抗原性而被应用于制作疫苗。狂犬病毒基因编码 G、N、L、P 和 M 五种蛋白，即糖蛋白、核蛋白、转录酶大蛋白、磷蛋白和基质蛋白。其中核蛋白是狂犬病毒重要抗原成分，具有种属特异性，能激活机体 B 细胞产生相应抗体，具有重要的病原学诊断价值。糖蛋白是狂犬病毒诱导产生中和抗体的唯一抗原。糖蛋白不仅使病毒吸附进入宿主细胞，刺激机体 T 细胞产生免疫应答，还能与乙酰胆碱受体结合，决定了狂犬病毒的嗜神经性，因而对神经组织有特殊的侵害能力。狂犬病毒在 pH3.0～11.0 稳定，在 －70℃或冻干 0～4℃可存活多年，但对理化因子抵抗力差，强酸、强碱、甲醛、乙醚、乙醇、季胺类化合物、干燥、日光、紫外线能迅速灭活狂犬病毒，加热 100℃ 2min 也能灭活病毒。

（2）流行病学

① 传染源：携带狂犬病毒的动物均是传染源，80%～90%的狂犬病由病犬传播，其次为猫、狼和吸血蝙蝠等。其他动物如猪、牛、马、狐狸、浣熊等也可传播。有些动物感染狂犬病毒后不一定发病，以病原携带状态传播狂犬病。我国狂犬病传染源主要为病犬，一些貌似健康的犬唾液中带有病毒，被无症状病毒携带犬咬伤发病致死比例近年在逐渐增高。

② 传播途径

a. 被带病毒动物咬伤、抓伤或舔触伤口感染。

b. 在实验室或蝙蝠群居洞穴因吸入含病毒气溶胶经呼吸道感染。

c. 宰杀或剥皮带病毒动物被感染。

d. 潜伏期患者的器官作为供体导致移植受者感染狂犬病毒在国外也已经被报道。

③ 易感人群：人群对狂犬病毒普遍易感，兽医、动物

实验人员、动物饲养与屠宰人员、洞穴勘探人员属高危人群。在普通人群中，15岁以下儿童发病率高，农村较城市多见。

④ 流行特征：人被病犬咬伤后的发病率为15%～20%。是否发病与宿主免疫状态、伤口及暴露后处置情况密切相关。

a.伤口越深、越靠近头面部及上肢发病率越高。

b.暴露后迅速及时处置（包括伤口冲洗、主动及被动免疫等）可显著降低发病率。

c.宿主免疫功能低下或免疫缺陷者发病率较高。

2. 临床特点

潜伏期长短不一，可在5天至10年或以上，一般为1～3个月。

（1）前驱期（持续1～4天）　表现复杂多样，大多有低热、乏力、恶心、周身不适、头痛等类似感冒症状，继而出现恐惧、烦躁不安，对风、声、光敏感，咽喉部有紧缩感，尤其是已愈合伤口周围有烧灼样刺痛、痒、麻及蚁走感等异样感觉对早期诊断具有重要意义。

（2）兴奋期（持续1～3天）　体温常升高（38～40℃）。患者处于高度兴奋状态，狂躁不安，极度恐惧，恐水、怕风是本期最具有特征性的临床表现。受风或水刺激时出现全身肌肉阵发性抽搐及咽喉肌痉挛，甚至看见水或听到水声都引起咽肌痉挛，以至极度干渴而拒饮水，因咽肌、呼吸肌痉挛而出现声嘶、呼吸困难、缺氧及发绀、语言含糊、吐字不清。光线刺激或触摸也能引起患者发生痉挛。由于交感神经兴奋，大量流涎、大汗淋漓，心率加快，血压升高。部分患者尚可伴有幻觉、幻听及幻视等精神症状。

（3）麻痹期（持续6～18h）　由狂躁渐变为安静，烦躁及恐惧症状消失，出现全身弛缓性瘫痪，呼吸减弱变慢及不规整，心律失常，神志不清，逐渐进入昏迷，终因全身弛缓性瘫痪导致呼吸、循环衰竭而死亡。

3. 辅助检查

（1）血常规　白细胞数增高，可达（10～20）×10⁹/L，中性粒细胞多在80%以上，伴有脱水时因血液浓缩白细胞可达30×10⁹/L。

（2）脑脊液检查　与病毒性脑炎改变相似，脑压正常或稍高；有核细胞数稍增多，以淋巴细胞为主，蛋白质正常或略高，糖和氯化物正常。

（3）病原学检查　在发病第1周取患者唾液、角膜印片、脑组织用免疫荧光抗体染色检测病毒抗原，阳性率达50%～90%，有助于早期诊断。

（4）核酸检测　用反转录聚合酶链反应法检测唾液、脑脊液或脑组织混悬液的RNA，阳性率可达100%。此法快速且阳性率高，可作为早期快速诊断的依据。

（5）脑组织检查　用脑组织印压涂片病理染色或免疫荧光法检测到内基小体，阳性率为70%～80%，属狂犬病特征性病变，可作为狂犬病确诊依据。

（6）病毒分离　小白鼠对狂犬病毒十分敏感，取唾液、脑脊液、皮肤或脑组织接种于小白鼠分离病毒，经中和试验鉴定可确诊。但此法阳性率低，分离病毒需要时间长，难以为临床提供早期诊断依据。

【鉴别诊断】

1. 类狂犬病性癔症

（1）相似点

① 有被狗咬伤史。

② 表现为恐水、怕风及高度兴奋。

③ 对外界刺激敏感。

（2）鉴别要点

① 无怕风、流涎、发热和瘫痪等症状。

② 实验室检查白细胞不高。

③ 病原学检测阴性。

④ 通过暗示、说服、对症治疗后，患者的病情不再发展。

2. 破伤风

（1）相似点

① 均有牙关紧闭、苦笑面容及角弓反张，肌肉痉挛。

② 对外界刺激敏感。

（2）鉴别要点

① 有外伤史，无狗咬伤史。

② 无高度兴奋、恐水怕风、大量流涎等表现。

3. 病毒性脑炎

（1）相似点

① 有发热、头痛、呕吐等表现。

② 可出现昏迷、神志不清。

③ 可出现脑膜刺激征。

（2）鉴别要点

① 无狗咬伤史。

② 无高度兴奋、恐水怕风、大量流涎等表现。

③ 脑脊液、血清学检测可鉴别。

第十四节　艾滋病

【诊断要点】

1. 概述

（1）病原学　人免疫缺陷病毒（HIV）属于反转录病毒科慢病毒属中的人类慢病毒组，是一种变异性很强的 RNA 病毒。HIV 为直径 $100 \sim 120nm$ 的球形颗粒，主要感染 $CD4^+T$ 细胞，表达有 CD4 分子的宿主细胞也有可能作为靶细胞受到 HIV 侵袭感染。HIV 有两个基因型，HIV-1 型和

HIV-2型，全球流行的主要是HIV-1型。HIV对外界的抵抗力低。对热敏感，100℃ 20min能够完全灭活病毒；75%乙醇、0.2%次氯酸钠和漂白粉均能灭活病毒。甲醛、紫外线和γ射线不能灭活HIV。

（2）流行病学

① 传染源：HIV感染者和艾滋病患者是本病唯一的传染源。

② 传播途径：HIV主要存在于感染者和患者的血液、精液、阴道分泌物、胸腹水、脑脊液和乳汁中，主要通过以下三种途径传播：性接触传播、血液及血制品传播（包括共用针具静脉吸毒、介入性医疗操作等）和母婴传播（包括经胎盘、分娩时和哺乳传播）。

③ 易感人群：人群普遍易感，15～49岁发病者占80%。儿童和妇女感染率逐年上升。高危人群为男性同性恋、静脉药物依赖者、性乱者、血友病患者、多次接受输血或血制品者。

④ 流行特征：全球性流行分布，部分地区和高危人群疫情严重。

2. 临床特点

潜伏期平均8～9年，可短至数月，亦可长达15年。

（1）急性期　通常发生在初次感染HIV后2～4周，临床表现以发热最为常见，可伴有全身不适、头痛、盗汗、恶心、呕吐、腹泻、咽痛、肌痛、关节痛、皮疹、淋巴结肿大以及神经系统症状。此期可检测出病毒核酸及抗原，但早期HIV抗体可阴性。

（2）无症状期　此期持续时间一般为6～8年，其时间长短与感染病毒的数量、病毒型别、感染途径、机体免疫状况的个体差异、营养条件及生活习惯等因素有关。

（3）艾滋病期

① HIV 相关症状：主要表现为持续 1 个月以上的发热、盗汗、腹泻；体重减轻 10% 以上；部分患者表现为神经精神症状（记忆力减退、精神淡漠、性格改变、头痛、癫痫及痴呆）；另外还可出现持续性全身淋巴结肿大。

② 各系统机会性感染及肿瘤

a. 呼吸系统：常见有肺孢子菌肺炎、肺结核、复发性细菌性肺炎、真菌性肺炎等。

b. 中枢神经系统：常见有隐球菌性脑膜炎、结核性脑膜炎、弓形虫脑病、各种病毒性脑膜脑炎和进行性多灶性白质脑病等。

c. 消化系统：常见有食管念珠菌感染、巨细胞病毒性食管炎、空肠弯曲菌及隐孢子虫性肠炎、鹅口疮、复发性口腔溃疡等。无明显诱因发现的口腔及食管黏膜真菌斑患者需高度警惕本病。

d. 皮肤：常见带状疱疹、传染性软疣、尖锐湿疣、真菌性皮炎等。

e. 眼部：常见巨细胞病毒性视网膜炎及弓形虫性视网膜炎等。并发的卡波西肉瘤也可累及眼部。

f. 肿瘤：恶性淋巴瘤和卡波西肉瘤是艾滋病患者常合并的肿瘤。

3. 辅助检查

（1）一般检查

① 血象：白细胞、血红蛋白、红细胞及血小板均可有不同程度减少。

② 生化：可有血清转氨酶升高及肾功能异常等。

③ 尿常规：尿蛋白常阳性。

（2）免疫学检查

① CD4$^+$T 淋巴细胞检测：CD4$^+$T 淋巴细胞是 HIV 感

染最主要的靶细胞，HIV 感染人体后，出现 CD4$^+$T 淋巴细胞进行性减少、CD4$^+$/CD8$^+$T 细胞比值倒置现象。采用流式细胞术检测 CD4$^+$T 淋巴细胞绝对数量，可以了解 HIV 感染者机体免疫状况和病情进展，确定疾病分期和治疗时机，判断治疗效果和临床合并症，一般建议对于 CD4$^+$T 淋巴细胞大于 350/mm^3 的 HIV 无症状感染者，每 6 个月应检测 1 次；对于已接受抗反转录病毒治疗（ART）的患者在治疗的第 1 年内应每 3 个月进行 1 次检测，治疗 1 年以上且病情稳定的患者可改为半年检测 1 次。

② 其他：链激酶、植物血凝素等皮试常阴性，免疫球蛋白、β$_2$ 微球蛋白可升高。

（3）病毒特异性抗体检测　HIV-1/HIV-2 抗体检测是 HIV 感染诊断的金标准。包括筛查试验（初筛和复检）和确证试验，初筛常用 ELISA，确证试验常用蛋白质印迹法。

（4）病毒载量测定　HIV RNA 载量的测定可了解疾病进展，提供开始抗病毒治疗依据，评估治疗效果，指导治疗方案调整，也可为 HIV 感染早期诊断提供参考。

（5）HIV 基因型耐药检测

① 抗病毒治疗病毒载量下降不理想或抗病毒治疗失败需要改变治疗方案时。

② 条件允许，进行抗病毒治疗前，最好进行耐药性检测，以选择合适的抗病毒药物。

③ 对于抗病毒治疗失败者，耐药检测需在病毒载量＞1000 拷贝/mL 且未停用抗病毒药物时进行。如已停药，需在停药 4 周内进行基因耐药检测。

【鉴别诊断】

1. 原发性 CD4$^+$T 淋巴细胞减少症

（1）相似点

① CD4$^+$T 淋巴细胞减少。

② 可有发热、消瘦、疲倦、慢性腹泻等。

③ 可出现皮肤症状：带状疱疹、单纯疱疹、疣、传染性软疣、尖锐湿疣、口腔念珠菌病、股癣、皮肤隐球菌病、皮肤脓肿、毛囊炎等。

④ 可发生多种机会性感染，如肺隐球菌病、耶氏肺孢菌病、非典型分枝杆菌病、中枢神经弓形体病、巨细胞病毒性肠炎、巨细胞病毒性视网膜炎、组织胞浆菌病等。

（2）鉴别要点

① 无 HIV 感染流行病学史。

② HIV-1、HIV-2 实验室检查均阴性。

③ 本病严重者可引起死亡，但一般持续稳定，可较长时间存活。

2. 原发性免疫缺陷病

（1）相似点

① 可出现 $CD4^+$ T 淋巴细胞减少。

② 可有发热、消瘦、疲倦、慢性腹泻等。

③ 可出现反复感染及发生多种机会性感染。

（2）鉴别要点

① 无 HIV 感染流行病学史。

② HIV-1、HIV-2 实验室检查均阴性。

③ 患者常同时有胸腺和甲状旁腺缺如或发育不全，先天性心血管异常（主动脉缩窄、主动脉弓右位畸形等）和其他脸、耳畸形。

④ 与遗传相关，常发生在婴幼儿期。

3. 继发性 $CD4^+$ T 淋巴细胞减少症

（1）相似点

① $CD4^+$ T 淋巴细胞减少。

② 可有发热、消瘦、疲倦、慢性腹泻等。

③ 可出现皮肤症状：带状疱疹、单纯疱疹、疣、传染

性软疣、尖锐湿疣、口腔念珠菌病、股癣、皮肤隐球菌病、皮肤脓肿、毛囊炎等。

④ 可发生多种机会性感染，如肺隐球菌病、耶氏肺孢菌病、非典型分枝杆菌病、中枢神经弓形体病、巨细胞病毒性肠炎、巨细胞病毒性视网膜炎、组织胞浆菌病等。

（2）鉴别要点

① 无 HIV 感染流行病学史。

② HIV-1、HIV-2 实验室检查均阴性。

③ 多见于肿瘤及自身免疫性疾病经化学或免疫抑制治疗后。

4. 血液系统疾病

（1）相似点

① 血象可出现三系减少及肝功能异常。

② 可有发热、消瘦、疲倦、反复感染等临床表现。

③ 可出现肝脾大及淋巴结肿大。

④ 可以发生多种机会性感染。

（2）鉴别要点

① 无 HIV 感染流行病学史。

② HIV-1、HIV-2 实验室检查均阴性。

③ 外周血涂片及骨髓穿刺活检多有异常。

第十五节　传染性非典型肺炎

【诊断要点】

1. 概述

传染性非典型肺炎又称严重急性呼吸综合征（severe acute respiratory syndrome，SARS），是由 SARS 冠状病毒引起的急性呼吸道传染病。

（1）病原学　SARS 冠状病毒（SARS-CoV）为单股正

链 RNA 病毒，属于冠状病毒科，是一种新的冠状病毒。SARS-CoV 的抵抗力和稳定性要强于其他人类冠状病毒。在 4℃ 培养中存活 21 天，−80℃ 可长期存活。56℃ 90min、75℃ 30min、乙醚、氯仿、甲醛和紫外线可灭活病毒。

（2）流行病学

① 传染源：患者是主要传染源。急性期患者体内病毒含量高且症状明显，容易经呼吸道分泌物排出病毒，传染性随病程发展逐渐增强，一般于发病 2 周内传染性最强；少数患者腹泻，排泄物含有病毒；部分重型患者呼吸道分泌物多，传染性强；潜伏期患者传染性低或无传染性，作为传染源意义不大；康复患者无传染性；隐性感染者是否存在及其作为传染源的意义，尚无足够证据资料佐证。

② 传播途径：呼吸道飞沫传播（最重要的传播途径）、直接接触传播（患者的分泌物、排泄物、被其污染的物品）、消化道传播。

③ 易感人群：人群普遍易感，发病者以青壮年居多，儿童和老人少见。

④ 流行特征：流行发生于冬末春初，有明显的家庭和医院聚集发病现象。社区发病以散发为主，偶见点状暴发流行。主要流行于人口密集的大都市，农村地区甚少发病。

2. 临床特点

潜伏期通常为 2 周，一般为 2~10 天。典型患者通常分为三期。

（1）早期　一般为病初的 1~7 天。

① 发热：起病急，几乎所有患者均有发热，常为首发症状，体温一般 > 38℃，偶有畏寒、头痛、关节酸痛和肌痛。

② 呼吸道症状：干咳、胸闷，少有卡他症状。发病 3~7 天可出现下呼吸道症状，咳嗽，少痰，偶有血丝痰。

③ 消化道症状：少数病例出现腹泻、恶心、呕吐等。

④ 体征：部分患者可闻及少许湿啰音，或有肺实变体征。

（2）进展期　多发生于感染后 10～14 天。

① 发热、乏力等感染中毒症状加重。

② 呼吸道症状：出现频繁咳嗽、气促和呼吸困难，略有活动则气喘、心悸、胸闷。易发生呼吸道的继发感染。少数患者出现 ARDS。

③ 体征：肺实变体征进一步加重，被迫卧床休息。

（3）恢复期　多发生于感染后 2～3 周。

① 发热、乏力等全身症状减轻甚至消失。

② 体征：肺部炎症改变的吸收和恢复较为缓慢，体温正常后仍需要 2 周左右才能完全吸收恢复正常。

（4）并发症

① 肺部感染。

② 肺间质改变。

③ 纵隔气肿。

④ 心肌病变。

⑤ 胸膜病变。

⑥ 骨质缺血性改变。

3. 辅助检查

（1）血象　白细胞总数正常或减少，淋巴细胞绝对计数减少较为明显，随病情发展呈逐渐减少趋势；血小板计数也可减少；中性粒细胞、单核细胞多正常。

（2）生化　肝功能轻度异常，LDH 和 CK 升高较为常见，其中 LDH 升高与病情严重程度有一定的相关性，居高不下提示预后不良。

（3）T 淋巴细胞亚群计数　发病早期即可见 CD4$^+$、CD8$^+$ T 淋巴细胞计数减少，重症病例尤为明显，T 淋巴细胞亚群水平越低，病情越重，可作为预测 SARS 患者病情轻重的指标，但随着病情好转可逐渐恢复正常。

（4）血气分析　PaO_2 降低，发热或气促明显的患者可出现 $PaCO_2$ 下降和 pH 升高，严重者出现呼吸衰竭。

（5）血清学检查　常采用酶联免疫吸附试验和免疫荧光试验（IFT）检测 SARS-CoV 特异性抗体。血清学抗体由阴性转为阳性或进展期和恢复期抗体发现滴度 4 倍以上升高提示为现症感染。也可用单克隆抗体技术检测 SARS-CoV 特异性抗原，特异性和敏感性均超过 90%。

（6）病原学检测

① RT-PCR：患者血、气道分泌物、尿、粪中检出 SARS-CoV RNA 有早期诊断意义，特异性好，但灵敏度差，阴性结果不能排除 SARS，应多部位、多次、多标本、多家实验室进行检测。

② 病毒分离：诊断 SARS 的直接证据，可将标本接种于 Vero 细胞进行验证。

（7）影像学检查

① 胸片

a. 早期：单发或多发小片状阴影，密度较低，以单发多见，部分病例由于病灶较小不易发现，或者与心影重合，在后前位 X 线片上难以显示。

b. 进展期：大片、多发或弥漫性病变，病变由单侧肺发展到双侧，由一个肺野发展到多个肺野，主要表现为大片状及广泛的磨玻璃密度影和肺实质影像，有的阴影可呈团块状。

② CT

a. 早期：小片状磨玻璃密度影，单发多见，多数为类圆形，有的为肺小叶的形态，小叶间隔增厚，构成病变的边缘，病变中心可见小叶核。

b. 进展期：逐渐加重趋势，病灶增多或扩大，表现以磨玻璃密度影最为常见，可合并肺实变影像。

【鉴别诊断】

1. 流行性感冒

（1）相似点

① 流行季节相似，起病急，全身症状重，均有畏寒、高热、全身酸痛等表现。

② 可有恶心、呕吐、腹泻等消化道症状。

③ 鼻咽部卡他症状较轻。

④ 重症病例淋巴细胞减少。

（2）鉴别要点

① 查体多无肺实变体征。

② 可行病原学检测进一步明确。

2. 新型冠状病毒感染

（1）相似点

① 流行季节相似，临床症状相似，均有发热、畏寒、乏力、干咳等症状。

② 血象示白细胞总数正常或减少，淋巴细胞绝对计数减少较为明显。

③ 生化检查均可出现肝酶及 LDH 升高。

④ 胸部影像学均可表现为双肺磨玻璃影。

（2）鉴别要点

① 新型冠状病毒感染症状相对较轻。

② 发病时间较长，一般在发病 1 周出现呼吸困难，而 SARS 发病 2～3 天即出现明显发热及呼吸困难。

③ 潜伏期即具有传染性，SARS 潜伏期一般传染性低或无传染性。

④ 可行病原学检测鉴别。

3. 上呼吸道感染

（1）相似点

① 可出现咳嗽、咳痰，严重者出现发热及乏力等症状。

② 白细胞计数多正常或偏低，伴淋巴细胞比例升高；细菌感染者可出现白细胞计数及中性粒细胞增多现象。

（2）鉴别要点

① 上呼吸道卡他症状（喷嚏、流涕、鼻塞、咽痛）明显。

② 全身一般症状（乏力、发热等）较轻或者无明显症状。

③ 肺部影像学多无明显异常，无磨玻璃样改变。

④ 查体示肺部体征多无明显异常，无实变体征。

4. 肺结核

（1）相似点

① 可出现咳嗽、咳痰、发热。

② 可有乏力、消瘦、胸痛、纳差等全身感染中毒临床表现。

③ 渗出病变范围较大时，可有肺实变体征。

（2）鉴别要点

① 发热多为午后低热，高热少见，可伴有盗汗症状。

② 可出现咯血或痰中带血症状，非典型肺炎多为干咳。

③ 影像学改变多发生在上叶尖后段、下叶背段和后基底段，呈多态性，肺部磨玻璃样改变少见。

④ 结核分枝杆菌培养及 SARS-CoV 病原学检测可鉴别。

第十六节　新型冠状病毒感染

【诊断要点】

1. 概述

（1）病原学　新型冠状病毒（简称新冠病毒，SARS-CoV-2）为 β 属冠状病毒，有包膜，颗粒呈圆形或椭圆形，常为多形性，直径 60～140nm。刺突蛋白（S 蛋白）是病毒的主要蛋白之一，其编码基因用于病毒分型。核壳蛋白（N 蛋白）包裹病毒基因组，可作为诊断抗原。刺突蛋白通过结合血管紧张素转化酶 2（ACE-2）进入细胞。新型冠状病毒对紫外线敏感，56℃时 30min、乙醚、75％乙醇、含氯消毒剂、过氧乙酸和三氯甲烷等脂溶剂均可有效灭活病毒，氯己定不能有效灭活病毒。

（2）流行病学

① 传染源：主要是新型冠状病毒感染者，在潜伏期即有传染性，发病后 3 天内传染性较强。

② 传播途径：经呼吸道飞沫传播和密切接触传播是主要的传播途径。在相对封闭的环境中经气溶胶传播。接触被病毒污染的物品也可造成感染。

③ 易感人群：人群普遍易感。感染后或接种新型冠状病毒疫苗后可获得一定的免疫力。

2. 临床特点

潜伏期多为 2～4 天。

① 起病以发热、干咳、乏力为主要表现，部分患者以味觉、嗅觉丧失为首发症状。少数患者伴有咽痛、结膜炎、鼻塞、流涕、肌痛和腹泻等症状。重症患者多在发病 5～7 天后出现呼吸困难，严重者快速进展为急性呼吸窘迫综合征、脓毒症休克、难以纠正的代谢性酸中毒和出凝血功能障碍。极少数患者还可有中枢神经系统受累及肢端缺血性坏死等表现。

② 根据目前病例统计数据，多数患者预后良好，少数患者病情危重。重型和危重型的高危因素包括：大于 65 岁，尤其是未全程接种新型冠状病毒疫苗者；有心脑血管疾病（含高血压）、慢性肺部疾病、糖尿病、慢性肝脏疾病、慢性肾脏疾病、肿瘤等基础疾病以及维持性透析患者；免疫功能

缺陷（如艾滋病患者、长期使用皮质类固醇或其他免疫抑制药物导致免疫功能减退状态）；肥胖（体重指数≥30kg/m²）；晚期妊娠和围生期女性；重度吸烟者。

③临床分型

a.轻型。以上呼吸道感染为主要表现，如咽干、咽痛、咳嗽、发热等。

b.中型。持续高热＞3天和（或）咳嗽、气促等，但呼吸频率＜30次/分；静息状态下，吸空气时指氧饱和度＞93%；影像学可见特征性新型冠状病毒感染肺炎表现。

c.重型。成人符合下列任何一条且不能用新型冠状病毒感染以外的其他原因解释：出现气促，呼吸频率≥30次/分；静息状态下，吸空气时指氧饱和度≤93%；动脉血氧分压（PaO_2）/吸氧浓度（FiO_2）≤300mmHg；临床症状进行性加重，肺部影像学显示24～48h内病灶明显进展＞50%。

d.危重型。符合以下情况之一者：出现呼吸衰竭，且需要机械通气；出现休克；合并其他器官功能衰竭，需ICU监护治疗。

3. 辅助检查

（1）血常规　早期外周血白细胞总数正常或减少，淋巴细胞计数减少。

（2）血生化　部分患者出现肝酶、肌酶和肌红蛋白等增高。

（3）炎症指标　部分患者C反应蛋白和ESR升高，降钙素原正常。促炎性细胞因子，如白细胞介素2（IL-2）、肿瘤坏死因子-α（TNF-α）、IL-6、干扰素-γ（IFN-γ）等水平正常或稍高，出现器官功能衰竭患者的细胞因子水平可显著增高。严重者D-二聚体升高，淋巴细胞进行性减少。

（4）核酸检测及抗原检测　痰液、鼻咽拭子、下呼吸道分泌物或血液、大小便等标本实时荧光RT-PCR检测新型冠状病毒核酸，或采用胶体金法和免疫荧光法检测病毒抗原。新型冠状病毒核酸阳性是确诊的首要标准。病毒抗原检测阳性支持诊断，但阴性不能排除。

（5）血清学检查　新型冠状病毒特异性 IgM 抗体、IgG 抗体检测。抗体检测可能会出现假阳性，一般不单独以血清学检测作为诊断依据，需结合流行病学史、临床表现和基础疾病等情况进行综合判断。抗体诊断较适用于未接种新冠疫苗者。

（6）影像学检查

① 普通 X 线检查：成像方便快捷，因图像重叠影响对病变的观察，X 线对检出病变的敏感性及特异性较低，会出现漏诊。

② 胸部 CT 检查

a. 早期：病变局限，呈斑片状、亚段或节段性磨玻璃影，伴或不伴小叶间隔增厚。

b. 进展期：病灶增多、范围扩大，累及多个肺叶，部分病灶实变，磨玻璃影与实变影或条索影共存。

c. 重症期：双肺弥漫性病变，少数呈"白肺"表现，实变影为主，合并磨玻璃影，多伴条索影，空气支气管征。胸腔积液或淋巴结肿大少见。

d. 恢复期：肺部 CT 显示磨玻璃样病变及实变区域逐渐吸收缩小、密度减低，直至逐渐消失。部分患者在原病灶区遗留纤维条索影，此特征较其他病因所致肺炎明显。

【鉴别诊断】

1. 传染性非典型肺炎

（1）相似点

① 流行季节相似，临床症状相似，均有发热、畏寒、乏力、干咳等症状。

② 血象示白细胞总数正常或减少，淋巴细胞绝对计数

减少较为明显。

③ 胸部影像学均可表现为双肺磨玻璃影。

（2）鉴别要点

① 全身中毒症状相对较重。

② 发病时间较短，发病 2～3 天即出现明显发热及呼吸困难。

③ 潜伏期一般传染性低或无传染性。

④ 可行病原学检测鉴别。

2. 流行性感冒

（1）相似点

① 流行季节相似，起病急，全身症状重，畏寒、高热、全身酸痛、眼结膜炎症明显。

② 可有恶心、呕吐、腹泻等消化道症状。

③ 发病初期白细胞总数正常或降低。

（2）鉴别要点

① 查体多无肺实变体征。

② 可行病原学检测进一步明确。

3. 上呼吸道感染

（1）相似点

① 可出现咳嗽、咳痰，严重者出现发热及乏力等症状。

② 白细胞计数多正常或偏低。

（2）鉴别要点

① 上呼吸道卡他症状（喷嚏、流涕、鼻塞、咽痛）明显。

② 全身一般症状（乏力、发热等）较轻或者无明显症状。

③ 肺部影像学多无明显异常，无磨玻璃样改变。

④ 查体示肺部体征多无明显异常，无实变体征。

⑤ 可行病原学检测进一步明确诊断。

第十七节 风　疹

【诊断要点】

1. 概述

（1）病原学　风疹病毒，属于披膜病毒科，为单股正链RNA病毒。人类是病毒的唯一宿主。病毒不耐热，在体外的生命力弱，对紫外线、乙醚、去氧胆酸等均敏感。pH<3.0可将其灭活。

（2）流行病学

① 传染源：人是唯一宿主。患者、无症状带毒者和先天性感染者均为本病的传染源。患者从出疹前5天到出疹后1周具有传染性。

② 传播途径：空气飞沫传播（最重要的传播途径）、接触传播（患者的分泌物、排泄物、被其污染的物品）、母乳和胎盘传播。

③ 易感人群：人群普遍易感，但由于母传抗体存在，1岁以内很少发病，发病年龄主要在5～9岁。感染后或接种疫苗后通常可获得持久免疫力，偶有再感染。随着疫苗的应用，风疹的发病年龄逐渐后移。胎儿被感染后可引起流产、死产、早产或罹患多种先天畸形。

④ 流行特征：流行发生于冬季、春初，每年的4～5月份为风疹发病高峰期；而15～35岁人群发病构成比呈快速上升趋势。

2. 临床特点

（1）后天获得性风疹　潜伏期14～21天。

① 前驱期

a.青少年和成人：常有前驱期，表现为持续1～2天的低热、结膜炎、头痛、咽痛、淋巴结炎、肌痛和恶心。

b. 儿童：多无明显前驱期，部分可表现为咳嗽、喷嚏、淋巴结炎和腹泻。部分患者可在软腭及咽部附近见到玫瑰色或出血性斑疹，大小如针头或稍大。

② 出疹期

a. 出疹时间：发热第 1～2 天。

b. 出疹顺序：先出现于面部，1 天内由颈部、躯干波及四肢，但手掌和足趾大都无疹。

c. 皮疹特点：皮疹初为小的淡红色充血性斑丘疹，后可融合，融合后似猩红热疹，皮疹可持续 1～5 天，典型皮疹持续 3 天消退，皮疹消退后无色素沉着，亦不脱屑，皮疹严重者，疹退后可有细小脱屑。成人患者多伴有全身瘙痒。

d. 发热：轻至中度发热，多伴有上呼吸道感染症状，发热随疹退而消退。体温持续不退或退而复升，应考虑并发症或者继发感染。

e. 淋巴结炎：出疹前 7 天部分患者已有淋巴结肿胀和触痛，在出疹后的第 1 天最为严重，主要分布在耳后、枕部、颌下和颈部。

f. 神经系统：持续性头痛（成人患者多见）。

g. 口腔：上颚黏膜疹、咽充血。

h. 眼部：成人患者常有眼痛、结膜炎。

（2）先天性风疹综合征

① 常发生在妊娠前 4 个月内，母体感染越早，病毒透过胎盘而感染胎儿的可能性越大。

② 可发生胎儿发育迟缓、早产、流产、死产。

③ 新生儿

a. 孕≤8 周感染：先天性心脏畸形、白内障及青光眼。

b. 孕≥8 周感染：多见失听和中枢神经病变。

（3）并发症

① 扁桃体炎。

② 中耳炎。

③ 支气管炎。

④ 脑炎。

⑤ 急性重型肝炎。

⑥ 肾小球肾炎。

⑦ 心肌炎。

3. 辅助检查

（1）血象　白细胞总数正常或减少，分类淋巴细胞在最初 1～4 天减少，其后增多，可见异型淋巴细胞和浆细胞。

（2）血清学抗体　恢复期血清比急性期血清 IgG 抗体滴度有 4 倍或 4 倍以上升高，或由阴性转为阳性时有诊断意义。

（3）病原学检查　出疹前 7 天至疹后 1 周内的咽拭子，尤其出疹前 4～5 天至疹后 1～2 天阳性率更高。也可采集尿液、眼泪、脑脊液及各种脏器标本分离病毒，血液中分离病毒阳性率低。

【鉴别诊断】

1. 麻疹

（1）相似点

① 均为传染性疾病，多见于幼儿及学龄前期小儿。

② 多见于冬春季，多通过飞沫经呼吸道传播。

③ 均有潜伏期、前驱期、出疹期，均有发热、头痛、食欲减退、疲倦、乏力等症状。

（2）鉴别要点

① 前驱期症状重，有明显上呼吸道卡他症状，有科氏斑。

② 起病 4 天左右开始出疹，按顺序出现，大小不等。

③ 皮疹为暗红色斑丘疹，皮疹之间有正常皮肤，面部皮疹多，疹退后有色素沉着和脱屑。

④ 麻疹病毒血清特异抗体阳性。

⑤ 血凝抑制试验、中和试验、补体结合试验和免疫荧光测定可鉴别。

2. 幼儿急疹

（1）相似点

① 多见于幼儿，有发热及全身出疹。

② 外周血白细胞总数下降，淋巴细胞可相对增多。

③ 疹退后一般不脱屑。

（2）鉴别要点

① 骤起高热，持续 3～5 天，后突然下降，可伴发高热惊厥，轻度呼吸道卡他症状。

② 热退后出现皮疹为其特征，呈散在玫瑰色斑丘疹，以躯干为多，1～2 天即自动消退，疹退后可留有色素沉着。

3. 猩红热

（1）相似点

① 均有潜伏期、前驱期、出疹期、恢复期等。

② 有发热，伴头痛等症状。

③ 出现全身性皮疹。

（2）鉴别要点

① 发病第 2 天全身出现针头大小红疹，疹间皮肤充血，呈现一片猩红，压之退色。

② 出疹顺序为：从耳后、颈底及上胸部开始，1 日内即蔓延及胸、背、上肢，最后及于下肢。

③ 患者咽部红肿疼痛，可见"杨梅舌"。

④ 血液白细胞总数及中性粒细胞增高显著。

⑤ 咽细菌培养为溶血性链球菌。

4. 肠道病毒感染

（1）相似点

① 具有传染性，可通过密切接触传播。

② 可出现呼吸道症状、发热等，可见黏膜斑。

（2）鉴别要点

① 多发生于夏秋季。

② 出疹无顺序，半日至 2～3 天消退。皮疹多样，大多为斑丘疹，也可为小疱疹、荨麻疹样。皮疹消退后不脱屑、不留痕。

③ 可分离出肠道病毒。

④ 外周血象无特殊变化，或可有白细胞轻度增加。

⑤ 中和试验、补体结合试验和血凝抑制试验等检测急性期和恢复期血清的抗体滴度，有 4 倍以上升高。

第四章

立克次体病

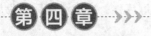

第一节 流行性与地方性斑疹伤寒

一、流行性斑疹伤寒

【诊断要点】

1. 概述

（1）病原学 病原体为普氏立克次体。普氏立克次体呈 $1\mu m$ 左右的微小球杆状或丝状，在人虱肠壁细胞内呈多形性。革兰染色阴性，吉姆萨染色淡紫红色，通常寄生于人体小血管内皮细胞胞质内和人虱肠壁上皮细胞内。病原体的化学组成和代谢物有蛋白质、糖、脂肪、磷脂、DNA、RNA、内毒素样物质、各种酶等。其胞壁组成近似革兰阴性杆菌的细胞壁，有内毒素样作用。普氏立克次体具有两种抗原，一是可溶性耐热型特异性抗原，可与斑疹伤寒以外的立克次体病相鉴别；二是不耐热型特异性颗粒抗原，可区分两型斑疹伤寒。与变形杆菌 OX_{19} 有部分共同抗原，可与患者血清发生凝集反应用于诊断。

病原体对热、紫外线及一般消毒剂均敏感，$56℃$ $30min$ 或 $37℃$ $5\sim7h$ 均可灭活。耐低温和干燥，$-20℃$ 以下可长期保存，在干燥的虱粪中能存活数月。

（2）流行病学

① 传染源：患者是唯一传染源，潜伏期末即有传染性，病后第1周传染性最强，一般不超过3周。

② 传播途径：人虱是主要的传播途径，主要为体虱，头虱次之，通过虱叮咬而直接传播普氏立克次体至人体。虱叮咬人时，同时排出粪便，人搔抓被咬处，使得排泄在虱粪中的立克次体通过抓痕进入皮肤。

③ 易感人群：人群普遍易感，病后可获相当持久的免疫力。

④ 流行特征：多发生在寒冷地区的冬春季节。我国河北、山东、云南、辽宁、山西始终保持较高的发病率。

2. 临床特点

（1）典型斑疹伤寒

① 发热：持续2周左右，起病急骤，体温在1~2天内迅速上升至39℃以上，第1周呈稽留热，第2周起有弛张热趋势。可伴寒战、乏力、剧烈头痛、面部及眼结膜充血等全身毒血症状。

② 皮疹：90％以上病例出现皮疹，为本病重要特征。多数于病后4~5天开始出疹。初见于胸背部，1~2天遍及全身，但面部通常无疹。开始为鲜红色充血性斑丘疹，压之退色，继而变成暗红色或瘀点，多孤立存在，1周左右消退，瘀点样疹可持续2周。常遗留色素沉着或脱屑。

③ 中枢神经系统症状：早期出现持续剧烈头痛，伴头晕、失眠、耳鸣及听力下降，也可出现反应迟钝或惊恐、谵妄。偶有脑膜刺激征，手、舌震颤，甚至二便失禁、昏迷。

④ 肝脾大：约90％患者出现脾大，少数患者肝脏轻度肿大。

⑤ 心血管系统症状：可有脉搏加快，合并心肌炎时可有心音低钝、心律失常、奔马律、低血压甚至循环衰竭。

⑥ 其他：可出现呼吸道、消化道症状以及急性肾衰竭。

（2）轻型斑疹伤寒

① 发热：热程短，一般 8～9 天，热度低，体温多在 39℃以下，全身毒血症状较轻。

② 中枢神经系统症状：有明显的头痛和全身疼痛，但很少出现意识障碍和其他神经系统症状。

③ 皮疹：无皮疹或仅有少量充血性皮疹，常于出疹后 1～2 天消退。

④ 肝脾大：少见。

（3）复发型斑疹伤寒　又称 Brill-Zinsser 病，指初次感染流行性斑疹伤寒后因复发所引起的疾病。原发性感染后，普氏立克次体在人体淋巴结中能够存在多年，且无任何临床表现。一旦出现机体的免疫功能下降，外科手术和免疫抑制剂的使用使其再度繁殖而致疾病复发。临床表现同流行性斑疹伤寒，但病情轻、病程短、病死率低。

3. 辅助检查

（1）血、尿常规　白细胞计数多在正常范围内，中性粒细胞常升高，嗜酸性粒细胞显著减少或消失；血小板常减少。尿蛋白常阳性。

（2）脑脊液检查　有脑膜刺激征者脑脊液白细胞和蛋白稍增高，糖一般正常。

（3）血清学及病原学检测

① 外斐反应（Weil-Felix reaction，变形杆菌 OX_{19} 凝集试验）：发病后第 1 周出现阳性，第 2～3 周达高峰，持续数周至 3 个月。效价＞1：160 或病程中有 4 倍以上增高者有诊断价值。阳性率 70%～80%，操作简便而常用于诊断。特异性差，不可与地方性斑疹伤寒鉴别，与其他疾病如回归热、伤寒、布鲁氏菌和结核杆菌等发生交叉凝集而出现假阳性。

② 补体结合试验：用普氏立克次体与患者血清做补体结合试验，效价≥1∶32有诊断意义。第1周阳性率约为64%，第2周达高峰，阳性率90%～100%，低效价可维持10～30年，故可用于流行病学调查。本试验特异性强，可用于与地方性斑疹伤寒鉴别。

③ 立克次体凝集反应：用普氏立克次体颗粒抗原与患者血清做凝集反应，阳性率高，特异性强。效价1∶40即为阳性，且阳性反应时间早，第5天阳性率为85%，第2～3周可达100%，其消失早于补体结合试验。

④ 间接血凝试验：用患者血清与被红细胞致敏物质（普氏立克次体抗原中的成分）所致敏的绵羊红细胞进行凝集反应，阳性反应出现早。仅用于与其他群立克次体感染鉴别，便于流行病学调查及早期诊断，但不能区分流行性和地方性斑疹伤寒。

⑤ 间接免疫荧光试验：检测血清中特异性IgM抗体，可用于早期诊断，特异性强，灵敏度高，可鉴别流行性斑疹伤寒与地方性斑疹伤寒。检测特异性IgG抗体可鉴别初次感染和复发型。

⑥ DNA探针杂交与PCR基因扩增技术：有研究显示，采用新型TaqMan-MGB探针检测普氏立克次体DNA的实时荧光定量PCR方法具有很高的特异性和敏感性，适合于快速检测样本中微量普氏立克次体DNA，可用于临床实验室快速确诊流行性斑疹伤寒。

（4）病原体分离 不适用于一般实验室，一般不用于临床诊断。取急性发热期尚未用抗生素治疗的患者血液3～5mL，接种于雄性豚鼠腹腔内，7～10天豚鼠发热，阴囊无明显红肿，取其脑、肾上腺、脾、睾丸鞘膜或腹膜做涂片或刮片及染色，可检出大量立克次体。结合离心的壳-瓶技术（shell-vial technique）已普遍用于病毒和胞内寄生菌的分离，近来成功用于立克次体的分离，既快速又简便。

【鉴别诊断】

1. 恙虫病

（1）相似点

① 起病急骤，有发热、头痛、乏力等全身毒血症状。

② 严重者可出现谵妄、昏迷、脑膜刺激征等脑膜炎症状。

③ 查体可有皮疹、肝脾大。

④ 血常规示白细胞多在正常范围。

⑤ 外斐反应变形杆菌 OX_k 凝集试验阳性。

（2）鉴别要点

① 恙虫病在我国南方地区多发生于夏秋季，北方地区多为秋冬季，有从事户外工作或草地、树木接触史。

② 查体多见焦痂、溃疡，皮疹退后无脱屑。

2. 伤寒

（1）相似点

① 可有发热、精神恍惚、谵妄或出现脑膜刺激征。

② 查体可见胸腹部斑丘疹，压之退色，肝脾大。

③ 血常规示白细胞多在正常范围，嗜酸性粒细胞减少或消失。

（2）鉴别要点

① 多为夏秋季节流行，有不洁饮食史，或与伤寒患者有接触史。

② 起病较斑疹伤寒缓，病情逐渐加重。

③ 伤寒患者表情淡漠，全身中毒症状较轻，约半数患者可有相对缓脉。

④ 起病第 6 天出现皮疹，为稀少的充血性斑丘疹。

⑤ 血（或胆汁、骨髓、尿）培养出伤寒沙门菌，肥达反应阳性，恢复期效价增高 4 倍以上。

3. 地方性斑疹伤寒

（1）相似点

① 可有发热、皮疹、中枢神经系统症状。

② 查体可见胸腹部斑丘疹，肝脾大。

③ 血常规示白细胞多在正常范围。

④ 外斐反应变形杆菌 OX_{19} 凝集试验呈阳性。

（2）鉴别要点

① 为地方散发性，一年四季都可发生，更多见于夏秋。

② 较流行性斑疹伤寒症状轻，病程短，病死率低。

③ 皮疹多为充血性皮疹，稀少，退后无痕。

4. 皮肌炎

（1）相似点

① 可有发热、皮疹、肝脾大等临床表现。

② 血清肌酶升高。

（2）鉴别要点

① 皮损多为以双上眼睑为中心的水肿性紫红色斑片。

② 常伴有对称性的肌无力、疼痛和压痛。

③ 肌肉活检、免疫学指标可进行鉴别。

5. 支原体感染

（1）相似点

① 可有发热、支气管炎、皮疹等临床表现。

② 血常规示白细胞多在正常范围。

③ 喹诺酮类药物有效。

（2）鉴别要点

① 多通过呼吸道、性传播。

② 支原体 IgM 抗体检测、单克隆抗体免疫印迹法、PCR 等技术均可进行鉴别诊断。

二、地方性斑疹伤寒

【诊断要点】

1. 概述

（1）病原学　病原体为莫氏立克次体，其形态特征、理化性质与普氏立克次体相似。不同点在于：

① 形态上多形性不明显，多为短丝状。

② 两者有相同的耐热可溶性抗原而有交叉反应，但具有不同的不耐热型颗粒抗原，可借补体结合试验或立克次体凝集试验区别。

③ 接种雄性豚鼠后，可引起阴囊及睾丸明显肿胀。

④ 除豚鼠外，对大鼠和小鼠均有明显的致病性，亦可用于分离及保存病原体。

（2）流行病学

① 传染源：家鼠为本病的主要传染源，莫氏立克次体以鼠—鼠蚤—鼠的循环形式在鼠间传播。鼠蚤只在鼠死后才叮咬人而使人也受感染。

② 传播途径：主要通过鼠蚤的叮咬传播。鼠蚤排出含病原体的粪便和呕吐物在皮肤上，立克次体经皮肤抓破处进入人体，病原体偶可形成气溶胶，经呼吸道和眼结膜使人受染。

③ 易感人群：人群普遍易感，感染后可获强而持久的免疫力，与流行性斑疹伤寒有交叉免疫。

④ 流行特征：全球散发，多见于热带和亚热带地区，属自然疫源性疾病。以晚夏和秋季时多见。

2. 临床特点

潜伏期1～2周，临床表现与流行性斑疹伤寒相似，但症状轻，病程短。

① 发热：起病急，体温多在39℃左右，热程一般9～14天，伴发冷、全身酸痛、显著头痛及结膜充血等。

② 皮疹：50%～80%患者有皮疹，出疹时间及特点均与流行性斑疹伤寒相似，皮疹数目少，多为充血性，皮疹常于数日内消失，且不留痕迹。

③ 中枢神经系统症状：多数患者可表现出头痛、头晕、失眠等神经系统症状，意识障碍、脑膜刺激征及大小便失禁等偶见。

④ 其他：多数患者会出现恶心、呕吐、腹痛、便秘等症状，50%患者轻度脾大，肝大少见。其他并发症中支气管炎最多见。

3. 辅助检查

（1）血常规　白细胞总数及分类多正常，少数在病程早期可出现血小板减少。

（2）生化检查　约90%患者血清 AST、ALT、ALP 和 LDH 轻度升高。

（3）免疫学检测　外斐反应变形杆菌 OX_{19} 凝集试验呈阳性，效价为 1：160～1：640，滴度较低。以莫氏立克次体特异性抗原做补体结合试验、乳胶凝集试验、固相免疫测定及间接免疫荧光抗体检测等均较为敏感和特异。

（4）病原体分离　同流行性斑疹伤寒，不适用于一般实验室。

【鉴别诊断】

参见流行性斑疹伤寒。

第二节　恙虫病

【诊断要点】

1. 概述

（1）病原学　恙虫病东方体呈双球状，长 $0.3～0.5\mu m$，革兰染色呈阴性，吉姆萨染色呈紫蓝色，寄生于细胞质内，在小白鼠腹腔、鸡胚卵黄囊或 HeLa 细胞中生长良好，但不耐热，加热 56℃ 10min 可将其杀灭，能耐寒，－20℃ 可存活 5 周，对一般消毒剂极为敏感。

根据恙虫病东方体抗原基因的高度多样性，将恙虫病东方体划分为以下基因型或亚型：Gilliam、JG（日本 Gilliam）、Karp、JP-1（日本 Karp 1 型）、JP-2（日本 Karp 2 型）、Kato、Kawasaki、Kuroki、Shimokoshi 和其他未定型。我国约 50％ 为 Gilliam 型，其次为 Karp 型。

（2）流行病学

① 传染源：鼠类为主要传染源，鼠类感染后，病原体在其内脏中能长期存在，是本病的主要储存宿主。

② 传播途径：恙螨是本病的传播媒介，恙螨幼虫因叮咬感染病原体的鼠类而受感染，且病原体在幼虫体内繁殖，幼虫发育为成虫，产卵后孵育出第二代幼虫携带病原体，当人体被第二代幼虫叮咬时，病原体从叮咬处侵入人体而发病。

③ 易感人群：人群普遍易感，农民和从事野外工作者发病率较高，尤其是较多接触丛林杂草的人员。

④ 流行特征：本病多为散发，但也可发生流行。我国南方地区多发生于夏秋季，以 5～10 月份多见，6～8 月份为高峰。北方地区多发生于秋冬季，以 9～12 月份多见，10 月份为高峰。

2. 临床特点

潜伏期 4～21 天，一般为 10～14 天。起病急骤，全身毒血症状突出，体温迅速上升至 39℃ 以上，多呈弛张热，可伴头痛、心率快、咳嗽、气促等症状，也可致多器官衰竭。

（1）焦痂及溃疡 呈圆形或椭圆形，直径多为 4～

10mm，黑色痂皮，常为1个，多见于潮湿有异味及较隐蔽的部位（如腋窝、外生殖器、腹股沟、会阴、肛周和腰背处），痂皮脱落后，中央凹陷形成溃疡，边缘整齐，底部平坦呈淡红色肉芽创面。

（2）全身淋巴结肿大　焦痂或溃疡附近的淋巴结肿大最明显，有压痛，不化脓。

（3）皮疹　多见于病程第4～6天，为暗红色斑丘疹，散在于躯干和四肢，疹退无屑。

（4）肝脾大。

3. 辅助检查

（1）血常规　外周血白细胞减少或正常，如并发感染时白细胞增多。

（2）血清学检测

① 变形杆菌 OX_k 凝集试验（外斐反应）：凝集效价≥1∶160有诊断价值，阳性率约80%，特异性较低。病程中隔周检查外斐反应，如效价升高4倍以上则诊断价值更大。

② 间接免疫荧光试验和斑点酶标法：检测患者血清特异性抗体 IgM 或 IgG，IgM 检测有早期诊断价值。

③ 补体结合试验：特异性高，持续阳性5年左右，选择当地代表毒株作为抗原。

④ 分子生物学检查：用聚合酶链反应检测血标本中的恙虫病东方体 DNA，对本病诊断和恙虫病东方体株鉴定有意义。

（3）病原体分离　取高热患者血清0.5mL接于小白鼠腹腔内，小白鼠常于2～3周死亡，取其肝、脾或腹膜涂片或印片，吉姆萨染色后可在单核细胞内查出恙虫病东方体。如小白鼠具有免疫力而不发病，可用强毒株接种证实其免疫力。

【鉴别诊断】

1. 斑疹伤寒

(1) 相似点

① 起病急骤,可伴发热、头痛等中枢神经系统病变。

② 查体可有皮疹、肝脾大。

③ 血常规示白细胞不高。

④ 外斐反应变形杆菌 OX_{19} 凝集试验呈阳性。

(2) 鉴别要点

① 查体无焦痂、溃疡和局部淋巴结肿大。

② 皮疹多有脱屑或色素沉着。

2. 钩端螺旋体病

(1) 相似点

① 多为夏秋季发病,有疫水接触史。

② 可有发热、头痛、淋巴结肿大。

(2) 鉴别要点

① 可有黄疸、咯血或出血。

② 腓肠肌压痛明显。

③ 暗视野显微镜检阳性有助于早期诊断;显微凝集试验(MAT)超过 1:400 效价为阳性,有诊断意义。

3. 皮肤炭疽

(1) 相似点

① 均可有焦痂样皮疹。

② 可有发热、全身不适、局部淋巴结肿大。

(2) 鉴别要点

① 焦痂样皮疹多见于外露部位,周围皮肤浸润及水肿范围较大。

② 血常规示白细胞高。

③ 分泌物涂片镜检、培养可查见炭疽杆菌。

第三节　人粒细胞无形体病

【诊断要点】

1. 概述

（1）病原学　嗜吞噬细胞无形体属于立克次体目无形体科。革兰染色阴性，吉姆萨染色呈紫色。

（2）流行病学

① 传染源：野鼠、牛、山羊。

② 传播途径：蜱叮咬携带病原体的宿主动物，再叮咬人。直接接触带菌的血液也可导致传播。

③ 易感人群：普遍易感。高危人群为疫源地的居民、劳动者及旅游者。

④ 流行特征：全年均可发病，发病高峰为 5～10 月份。

2. 临床特点

潜伏期一般为 7～14 天，平均 9 天。

（1）急性起病，主要症状为发热（多为持续性高热，可高达 40℃以上），同时有寒战、头痛、全身不适、乏力等感染中毒症状，肌痛常见且较重。

（2）可有恶心、呕吐、厌食、腹泻等消化道症状，厌食普遍且持续时间长。

（3）四肢可出现瘀斑或瘀点样皮疹，多在 1 周后出现。

（4）中枢神经系统损害可表现为剧烈头痛、嗜睡、视物模糊、神志不清、头面部神经麻痹、颈强直等。

（5）查体见表情淡漠，相对缓脉，少数可见浅表淋巴结肿大。

（6）少数患者出现严重的血小板减少及凝血异常，导致皮肤、肺、消化道、颅内等出血。

（7）重症可有间质性肺炎、肺水肿、急性呼吸窘迫综合征，严重病例可出现多脏器功能损害。

（8）老年、免疫缺陷患者及激素治疗者，易继发病毒、真菌和结核分枝杆菌感染，病情加重甚至死亡。

3. 辅助检查

（1）血常规　外周血白细胞、血小板降低，异型淋巴细胞增多。

（2）尿常规　蛋白尿、血尿、管型。

（3）肝肾功能、心肌酶谱异常。

（4）血清及病原学检测

① 间接免疫荧光抗体检测嗜吞噬细胞无形体 IgM 抗体阳性；或单份血清 IgG 抗体滴度＞1∶256。

② 恢复期血清嗜吞噬细胞无形体 IgG 抗体滴度较急性期 IgG 抗体滴度有 4 倍及 4 倍以上升高：确诊方法之一。

③ 血样 PCR 检测嗜吞噬细胞无形体核酸阳性：是早期诊断的方法。

④ 末梢血涂片镜检中性粒细胞内查到包涵体：是最快速的诊断方法。

⑤ 免疫组化染色阳性：不常用。

⑥ 体外细胞培养分离到病原体：确诊最可靠的方法。

【鉴别诊断】

1. 人埃立克体病

（1）相似点

① 蜱叮咬史。

② 发热、肌肉痛、皮疹等。

③ 血常规示白细胞、血小板减少，肝功能异常。

（2）鉴别要点

① 分子生物学检查 PCR 法查出埃立克体 DNA。

② 间接免疫荧光法查到埃立克体抗体阳性。

2. 肾综合征出血热

（1）相似点

① 发热、头痛、乏力等全身感染中毒症状。

② 实验室检查示血小板减少、异型淋巴细胞增多，酶学指标升高。

（2）鉴别要点

① 多伴眼结膜、颜面部、颈部及上胸部皮肤出现充血，似酒醉貌。

② 典型的临床表现有五期经过，三大主症。

③ 血常规示白细胞增高。

④ 血清特异性 IgM 抗体阳性。

3. 系统性红斑狼疮

（1）相似点

① 发热、头痛、肌肉关节疼痛等表现。

② 实验室检查可见白细胞、血小板减少，酶学及尿常规异常。

（2）鉴别要点

① 蝶形红斑为特有性红斑，全身各器官均可累及，症状多样。

② 通过自身抗体等免疫学指标进行鉴别。

第四节　附红细胞体病

【诊断要点】

1. 概述

（1）病原学　附红细胞体，又称嗜血支原体，是一类无细胞壁结构且对四环素敏感的单细胞类嗜红细胞性原核生物，因其兼具原虫和立克次体两者的部分特征，所以长期以来都被列为立克次体目，无形体科，附红细胞体属。病原体直径 380～600nm，革兰染色阴性，病原体一般以单个或多个团状形态附着在红细胞表面。病原体对低温有较强的抵抗力，在 0～4℃可存活 60 天，并保持其感染力。干燥、75～100℃水浴，以及含氯、碘酒、盐酸的常用化学药品均可短时间内使其失去活性。

（2）流行病学

① 传染源：感染附红细胞体的各种脊椎动物。

② 传播途径：传播方式尚不清，可能存在接触传播、血源性传播、垂直传播及经媒介昆虫传播。

③ 易感人群：普遍易感，人畜共患。

④ 流行特征：全球分布，以地方性流行和散发为主，分布地存在一定的差异。

2. 临床特点

（1）主要临床表现

① 发热：体温一般在 37.5～40.0℃，并伴有多汗、关节酸痛。

② 贫血：是本病最常见的表现，严重者可出现巩膜及皮肤黄染，并有全身乏力、嗜睡及精神萎靡症状。

③ 淋巴结肿大：有些患者出现浅表淋巴结肿大，常见于颈部。

④ 其他：伴有皮肤瘙痒、肝脾大、腹泻、脱发等。

（2）亚临床感染较多见。

（3）重症感染　出现症状和体征，60%以上红细胞被病原体寄生者可诊断为重症感染病例。

（4）常发生在有慢性基础性疾病及免疫功能低下患者。

3. 实验室检查

（1）血常规检查　血红蛋白低，网织红细胞高于正常，红细胞渗透脆性试验阳性，白细胞一般正常，可出现异型淋巴细胞。

（2）微生物学检验　是确诊本病主要依据。

① 鲜血压片法。

② 涂片染色检查。

（3）血生化检查　常有肝功能异常，总胆红素增高，以间接胆红素增高为主，血糖及镁较低。

【鉴别诊断】

1. 疟疾

（1）相似点

① 畏寒、发热。

② 伴有进行性贫血，脾大。

③ 严重感染者可出现黄疸、皮肤瘙痒等。

（2）鉴别要点

① 有疟疾流行疫区旅居史。

② 疟疾为特征性的周期性发冷、发热、出汗；而在间歇期间无明显症状。

③ 血或骨髓涂片查找疟原虫阳性。

2. 溶血性贫血

（1）相似点

① 急性起病者，临床表现为严重的腰背及四肢酸痛，伴头痛、呕吐、寒战，随后出现高热、面色苍白、血红蛋白尿、黄疸，严重者出现周围循环衰竭、急性肾衰竭。

② 慢性起病者，临床表现有贫血、黄疸、脾大、高胆红素血症，可并发胆石症和肝功能损害伴有进行性贫血。

③ 慢性重度溶血性贫血时，骨髓外造血可致肝脾大等。

④ 血常规检查血红蛋白低，网织红细胞计数升高。

⑤ 外周血涂片可见有核红细胞；骨髓检查红系增生旺盛，粒红比例降低或倒置。

（2）鉴别要点

① 无畜牧业地区旅居的流行病学史。

② 自身免疫性溶血性贫血时，抗人球蛋白试验（Coombs试验）可阳性。

③ 血液涂片检查，无病原学阳性结果。

3. 原发性噬血细胞综合征

（1）相似点

① 畏寒、发热。

② 伴有进行性贫血，脾大。

③ 严重者可出现肝功能异常。

（2）鉴别要点

① 无畜牧业地区旅居的流行病学史。

② 组织活检可见噬血细胞。

③ 血液涂片检查，无病原学阳性结果。

④ 基因检测可发现相关基因突变。

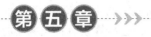

细菌性疾病

第一节 猩红热

【诊断要点】

1. 概述

（1）病原学 A组β型溶血性链球菌，革兰染色阳性。对热和干燥敏感，56℃ 30min及一般消毒剂均能杀灭细菌，但细菌在痰液和脓液中可生存数周。

（2）流行病学

① 传染源：患者和带菌者是主要传染源，A组β型溶血性链球菌引起的咽峡炎患者是重要的传染源。

② 传播途径：主要经空气飞沫传播，也可经皮肤创伤处或产妇产道传播。

③ 易感人群：人群普遍易感，以学龄儿童多见。

④ 流行特征：多见于温带地区冬春季，可发生于任何年龄，但以儿童最为常见。

2. 临床特点

（1）普通型

① 发热：多为持续性，体温可达39℃左右，可伴头痛、全身不适等症状。

② 咽峡炎：咽痛、吞咽痛，局部充血并可有脓性渗出

液，颌下及颈淋巴结呈非化脓性炎症改变。

③ 皮疹：发热后 24h 内出现，始于耳后、颈部及上胸部，后迅速蔓延全身，多数 48h 达高峰，后按出疹顺序消退，2～3 天退尽，重者可持续 1 周左右。

a.典型皮疹：均匀分布的弥漫充血性针尖大小丘疹（鸡皮疹），伴痒感，压之退色。

b.不典型皮疹：粟粒疹、出血性皮疹、线状疹（帕氏线）、口周苍白圈、草莓舌、杨梅舌。

(2) 脓毒型　咽峡局部黏膜坏死、溃疡，有脓性假膜。细菌扩散到附近组织，形成化脓性中耳炎、鼻窦炎、乳突炎及颈淋巴结炎，甚至引起败血症。

(3) 中毒型　毒血症明显，高热、头痛、剧烈呕吐，可发生神志不清、中毒性心肌炎、感染性休克，多为出血性皮疹。

(4) 外科型或产科型　伤口、产道感染所致，皮疹首现于伤口周围，后全身蔓延。

(5) 并发症

① 化脓性并发症：颈部及颌下化脓性淋巴结炎、化脓性中耳炎、鼻窦炎、颈部软组织炎、肺炎等。

② 中毒性并发症：中毒性关节炎、胃肠炎、肝炎或心肌炎等。

③ 变态反应性并发症：急性肾小球肾炎、风湿性关节炎、风湿性心肌炎、心瓣膜炎、心包炎等。

3.辅助检查

(1) 一般检查

① 血象：白细胞、中性粒细胞升高，出疹后嗜酸性粒细胞增多。

② 尿常规：无特殊，如有肾脏病变可出现尿蛋白、红细胞、白细胞及管型。

(2) 血清学检查　抗链球菌溶血素 O 试验阳性。

（3）病原学检查　咽拭子或分泌物行细菌培养。

【鉴别诊断】

1. 川崎病

（1）相似点

① 起病急骤，有持续高热。

② 口腔黏膜弥漫性红斑，草莓舌，唇红、裂口，"鸡皮样疹"。

③ 外周血白细胞及中性粒细胞增多。

（2）鉴别要点

① 结膜炎、游走性关节痛、手足硬性水肿、淋巴结肿大，皮疹不伴痒感。

② 本病常伴心血管病变、消化道病变、泌尿系统病变。

③ 皮疹易变，呈多形性，可相互融合。

④ 血小板可增高，ESR 增快。

2. 药疹

（1）相似点

① 发病急。

② 皮疹初发为躯干部细小斑疹或斑丘疹，后迅速波及全身，有痒感。

（2）鉴别要点

① 有用药史，停药后疹退。

② 一般无发热和咽峡炎，全身症状轻。

③ 皮疹分布不均，出疹顺序不规律。

3. 传染性红斑

（1）相似点

① 急性病程，有上呼吸道感染样症状。

② 皮疹为红色斑丘疹，后扩散至四肢及躯干。

（2）鉴别要点

① 发病后 2～3 天出疹，日晒、运动、洗澡可加重

疹色。

② 为病毒感染所致，可有手指麻木、刺痛、再生障碍性贫血等。

③ 伴轻度水肿致面部呈巴掌脸状特征。

第二节 白 喉

【诊断要点】

1. 概述

（1）病原学　白喉棒状杆菌，革兰染色阳性。对冷冻、干燥抵抗力强，对湿热及化学消毒剂敏感，56℃ 10min 即可死亡。

（2）流行病学

① 传染源：患者和白喉带菌者。潜伏期末即开始排菌。

② 传播途径：主要经空气传播，也可经消化道或物品接触间接传播，少见经皮肤伤口传播。

③ 易感人群：人群普遍易感，患病后可产生持久免疫力。

④ 流行特征：多见于冬春季、居住卫生条件差地区，世界各地均有病例报道，散发为主。

2. 临床特点

（1）咽白喉

① 轻型：低热、咽痛，点状及小片状假膜局限于扁桃体。

② 普通型

a. 全身毒血症状：轻至中度发热、乏力、纳差、恶心呕吐、头痛、咽痛等，婴幼儿可有烦躁、哭闹、流涎。

b. 体征：扁桃体中度红肿，乳白色或灰色片状假膜，假膜不易被剥离，常伴颌下淋巴结肿大及压痛。

③ 重型

a. 全身毒血症状：高热，极度乏力，恶心呕吐，脉搏增快，甚或血压下降。

b. 体征：假膜呈大片状迅速扩散，扁桃体肿大明显，颈淋巴结肿大、压痛。

④ 极重型

a. 全身毒血症状：出现迅速且极为严重，甚或出现中毒性休克。

b. 体征：黑色假膜范围更广，腐败口臭味，软组织水肿致"牛颈"。

（2）**喉白喉** 多为咽白喉延续所致，特征性表现为犬吠样咳嗽、声音嘶哑、失声，吸气性呼吸困难表现为鼻翼扇动或三凹征。

（3）**鼻白喉** 婴幼儿常见，多继发于咽白喉，表现为鼻塞、浆液血性鼻涕、鼻孔周围皮肤受累、鼻前庭假膜。

（4）**其他部位白喉** 少见，可分布于眼结膜、耳、口腔、食管、外阴、新生儿脐带、皮肤伤口等，毒血症状轻。

（5）**并发症**

① 中毒性心肌炎：最常见，常为致死的主要原因。可出现心律失常、心肌缺血甚至心力衰竭。

② 周围神经麻痹：常表现为进食呛咳、腭垂反射消失，其次为颜面肌、眼肌及四肢肌肉麻痹。

③ 支气管肺炎：多见于婴幼儿。

④ 其他化脓性感染：颈部淋巴结炎、中耳炎、败血症等。

3. 辅助检查

（1）**血象** 白细胞、中性粒细胞升高。

（2）**细菌学**

① 咽拭子涂片、培养。

② 白喉毒力试验

a. 体内试验：豚鼠皮内接种。

b. 体外试验：聚合酶链反应、Elek 平板试验等。

③ 白喉毒素试验：假膜或分泌物涂片，荧光素标记染色阳性即可确诊。

（3）血清学检查　锡克试验测定有无免疫力，是否需要预防接种。阴性表明有免疫力，阳性表明无免疫力。

4. 临床分类

（1）疑似病例　具有发热、咽痛、鼻塞、声嘶、犬吠样咳嗽、灰白色假膜等相关临床症状。

（2）临床诊断病例　相关临床症状＋咽拭子涂片见革兰染色阳性的棒状杆菌。

（3）确诊病例　相关临床症状＋咽拭子涂片阳性＋白喉棒状杆菌培养阳性（或血清特异抗体 4 倍以上增长）。

【鉴别诊断】

（一）咽白喉鉴别诊断

1. 鹅口疮

（1）相似点

① 可有低热。

② 咽部有白色片块状白膜。

（2）鉴别要点

① 全身毒血症状不明显。

② 白膜易剥离。

2. 急性滤泡性扁桃体炎

（1）相似点

① 发热、咽痛等毒血症状。

② 扁桃体可形成白色膜状物。

③ 白细胞升高。

（2）鉴别要点

① 起病急，常有寒战。

② 急性病容，两颊潮红，脉快有力，两侧扁桃体明显红肿。

③ 咽拭子涂片或培养链球菌、葡萄球菌、肺炎球菌阳性。

3. 溃疡膜性咽炎

（1）相似点

① 口腔有臭味。

② 可有出血性假膜。

（2）鉴别要点

① 咽部可有坏死性溃疡形成。

② 咽拭子涂片可见梭形杆菌和螺旋体。

4. 樊尚咽峡炎

（1）相似点

① 发热、咽痛、口臭。

② 扁桃体明显有灰白色膜状物。

（2）鉴别要点

① 全身症状轻微。

② 一侧咽痛为主，扁桃体充血肿大。

③ 培养出梭形杆菌及螺旋体阳性。

（二）喉白喉鉴别诊断

1. 急性喉炎

（1）相似点

① 全身毒血症状轻，声音嘶哑伴随呼吸困难。

② 可见喉部黏膜充血水肿。

（2）鉴别要点

① 起病较急。

② 喉部无白色假膜形成。

③ 咽拭子涂片、培养未见白喉棒状杆菌。

2. 变态反应性喉水肿

（1）相似点

① 无明显发热、咽痛等中毒症状，有喉喘鸣、声嘶、呼吸困难等。

② 喉黏膜弥漫性水肿、苍白。

（2）鉴别要点

① 发病与药物、环境因素或过敏性食物有关。

② 喉部无白色假膜形成。

③ 咽拭子涂片、培养未见细菌感染。

3. 气管内异物

（1）相似点

① 有喉喘鸣、吸气性呼吸困难等。

② 阻塞严重时可出现鼻翼扇动、三凹征等体征。

（2）鉴别要点

① 起病急骤，无发热等全身毒血症状。

② 影像学检查可见喉部异物。

③ 咽拭子涂片、培养未培养出细菌。

（三）鼻白喉鉴别诊断

1. 慢性鼻炎

（1）相似点

① 鼻塞、流涕、张口呼吸，全身症状轻。

② 可观察到鼻腔黏膜充血水肿，鼻孔周围皮肤发红、结痂。

（2）鉴别要点

① 无浆液血性鼻涕。

② 鼻前庭处无假膜。

③ 鼻分泌物涂片可见较多嗜酸性粒细胞，未培养出白喉棒状杆菌。

2. 鼻腔内异物

（1）相似点　可有张口呼吸，无中毒症状。

（2）鉴别要点

① 起病急，无鼻塞、流涕等。

② 鼻腔内有异物，无假膜。

③ 鼻拭子涂片、培养未见细菌。

3. 先天性梅毒

（1）相似点　病灶在鼻部可出现鼻塞等症状。

（2）鉴别要点

① 常伴有其他梅毒症状。

② 鼻腔内有溃疡，无假膜。

③ 血清康氏反应阳性。

第三节　伤　寒

【诊断要点】

1. 概述

（1）病原学　伤寒沙门菌，属沙门菌属 D 组，革兰染色阴性。

（2）流行病学

① 传染源：带菌者或患者是唯一传染源，带菌者包括潜伏期带菌者、暂时带菌者、慢性带菌者。

② 传播途径：通过粪-口途径传播，水源被污染是最重

要传播途径，食物污染是主要传播途径。

③ 易感人群：未患过伤寒和未接种过疫苗者易感，以学龄期儿童和青少年为主。

④ 流行特征：多见于亚洲和非洲夏秋季饮水卫生条件较差地区，发达国家发病率较低，学龄期儿童和青年多见。

2. 临床特点

（1）典型伤寒

① 初期：发热、畏寒，体温呈梯形上升，最高可达40℃，常伴乏力、纳差、咽痛、干咳等毒血症状。

② 极期：出现伤寒特征性临床表现。

a. 发热：多为稽留热，可持续在40℃。

b. 神经系统：精神恍惚、表情淡漠、反应迟钝、听力减退，甚或出现谵妄、昏迷或脑膜刺激征，由伤寒内毒素引起。

c. 相对缓脉：常见于成人，并发中毒性心肌炎时不明显。

d. 肝脾大：中毒性肝炎多见，可有转氨酶高、黄疸。

e. 消化系统：纳差、腹胀、便秘、腹泻、右下腹压痛。

f. 玫瑰疹：多分布于胸腹部，肢体少见。

③ 缓解期：体温下降，症状好转，但不排外有肠出血、肠穿孔风险。

④ 恢复期：体温正常，食欲可。

（2）轻型　全身毒血症状轻，病程短，体温38℃左右。

（3）迁延型　弛张热或间歇热，持续时间长，多合并慢性乙型肝炎、慢性血吸虫病等。

（4）逍遥型　一般无明显临床症状，可因肠出血或肠穿孔就医。

（5）暴发型　急性起病，全身毒血症状重，畏寒、高热、腹痛腹泻等，常伴发中毒性脑病、心肌炎、中毒性肝炎、休克等，可并发弥散性血管内凝血。

（6）小儿伤寒　起病急，年龄愈小，症状愈不典型。常伴有发热、纳差、腹痛、表情淡漠、嗜睡、伤寒舌、肝脾大等全身症状，病程短，常并发支气管炎或肺炎。

（7）老年伤寒　无典型临床表现，常有虚弱，多并发支气管肺炎、心力衰竭，病死率高。

（8）复发与再燃

a.复发：热退后1～3周再现发热，临床症状类似初发，血培养阳性，与病灶内细菌未被完全清除相关。

b.再燃：体温未降至正常再次出现升高，血培养常阳性。

（9）并发症

① 肠出血：最常见的严重并发症，成人较小儿多见，严重者可发生失血性休克。

② 肠穿孔：最严重的并发症，成人较小儿多见。表现为突发性的右下腹疼痛，伴有休克表现，同时出现急腹症体征（腹肌紧张、压痛及反跳痛），肠鸣音减弱或消失，立位腹部平片可见膈下游离气体。

③ 中毒性心肌炎：主要表现为心率增快、心律失常、心肌酶谱异常，严重者可发生心力衰竭。

④ 中毒性肝炎：主要表现为肝大、转氨酶轻至中度增高，发生肝功能衰竭少见。

⑤ 支气管炎及肺炎。

⑥ 溶血性尿毒综合征。

3. 辅助检查

（1）常规检查　白细胞不高，多为（3～5）×10^9/L，中性粒细胞减少，嗜酸性粒细胞减少。高热时可有轻度蛋白尿。

（2）细菌学检查　血培养、骨髓培养、粪便培养、尿培养、十二指肠引流液培养、玫瑰疹刮取物或活检标本培养均为阳性。

（3）免疫学检查

① 肥达试验：抗体效价 O 抗体≥1∶80，H 抗体≥1∶160，或双份血清抗体有 4 倍增高。

② 酶联免疫吸附试验、被动血凝试验、对流免疫电泳（CIE）、协同凝集试验（CoA）、免疫荧光试验（IFT）均阳性。

（4）核酸检测　聚合酶链反应或分子杂交。

4. 临床分类

（1）疑似病例　夏秋季不洁饮食史，或与伤寒患者接触史。

（2）临床诊断病例

① 伤寒流行季节和流行地区出现持续高热，有伤寒典型症状如特殊中毒面容、相对缓脉、玫瑰疹。

② 实验室检查示白细胞低，嗜酸性粒细胞减少，骨髓象中出现伤寒细胞。

（3）确诊病例　临床诊断病例＋培养伤寒沙门菌阳性。

【鉴别诊断】

1. 钩端螺旋体病

（1）相似点

① 流行季节相似，起病较急。

② 临床表现可有发热、乏力、咽痛、肝脾大等，与伤寒临床表现接近。

（2）鉴别要点

① 有疫水接触史，可有肌痛尤其是下肢肌肉疼痛。

② 伴眼结膜充血，浅表淋巴结肿大，腓肠肌压痛。

③ 实验室检查可发现血白细胞增高，血培养和显微凝集试验可鉴别。

2. 疟疾

（1）相似点

① 流行季节多在夏秋季，患者可有发热、畏寒等毒血症状。

② 体格检查可发现肝脾大。

③ 实验室检查白细胞计数减少。

（2）鉴别要点

① 可有周期性发热，退热时常常伴有大汗。

② 无明显玫瑰疹、相对缓脉等。

③ 实验室检查血常规示红细胞和血红蛋白降低，外周血或骨髓涂片可找到疟原虫。

3. 细菌性痢疾

（1）相似点

① 起病急，夏秋季多发，有不洁饮食史。

② 可有发热、腹痛、腹泻等临床表现。

③ 体格检查可有腹部压痛。

（2）鉴别要点

① 腹泻常伴里急后重、脓血便。

② 腹痛以左下腹为主。

③ 实验室检查血常规示白细胞升高，粪便培养示痢疾杆菌。

第四节　感染性腹泻

【诊断要点】

1. 概述

广义的感染性腹泻是指各种病原体感染引起的腹泻。《中华人民共和国传染病防治法》中的感染性腹泻为丙类传染病，是指除霍乱、细菌性痢疾和阿米巴痢疾、伤寒和副伤寒以外的感染性腹泻。

（1）病原学　引起腹泻的细菌、病毒、真菌或寄生虫。

（2）流行病学

① 传染源：患者、隐性感染者、无症状携带者及可排出病原体的各类动物均为本病传染源。

② 传播途径：各种引起腹泻的细菌、病毒、真菌、寄生虫可通过消化道（粪-口途径）、呼吸道（气溶胶）或皮肤黏膜传播。

③ 易感人群：人群普遍易感，没有交叉免疫。儿童、老年人、有免疫抑制或慢性疾病者为高危人群。

④ 流行特征：广泛流行于世界各地，多见于夏秋季卫生条件较差地区，可侵犯各年龄组。一般为散发感染，也可发生暴发流行。

2. 临床特点

（1）分泌性腹泻

① 病毒及毒素引起。

② 水样便或稀便，脐周痛，无里急后重感，可有呕吐。

（2）侵袭性腹泻

① 大多由志贺菌、肠侵袭性大肠埃希菌（EIEC）引起。

② 黏液脓血便，左下腹痛，明显里急后重感。

（3）并发症

① 脱水及电解质紊乱。

② 溶血性尿毒综合征（HUS）：表现为在疾病高峰出现急性溶血性贫血、血小板减少、肾衰竭。

③ 吉兰-巴雷综合征：常见于弯曲菌腹泻。

④ 肠道并发症：新生儿坏死性小肠结肠炎、肠套叠、机械性肠梗阻等。

⑤ 胃肠外感染：菌血症、脓毒症、阿米巴肝脓肿、肺脓肿、脑脓肿等。

⑥ 血清病样反应：关节炎、结节性红斑、荨麻疹等。

3. 辅助检查

（1）粪常规

① 分泌性腹泻：少量白细胞。

② 侵袭性腹泻：大量脓细胞、红细胞、巨噬细胞。

（2）血常规

① 细菌感染：白细胞及中性粒细胞增多，但伤寒患者白细胞可正常或偏低。

② 病毒感染：白细胞正常或减少，淋巴细胞稍高。

③ 寄生虫感染：嗜酸性粒细胞增高。

（3）病原体检查　直接涂片镜检、病原体培养、免疫学检查（ELISA、胶体金法）、分子生物学检测（PCR、基因探针）。

（4）内镜检查及肠黏膜活检、超声检查、CT检查等。

【鉴别诊断】

1. 肠易激综合征（IBS）

（1）相似点

① 近期可有志贺菌、沙门菌或空肠弯曲菌感染史。

② 表现为稀便、水样便或黏液便，可无里急后重感。

（2）鉴别要点

① 发病多与精神紧张和情绪变化有关，腹泻白天多见，晚上缓解。

② 无明显腹痛、里急后重感，一般无血便或脓血便。

③ 实验室检查未见明显异常，未培养出相关细菌或病毒。

2. 炎症性肠病（IBD）

（1）相似点

① 可有发热。

② 腹泻表现为黏液血便或脓血便。

（2）鉴别要点

① 发作可能与饮食成分或情绪有关。

② 无明显脱水现象。

③ 肠镜检查有特征性的表浅溃疡。

3. 肠道肿瘤

（1）相似点

① 可有急性血性腹泻表现。

② 可伴有腹痛，但无里急后重感。

（2）鉴别要点

① 无明显感染中毒症状。

② 临床表现可有发热、消瘦等，如肿瘤巨大可形成机械性肠梗阻。

③ 触诊可有腹部压痛，常触及腹部包块。

④ 粪常规及病原体检查未见明显异常，肠镜检查可明确腹部包块性质。

第五节　细菌性痢疾

【诊断要点】

1. 概述

细菌性痢疾简称菌痢，是由志贺菌引起的肠道传染病。

（1）病原学　志贺菌（痢疾杆菌），革兰阴性菌。抵抗力弱，对酸和一般消毒剂敏感，但在污染物品、瓜果和蔬菜上可存活 10～20 天。

（2）流行病学

① 传染源：急、慢性菌痢患者和带菌者。

② 传播途径：主要经粪-口途径传播，部分可通过接触患者或带菌者的生活用具而感染。

③ 易感人群：人群普遍易感，病后获得一定的免疫力，持续时间短。

④ 流行特征：主要集中在发展中国家，多见于夏秋季

卫生条件较差地区。

2. 临床特点

(1) 急性菌痢

① 普通型（典型）：急性起病，畏寒发热，腹痛腹泻，里急后重感，先为稀水样便，1～2天后为黏液脓血便，每日排便10余次至数十次，伴肠鸣音亢进。

② 轻型（非典型）：毒血症状轻，可无热或低热，轻微左下腹痛，无里急后重感，解黏液便每日10次以内。

③ 重型：急性发热，腹痛，里急后重，腹泻每日30次以上，稀水脓血便，偶有假膜、大便失禁。后期严重腹胀、中毒性肠麻痹，失水性外周循环衰竭，甚至中毒性休克，少数出现心、肾功能不全。

④ 中毒性菌痢

a. 休克型（周围循环衰竭型）：以感染性休克为主，主要表现为面色苍白，四肢厥冷，皮肤花斑，指压试验阳性，血压下降，心率快，脉搏细速，少尿或无尿，意识障碍。

b. 脑型（呼吸衰竭型）：以中枢神经系统症状为主，主要表现为脑缺血、脑缺氧、脑水肿、颅内压增高、脑疝、头痛、呕吐、烦躁、惊厥、昏迷，严重者中枢性呼吸衰竭。病死率高。

c. 混合型：最为严重，病死率90%以上，包括循环系统、呼吸系统、中枢神经系统等多脏器功能损害与衰竭。

(2) 慢性菌痢　病程迁延2个月以上未愈者。

① 慢性迁延型：急性发作后迁延不愈，可导致营养不良、贫血、乏力等，大便间歇排菌。

② 急性发作型：反复出现急性菌痢表现，全身毒血症状轻。

③ 慢性隐匿型：有急性菌痢史，症状不明显，多为粪便培养阳性或结肠镜检查确诊。

（3）并发症

① 痢疾杆菌败血症。

② 溶血性尿毒综合征。

③ 关节炎。

④ Reiter 综合征。

⑤ 神经系统后遗症：耳聋、失语、肢体瘫痪等。

3. 辅助检查

（1）一般检查

① 血常规：白细胞轻至中度增高，中性粒细胞为主，慢性患者可有贫血。

② 粪常规：黏液脓血便镜检可见白细胞、脓细胞、少量红细胞，如有巨噬细胞则有助于诊断。

（2）病原学检查

① 细菌培养：粪便培养出痢疾杆菌。

② 特异性核酸检测：核酸杂交或聚合酶链反应检测痢疾杆菌核酸。

（3）免疫学检查　由于粪便中抗原成分复杂，容易出现假阳性。

4. 临床分类

（1）疑似病例　夏秋季，不洁饮食或与菌痢患者接触史。

（2）临床诊断病例　有菌痢相关临床表现，粪便镜检有大量白细胞、脓细胞及红细胞。

（3）确诊病例　有上述表现，粪便培养出志贺菌。

【鉴别诊断】

1. 急性阿米巴痢疾

（1）相似点

① 以腹泻为主要临床表现。

② 有腹部压痛。

③ 血便，血常规示白细胞有增多，结肠镜检查可发现肠黏膜溃疡。

（2）鉴别要点

① 起病较缓慢，全身毒血症状轻，无明显里急后重感，大便次数少。

② 腹痛较轻，多为右下腹压痛。

③ 粪便呈暗红色果酱样，腥臭味浓，镜检多有夏科-莱登结晶，可找到溶组织内阿米巴滋养体。结肠镜检肠黏膜大多正常，有散在深切溃疡，其周围有红晕，病变多在盲肠、升结肠。

2. 副溶血性弧菌肠道感染

（1）相似点

① 可有呕吐、腹痛腹泻等症状。

② 有血便。

③ 粪便镜检发现白细胞。

（2）鉴别要点

① 有进食海产品或腌制食品史，常常群体发病，症状恢复快。

② 腹痛，少有里急后重，为阵发性腹部绞痛、恶心呕吐，粪便多呈洗肉水样，有特殊臭味。

③ 粪便镜检白细胞一般不超过 5 个/高倍视野，粪便中细菌阴转快，培养结果可见副溶血性弧菌。

3. 急性出血性坏死性肠炎

（1）相似点

① 有发热、腹痛、腹泻等全身毒血症状。

② 常有腹部压痛。

③ 粪便镜检可发现红细胞。

（2）鉴别要点

① 毒血症状重，短期内会出现休克。

② 常常伴有全腹部压痛及严重腹胀。

③ 粪便镜检以红细胞为主，粪便培养无志贺菌生长。

第六节　霍　乱

【诊断要点】

1. 概述

（1）病原学　O1 群或非 O1 群中的 O139 群霍乱弧菌，革兰染色阴性，可在碱性蛋白胨水行增菌培养，对热、干燥、酸性环境和消毒剂敏感，但在自然环境中存活时间较长。

（2）流行病学

① 传染源：患者和带菌者。

② 传播途径：霍乱弧菌（主要为 O1 或 O139 群）通过水源、食物（水产品）或日常生活接触传播。

③ 易感人群：人群普遍易感，以隐性感染者居多。

④ 流行特征：多见于夏秋季沿海地区。

2. 临床特点

（1）临床分期

① 泻吐期

a. 腹泻：无痛性急剧腹泻，无里急后重感，米泔水样便，重症者可有出血，粪便呈洗肉水样甚至柏油样。

b. 呕吐：腹泻后出现，为喷射性、连续性，先胃内容物，后清水样，严重者米泔水样。

② 脱水期：脱水、低血钾、尿毒症、酸中毒、微循环衰竭。

③ 恢复期：腹泻减少，微循环改善，可有反应性发热。

（2）临床分型　见表 5-1。

① 轻型：腹泻数次，生命体征平稳，尿量无明显减少。

② 中型：吐泻次数较多，米泔水样大便，血压降低，脉搏细速，24h 尿量少于 500mL。

③ 重型：吐泻、脱水严重，甚至休克状态，少尿或无尿。

表 5-1　霍乱的临床分型

项目	轻型	中型	重型
大便次数	10 次以下	10～20 次	20 次以上
脱水 （体重减轻百分比）	5% 以下	5%～10%	10% 以上
皮肤	稍干，弹性稍差	干燥、弹性差	弹性消失
肌肉痉挛	无	有	多
神志	清楚	不安或呆滞	烦躁、昏迷
脉搏	正常	稍细，快	细速或摸不到
收缩压	正常	70～90mmHg	低于 70mmHg
尿量	稍减少	少尿	无尿

（3）并发症

① 急性肾衰竭。

② 急性肺水肿。

③ 低钾血症。

3. 辅助检查

（1）血液检查　红细胞、白细胞、中性粒细胞、血红蛋白增多；治疗前血钾正常，酸中毒纠正后出现低钾血症。

（2）尿常规　少数可有尿蛋白，镜检有少许红细胞、白细胞及管型。

（3）粪常规　可见黏液。

（4）病原菌检查

① 涂片染色：粪便或早期培养物涂片可见革兰染色阴性稍弯曲弧菌，O139 群可见荚膜。

② 悬滴检查：新鲜粪便培养可见穿梭状运动的弧菌。

③ 制动试验：取急性期患者水样便增菌培养，如有穿梭样运动物，加入 O1 群多价血清 1 滴。若凝集成块则为制动试验阳性，为 O1 群霍乱弧菌所致；若 O1 群多价血清制动试验阴性，则用 O139 群血清重复试验。

④ 增菌培养：取患者粪便行碱性蛋白胨水增菌培养后，转种至庆大霉素平皿或碱性琼脂平板培养，菌落生长后使用特异性单克隆抗体或 O1 群、O139 群抗原行凝集试验。

⑤ 抗原检测：使用胶体金法快速检测 O1 群、O139 群抗原成分，可用于快速诊断。

⑥ PCR 检测：通过识别产物中霍乱弧菌毒素 A 亚单位基因 $ctxA$ 和毒力协同调节菌毛 A 亚单位基因 $tcpA$ 区别菌株。

4. 临床分类

（1）疑似病例

① 典型霍乱症状首发病例，病原学检查尚未肯定前。

② 有流行病学史并发生泻吐症状。

（2）确诊病例

① 腹泻症状＋粪便培养霍乱弧菌阳性。

② 流行病学史＋典型症状，双份血清凝集试验示滴度 4 倍以上升高。

③ 粪便培养阳性前 5 天内出现腹泻症状。

【鉴别诊断】

1. 沙门菌食物中毒

（1）相似点

① 有不洁饮食史，可为水样便，无明显便后畅快感。

② 无明显里急后重感，体温可升高。

（2）鉴别要点

① 潜伏期短，呕吐出现在腹泻之前，呕吐物可有胆汁。

② 有腹痛。

③ 血常规示白细胞不高。

④ 粪便细菌培养出沙门菌。

2. 金黄色葡萄球菌食物中毒

（1）相似点

① 有不洁饮食史，黄水样便，无明显便后畅快感。

② 无明显里急后重感，体温可升高。

（2）鉴别要点

① 潜伏期短，病程短，呕吐出现在腹泻之前，呕吐物可有胆汁，粪便量不多，可有臭味。

② 有腹痛。

③ 粪便细菌培养出金黄色葡萄球菌。

3. 急性细菌性痢疾

（1）相似点

① 有不洁饮食史。

② 有腹泻。

（2）鉴别要点

① 可有高热，无明显呕吐症状，呕吐物可有胆汁，黏液脓血便。

② 显著腹痛。

③ 粪便细菌培养出痢疾杆菌。

第七节　布鲁菌病

【诊断要点】

1. 概述

（1）病原学　革兰阴性短小球杆状布鲁菌，单核-巨噬细胞内寄生。至少包含牛、猪、羊、犬等 6 个种。细菌在自然环境下生存力较强，对常用的物理消毒方法和化学消毒剂敏感。

（2）流行病学

① 传染源：病羊、牛及猪为本病主要传染源。

② 传播途径：通过人的皮肤、黏膜侵入，少数通过消化道、呼吸道传播。

③ 易感人群：人群普遍易感，感染后可产生较强免疫力。

④ 流行特征：多见于中东、亚洲及南美洲，高峰位于春夏动物产仔季节。

2. 临床特点

（1）急性感染　病程 6 个月以内。

① 发热与多汗：午后或晚上出现典型波状热，体温下降时伴大汗，患者紧张、烦躁。

② 关节痛：疾病初期多发性、游走性大关节疼痛。

③ 乏力：几乎 100% 的病例有乏力症状。

④ 神经痛：多见腰骶神经根及坐骨神经痛。

⑤ 生殖系统：男性可有单侧压痛性睾丸炎，女性可有卵巢炎、输卵管炎及子宫内膜炎。

⑥ 肝、脾、淋巴结肿大。

（2）慢性感染　病程超过 6 个月。

① 神经症和慢性疲劳综合征。

② 器质性损害：可以累及几乎所有器官，但以骨骼-肌肉系统最常见，神经系统、泌尿系统、生殖系统病变也较常见。

（3）临床分期

① 急性期：3 个月以内，高热，有明显症状、体征及高滴度血清学反应。

② 亚急性期：3～6 个月，低热，有相关症状、体征及血清学或皮肤变态反应阳性。

③ 慢性期：6 个月以上，无发热，有相关症状、体征及血清学或皮肤变态反应阳性。

④ 残余期：体温正常，相关症状、体征与气候、劳累程度有关。

（4）并发症

① 心血管系统：心内膜炎、心包炎、心肌炎。

② 神经系统：脑膜脑炎、脑膜炎、脊髓炎。

③ 呼吸系统：胸膜炎、支气管肺炎。

④ 运动系统：关节疼痛、畸形或功能障碍。

⑤ 眼：葡萄膜炎、视神经炎、角膜损害等。

⑥ 血液系统：可有三系减少甚至噬血细胞综合征。

3. 辅助检查

（1）血常规　白细胞正常或减少，淋巴细胞增多，ESR快，久病可出现血小板减少、贫血。

（2）病原体分离　急性期未使用抗生素前血、骨髓、脑脊液、组织等培养，为确诊依据。

（3）免疫学检查

① 布鲁菌凝集试验

a. 虎红平板凝集试验（RBPT）：阳性用于初筛。

b. 试管凝集试验（SAT）：$\geqslant 1 : 100$，或病程 1 年以上$\geqslant 1 : 50$，可作为确诊依据。

② 酶联免疫吸附试验：$\geqslant 1 : 320$ 为阳性，可作为确诊依据。

③ 荧光抗体检测、补体结合试验、抗人球蛋白试验。

④ 皮内试验：迟发性过敏反应，阳性提示曾经或正处于感染，阴性作为排外诊断依据。

（4）PCR 法。

（5）肝功能检查、X 线、心电图、脑电图等。

【鉴别诊断】

1. 伤寒与副伤寒

（1）相似点

① 可有持续发热等全身毒血症状。

② 体格检查发现肝大。

③ 外周血白细胞计数正常或偏低。

（2）鉴别要点

① 为高热，弛张热多见，可出现表情淡漠，无关节痛和神经痛。

② 可有相对缓脉、玫瑰疹。

③ 血培养检出伤寒沙门菌或副伤寒沙门菌，发病 2 周后肥达试验阳性。

2. 结核病

（1）相似点

① 持续低热、多汗。

② 外周血白细胞正常或偏低，ESR 快，轻度贫血。

（2）鉴别要点

① 全身毒血症状明显、消瘦明显，咳嗽，痰中带血。

② 关节痛、神经痛不明显。

③ 痰中培养到结核分枝杆菌，结核基因检测阳性，X线检查示肺部有结核病灶。

3. 风湿性疾病

（1）相似点

① 长期不规则发热。

② 关节痛、多脏器功能损害。

③ ESR 可加快。

（2）鉴别要点

① 可无发热，有关节畸形表现。

② 可伴有皮肤黏膜红疹、红斑。

③ 实验室检查相关风湿免疫项目异常，血培养阴性。

第八节　炭　疽

【诊断要点】

1. 概述

（1）病原学　炭疽杆菌，革兰染色阳性需氧粗大芽孢杆菌，主要致病力为荚膜和外毒素。芽孢抵抗力极强，可以在动物尸体及土壤中存活数年，细菌的繁殖体对热和普通消毒剂均非常敏感。

（2）流行病学

① 传染源：患病或受炭疽芽孢污染的食草动物（如牛、羊、马、骆驼）为本病主要传染源，肺炭疽患者亦是人-人间传播的重要传染源。

② 传播途径：通过破损皮肤侵入，亦可通过呼吸道或消化道传播。

③ 易感人群：人群普遍易感，但主要与接触患病动物的职业密切相关，感染后免疫力较持久。

④ 流行特征：多见于南美洲、亚洲及非洲牧区。

2. 临床特点

（1）皮肤炭疽

① 初期：感染部位皮肤出现丘疹或斑疹，次日出现水疱，周围呈非凹陷性水肿。

② 3～4 天：皮肤感染中心出血性坏死，周围成群小水疱。

③ 5～7 天：感染皮肤坏死区破溃形成小溃疡，血样分泌物结黑色焦痂，无明显疼痛及化脓。

④ 全身毒血症状：发热不适、肌痛、头痛、局部淋巴结肿大，重症者出现败血症。

（2）吸入性炭疽或肺炭疽

① 初期：高热、寒战、干咳、头痛、全身不适、呕吐。

② 进展期：突发高热、胸痛、咳血性痰、呼吸困难、发绀、血性胸腔积液，肺部体征轻。常并发败血症和脑膜炎。

（3）消化道炭疽

① 食管炭疽：黏膜充血水肿，形成溃疡，假膜覆盖，临床表现为高热、颈部水肿、局部淋巴结肿大、咽喉痛、吞咽困难甚或呼吸困难。

② 肠炭疽：急性胃肠炎或急腹症，高热、恶心、呕吐、食欲消失、腹痛、血水样便等，甚至出现血性腹水。易并发败血症休克。

（4）炭疽杆菌性脑膜炎　剧烈头痛、呕吐、抽搐，脑膜刺激征明显，出现血性脑脊液。

（5）炭疽败血症　高热、头痛、出血、毒血症、感染性休克、DIC 等。

3. 辅助检查

（1）血常规　白细胞、中性粒细胞升高。

（2）病原学检查

① 直接涂片镜检：皮肤炭疽取小疱液，吸入性炭疽取血液、痰液，炭疽杆菌性脑膜炎取脑脊液，肠炭疽取粪便；均可见呈竹节样排列的革兰染色阳性有荚膜的粗大杆菌。

② 细菌培养：血液、脑脊液、分泌物、水疱液接种于普通琼脂平板。培养阳性为确诊依据。

③ 动物试验：接种于实验动物皮下 24h 出现典型水肿、出血为阳性。

④ 免疫学检测：直接荧光抗体技术检测血中荚膜抗原和细胞壁多聚糖。

⑤ 分子生物学技术检测：PCR 技术或基因探针检测标本中的 pXO1、pXO2 或 16S rRNA。

（3）其他　如肺炭疽行 X 线胸片检查。

4. 临床分类

（1）疑似病例　有流行病学史和相应的临床表现者。

（2）临床诊断　病例有流行病学史和典型临床表现，标本镜检发现革兰阳性粗大杆菌。

（3）确诊病例　符合临床诊断病例，并培养到炭疽杆菌或双份血清特异性抗体4倍以上升高。

【鉴别诊断】

1. 恙虫病

（1）相似点

① 起病急骤，临床表现为高热、头痛、全身痛等全身中毒症状。

② 感染部位皮肤可出现充血性斑丘疹、水疱，渐中央坏死形成黑色焦痂，有淋巴结肿大。

（2）鉴别要点

① 无与病畜接触史或从事与动物及其产品接触的工作史。

② 黑色焦痂脱落后形成溃疡。

③ 白细胞正常或稍低，ELISA检测特异性IgM抗体阳性。

2. 细菌性痢疾

（1）相似点

① 起病急骤，可出现高热、腹痛、腹泻。

② 白细胞及中性粒细胞明显增加。

（2）鉴别要点

① 有不洁饮食或饮水史，多为黏液脓血便，便次10次/日以上。

② 有里急后重感，查体左下腹压痛。

③ 粪便培养出痢疾杆菌。

3. 重症流感病毒肺炎

（1）相似点

① 起病急骤，临床表现为发热、咳嗽、头痛、全身不适等毒血症状。

② 病情进展出现呼吸衰竭。

（2）鉴别要点

① 多发生于冬春季。

② 外周血白细胞正常或降低，胸片可见肺内片状阴影。

③ 鼻咽部取材可分离到相应病原体，或用 PCR 技术检出病毒核酸。

第九节　鼠　疫

【诊断要点】

1. 概述

（1）病原学　革兰阴性鼠疫耶尔森菌（鼠疫杆菌），有荚膜，无芽孢。细菌对外界抵抗力弱，对光、热、干燥及一般消毒剂均敏感，在潮湿、低温与有机动物体内存活时间较久。

（2）流行病学

① 传染源：鼠类和其他啮齿类动物为本病主要传染源。

② 传播途径：病菌通过鼠蚤叮咬或因搔抓致皮肤破损感染，亦可通过呼吸道飞沫传播。

③ 易感人群：人群普遍易感，病后可获得持久免疫力。

④ 流行特征：多见于非洲、亚洲及美洲。

2. 临床特点

（1）腺鼠疫

① 骤起寒战、高热、头痛等全身毒血症状。

② 淋巴结肿大好发于腹股沟，迅速肿大、剧痛，明显红、肿、热、痛，不能活动，拒触。

③ 治疗不及时一周后淋巴结破溃化脓，甚或发展为败血症或肺鼠疫。

（2）肺鼠疫

① 起病急骤，寒战、高热、咳嗽、胸痛、呼吸急促、发绀、咳痰（痰液呈血性）。

② 肺部体征较少，X线胸片呈支气管肺炎或融合性病变。

（3）败血症型鼠疫

① 寒战、高热，谵妄、昏迷，全身广泛出血，休克、循环呼吸衰竭。

② 出现发绀和皮肤出血坏死，死后尸体呈紫黑色，故称"黑死病"。

3. 辅助检查

（1）血常规　白细胞增高，初期以淋巴细胞增高为主，后以中性粒细胞增高为主，伴有贫血及血小板下降。

（2）粪、尿常规　可有血尿、蛋白尿，粪便潜血阳性。

（3）细菌学检查

① 细菌培养：取淋巴结穿刺液、血、脓、痰、脑脊液均可培养获得鼠疫杆菌。

② 直接涂片：血、大小便、脑脊液、淋巴结穿刺液涂片革兰染色可见革兰阴性短杆菌。

③ 动物接种。

（4）血清学检查

① 间接血凝试验（IHA）：用鼠疫杆菌 FI 抗原行 FI 抗体检测，感染后 5～7 天出现阳性。

② ELISA：测定 FI 抗体或 FI 抗原，抗体阳性并 4 倍以上升高。

③ FA：荧光标记特异性抗体血清检测。

④ 放射免疫沉淀试验（RIP）：检测 FI 抗体。

（5）分子生物学检测　DNA 探针和 PCR 检测。

【鉴别诊断】

1. 丝虫病淋巴结肿大

（1）相似点

① 可出现发热。

② 局部淋巴结肿痛。

（2）鉴别要点

① 无鼠疫流行病学接触史，全身毒血症状轻。

② 淋巴结肿痛较轻，与周围组织无粘连且很少破溃。

③ 夜间血涂片检查易找到微丝蚴。

2. 钩端螺旋体病肺出血型

（1）相似点　发热、咳血痰等全身毒血症状。

（2）鉴别要点

① 有钩端螺旋体病流行区的疫区接触史。

② 有结膜充血及腓肠肌疼痛。

③ 血培养可检出钩端螺旋体，显微凝集试验阳性。

3. 肾综合征出血热

（1）相似点

① 可有发热、出血等症状。

② 可有明显休克症状。

（2）鉴别要点

① 典型患者有发热期、低血压休克期、少尿期、多尿期及恢复期。

② 血常规可见异型淋巴细胞明显增高。

③ 抗汉坦病毒抗体阳性可诊断。

第十节　结核病

【诊断要点】

1. 概述

（1）病原学　结核分枝杆菌无荚膜、鞭毛或芽孢，严格需氧，不易染色，但经品红加热染色后不能被酸性乙醇脱色，故称抗酸杆菌。结核分枝杆菌对不利环境及某些理化因子有抵抗力，在阴湿处能生存 5 个月以上，干燥痰标本内可存活 6~8 个月，-6~8℃下能存活 5 个月；但结核分枝杆菌不耐热，对紫外线和酒精敏感。结核分枝杆菌培养营养要求高、生长缓慢。

（2）流行病学

① 传染源：痰结核分枝杆菌阳性尤其是痰涂片检查结核分枝杆菌阳性的开放性肺结核患者的排菌为本病主要传染源。

② 传播途径：病菌通过呼吸道飞沫传播。

③ 易感人群：经济落后社会中人群易感，女性及老年人发病率最高。

④ 流行特征：肺结核的流行状况与经济水平大致相关。我国西部地区肺结核的患病率明显高于全国水平，东部地区肺结核患病率较低。

2. 临床特点

（1）症状

① 全身症状：典型者午后低热，伴有倦怠、乏力、夜间盗汗，病灶进展扩散时可出现高热，呈稽留热或弛张热。亦可伴有纳差、体重减轻、妇女月经不调、易激惹、心悸、面颊潮红等。

② 呼吸系统症状

a. 咳嗽咳痰：干咳或少量黏液痰，有空洞形成时痰量增加，伴继发感染时可有脓性痰。

b. 咯血：可出现血痰，若空洞形成损伤动脉可有大咯血。

c. 胸痛：部位不固定的隐痛。

d. 气急：呼吸频率增速。

③ 结核变态反应引起的过敏表现

a. 结核性风湿症。

b. 多发性关节痛或关节炎。

c. 结节性红斑或环状红斑。

d. 长期低热。

e. 疱疹性结膜炎、角膜炎。

（2）体征　干湿啰音，严重者可出现鼻翼扇动、呼吸困难、呼吸频率增速和发绀。

（3）并发症

① 咯血。

② 自发性气胸。

③ 肺部继发感染。

④ 结核性支气管扩张。

⑤ 肺不张。

⑥ 慢性肺源性心脏病。

⑦ 呼吸衰竭。

3. 辅助检查

（1）病原学检查

① 痰结核分枝杆菌检查

a. 痰涂片法：抗酸染色是简单、快速、易行和较可靠的方法，但欠敏感。

b. 痰、支气管肺泡灌洗液（BALF）、胸腔积液、肺组织结核分枝杆菌培养。

c.药物敏感性测定。

② 分子生物学检查：痰、支气管肺泡灌洗液、胸腔积液、肺组织结核分枝杆菌核酸检测。

③ 免疫学检查

a.结核菌素皮肤试验（TST）：结核菌素纯蛋白衍生物（PPD）5IU（0.1mL）注入左前臂内侧上中 1/3 交界处皮内，使局部形成皮丘。<5mm 为阴性反应；5～9mm 为一般阳性反应；10～19mm 为中度阳性反应；>20mm 或不足 20mm 但有水疱或坏死为强阳性反应。

b.结核抗体检测。

c.γ-干扰素释放试验。

④ 病理学检查：典型表现为上皮细胞样肉芽肿性炎，中心为干酪样坏死，组织病理抗酸染色阳性。

（2）影像学检查　X 线、CT 检查：病灶多发生在肺上叶尖后段、肺下叶背段、后基底段。播散性肺结核需半月才出现肺部改变。

（3）纤维支气管镜检查　可诊断支气管内膜结核，灌洗液送镜检或摘取活体组织找抗酸杆菌。

【鉴别诊断】

1.肺癌

（1）相似点

① 多见于中老年人，可出现低热、刺激性咳嗽、痰中带血。

② 胸痛、消瘦。

（2）鉴别要点

① 无明显结核中毒症状。

② X 线表现：肺癌肿块常呈分叶状，有毛刺、切迹。

③ 癌组织坏死液化后可以形成偏心厚壁空洞。

④ 多次痰脱落细胞和病灶活体组织检查发现癌细胞。

2. 肺炎

（1）相似点

① 临床表现：发热、咳嗽咳痰明显等全身毒血症状。

② 可出现胸痛等症状。

（2）鉴别要点

① 高热、寒战，伴铁锈色痰。

② X线表现：密度较低且较均匀的片状或斑片状阴影，常局限于单个肺叶。

③ 病原学检查可鉴别。

3. 支气管扩张

（1）相似点　可有发热、咳嗽咳痰、咯血等毒血症状。

（2）鉴别要点

① 常咳大量脓痰。

② X线胸片可见典型卷发影，高分辨率 CT（HRCT）能发现支气管腔扩大。

第十一节　败血症

【诊断要点】

1. 概述

病原学：主要包括革兰阳性细菌、革兰阴性细菌、厌氧菌、真菌及一些致病力较弱的机会致病菌。

2. 临床特点

（1）共同特点

① 原发感染灶：主要见于皮肤化脓性感染，烧伤，呼吸道、胆道、消化道和泌尿生殖系统感染，其他开放性创伤和感染等。

② 毒血症

a. 发热：可反复出现，达 40～41℃，呈弛张热或间歇热。

b. 消化道症状：纳差、恶心、呕吐、腹痛、腹泻等。

c. 神经精神症状：头痛、烦躁不安、精神萎靡、嗜睡等。

d. 生命体征改变：脉搏细速、血压下降或休克、呼吸急促或困难。

e. 多脏器损害：全身多脏器受累是败血症的重要特点，包括心、脑、肝、肾、肺等重要器官，可出现中毒性肝炎、心肌炎、肠炎。

③ 皮疹：瘀点多见，主要见于躯干、四肢等，严重者发生坏死性皮炎。也可有充血性皮疹。

④ 肝脾大：轻度肿大，中毒性肝炎或肝脓肿时肝大显著。

⑤ 迁徙性病灶：多见于革兰阳性细菌和厌氧菌败血症，可出现转移性脓肿。

⑥关节损害：多见于革兰阳性细菌败血症，以大关节的红肿、疼痛、活动受限为常见表现，少数可发生关节腔积液甚至积脓。

（2）不同病因败血症分型

① 革兰阳性细菌败血症：发病急骤，寒战发生率低，呈稽留热或弛张热型，多形性皮疹，迁徙性病灶，感染性休克发生较晚。

② 革兰阴性细菌败血症：多有原发病，寒战开始，双峰热或间歇性发热，严重时体温不升或低于正常，皮疹、迁徙性病灶出现少，休克早，持续时间长。

③ 真菌败血症：严重原发性疾病后期，病程缓慢，表现与革兰阴性细菌败血症相似，毒血症状可被掩盖。

④ 厌氧菌败血症：主要临床特点为可出现高胆红素血症，易合并迁徙性病灶，可伴有轻度溶血，可与需氧菌同时感染导致复数菌败血症。

3. 辅助检查

（1）血常规 白细胞、中性粒细胞升高，血小板计数下降。

（2）尿常规 蛋白尿。

（3）病原学检查 脓液、脑脊液、胸腹水、瘀点、痰液、血液、组织、骨髓涂片及培养。

（4）影像学检查 不同病变部位可采取 X 线、CT、MRI 或彩超检查。

（5）分子生物学检查 PCR 或测序法检测病原菌核酸。

（6）其他检查 CRP 测定、降钙素原测定、G 试验＋GM 试验、内毒素测定等。

【鉴别诊断】

1. 成人 Still 病（变应性亚败血症）

（1）相似点

① 发热、皮疹、关节痛、肌肉痛。

② 可出现肝脾大。

③ 血常规示白细胞、中性粒细胞升高。

（2）鉴别要点

① 毒血症状不明显。

② 反复病原学检查均阴性。

③ 抗菌治疗无效。

④ 一般对糖皮质激素应答较好。

2. 淋巴瘤

（1）相似点

① 起病急骤，突发高热，可呈弛张热、稽留热。

② 肝脾及淋巴结肿大。

（2）鉴别要点

① 多脏器进行性衰竭和全血细胞减少。

② 骨髓活检、淋巴结或组织活检可找到肿瘤细胞。

③ 反复病原学检查均阴性。

④ 抗菌治疗无效。

3. 白血病

(1) 相似点

① 可有发热、贫血等症状。

② 肝脾大、淋巴结肿大。

③ 血常规示白细胞升高。

(2) 鉴别要点

① 无明显全身毒血症状。

② 骨髓检查可发现异常细胞。

③ 反复病原学检查均阴性。

④ 抗菌治疗无效。

4. 粟粒性结核

(1) 相似点

① 可有发热、气促、贫血等症状。

② 肝脾大。

③ 血常规示白细胞升高。

(2) 鉴别要点

① 可有盗汗。

② 肺部可有粟粒样病灶。

③ 结核病原体检查可阳性。

第十二节　感染性休克

【诊断要点】

1. 概述

病原学：主要包括革兰阴性细菌、革兰阳性细菌、厌氧菌、真菌、病毒、立克次体、螺旋体及寄生虫等。

2. 临床特点

（1）临床分期

① 休克早期或缺血性缺氧期：产生大量儿茶酚胺、血管紧张素等体液因子致交感神经兴奋，循环中血流量急剧减少。

② 休克中期或淤血性缺氧期或失代偿期：小血管收缩致组织缺氧，微循环淤血，血浆外渗，微血栓形成，最终致血压下降，组织细胞缺血缺氧及器官受损。

③ 休克晚期或 DIC 期：广泛微血栓形成，弥散性出血，多器官功能衰竭。

（2）临床表现

① 脓毒症

a. 不同部位原发感染表现：咳嗽咳痰，呼吸困难；腰酸腰痛，膀胱刺激征；腹痛，腹膜刺激征。

b. 全身炎症反应：寒战、发热，体温＞38℃或＜36℃；心动过速，心率＞90 次/分；呼吸频率增快，＞20 次/分；白细胞计数＞12×10^9/L 或＜4×10^9/L。

② 感染性休克

a. 休克早期：寒战，高热，血压正常或稍低，脉压小，面色苍白，发绀，皮肤湿冷，神志清楚但有烦躁不安，暖休克。

b. 休克中期：低血压，酸中毒，呼吸浅快，心率快，皮肤湿冷，见大理石纹样，烦躁不安，嗜睡，尿少。

c. 休克晚期：DIC 和多器官功能衰竭，难治性休克和广泛出血。

（3）并发症

① 呼吸窘迫综合征。

② 脑水肿。

③ 心功能障碍。

④ 肾衰竭。

⑤ 弥散性血管内凝血。

3. 辅助检查

（1）血常规　白细胞、中性粒细胞升高，血液浓缩，血小板下降，出凝血时间延长。

（2）尿常规　少量蛋白，红细胞和管型。

（3）病原学检查　应用抗菌药物前取血、脑脊液、尿、粪便或分泌物培养。

（4）血气分析　早期动脉血 pH 升高，氧分压降低；晚期 pH 降低，二氧化碳分压降低，BE 负值增大。

（5）生化　血钠偏低，血钾高低不一；晚期出现 ALT、胆红素和尿素氮升高。

（6）DIC 检测指标　PT 延长，纤维蛋白原降低，血浆鱼精蛋白副凝试验阳性。

【鉴别诊断】

1. 低血容量性休克

（1）相似点

① 可有低血压，合并腹泻、出血、大面积烧伤等临床表现。

② 四肢末梢循环差。

（2）鉴别要点

① 无明显发热等毒血症状，多有呕吐、腹泻、肠梗阻。

② 病原体检测阴性。

2. 心源性休克

（1）相似点　可有低血压等供血不足表现。

（2）鉴别要点

① 无明显全身炎症反应。

② 常继发于急性心肌梗死、急性心包填塞、严重心律

失常、各种心肌炎、心肌病等疾病。

③ 常有心电图异常。

④ 血培养未见病原体。

3. 神经源性休克

（1）相似点　可有低血压、有效血容量减少等表现。

（2）鉴别要点

① 体温可正常，无明显全身毒血症状。

② 多由脑、脊髓损伤引起，无明显原发感染病灶。

③ 脑脊液病原体检测阴性。

4. 过敏性休克

（1）相似点　可有低血压、有效血容量减少等表现。

（2）鉴别要点

① 体温可正常，无明显全身毒血症状。

② 有过敏原接触史，接触过敏原后休克发生较早。

③ 可伴有喉头水肿、支气管痉挛表现。

④ 病原体检测阴性。

螺旋体病

第一节　钩端螺旋体病

【诊断要点】

1. 概述

（1）病原学　钩端螺旋体（简称钩体），不耐干燥及寒冷，对一般消毒剂极为敏感。

（2）流行病学　起病前 3 周内在流行区与疫水或猪、鼠的排泄物及其污染物有接触史。

① 传染源：虽然理论上除鸟类和昆虫外都可以是传染源，但鼠和猪是最重要的传染源。

② 传播途径：直接接触传播。

③ 易感人群：普遍易感。感染后具有一定的免疫力，但不同型钩体之间无交叉免疫。

④ 流行特征：发病以夏秋季为高峰，多见于洪涝灾害或收割稻谷季节；农民、渔民为钩体病的高危职业；多发于青壮年男性。

2. 临床特点

潜伏期 2~20 天，一般 7~12 天。典型临床经过分为：早期（钩体血症期）、中期（器官损伤期）、后期（恢复期或后发症期）。

（1）早期　起病后3天内。"寒热酸痛一身乏，眼红腿痛淋巴大"。

① 全身毒血症状：畏寒及寒战、发热、头痛、全身肌痛、腓肠肌压痛、全身乏力等。

② 眼结膜充血。

③ 全身浅表淋巴结肿大，尤其以腹股沟纵行淋巴结肿大为特点。

④ 消化系统症状：恶心、呕吐、腹泻等。

⑤ 呼吸系统症状：咽部疼痛、充血、扁桃体肿大、咳嗽。

⑥ 肝损害：肝、脾轻度肿大，出血倾向。

（2）中期　起病后3～14天。

① 流感伤寒型：以畏寒、发热、头痛、眼结膜充血、肌痛（腓肠肌压痛明显）等全身症状为特点，无明显器官损害。

② 肺出血型

a.普通出血型：在钩体血症基础上，伴有不同程度咯血。

b.肺弥漫性出血型：突发面色苍白，心率、呼吸增快，烦躁不安，咯血进行性加重。

先兆期：心慌气促、烦躁不安，呼吸、心率进行性增快，可有咯血或血痰。

出血期：短期内面色极度苍白，极度烦躁，有窒息和惊恐感，呼吸、心率显著加快，咯血不断。

垂危期：短期内出现神志不清，呼吸不规则，大量咯血，可在口鼻涌出大量泡沫状不凝血，最后窒息死亡。

③ 黄疸出血型

a.肝损害：食欲减退，恶心呕吐，黄疸，ALT及TBIL升高，肝、脾可肿大。

b.出血：鼻出血、咯血、血尿、消化道出血，皮肤黏膜瘀点瘀斑，可因大出血迅速死亡。

c. 肾脏损害：血尿、蛋白尿、少尿、电解质紊乱、氮质血症、尿毒症。

④ 肾衰竭型：此型十分普遍，常与黄疸出血型合并出现。血尿、蛋白尿、少尿、电解质紊乱、氮质血症、尿毒症。

⑤ 脑膜脑炎型：较少见。剧烈头痛、烦躁、全身酸痛、呕吐、腹泻、神志不清、脑膜刺激征。

（3）后期　少数患者退热后于恢复期再次出现症状和体征。

① 后发热：热退后 1～5 天，38.0～38.5℃左右，无需特殊治疗可自行缓解。

② 眼后发症：葡萄膜炎、虹膜睫状体炎、脉络膜炎常见。

③ 神经系统后发症

a. 反应性脑膜炎：脑脊液正常，多可不治自愈。

b. 闭塞性脑动脉炎：颈内动脉床突上段和大脑前中动脉近端有狭窄致偏瘫、失语、多次反复短暂肢体瘫痪。

④ 胫前热：两侧胫骨前皮肤于恢复期出现结节样红斑，伴发热。

3. 辅助检查

（1）一般检查

① 血常规：白细胞、中性粒细胞升高。重症患者可出现类白血病反应，血小板下降。

② 尿常规：70％患者有轻度蛋白尿，镜检见白细胞、红细胞及管型出现。

③ 血生化：黄疸型有胆红素升高，转氨酶可升高，与疾病严重程度不平行。50％有肌酸激酶的增高。

（2）特异性检查

① 病原体直接检查：暗视野镜检法、超速离心集菌法、荧光抗体染色法、原血片镀银染色法及甲苯蓝染色法直接查

找病原体。

② 血清学检查：显微凝集试验（抗体滴度≥1：400 或者双份血清效价递增 4 倍以上为阳性）、酶联免疫吸附试验、间接血凝试验、间接红细胞溶解试验、间接荧光抗体法。

③ 分子生物学检测：钩端螺旋体 DNA 探针技术、DNA 基因扩增技术。

4. 临床诊断

（1）疑似病例

① 起病前 3 周内在流行地区与疫水或猪、鼠的排泄物及其污染物有接触史。

② 起病急骤，畏寒、发热、乏力、眼结膜充血、头痛、全身酸痛、腓肠肌疼痛与压痛、腹股沟淋巴结肿大（"寒热酸痛一身乏，眼红腿痛淋巴大"）。

（2）确诊病例　疑似病例的血液、脑脊液或尿液中直接病原体检查或病原体核酸或血清学检测阳性。

【鉴别诊断】

（一）流感伤寒型的鉴别诊断

1. 流行性感冒

（1）相似点

① 起病急骤，以畏寒、发热、头痛、四肢酸痛、乏力、鼻塞、流涕等全身中毒症状为主要临床表现。

② 病情严重者可并发脑膜脑炎。

（2）鉴别要点

① 流感春冬季多见，大流行时无明显季节性，有流感患者接触史。

② 流感高热持续时间短，多为 2～3 天；腓肠肌疼痛少见。

③ 外周血白细胞计数减少，血小板计数多正常。

④ 起病 3 天内咽喉洗漱液或咽拭子可分离出病毒，恢复期血清血凝抑制试验或补体结合试验，抗体效价增长 4 倍以上。

2. 伤寒

（1）相似点

① 以畏寒、发热、头痛、全身疲倦、乏力等全身中毒症状，食欲减退、恶心、呕吐、腹泻、便秘等消化道症状起病。

② 重症者可出现颈强直，甚至昏迷等神经中毒症状。

③ 体检有肝脾大；可并发肠出血。

（2）鉴别要点

① 起病较缓，以夏秋季多见，有伤寒患者或疫区接触史。

② 伤寒有相对缓脉、表情淡漠、玫瑰疹。

③ 无腓肠肌疼痛及压痛。

④ 外周血白细胞、中性粒细胞计数下降，嗜酸性粒细胞减少或消失。

⑤ 病程 1～2 周血、骨髓、粪便培养出伤寒沙门菌，肥达试验阳性有助于鉴别。

3. 败血症

（1）相似点

① 起病急骤，以畏寒、高热、头痛、全身酸痛、乏力等全身中毒症状为主要临床表现。

② 恶心、呕吐、纳差、腹胀、腹泻等消化道症状。

③ 肝脾大。

④ 外周血白细胞及中性粒细胞升高，可有贫血，并发 DIC 时血小板下降。

（2）鉴别要点

① 无明显流行病学史；多有原发感染灶。

② 可有皮疹，关节损害。

③ 血或骨髓培养出致病菌可加以鉴别。

(二) 肺出血型的鉴别诊断

1. 肺结核

(1) 相似点

① 可有畏寒、发热、全身疲倦、乏力等全身中毒症状。

② 不同程度的咯血。

③ 肺部啰音。

(2) 鉴别要点

① 无明显季节性，接触了周围生活环境中的肺结核患者。

② 盗汗；呼吸系统症状（咳嗽、咳痰、胸痛、气急）；结核变态反应（多发性关节痛、结节性或环状红斑）。

③ 外周血白细胞、中性粒细胞不高。

④ 血 T-SPOT、PPD 试验、结核抗体检测、痰涂片、痰培养、支气管肺泡灌洗液找抗酸杆菌、ESR 检测、胸腹部 CT 等检查有助于鉴别。

2. 支气管扩张症

(1) 相似点

① 发热、咳嗽、咳痰、咯血病史。

② 肺部啰音。

③ 合并感染时白细胞、中性粒细胞升高。

(2) 鉴别要点

① 病程长，症状反复发作。

② 高分辨率 CT、支气管造影可鉴别。

(三) 黄疸出血型的鉴别诊断

1. 急性黄疸型病毒性肝炎

(1) 相似点　发热、乏力、恶心、呕吐、腹胀、皮肤巩膜黄染、ALT 升高、肝脾大。

(2) 鉴别要点

① 无明显季节性，可有家庭聚集现象。

② 无眼结膜充血和腓肠肌压痛。

③ 白细胞计数正常或减低。

④ ALT、AST 明显异常，肌酸激酶不高，血清学检查可鉴别。

2. 肾综合征出血热

（1）相似点

① 有疫区野外作业史，与鼠类等啮齿类动物或其排泄物的直接或间接接触史。

② 畏寒、发热、头痛、腰痛、眼结膜充血。

③ 出血：腋下、前胸、后背出血点，重症者鼻出血、咯血、呕血、便血。

④ 肾损伤：血尿、蛋白尿、少尿，肌酐、尿素氮升高。

⑤ 肝损伤：黄疸、肝脾大、肝功能异常。

⑥ 外周血白细胞、中性粒细胞升高，血小板下降。

（2）鉴别要点

① 典型的"三红"、"三痛"、渗出性出血、蛋白尿等临床表现及临床进展"五期经过"可加以鉴别。

② 异型淋巴细胞升高。

③ 血清学：肾综合征出血热特异性抗体 IgG、IgM 阳性可鉴别。

3. 急性溶血性贫血

（1）相似点

① 起病急骤，畏寒、高热、头痛、呕吐、腰痛、四肢酸痛，血红蛋白尿、黄疸。

② 严重者可有急性肾衰竭。

（2）鉴别要点

① 无流行病学史。

② 贫血、红细胞破坏增多、骨髓红系代偿性增生，针对红细胞自身缺陷及外部异常的检查可鉴别。

(四) 肾衰竭型的鉴别诊断

急性肾小球肾炎/急进性肾小球肾炎

(1) 相似点　血尿、蛋白尿、少尿、血肌酐升高。

(2) 鉴别要点

① 发病前可有上呼吸道感染病史，但无急性传染性热病发病过程。

② 无眼结膜充血，无水肿，无腓肠肌压痛。

③ 必要时肾穿刺活检可鉴别。

(五) 脑膜脑炎型的鉴别诊断

1. 流行性乙型脑炎

(1) 相似点

① 夏秋季流行。

② 起病急骤，寒战高热、剧烈头痛、恶心呕吐、惊厥抽搐、意识障碍、呼吸衰竭。

③ 病理征、脑膜刺激征阳性。

④ 外周血白细胞、中性粒细胞升高；脑脊液检查压力增高，蛋白轻度升高，白细胞数$<500\times10^6$/L，淋巴细胞为主，糖和氯化物往往正常。

(2) 鉴别要点

① 发病具有严格的季节性；无疫水接触史。

② 无腓肠肌压痛、全身酸痛、眼结膜充血；抽搐、昏迷等脑部症状较钩体病凶险。

③ 血清和脑脊液特异性 IgM 抗体阳性或 IgG 抗体升高4倍可鉴别。

2. 化脓性脑膜炎

(1) 相似点

① 急性起病，寒战、高热、剧烈头痛、呕吐、抽搐、

视物模糊、意识障碍等。

② 脑膜刺激征阳性，可有脑实质损害表现。

③ 白细胞、中性粒细胞升高。

(2) 鉴别要点

① 一般有原发疾病。

② 脑脊液检查：呈化脓性改变，白细胞数升高（可＞$1000×10^6$/L，以中性粒细胞为主，蛋白 $1\sim5$g/L，糖＜2.22mmol/L，氯化物稍下降。

③ 脑脊液、皮肤出血点、血液培养或涂片可鉴别。

3. 结核性脑膜炎

(1) 相似点

① 发热、头痛、呕吐、性格改变、惊厥、抽搐、意识障碍等。

② 脑膜刺激征，可有脑实质损害表现。

(2) 鉴别要点

① 冬春发病常见，亚急性起病多见，部分患者有新近初染或其他脏器结核病史。

② T-SPOT、PPD、结核抗体阳性；脑脊液压力增高，外观无色透明或毛玻璃样，薄膜试验阳性，白细胞数＜$500×10^6$/L，以淋巴细胞为主，糖和氯化物下降，蛋白升高（$1\sim2$g/L）；脑脊液涂片找抗酸杆菌或结核分枝杆菌培养或结核分枝杆菌基因检测阳性等可鉴别。

第二节　梅　毒

【诊断要点】

1. 概述

(1) 病原学　梅毒螺旋体（苍白螺旋体），对外界抵抗力极弱，在低温下可保存数年。

(2) 流行病学　有不洁性交史或家庭成员患病史。

① 传染源：患者。

② 传播途径：性接触、血液传播、垂直传播。

③ 易感人群：普遍易感。

2. 临床特点

(1) 获得性梅毒

① 一期梅毒：主要为皮肤和黏膜的硬下疳（单个、软骨样硬度、不痛、损伤面清洁）。好发部位为外生殖器，可伴有腹股沟淋巴结肿大。

② 二期梅毒：出现系统损害。包括流感样症状（低热、头痛、四肢酸痛）、皮肤黏膜损害（梅毒疹、扁平湿疣、黏膜白斑、梅毒性脱发）、骨膜炎、眼损害（虹膜睫状体炎、视网膜炎、角膜炎）等。

③ 三期梅毒：皮肤黏膜溃疡性损害或内脏器官的肉芽肿病变。包括结节性梅毒疹、梅毒性树胶肿、骨损害、心血管梅毒、神经梅毒等。

(2) 先天梅毒

① 早期先天梅毒：多见于早产儿。斑疹、丘疹、斑丘疹、梅毒性鼻炎、骨损害、全身淋巴结炎。

② 晚期先天梅毒：多 5～8 岁发病，树胶肿多见，鞍鼻、骨膜炎、精神发育迟缓、哈钦森三联征（间质性角膜炎、哈钦森齿、神经性耳聋）。

(3) 潜伏梅毒　确诊梅毒，但无临床表现。

(4) 梅毒合并 HIV 感染　梅毒生殖器溃疡易致 HIV 感染，HIV 可致脑膜病变，使梅毒螺旋体易穿过血-脑屏障。

3. 辅助检查

(1) 分泌物检查　暗视野显微镜检查。

(2) 血液、脑脊液检查　梅毒血清反应素试验（如VDRL、USR 或 RPR），必要时螺旋体抗原血清试验（如

FTA-ABS 或 TPHA）或 PCR 检测梅毒螺旋体 DNA。

（3）脑脊液检查　白细胞计数＜500×10⁶/L，以淋巴细胞为主，糖正常或稍高，氯化物正常，蛋白质升高（0.45～2g/L）。

【鉴别诊断】

1. 软下疳

（1）相似点　发病前有不洁性交史，可见主要位于生殖器的丘疹，多伴局部淋巴结肿大。

（2）鉴别要点

① 潜伏期较短，由丘疹迅速变为疱疹，继而进展为溃疡。

② 常为多发，边界不清，基底不平，柔软，疼痛剧烈，周围淋巴结肿大、化脓，痊愈后遗留瘢痕。

③ 病原体为杜克雷嗜血杆菌，梅毒血清学反应阴性可鉴别。

2. 固定性药疹

（1）相似点　好发于生殖器、嘴唇、躯干和手背等处的边界清楚的圆形或椭圆形斑片。

（2）鉴别要点

① 多有服用磺胺类等药物过敏史。

② 皮疹周围苍白，伴或不伴大疱，有渗出，瘙痒。

③ 再次服用同样药物时会在相同部位出现皮损，停药及抗过敏治疗迅速痊愈可鉴别。

3. 尖锐湿疣

（1）相似点　发病前不洁性生活史或配偶感染史，损害初为生殖器或肛周的细小丘疹。

（2）鉴别要点

① 皮疹以后逐渐增大增多，单个或群集分布，湿润柔

软，表面凹凸不平，鸡冠样、菜花状或乳头样凸起。

②醋酸试验、核酸杂交检出 HPV-DNA 相关序列、PCR 检测见特异性 HPV-DNA 扩增带可鉴别。

第三节　莱姆病

【诊断要点】

1. 概述

(1) 病原学　伯氏疏螺旋体，对热、干燥、紫外线和常用消毒剂敏感，对潮湿和低温有较强抵抗力。

(2) 流行病学

① 传染源：鼠、鸟类、兔等动物。

② 传播途径：主要是硬蜱叮咬。蚊、马蝇、鹿蝇也可传播。此病亦可经母婴、输血传播。

③ 易感人群：普遍易感。

④ 流行特征：主要流行于东北、西北林区，6～10月份为高峰，青壮年居多。

2. 临床特点

(1) 局部皮肤损害期　游走性红斑或丘疹。

① 全身症状：畏寒、发热、剧烈头痛、恶心、呕吐、乏力、关节和肌肉酸痛。

② 游走性红斑：具特征性，环状，8～52mm 大小，伴有灼热或瘙痒感。

③ 可有脑膜刺激征，全身淋巴结肿大。

(2) 播散感染期

① 神经受累：脑膜炎、脑炎、舞蹈症、小脑共济失调、脑神经炎。

② 心脏受累：房室传导阻滞、心肌炎、心包炎、左心室功能障碍。

（3）持续感染期　大关节疼痛、关节炎、慢性萎缩性肢端皮炎。

3. 辅助检查

（1）病原学检查

① 组织学染色：皮肤、滑膜、淋巴结、脑脊液等暗视野显微镜检查。

② 分离培养：培养阳性可诊断，但需 1～2 个月。

③ PCR 检测：敏感性和特异性均高。

（2）血清学检查

① 免疫荧光和 ELISA 法：特异性抗体检测。

② 免疫印迹法：用于 ELISA 法筛查结果可疑者。

【鉴别诊断】

1. 鼠咬热

（1）相似点　有发热、皮疹、多关节炎，并可累及心脏。

（2）鉴别要点

① 有鼠咬伤史。

② 无游走性红斑。

③ 血培养、病原学及血清学检查有助于鉴别。

2. 恙虫病

（1）相似点

① 户外工作史。

② 有发热、皮疹、淋巴结肿大，皮肤焦痂、溃疡，周围有红晕。

③ 严重者有脑膜炎、心肌炎、心律失常等神经、循环系统损害。

（2）鉴别要点

① 南方地区夏秋季多见，有疫区流行病学史，恙螨叮咬。

② 无游走性红斑，焦痂与溃疡不痛不痒。

③ 血清学检查外斐反应阳性，以及病原学检查有助于鉴别。

3. 风湿病

（1）相似点

① 可有发热、环状红斑、关节炎及心脏受累表现。

② 舞蹈症。

（2）鉴别要点

① 多发于冬春阴雨季节，无疫区接触史。

② 抗链球菌溶血素 O 抗体（抗"O"抗体）阳性；CRP、ESR 升高。

③ 病原学检查有助于鉴别。

第四节　回归热

【诊断要点】

1. 概述

（1）病原学　回归热螺旋体，属于疏螺旋体属，革兰染色阴性，吉姆萨染色呈紫红色。在低温环境下抵抗力极强，对热、干燥和一般消毒剂均较敏感。

（2）流行病学

① 传染源：患者（虱传回归热）、啮齿类动物（蜱传回归热）。

② 传播途径：虱传（压碎后通过破损皮肤或黏膜进入）；蜱叮咬；血液。

③ 易感人群：普遍易感。病后免疫力不持久。

④ 流行特征：虱传回归热多在冬春季；蜱传回归热多在春夏季。

2. 临床特点

（1）虱传回归热

① 全身毒血症状：畏寒、寒战、发热（高热持续 3～10 天骤降，间歇 3～16 天复发）、头痛、颈部僵硬、面部及球结膜充血、出血性皮疹、全身肌肉（尤其以腓肠肌为甚）酸痛。

② 累及消化系统：黄疸、呕吐、腹痛、腔道出血、肝大。

③ 心肌炎：心慌、气促、心率增快。

④ 累及神经系统：谵妄、惊厥、神志不清，脑膜刺激征。

⑤ 脾显著增大。

（2）蜱传回归热　症状相似，相对较轻。

3. 辅助检查

（1）血常规　虱传回归热：外周血白细胞、中性粒细胞升高、血小板降低；蜱传回归热：白细胞多正常，伴血小板下降。

（2）脑脊液检查　脑脊液压力稍升高，浑浊，呈毛玻璃样，蛋白和淋巴细胞中等程度增多，糖下降。

（3）病原学检查　血液、骨髓、脑脊液、尿液：暗视野显微镜检查、吉姆萨或瑞特染色。

（4）血清学检查　30％蜱传回归热外斐反应（＋）。

【鉴别诊断】

1. 钩端螺旋体病

（1）相似点

① 畏寒、寒战、发热、头痛、全身酸痛尤其是腓肠肌疼痛、乏力等中毒症状。

② 可有眼结膜充血、出血性皮疹、淋巴结肿大、肝

脾大。

③ 可累及呼吸、消化、神经系统。

④ 白细胞、中性粒细胞升高，血小板下降。

(2) 鉴别要点

① 夏秋季流行，有疫水接触史。

② 病原体分离及特异性血清学检查可鉴别。

2. 疟疾

(1) 相似点

① 畏寒、高热、大汗、热退，症状反复发作。

② 严重者可有神志不清、抽搐、昏迷。

③ 脾脏增大。

(2) 鉴别要点

① 有蚊季节疫区流行病学史，蚊虫叮咬史。

② 血液或骨髓的厚薄涂片找到疟原虫可鉴别。

3. 败血症

(1) 相似点

① 起病急骤，以畏寒、高热、头痛、全身酸痛、乏力等全身中毒症状为主要临床表现。

② 出血性皮疹。

③ 严重者可累及心肌、神经系统。

④ 外周血白细胞及中性粒细胞升高，可有贫血，并发DIC 时血小板下降。

(2) 鉴别要点

① 无明显流行病学史；多有原发感染灶。

② 无菌部位标本培养出致病菌可加以鉴别。

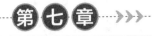

深部真菌病

第一节　念珠菌病

【诊断要点】

1. 概述

（1）病原学　念珠菌，革兰染色阳性，芽生孢子，为机会致病菌。可致人类疾病的念珠菌有白念珠菌、热带念珠菌、克柔念珠菌、光滑念珠菌、高里念珠菌、假热带念珠菌、葡萄牙念珠菌等至少20余种，白念珠菌及热带念珠菌的致病力最强。

（2）流行病学

① 传染源：念珠菌病患者、带菌者及被念珠菌污染的食物、水等。

② 传播途径：分为内源性和外源性两方面。以内源性较为多见，即在一定条件下念珠菌大量增殖并侵袭周围组织引起自身感染，常见部位是消化道和肺部。

③ 易感人群：好发于有严重基础疾病及免疫功能低下患者，各种导管是念珠菌感染的主要入侵途径之一。

④ 流行特征：全年均可发病。白念珠菌感染最为常见，占念珠菌感染的 $50\%\sim70\%$。免疫功能正常患者以皮肤黏膜感染为主，最常见于婴儿，治疗效果好。免疫功能低下或

缺陷患者好发系统性念珠菌病。

2. 临床特点

（1）皮肤念珠菌病

① 念珠菌性间擦疹：又名擦烂红斑，是最为常见的皮肤念珠菌病，多见于健康体胖的妇女或儿童。表现为皮肤皱褶处瘙痒，可见界限清晰的皮肤红斑及糜烂，周围散在卫星状分布的丘疹、水疱和脓疱。

② 念珠菌性甲沟炎和甲床炎：多发于手足经常泡水者，表现为甲沟红肿化脓，可伴糜烂、渗出，指甲变厚，呈淡褐色。

③ 念珠菌性肉芽肿：好发于婴幼儿面部、头皮、指甲、甲沟等，表现为富含血管的丘疹，上覆黄棕色痂，刮除痂皮可见新鲜肉芽组织。

④ 慢性皮肤黏膜念珠菌病：又称 Hausen-Rothman 肉芽肿，儿童好发，常伴多种全身疾病或免疫功能障碍，表现为皮肤、黏膜及甲沟的复发性持久性感染。

（2）黏膜念珠菌病

① 口腔念珠菌病：为最常见的浅表性念珠菌病。以急性假膜性念珠菌病（鹅口疮）最为常见，好发于新生儿，口腔黏膜上可见灰白色薄膜附着，边界清楚，周围有红晕，散在或融合成块，擦去假膜可见红色湿润面。

② 念珠菌性唇炎：多见于下唇，分为糜烂性和颗粒性，前者于唇红的中央呈鲜红糜烂，周边角化过度，表面脱屑类似黏膜白斑。后者于下唇出现弥漫性肿胀，唇红及与皮肤交界处的边缘有小颗粒，微凸于皮肤表面。

③ 念珠菌性口角炎：好发于儿童或体弱者，表现为单侧或双侧口角浸渍发白，糜烂或结痂。

④ 念珠菌性阴道炎：孕妇好发，阴道黏膜附有灰色假膜，阴道分泌物浓稠，黄白色凝乳状或乳酪样，无恶臭。局

部可红肿、糜烂、瘙痒甚至形成溃疡。

⑤ 念珠菌性包皮炎：多无自觉症状，常表现为阴茎龟头包皮潮红，龟头冠状沟处白色乳酪样斑片及鳞屑性丘疹。

(3) 系统性念珠菌病

① 呼吸系统念珠菌病：表现为慢性支气管炎、肺炎，出现低热、咳嗽、咳白色黏痰甚至咯血。

② 消化系统念珠菌病：以食管及肠道感染多见。食管念珠菌病表现为进食不适、吞咽困难。肠道念珠菌病多发于儿童，主要症状为长期腹泻。

③ 泌尿系统念珠菌病：原发感染多由导尿管留置后念珠菌上行感染引起，表现为尿频、尿急、排尿困难、血尿等膀胱炎症状。肾脏感染患者表现为发热、寒战、腰痛和腹痛。

④ 念珠菌菌血症：可累及全身各组织和器官，以肾脏、心内膜损害多见，又称为播散性念珠菌病，病死率高。临床表现为长期发热，抗生素治疗无效及多脏器受累表现。

⑤ 念珠菌性心内膜炎：临床表现类似其他感染性心内膜炎，瓣膜赘生物较大，栓子易脱落，预后差。

⑥ 念珠菌性脑膜炎：少见，预后不佳，可表现为头痛、失明、谵妄及脑膜刺激征。

3. 辅助检查

(1) 直接镜检　无菌体液、痰、尿、粪便、分泌物或脓液及活检组织等标本中找卵圆形芽孢或孢子、假菌丝或菌丝。需鉴别痰液或阴道分泌物中的芽孢是否属于正常带菌。

(2) 真菌培养　痰培养或粪便标本中分离出念珠菌不能作为确诊依据。无菌条件下的标本（如血液、腹水、胸水、脑脊液、中段清洁尿液或活检组织）培养阳性，可作为侵袭性念珠菌感染的金标准。对所有疑诊侵袭性念珠菌病的患者均应做血液真菌培养，以提高培养阳性率。

(3) 组织病理学检查　若组织病理切片中查见念珠菌芽

孢和假菌丝或真菌丝，且有组织侵袭证据即可确诊，若活检组织培养阳性则对病原学诊断和药敏试验意义重大。

（4）血清学检测　目前国内外应用最广泛的是血清真菌特异性细胞壁成分（$1,3$-β-D-葡聚糖）检测，简称真菌 G 试验。感染早期即可呈阳性，且阴性预测值较高。但真菌 G 试验不是念珠菌病的特异性诊断方法，曲霉、肺孢子菌等真菌感染也可为阳性，其他含有葡聚糖因素（如血液滤过、腹膜透析、手术纱布），溶血、黄疸，使用丙种球蛋白，甚至某些细菌感染也会导致其假阳性。

（5）念珠菌体外药敏试验　念珠菌属抗真菌药物体外药敏试验的标准参考方法为肉汤稀释法。抗真菌药物敏感试验通常适用于以下特定情况：

① 作为周期性调查内容，以建立抗真菌药物对个体医疗机构内分离致病菌的抗菌谱。

② 协助处理难治性念珠菌病，特别是应用抗真菌药物常规剂量治疗失败时。

③ 处理侵袭性念珠菌病，特别是唑类抗真菌药物或其他类别药物的有效性不确定时。

（6）分子生物学检查　目前已在临床开展的检测方法主要为病原体宏基因组检测技术，又称二代测序技术（mNGS）。对一些病因不明的感染或已使用抗感染药物治疗后仍有一定检测阳性率，为疑难、少见感染病的病原学诊断提供依据，其结果的解释和诊断需结合临床谨慎进行。

【鉴别诊断】

1. 皮肤黏膜念珠菌病的鉴别诊断

需与细菌性、病毒性及过敏性等皮肤黏膜病鉴别。

（1）相似点　皮肤黏膜红肿、糜烂。

（2）鉴别要点

① 细菌性皮肤黏膜病：发病部位可有明显红、肿、热、

痛、脓。

② 病毒性皮肤黏膜病：病原学检查可分离出病毒。

③ 过敏性皮肤黏膜病：血常规检查可见嗜酸性粒细胞增多，抗生素治疗无效。

2. 消化系统念珠菌病的鉴别诊断

需与单纯消化系统疾病鉴别。

（1）相似点　食管念珠菌感染与食管炎均可表现为吞咽困难、进食不适。肠道念珠菌感染与肠炎均可表现为腹痛、腹泻。

（2）鉴别要点

① 消化系统念珠菌病常伴有鹅口疮，单纯消化系统疾病无此表现。

② 单纯消化系统疾病真菌培养阴性。

第二节　隐球菌病

【诊断要点】

1. 概述

（1）病原学　隐球菌，是一种机会致病菌。引起人类感染的隐球菌主要是新型隐球菌和格特隐球菌。我国以新型隐球菌感染为主，格特隐球菌少见。新型隐球菌有 5 个血清型，国内以 A 血清型最多见，B、D 血清型次之，C 血清型几乎未见。菌体外周围绕一层宽厚的荚膜，非致病性隐球菌无荚膜，不形成菌丝和孢子。

（2）流行病学

① 传染源：鸽粪（A、D、AD 血清型）、桉树（B、C 血清型）。

② 传播途径：主要为呼吸道，也可通过皮肤或消化道传播。

③ 易感人群：人群普遍易感，但免疫力正常者对此病原体有一定的天然免疫力。免疫功能异常者为此病的高危人群。

④ 流行特征：常继发于免疫力低下的患者（如艾滋病、器官移植、恶性肿瘤、结核、系统性红斑狼疮、长期使用免疫抑制剂），以及严重肝硬化、肾病、糖尿病等基础疾病患者。

2. 临床特点

（1）中枢神经系统隐球菌病　免疫抑制患者起病较急，免疫功能正常者起病缓慢（从发病到出现明显症状需 4 周以上）。

① 早期症状轻微、无特异性：头痛、恶心、易激惹、嗜睡、反应迟钝、精神恍惚、行为异常和记忆力及判断力下降。

② 90%的患者有发热，多为中低热。

③ 失明、失语、脑神经损伤（直接侵犯视神经通路、粘连性蛛网膜炎、颅内压增高）。

④ 可分为三种临床类型：脑膜炎型（最为常见）、脑膜脑炎型（艾滋病患者最为多见）、肉芽肿型（相对少见）。

（2）肺隐球菌病　无症状或轻微，偶尔痰中带血，少数有胸部钝痛。肺部啰音和胸膜摩擦音少见，侵犯胸膜少。

（3）其他组织器官感染

① 皮肤损伤：斑疹、丘疹、软疣、脐型中央凹陷的丘疹或溃疡。

② 骨骼关节损害：溶骨性破坏，X 线表现为单个或多个边界清楚的骨质破坏，可以冷脓肿的形式出现。

③ 眼部损害：视盘水肿、展神经麻痹、视网膜炎，病情发展可以致盲。

④ 播散性感染：由肺原发病灶血行播散引起，几乎可

波及全身所有部位。一般症状类似结核病，肉芽肿病变有时与癌性病变类似。

3. 辅助检查

（1）血常规　一般正常。

（2）脑脊液检查

① 脑脊液压力一般在 $200\sim400\text{mmH}_2\text{O}$，部分慢性或晚期的患者由于脑脊液循环障碍测出的压力不高甚至降低。

② 外观清澈、透明或微浑。

③ 白细胞数一般 $<500\times10^6/\text{L}$，以单核细胞为主。

④ 糖定量大多下降明显，氯化物轻中度降低，蛋白质轻中度增高（$1\sim2\text{g/L}$）。

（3）直接镜检　血液、骨髓、脑脊液、组织直接涂片加墨汁镜检查找带荚膜的隐球菌。人工读片要排除误诊，墨汁染色阳性需进一步鉴定。

（4）血清学检查　乳胶凝集试验检测脑脊液和血清中新型隐球菌荚膜多糖抗原（脑脊液敏感性很高，几乎达100%；颅外感染乳胶凝集试验敏感性较低），特异性也较高。

（5）分离培养　从感染部位、血液等标本培养出新型隐球菌是确诊的金标准。

（6）组织学检查

① 常规的组织 HE 染色很难发现隐球菌。

② 乌洛托品银染色和 PAS 染色可观察到隐球菌大小和形状（酵母样、根基窄的出芽）。

③ 黏蛋白卡红染色可区分组织中隐球菌（呈玫瑰红）与组织胞浆菌（不染色）等酵母样真菌。

④ Masson-Fontana 染色（黑色素染色）对诊断隐球菌属组织感染有帮助。

（7）影像学检查

① 头颅 MRI 检查有助于发现隐球菌结节，增强后病变

多有明显强化，好发于基底神经节和丘脑。可表现为弥漫性脑水肿、脑积水、脑萎缩。

② 肺部 CT 检查无典型特征，可为孤立块影，空洞极少，偶有肺、支气管周围浸润灶，以下肺多见，易与肿瘤混淆，几乎不侵犯肺门；也可表现为弥漫性浸润或粟粒样病灶。

③ X 线检查对骨骼隐球菌病诊断有帮助。

（8）分子生物学检查　PCR 方法检测新型隐球菌有高敏感性和特异性，可以鉴定变种，可以用于早期诊断且不受治疗影响。

【鉴别诊断】

1. 病毒性脑膜炎

（1）相似点

① 初期为发热、头痛、恶心呕吐，可有颈强直。

② 外周血白细胞计数不高。

（2）鉴别要点

① 可发生于免疫力正常的人群。

② 起病较急，疾病进展时可出现高热、惊厥、抽搐、呼吸衰竭、意识障碍、神经系统症状和体征（病理征、脑膜刺激征）。

③ 脑脊液压力轻度增高，白细胞仅轻度增多，以淋巴细胞为主，蛋白质轻度升高、糖和氯化物正常或轻度下降。

④ 病原学检查可确诊。

2. 结核性脑膜炎

（1）相似点

① 也好发于免疫力受损人群。

② 亚急性起病，有发热、乏力、头痛。

（2）鉴别要点

① 结核性脑膜炎以脑膜刺激征为主，常有结核病史和结核感染中毒症状。

② 胸片及眼底检查可能发现结核病灶。

③ 颅内压较隐球菌性脑膜炎低，脑脊液中糖含量更低，氯化物下降更明显，蛋白质升高也较明显，抗酸染色、基因检测和培养可鉴定出结核分枝杆菌。

3. 化脓性脑膜炎

（1）相似点　发热、头痛、恶心呕吐、颈强直、神志改变。

（2）鉴别要点

① 多有原发病灶或耳鼻、头部外伤史。

② 急性起病，伴高热、寒战。

③ 流行性脑脊髓膜炎多发于冬春季，皮肤黏膜常有瘀点，其他化脓菌所致者多可找到原发病灶。

④ 脑脊液呈化脓性改变，白细胞明显升高，以中性粒细胞为主。

⑤ 脑脊液革兰染色、培养可鉴定出病原菌。

4. 颅内肿瘤

（1）相似点

① 头痛、恶心、呕吐。

② 颅内影像学检查可有占位性病变。

（2）鉴别要点　进展缓慢，多无发热，脑脊液常规及生化无明显变化，病理学检查可见肿瘤细胞。

第三节　曲霉病

【诊断要点】

1. 概述

（1）病原学　曲霉，主要有烟曲霉（最多见）、黄曲霉、黑曲霉、土曲霉等。

(2) 流行病学

① 传染源：曲霉广泛存在于自然界，存在于土壤及尘埃中的曲霉孢子是主要的传染源。

② 传播途径：外源性感染主要通过呼吸道（吸入孢子），也可通过消化道或受损的皮肤或黏膜感染。

③ 易感人群：免疫抑制者，如艾滋病、血液系统恶性肿瘤、糖尿病、器官移植、血液透析、肝衰竭、肾衰竭、脾切除等患者。

④ 流行特征：本病散发，发病与季节有一定关系。无免疫功能异常的健康人患曲霉病主要见于秋季，可能与吸入曲霉孢子有关。

2. 临床特点

(1) 肺曲霉病

① 侵袭性肺曲霉病：分为原发（免疫功能正常个体，少见）和继发（免疫受损个体），临床症状主要为发热、咳嗽、咽痛、呼吸困难、咯血、体重下降等，还可导致心包积液、栓塞和肺内出血。CT 检查示空洞损害内特征性的新月形气影。

② 过敏性肺曲霉病：不常见，多发生于过敏体质患者。为吸入曲霉孢子后出现支气管过敏反应，大多表现为顽固性哮喘、低热、咳嗽、咳痰、不适和消瘦，体检两肺满布哮鸣音，血清嗜酸性粒细胞、IgE 增多。

③ 肺曲霉球：常继发于支气管囊肿、支气管扩张、肺脓肿、尘肺和肺结核所遗留的空洞内，常见于上肺叶。常见症状为咯血（50%～80%）、慢性咳嗽、不适和消瘦，反复大咯血可导致死亡。

④ 曲霉性气管支气管炎：最常见于艾滋病和肺移植患者。典型者表现为发热、咳嗽、呼吸困难、胸痛和咯血，随病程逐渐加重。支气管镜检查可发现溃疡损害和坏死性

伪膜。

⑤ 慢性坏死性肺曲霉病：常见于中老年患者，并伴有基础性肺部病变，免疫功能部分受损。常见表现为发热、咳嗽、咳痰、体重下降，有时与肺曲霉球难以区分，常合并肺曲霉球。

(2) 鼻窦曲霉病

① 过敏性曲霉鼻窦炎：常发生于过敏性体质患者，有反复发作的鼻窦炎、鼻息肉或哮喘，表现为间歇性单侧或双侧鼻塞、头痛、面部疼痛。

② 急性侵袭性鼻窦炎：常见于免疫受损患者，常见症状为发热、流涕、头痛和面部疼痛。感染鼻窦不同，临床症状有所不同。

a.上颌窦感染：硬腭和鼻甲可有坏死性损害，可出现面部组织的毁形性破坏，可侵及眶和脑部，导致突眼、视力下降，甚至昏迷。

b.蝶窦感染：可引起蝶窦炎。

③ 慢性坏死性鼻窦炎：多见于应用激素或糖尿病患者，酗酒是另一危险因素。表现为长期鼻窦炎史，窦腔引流不畅，黏液分泌增多。单侧鼻窦疼痛、鼻塞及头痛。

④ 鼻侧曲霉性肉芽肿：多见于热带干燥地区。症状为顽固性鼻塞、单侧面部不适或不甚明显的眼球突出。

(3) 脑曲霉病（病死率90％以上）　肺部感染血行播散导致较鼻窦直接侵入导致多见，可表现为精神错乱、迟钝、嗜睡、癫痫，可引起脑梗死损害。CT扫描提示脑占位性病变。

(4) 眼曲霉病

① 曲霉性角膜炎：由外伤和手术感染引起，表现为角膜深溃疡或表浅结节，有局部疼痛、畏光、流泪及视力障碍。

② 曲霉性眼内炎：可发生于吸毒者、心内膜炎和器官

移植患者，或继发于眼外伤、眼部手术、血行播散。有眼痛和视力受损，通过房水培养确诊。

③ 眼眶曲霉病：鼻窦感染扩散所致，表现为眼眶痛、眼球突出或视力丧失。

（5）心血管系统曲霉病

① 曲霉性心内膜炎：多见于开放性心脏手术患者和静脉药瘾者，好发于主动脉瓣和二尖瓣，常形成大且脆的赘生物和大的栓子。起病突然，常有发热、消瘦、疲劳和食欲缺乏。预后极差，病死率接近100％。

② 曲霉性心肌炎：多发生在播散性曲霉感染者，表现为心肌梗死、心律失常等。

③ 曲霉性心包炎：表现为心脏压塞症状。

（6）曲霉性骨髓炎　不多见，好发于肋骨、脊柱，多由肺部损害侵袭入血播散所致。多表现为发热、疼痛、受累部位触痛，可伴胸膜感染和脊柱旁脓肿，关节受累少见。

（7）皮肤曲霉病　较少见。由血流播散或直接感染，可见红色或紫红色、硬结性斑块，进展为覆有黑色焦痂的坏死性溃疡。

（8）耳曲霉病　是曲霉病中最常见的一种。多表现为外耳道瘙痒、疼痛、听力下降、外耳道流液。耳镜检查可见外耳道水肿、红斑，覆以结痂。

（9）播散性曲霉病　可表现为胃肠道感染、肝脾触痛、黄疸、肾损害。

3. 辅助检查

（1）一般检查　血常规示白细胞总数增高，以中性粒细胞增高为主，变态反应型曲霉病患者嗜酸性粒细胞常增多。

（2）影像学检查　CT检查见新月形的空洞样损害和结节性团块状阴影，亦可见晕轮征。X线检查可见"牛眼征"和"新月征"需考虑侵袭性曲霉病。胸部X线片常见肺的中下部有散在的片状、结节状或圆形、卵圆形阴影。侵袭性鼻窦曲霉病X线检查多表现为组织肿胀、鼻窦气液平面以及模糊改变。

（3）血清学检查　GM试验阳性（敏感性和特异性均高达90%左右）。

（4）病原学检查

① 标本可取痰涂片、脓液、肺泡灌洗液、皮损、鼻窦冲洗液、大小便等。

② 标本直接镜检可见真菌孢子或菌丝。

③ 标本培养可分离出曲霉。

④ 标本进行PCR直接检测曲霉基因。

（5）组织病理学检查　取病变组织病理活检可见曲霉菌丝及孢子。

（6）皮内实验　曲霉抗原做皮内试验有助于诊断过敏性曲霉病。肺曲霉病皮内试验也可为阳性。

【鉴别诊断】

1. 细菌性肺炎

（1）相似点　有高热、咳嗽、咳痰、胸痛、呼吸急促等症状，白细胞计数升高，X线表现为絮状浸润阴影。

（2）鉴别要点　痰液涂片、肺泡灌洗液未见曲霉菌丝或孢子，可培养鉴定出细菌。

2. 肺结核

（1）相似点　发热、咳嗽、咳痰、咯血、体重下降，CT检查可见空洞形成。

（2）鉴别要点

① 常见于年轻患者，有肺结核患者接触史。

② 痰液或肺泡灌洗液抗酸染色阳性，或结核分枝杆菌基因检测阳性，或可培养出结核分枝杆菌。

3. 肺恶性肿瘤

（1）相似点　发热、咳嗽、咯血、胸痛、体重下降，CT检查见团块状阴影。

（2）鉴别要点　痰涂片及培养未见致病菌，组织病理学检查可协助鉴别。

第四节　肺孢子菌肺炎

【诊断要点】

1. 概述

（1）病原学　肺孢子菌，哺乳动物为唯一宿主，肺是主要寄生部位。为机会性感染病原体。

（2）流行病学

① 传染源：患者和隐性感染者。

② 传播途径：呼吸道。

③ 易感人群：严重免疫抑制状态是最重要的易感因素。高危人群包括艾滋病患者、未成熟儿、营养不良或有先天性营养不良或有先天性免疫功能缺陷婴幼儿，血液病、恶性组织细胞病、恶性肿瘤、器官移植患者，长期接受免疫抑制药物治疗的自身免疫疾病患者。

④ 流行特征：肺孢子菌肺炎（pneumocystis carinii pneumonia，PCP）是 AIDS 患者最常见的机会性感染，发病率高达 85％，是 60％ AIDS 患者确诊时的指征性疾病。由于 HAART 和预防用药，PCP 的发病率显著下降。

2. 临床特点

PCP 的临床特点为体征与症状的严重程度不相平行。根据宿主情况分为两型：

（1）流行型（经典型、婴幼儿型）　病程为 2 周至 2

个月。

① 潜伏期 1～2 个月。好发于未成熟儿、营养不良或有先天性营养不良或有先天性免疫功能缺陷婴幼儿。

② 早期有全身不适、呼吸增快，随后出现干咳、进行性呼吸困难，多死于呼吸衰竭。

③ 体温正常或轻度上升，肺部体征相对轻微。

（2）散发型

① 好发于免疫缺陷者，艾滋病患者并发 PCP 属此型。

② 干咳（首发症状）、胸痛、呼吸困难、发绀、呼吸衰竭。

③ 体温正常或低热，肺部阳性体征轻微或缺如。

3. 辅助检查

（1）血液检查

① WBC、中性粒细胞正常或轻度升高。

② 血气分析示 pH 正常或轻度升高，氧分压常 < 60mmHg。

③ G 试验阳性。

（2）痰液、支气管肺泡灌洗液或肺活检组织中检查出肺孢子菌。常用方法包括六胺银染色、免疫荧光单克隆抗体染色等。

（3）肺部 X 线检查可见双侧从肺门开始的弥漫性网状结节样间质浸润，有时呈毛玻璃状阴影。高分辨 CT 更敏感，CT 显示两肺斑片状对称性分布的毛玻璃样阴影，有时为双侧气腔实变。

【鉴别诊断】

1. 肺结核

（1）相似点

① 可有咳嗽、胸痛、低热等症状。

② 白细胞、中性粒细胞不高。

（2）鉴别要点

① 起病缓慢，有结核感染中毒症状。

② 胸片所示病变部位和特点符合肺结核改变。

③ 结核抗体或 T-SPOT 阳性，呼吸道分泌物抗酸染色、培养、基因检测发现结核分枝杆菌。

2. 支原体/衣原体肺炎

（1）相似点

① 发热、干咳、胸痛。

② 白细胞计数和分类结果常正常。

（2）鉴别要点

① 有类似患者接触史或家庭、集体群发等流行病学史。

② 临床表现以剧烈顽固性干咳为特点，少有呼吸衰竭。

③ 确诊有赖于肺炎支原体、衣原体鉴定。

3. 其他真菌性肺炎

（1）相似点

① 发热、咳嗽等症状。

② G 试验可阳性。

（2）鉴别要点　痰液、支气管灌洗液、肺组织病原学检查有助于鉴别。

第五节　组织胞浆菌病

【诊断要点】

1. 概述

（1）病原学　双相型组织胞浆菌，分为荚膜变种、杜波变种和马皮疽变种 3 个变种，为机会性感染病原菌。

（2）流行病学

① 传染源：带菌的禽类或其粪便污染的土壤。

② 传播途径：主要是呼吸道，也可通过皮肤或黏膜接触传播。

③ 易感人群：人群普遍易感，以婴幼儿和老年人多见，男性多于女性，静脉吸毒和免疫功能缺陷者是本病的高发人群。

④ 流行特征：主要流行于美洲（特别是北美大陆）、非洲及亚洲等地区，欧洲少见。

2. 临床特点

（1）无症状型　临床上约 95% 患者为此型，无症状，组织胞浆菌素皮试阳性，肺部可留下钙化点。

（2）急性肺型

① 潜伏期约 2 周，症状无特异性，可表现为发热、寒战、咳嗽、呼吸困难和胸痛等。

② 肺部听诊有啰音，肝脾大。

③ 胸部 X 线检查常表现为急性肺炎，CT 扫描有时可见肺部结节及肿大淋巴结。

（3）慢性肺型

① 多由患有肺部基础疾病如慢性阻塞性肺疾病者从急性肺组织胞浆菌病进展而来。

② 感染常持续数月，无法自愈。临床表现类似肺结核，典型表现有咳嗽、发热、盗汗和体重减轻等。

③ 胸部 X 线检查呈肺实变表现，以单侧或双侧肺上叶常见，部分患者在肺尖部可形成空洞。

（4）播散型

① 多见于免疫缺陷患者。$CD4^+$ T 细胞计数低于 150 个/μL 的艾滋病、新生儿期，以及血液系统恶性肿瘤，接受器官移植后，服用糖皮质激素或抗肿瘤坏死因子都是急性播散型组织胞浆菌病的高危因素。可侵犯全身，最常累及器官是肺。

② 症状和体征包括畏寒、发热、厌食、体重减轻、低血压、呼吸困难、肝脾大和皮肤黏膜损害。

③ 可出现全血细胞减少、胸片出现弥漫性的肺浸润、弥散性血管内凝血和急性呼吸衰竭。

3. 辅助检查

（1）直接镜检　通过镜检血、脓液、痰、皮肤黏膜损害刮取物以及淋巴结、肝、脾、骨髓等抽吸物找出组织胞浆菌，同时作 PAS 染色，阳性具有诊断意义。阳性率最高的送检标本是骨髓，痰或支气管肺泡灌洗液阳性率较低。

（2）组织培养　样本、支气管肺泡灌洗液、痰和血均可用于培养，一般需要 6 周时间才能获得结果。联合直接镜检和培养可提高诊断敏感性。

（3）血清学检查　血清学检查阳性对诊断有帮助。菌丝型抗原测定为 1∶4、酵母型抗原测定为 1∶16 是疾病活动的有力证据。组织胞浆菌素皮试阳性表示过去或现在有感染，适用于普查。若在患者的尿中检测出抗原（约 75% 的患者阳性）或通过免疫扩散法检测出补体结合抗体（约 95% 患者阳性），则强烈地支持组织胞浆菌病的诊断。

（4）核酸检测　利用组织胞浆菌特异性引物 PCR 扩增可用于组织胞浆菌的快速诊断，尤其采用骨髓标本做二代测序检测可有较高的灵敏度和特异度。

（5）影像学表现

① 急性肺型胸片上可出现斑片状浸润、结节性浸润以及粟粒样浸润，可伴有肺门及纵隔淋巴结肿大。

② 慢性肺型胸片呈肺实变表现，以单侧或双侧肺上叶常见，常伴有空洞形成。

③ 播散型胸部 X 线检查结果可表现为肺间质性病变、渗出性肺实变、肺门淋巴结肿大或结节性增生样病灶等。B

超检查可示肝脾大。

【鉴别诊断】

1. 肺结核

（1）相似点

① 可有咳嗽、胸痛、低热、盗汗、体重减轻等症状。

② 胸片可呈粟粒样结节改变，有空洞形成。

（2）鉴别要点

① 起病缓慢，有结核患者接触史。

② 抗结核治疗有效。

③ 结核抗体或 T-SPOT 阳性，呼吸道分泌物抗酸染色、培养、基因检测发现结核分枝杆菌。

2. 马尔尼菲篮状菌病

（1）相似点

① 多发于免疫功能低下人群。

② 发热，淋巴结及肝脾肿大。

（2）鉴别要点

① 白细胞计数明显升高，红细胞及血红蛋白下降。

② 真菌培养出马尔尼菲篮状菌，血清学检查有该菌的特异性抗体。

3. 黑热病（内脏利什曼病）

（1）相似点

① 发热，肝脾大。

② 白细胞减少，血小板下降，贫血。

（2）鉴别要点

① 流行病学史有黑热病疫源接触史。

② 镜检及涂片可见利杜体。

③ 间接荧光抗体试验阳性，rK39 试纸条阳性。

④ 锑剂治疗有效。

第六节　毛霉病

【诊断要点】

1. 概述

毛霉病，以前称为接合菌病，是由毛霉目真菌引起的危害较大的感染性疾病。

（1）病原学　毛霉属于接合菌亚门接合菌纲毛霉目毛霉科，以孢囊孢子和接合孢子繁殖，好侵犯人体的下呼吸道。毛霉孢子小、轻、干、多，在高湿、高温、通风条件不好的环境中均能生长，且生长迅速。毛霉是一种机会致病性真菌，当机体免疫力低下时易致病。

（2）流行病学

① 传染源：环境中自然存在的毛霉。

② 传播途径：主要通过空气、尘埃、饮食等传染。

③ 易感人群：免疫力低下的人群。

④ 流行特征：正常情况下，毛霉存在于人的鼻咽部，免疫功能健全的人群很少感染。当机体免疫功能低下时，机体通过吸入孢子或血源途径感染。人与人或人与动物间不会传播。

2. 临床特点

（1）鼻脑毛霉病

① 起病急，发展快且预后凶险，多见于糖尿病酮症酸中毒等疾病患者。

② 疼痛、发热、眼眶蜂窝织炎、眼球突出、鼻腔脓性分泌物和鼻黏膜坏死。

③ 病灶累及大脑时，出现筛窦栓塞的体征、癫痫发作、失语或偏瘫等表现。

（2）肺毛霉病

① 发热、咳嗽、咯血、呼吸困难、胸痛及白细胞升高。

② 累及肺动脉时可引起致命性大咯血。

③ 胸片可见渗出性阴影和软组织密度的肿块影，也可见肺叶实变、空洞形成和胸腔积液改变。

④ 常见于肿瘤和器官移植患者，预后差，患者会在3～30天内死亡。

（3）胃肠道毛霉病

① 由摄入被真菌孢子污染的食物引起，严重胃肠功能紊乱者易患。

② 腹痛、不典型的胃溃疡表现、腹泻、呕血和黑便等，严重可发生肠穿孔，导致腹膜炎、脓毒血症或出血性休克。

③ 多见于婴幼儿，尤其是1个月以下的婴幼儿。

（4）播散性毛霉病

① 血流播散病原菌至各器官，脑部最常累及，较难诊断。

② 心脏受累时在冠状动脉内可发生真菌栓塞。

（5）皮肤毛霉病

① 为毛霉病中最轻的一型，多见于免疫功能正常者。

② 常由外伤、手术等引起，胰岛素注射处或导尿管插入口处均可被感染。

③ 以坏死性皮损多见。

3. 辅助检查

（1）直接镜检　痰、脓液、鼻分泌物、病灶坏死组织、支气管肺泡灌洗液中可见宽大菌丝。

（2）真菌培养　患者不同部位的标本同时检出毛霉或同一标本多次培养出毛霉的诊断意义较大。痰液及支气管肺泡灌洗液培养阳性率＜5％，血培养阳性率更低。

（3）组织病理学检查　纤维支气管镜活检诊断率大于

40%，尤其是糖尿病患者。真菌抗原检测，如 G 试验、GM 试验，对毛霉病的诊断无价值。

（4）PCR 检测　可将标本中的根霉属、犁头霉属、小克银汉霉属以及部分毛霉属区分出来，临床普及率不高。

【鉴别诊断】

1. 细菌性眼眶蜂窝织炎

（1）相似点

① 疼痛、发热、眼球突出。

② 白细胞升高。

（2）鉴别要点　脓肿穿刺或脓液涂片明确病原体。

2. 细菌性肺炎

（1）相似点

① 胸片可见肺叶实变、空洞形成和胸腔积液改变。

② 发热、咳嗽、胸痛、呼吸困难、白细胞升高。

（2）鉴别要点

① 胸片常见支气管肺炎改变。

② 痰或胸水涂片、培养有助于找出病原体。

3. 肺曲霉病

（1）相似点

① 临床症状常表现为发热、咳嗽、咽痛、呼吸困难、咯血、体重下降等。

② 胸片可见空洞。

（2）鉴别要点

① 痰培养出曲霉，痰涂片镜检可见菌丝和孢子。

② 多为继发感染，继发于肺结核、肺癌、支气管肺囊肿及结节病等。

③ 肺部 CT 影像上显示空洞呈半月形气影，空洞内可见曲霉球，随体位改变而移动。

第八章

原 虫 病

第一节　阿米巴病

【诊断要点】

1. 概述

（1）病原学　阿米巴原虫属肉足鞭毛门，叶足纲，阿米巴目。由于生活环境不同可分为内阿米巴和自生生活阿米巴，前者寄生于人和动物，主要有 4 个属，即内阿米巴属、内蜒属、嗜碘阿米巴属和脆双核阿米巴属；后者生活在水和泥土中，偶尔侵入动物机体，主要有 5 个属，即耐格里属、棘阿米巴属、哈曼属、Vablkampfia 属和 Sappinia 属。内阿米巴属的溶组织内阿米巴会引起阿米巴痢疾和肝脓肿，耐格里属和棘阿米巴属主要引起脑膜脑炎、角膜炎、口腔感染和皮肤损伤等；棘阿米巴属主要引起角膜炎、亚急性阿米巴脑膜脑炎。大滋养体为溶组织内阿米巴的致病形态，不耐胃酸，抵抗力弱；包囊为溶组织内阿米巴的感染形态，耐胃酸，对外界抵抗力强。

（2）流行病学

① 传染源：人和动物都可以作为传染源，患者和无症状感染者为主要传染源。

② 传播途径：主要通过包囊污染的食物、饮水、蔬菜、

手等经口传播，蟑螂、苍蝇、老鼠等可携带包囊。

③ 易感人群：人群对阿米巴普遍易感，感染后不产生保护性抗体，可重复感染。

④ 流行特征：本病分布很广，多见于热带及亚热带地区。我国各地均有，农村发病率高于城市，成人多于儿童。

2. 临床特点

（1）溶组织内阿米巴病

① 肠阿米巴病：潜伏期1周至数月，可达1年以上。

a. 无症状型阿米巴病或包囊携带状态：无任何临床症状，粪便中可见溶组织内阿米巴包囊，免疫力下降时可发病。

b. 急性阿米巴痢疾

发热：常无发热，偶间断性发热。

消化道症状：腹痛，腹泻，每日大便可达10次，病变累及乙状结肠或直肠时，里急后重症状明显。典型的大便呈脓血便，果酱样，常伴腐败腥臭味。

c. 暴发型肠阿米巴病：极少见。多发生于营养不良、体质虚弱、严重感染、妊娠或使用激素治疗者。

全身毒血症状：起病急剧，全身中毒症状明显，重病容，衰弱，高热可达40℃。可发生休克或意识障碍。

消化道症状：腹痛剧烈，腹泻每天可达15次以上，呈脓血便，发生肠出血、穿孔可能性较大。

d. 慢性阿米巴痢疾：常由急性阿米巴痢疾发展而来，呈间歇性发作，病程持续2个月以上。每天腹泻3～5次，呈黄色糊样便，也可为脓血便，也可腹泻便秘交替发生，可发生肠梗阻。部分患者迁延多年常在盲肠形成阿米巴瘤，易与结肠癌混淆。

② 肠外阿米巴病

a. 阿米巴肝脓肿：继发于肠阿米巴病之后1～3个月，

也可发生在肠道症状消失数年之后，起病大多缓慢。

全身毒血症状：进行性消瘦，贫血，衰弱，营养不良。可出现发热，热型以弛张热居多。

消化道症状：右上腹痛、肝大及肝区压痛等，少数患者可有黄疸。

并发症：脓肿破溃可引起膈下脓肿或腹膜炎、肺脓肿及脓胸等。

b.阿米巴肺脓肿：临床少见，右下叶常见，继发于肝脓肿。胸痛、咳嗽、咳"巧克力酱"样痰，可伴有发热。

c.阿米巴脑脓肿：可有惊厥、狂躁、幻觉及脑瘤压迫症状。

（2）阿米巴脑膜脑炎

① 原发性阿米巴脑膜脑炎

a.由耐格里阿米巴所致。

b.起病急，进展迅速，最快1周内死亡，表现为急性广泛出血坏死性脑膜脑炎。

c.症状：早期味觉及嗅觉异常，后开始头痛、发热、喷射性呕吐，可迅速出现癫痫，脑膜刺激征明显，数日内发展为瘫痪、昏迷。

② 棘阿米巴脑膜脑炎

a.多数病程较长，少数急性病例常在10～14天死亡，表现为慢性肉芽肿性疾病。

b.症状：发热、头痛、呕吐、眩晕、精神错乱、嗜睡、昏迷。

c.其他表现：可表现为眼部、皮肤等局部病变。

（3）并发症

① 肠出血：溶组织内阿米巴侵袭肠壁形成溃疡，若溃疡侵袭较大血管可引起肠出血，临床大出血少见。

② 肠穿孔：溃疡较深和暴发型患者常可发生，多为慢性穿孔。常无剧烈腹痛，但全身症状可迅速恶化，继发细菌

感染可导致感染性休克危及生命。腹膜刺激征明显，腹腔穿刺可见粪便，X线检查提示膈下游离气体。

③ 阿米巴性阑尾炎：肠阿米巴病患者出现转移性右下腹痛，查体麦氏点压痛、反跳痛出现需考虑并发阑尾炎。

④ 结肠增生性病变：慢性肠阿米巴病患者肠壁黏膜炎症性增生、肥厚，可形成肉芽肿性炎性息肉，称阿米巴瘤，查体可触及腹部肿物，需与肿瘤相鉴别。

⑤ 继发细菌感染及脓肿穿破：阿米巴肝脓肿向腹腔破溃可致腹膜炎，穿破膈肌进入胸腔形成脓胸、肺脓肿，甚至穿破心包导致心包炎，造成其他器官的损害。

3. 辅助检查

（1）血常规　白细胞可正常，贫血明显，ESR可增快。暴发型或合并细菌感染者白细胞及中性粒细胞升高。

（2）粪便、脓液检查

① 常规检查：黏液脓血便呈果酱样，伴有腥臭，可见大量红细胞、少量白细胞及夏科-莱登结晶。

② 病原体检查：发现溶组织内阿米巴滋养体即可明确诊断，慢性肠阿米巴病活动者一般只可见包囊。多次送检、直肠指诊取黏液可提高检出率。

（3）免疫学检查

① 检测特异性抗体：检测血清中抗溶组织内阿米巴IgG和IgM抗体，酶联免疫吸附试验、间接荧光抗体试验、放射免疫测定等方法均具有较高的敏感性和特异性。

② 检测特异性抗原：双抗体夹心ELISA法、单克隆抗体（McAb）检测法及改良双抗体夹心法，后者敏感性及特异性可达82%和98%，可提示现症感染。

（4）聚合酶链反应　近年来发展起来的有效、敏感、特异的方法。可鉴别溶组织内阿米巴和其他类型阿米巴原虫。

（5）结肠镜检查　直接观察结肠病变，包括黏膜状况及溃疡情况，镜下取病变组织、渗出物及粪便送检可明显提高检测敏感性及特异性。

（6）脓液穿刺检查 典型脓液为棕褐色巧克力糊状伴有腥味，合并感染时可见黄白色脓液伴恶臭。由于阿米巴滋养体常附着于脓腔内壁，故穿刺液阿米巴阳性率不高。

（7）肝功能检查 大部分有轻度肝损伤表现，如白蛋白降低、ALT升高、胆碱酯酶活力降低等。

（8）影像学检查

① X线检查：右侧膈抬高或伴有右侧肺底云雾状阴影、胸膜反应或积液。

② 超声检查：B超对肝脓肿的诊断极具价值。

③ 其他：CT、肝动脉造影、放射性核素肝扫描及磁共振检查均可发现肝内占位性病变。

（9）脑脊液检查 耐格里阿米巴及棘阿米巴所致脑膜脑炎脑脊液可呈血性，检验结果示蛋白升高、糖降低、白细胞数增多、以中性粒细胞为主，脑脊液涂片可找到相应滋养体。

【鉴别诊断】

（一）阿米巴痢疾相关鉴别诊断

1. 细菌性痢疾

（1）相似点 有腹痛、腹泻、血便等消化道症状表现。

（2）鉴别要点

① 起病急，高热、寒战等全身中毒症状明显。

② 腹痛以左下腹压痛常见，腹泻有明显里急后重感，每次大便量少，呈黏液脓血便。

③ 血常规提示白细胞及中性粒细胞明显升高。

④ 粪便常规以白细胞为主，可见脓细胞，病原体培养可培养出痢疾杆菌。

⑤ 喹诺酮类药物及三代头孢治疗有效。

2. 霍乱

（1）相似点　有腹泻、呕吐等消化道症状。

（2）鉴别要点

① 起病急，每次腹泻量较多，水样便，呈洗米水样。

② 先泻后吐，腹痛较少见，脱水症状明显。

③ 粪便常规检测基本正常；粪便与呕吐物培养可培养出霍乱弧菌。

3. 肠结核

（1）相似点

① 有腹痛、腹泻等消化道症状。

② 有消瘦等营养不良症状。

（2）鉴别要点

① 以长期低热为主，可有盗汗等结核中毒症状。

② 粪便呈黄色稀糊状，带黏液而少脓血，可腹泻便秘交替。

③ 触诊右下腹部常见包块。

④ T细胞斑点检测、结核抗体检测可阳性，粪便培养可培养出结核分枝杆菌。

⑤ 可伴有肺结核病灶。

⑥ 抗结核治疗有效。

4. 细菌性食物中毒

（1）相似点　有腹痛、腹泻、呕吐等消化道症状。

（2）鉴别要点

① 有明确的不洁饮食史，共同进食者多人同时或先后发病。

② 急性起病，常伴有呕吐，每次大便量较多。

③ 呕吐物及粪便培养可培养出致病细菌。

5. 血吸虫病

（1）相似点　有腹痛、腹泻等消化道症状。

（2）鉴别要点

① 有明确的血吸虫疫区旅居史或疫水接触史。

② 急性者常伴有尾蚴性皮炎、高热、肝大。

③ 粪便稀烂、带黏液、血液，每日排便少于 10 次。

④ 血常规示白细胞及嗜酸性粒细胞显著增多，粪便镜检可发现血吸虫卵，免疫学检测抗血吸虫抗体阳性。

6. 溃疡性结肠炎

（1）相似点

① 有腹痛、腹泻等消化道症状，可伴有里急后重，大便呈黏液脓血便。

② 消瘦、贫血等营养不良症状。

（2）鉴别要点

① 起病缓慢，发作与缓解交替，常伴有外周关节炎、结节性红斑等肠外表现。

② 粪便病原微生物检查为阴性，血清抗溶组织内阿米巴滋养体抗体阴性。

③ 肠镜检查可鉴别，镜下显示连续性病变，溃疡表浅，黏膜弥漫性充血水肿、颗粒状，脆性增加。

7. 克罗恩病

（1）相似点　有腹痛、腹泻等消化道症状和消瘦、贫血等营养不良症状。

（2）鉴别要点

① 腹痛常见，腹泻一般无黏液及脓血，可与肠外组织或器官形成瘘管，常伴有口腔黏膜溃疡、关节炎、结节性红斑等肠外表现。

② 粪便病原微生物检查为阴性，血清抗溶组织内阿米巴滋养体抗体阴性。

③ 肠镜检查可鉴别，镜下显示跳跃性病变，溃疡呈纵行，黏膜鹅卵石样外观。

8. 肠道肿瘤

（1）相似点　有腹痛、腹泻等消化道症状和消瘦、贫血等营养不良症状。

（2）鉴别要点

① 排便习惯改变，大便量少，形状变细。

② 粪便病原微生物检查为阴性，血清抗溶组织内阿米巴滋养体抗体阴性。

③ 肠镜检查可鉴别，镜下显示肠腔肿物，病理活检可明确诊断。

（二）阿米巴肝脓肿相关鉴别诊断

1. 细菌性肝脓肿

（1）相似点

① 可有发热、乏力等全身毒血症状，伴有肝区叩痛。

② 肝脏超声检查可见肝脓肿。

③ 血常规示白细胞总数及中性粒细胞计数增高。

（2）鉴别要点

① 多继发于败血症等全身感染性疾病，常发生于老年人且有便秘习惯者，也可继发于胆道疾病及腹部化脓性疾病。

② 急性起病，寒战，高热，脓肿多为小型，多发。

③ 脓肿穿刺引流液可发现病原菌。

2. 肝癌

（1）相似点　可有发热、腹痛、消瘦、贫血等营养不良症状。

（2）鉴别要点

① 常有慢性乙型肝炎、肝硬化病史。

② 甲胎蛋白升高，B超、CT、MRI检查可提示实性占位性病变，增强CT可见典型"快进快出"征象。

③ 肝脏肿块病理活检可明确诊断。

3. 胆囊炎

（1）相似点　常有发热、腹痛等症状。

（2）鉴别要点

① 急性起病，右上腹剧烈绞痛。

② 查体墨菲征阳性。

③ B超检查及胆囊造影可鉴别。

第二节　疟　疾

【诊断要点】

1. 概述

（1）病原学　寄生于人类的疟原虫有间日疟原虫、恶性疟原虫、三日疟原虫和卵形疟原虫，分别引起间日疟、恶性疟、三日疟和卵形疟，三日疟原虫还可感染非洲猿类。另外还有几种猴疟原虫也可偶尔感染人体，但罕见。四种经典疟原虫生活史基本相同，都需人和按蚊两个宿主，在人体内先后寄生于肝细胞和红细胞内，进行裂体增殖，在红细胞内除裂体增殖外，部分裂殖子形成配子体开始有性生殖初期发育，在蚊体内完成配子生殖，进而进行孢子增殖。

（2）流行病学

① 传染源：疟疾患者及带疟原虫者，猴疟原虫也可通过猕猴作为传染源。

② 传播途径：主要是经雌性按蚊叮咬。传播媒介为雌性按蚊，也可通过输血或母婴传播。

③ 易感人群：人群普遍易感，感染后可获得一定免疫力但不持久，非流行区人员更易感染且病情更重。

④ 流行特征：世界分布，以热带及亚热带最为严重，温带流行季节主要在夏秋季。据 WHO 2013 年统计，全球

约有 2.07 亿疟疾病例，有 62.7 万人死亡。太平洋及撒哈拉以南的非洲流行率最高。我国主要有间日疟原虫、恶性疟原虫。

2. 临床特点

(1) 潜伏期　从感染疟原虫到发病的时期，包括红细胞外期和红细胞内期的第一个繁殖期，一般间日疟及卵形疟 13～15 天，恶性疟 7～12 天，三日疟 24～30 天。输血感染潜伏期 7～10 天。母婴传播潜伏期更短。长潜伏期毒株可达 8～14 个月。

(2) 发作期

① 畏寒及寒战：急起畏寒，起初四肢发凉后全身发冷。口唇发绀、颜面苍白。全身肌肉关节酸痛进而全身发抖，牙齿打颤，持续约 10min，长者可达 1h，寒战停止后开始发热。

② 发热：面色转红，发绀消失，体温迅速上升，可达 40℃以上，痛苦难忍，可出现谵妄、抽搐、意识丧失；可伴有剧烈头痛、呕吐、心慌、气促；结膜充血；皮肤干燥；脉搏增快；尿少、呈深黄色；此期持续 2～6h，个别可达 10h。

③ 大汗：起初颜面手心微汗，后全身大汗淋漓，2～3h 体温降至正常。患者感觉轻松畅快，但疲倦，常常入睡，醒后可正常工作。接着进入间歇期。

(3) 各类疟疾发作的规律及特点

① 间日疟：典型过程为隔日发作一次的畏寒、寒战、高热、大汗、热退，发作 5～10 次，体内产生免疫力后可自行终止；多数病例早期发热不规律；多次发作后患者常有贫血、肝脾大。

② 三日疟：发作与间日疟相似，但为 3 日发作 1 次，多在早晨发病，持续 4～6h；儿童可形成疟疾肾病；易形成混合感染，病情常较重。

③ 卵形疟：与间日疟相似，我国仅云南、海南有相关病例报道。

④ 恶性疟：起病缓急不一，临床表现多变。易发生脑型疟，可并发肾衰竭。

a.起病后多数无明显寒战。

b.体温高，热型不规则，可达41℃，严重者可一次发作结束下一次发作序贯开始，表现为持续高热。

c.退热期出汗不明显。

d.脾大、贫血严重。

e.可致凶险发作。

f.前期血中可检出疟原虫，无复发。

（4）凶险型疟疾

① 一般情况：88.3%～100%由恶性疟引起，好发于免疫力低下人群，如儿童、外来无免疫力人群。

② 脑型（最常见）

a.常在寒热发作后2～5天出现，少数突然昏倒起病。

b.剧烈头痛、恶心呕吐。

c.意识障碍，开始表现为烦躁不安，进而嗜睡、昏迷。

d.半数患者可出现抽搐，儿童更为多见。

e.治疗不及时发生脑水肿可导致呼吸、循环衰竭。

f.查体可见肝脾大、黄疸、皮肤出血点，脑膜刺激征阳性。

g.实验室检查：血涂片可见疟原虫，腰椎穿刺脑脊液压力高，以淋巴细胞为主。

③ 胃肠型：除寒战、发热等常见症状外，恶心、呕吐、腹痛、腹泻，有的表现为痢疾样里急后重，有的表现类似急腹症，剧烈腹痛无腹泻；严重者可发生休克、肾衰竭导致死亡。

④ 过高热型：发作时体温迅速上升至42℃以上，患者神志不清，昏迷，常在数小时后死亡。

⑤ 黑尿热

a.发生急性血管内溶血,引起血红蛋白尿和溶血性黄疸,严重者发生肾功能不全。

b.骤起寒战、高热、腰痛、酱油色尿、排尿刺痛感,以严重贫血、黄疸、蛋白尿及管型尿为特点。

c.分布与恶性疟分布有关。

(5) 并发症

① 黑尿热

a.一般情况:多见于恶性疟,常发生于新进疫区人员或重度感染者,实质是急性血管内溶血。

b.临床表现:起病急骤、寒战、高热,腰痛,呕吐,腹痛,小便暗红色或酱油色,尿中出现白蛋白、管型,尿量骤减,脾大,且有溶血性黄疸。

② 疟疾肾病

a.临床表现为肾病综合征(水肿、少尿、血压升高)。

b.严重可导致急性肾衰竭,需透析治疗,早期抗疟治疗可取得较好疗效。

③ 肝损害

a.可引起肝炎,出现转氨酶增高甚至黄疸,多见于恶性疟。

b.疟疾反复发作有导致肝硬化可能。

3. 辅助检查

(1) 病原学检查　血涂片染色:涂厚薄血涂片各一张,厚血涂片增加检出率,薄血涂片识别滋养体形态;病程中反复多次检查可提高检出率,必要时可行骨髓涂片染色,从患者耳垂或指尖取血制作涂片、染色、镜检,是迄今最可靠的确诊办法。

(2) 免疫学检查

① 疟原虫抗原:可查出疟原虫血症,对诊断现症患者

以及筛查传染源、评估治疗疗效均有价值。

② 疟原虫抗体：用于流行病学调查，追溯传染源。

③ Dipstick方法：目前世界卫生组织推荐此法，敏感性和特异性均高，分别为84.2%～93.9%及81.1%～99.5%，具有操作简便、快速稳定的特性。

（3）分子生物学检查

① 核酸探针检测：特异性及敏感性均高，有希望代替常规显微镜检查，可定量估算疟原虫血症水平。

② PCR检测：在各种检测方法中，PCR检测敏感性及特异性最高，实验条件要求较高，存在假阳性问题。

（4）其他实验室检查

① 血常规：患者外周血白细胞及中性粒细胞在急性发作时可增加，恶性疟发作时血小板可下降。多次发作后白细胞和（或）血小板减少，单核细胞增多同时出现红细胞及血红蛋白下降的贫血表现。

② 尿常规：一般正常，恶性疟尿蛋白轻度增高；黑尿热时可有尿血红蛋白阳性，尿胆原、尿胆红素升高。

③ 血生化：胆红素可升高，以直接胆红素为主，恶性疟及黑尿热可有肾功能异常；脑型疟发作时常伴有低血糖。

【鉴别诊断】

1. 败血症

（1）相似点

① 均可有寒战、不规则发热及全身毒血症状。

② 可有多脏器损害。

③ 血常规示白细胞及中性粒细胞升高。

（2）鉴别要点

① 常伴有皮疹。

② 多有原发病灶及（或）引流区域淋巴结肿痛。

③ 白细胞及中性粒细胞升高幅度大，血培养可培养出细菌。

2. 阿米巴肝脓肿

（1）相似点

① 可有发热及盗汗表现。

② 存在慢性腹泻，与胃肠型疟疾症状相似。

③ 白细胞及中性粒细胞升高。

（2）鉴别要点

① 肝区疼痛及叩痛明显。

② X线检查常提示膈肌上抬。

③ 肝区彩超可发现脓肿。

④ 肝穿刺可见巧克力色脓液。

⑤ 脓液或粪便可查见阿米巴滋养体或包囊。

3. 钩端螺旋体病

（1）相似点

① 可有发热表现。

② 白细胞及中性粒细胞升高。

③ 可有肝肾功能损害。

（2）鉴别要点

① 好发于秋季，有疫水接触史。

② 颜面部及球结膜充血明显，腹股沟淋巴结显著肿大，腓肠肌压痛。

③ 暗视野镜检、PCR、显微凝集试验可确诊。

4. 急性血吸虫病

（1）相似点

① 可有发热、盗汗。

② 常有肝脾大表现。

（2）鉴别要点

① 有血吸虫疫水接触史。

② 血象嗜酸性粒细胞升高。

③ 粪便发现血吸虫虫卵、血清学检测抗原阳性可明确诊断。

5. 伤寒及其他沙门菌感染

（1）相似点

① 可有发热、肝脾大表现。

② 好发于夏秋季节。

（2）鉴别要点

① 发热无明显周期性。

② 常有玫瑰疹、相对缓脉等特征性表现。

③ 白细胞总数常无增高甚或减少。

④ 肥达试验阳性可辅助诊断，血或骨髓培养出伤寒沙门菌可确诊。

6. 黑热病

（1）相似点

① 可有寒战、发热等毒血症状及肝脾大表现。

② 好发于夏秋季节。

（2）鉴别要点

① 呈地区性流行特征。

② 厚薄血涂片或骨髓穿刺液涂片见利杜体可确诊。

第三节 弓形虫病

【诊断要点】

1. 概述

（1）病原学 刚地弓形虫，属于球虫目、弓形虫科、弓形虫属。弓形虫有5个发育期：

① 速殖子期，滋养体在有核细胞内迅速分裂占据整个细胞的细胞浆，称假包囊。

② 缓殖子期，速殖子在虫体分泌的包囊内缓慢增殖，称包囊。

③ 裂殖子期，由缓殖子或子孢子等在猫小肠上皮细胞进行裂体增殖。

④ 配子体期，大配子和小配子受精形成合子，最后发育为卵囊。

⑤ 子孢子期，卵囊内孢子体发育繁殖，形成 2 个孢子囊，再分别分化发育为 4 个子孢子。

其中滋养体、包囊和卵囊与致病有关。滋养体对外界抵抗力较弱，包囊和卵囊对外界抵抗力较强，但不耐干燥及高温。卵囊具有高度的传染性。

弓形虫生活史全过程需要 2 个宿主，分别进行无性生殖和有性生殖。弓形虫在猫科动物体内进行有性生殖和无性生殖，在人和其他动物体内只能进行无性生殖。无性生殖可导致全身感染，有性生殖仅在终宿主肠黏膜上皮细胞内进行，造成局部感染。

（2）流行病学

① 传染源：主要是动物，猫和猫科动物粪便中排卵囊数目最多且持续时间长，为最重要的传染源；我国的猪也是重要传染源；弓形虫可通过胎盘感染胎儿，故受感染的孕妇也是传染源。

② 传播途径：分为先天性和获得性两种。前者指母体患病后通过胎盘传染给胎儿。后者以粪-口传播及密切接触动物为主要传播途径。此外，输血、器官移植也可传播此病。

③ 易感人群：人类普遍易感，儿童、肿瘤患者、免疫力低下人群最易感染。

④ 流行特征：本病呈世界性分布，估计全球约 10 亿人感染，多数为隐性感染。我国为流行地区，人群感染率较高，少数民族及农村地区感染率更高。本病感染与接触动物密切程度成正比，尤其是猫。

2. 临床特点

（1）先天性弓形虫病

① 一般情况：初次感染的早孕妇女易传染给胎儿，孕前3个月感染易造成流产、早产、死胎、胎儿畸形，一般只累及1胎。感染胎儿出生后多数表现为隐性感染，数月或数年后出现脉络膜视网膜炎、斜视、失明、癫痫、精神运动障碍或智力低下。

② 一般症状：发热、皮疹、呕吐、腹泻、黄疸、肝脾大、贫血等。

③ 精神障碍：90％患者可出现，典型表现为脑积水、大脑钙化灶、脑膜脑炎和运动障碍。

④ 眼部症状：表现为眼弓形虫病，如脉络膜视网膜炎。

⑤ 先天畸形：小头畸形、脑积水、脊柱裂、无眼、小眼等，脑部和眼畸形多见。

（2）获得性弓形虫病

① 一般情况：感染弓形虫后多数为无症状带虫者，少数人可发病，病情轻者为隐性感染，重者表现为多器官损害，具体表现因虫体侵袭部位和机体免疫程度不同而异。

② 急性期

a.局限性感染：淋巴结炎最为多见，占90％，最常累及颈部、枕骨下、锁骨上、腋窝及腹股沟部，伴发热、乏力，也可无症状。

淋巴结炎伴有其他器官受损：

肺部：低热、干咳、气促、体重下降等类似肺结核症状。

心脏：心脏扩大、心肌炎、心包炎、心律失常等。

肝脏：乏力、食欲下降、肝功能异常、肝脾大。

肌肉：肌肉酸痛及乏力，严重者可导致残疾。

中枢神经系统：脑炎、脑膜炎或脑膜脑炎。

b.全身性感染：较少见，发生于免疫缺陷患者，常有高热、斑丘疹、肌肉关节痛、头痛、呕吐、谵妄，并发生全身多个器官炎症。

③ 慢性期

a.一般情况：病程1年以上，多无症状。

b.临床表现：可表现为脉络膜视网膜炎，颅内感染也较常见。

3. 辅助检查

（1）病原学检查

① 涂片染色法：取急性期患者血液、骨髓、胸腹水、脑脊液、痰液、支气管肺泡灌洗液、穿刺物等制作涂片，染色后镜检弓形虫滋养体。方法简便但阳性率不高。

② 动物接种分离法或细胞培养法：将待检测样本接种于小鼠腹腔，1周后剖杀，取腹腔液镜检滋养体，也可接种于离体培养的单层有核细胞，是目前常用的方法。

（2）免疫学检查

① 弓形虫素皮内试验：为延缓型皮肤过敏反应，有严格的特异性，感染后阳性出现时间晚，持续时间久，适用于流行病学调查。

② 血清学检测

a.染色试验（DT）：是检测抗体最早、最有代表性的免疫诊断方法。具有特异、敏感、可重复性强等优点。可用于早期诊断和流行病学调查。抗体效价1：8～1：64提示慢性或既往感染，≥1：1024提示急性感染。

b.间接荧光抗体试验（IFAT）：与染色试验一致性很强，具有特异、敏感、快速、可重复性强、简单等优点。可检测IgM和IgG，阳性效价均为≥1：8，活动期分别为≥1：64、≥1：1024。

c.间接血凝试验（IHA）：抗体出现于感染1个月左右，

持续数年，但重复性较差，阳性效价及活动性效价分别为≥1：64、≥1：1024。

d. 微量间接乳胶凝集试验（LAT）：与IHA类似，但更稳定，阳性效价为≥1：32。

e. 微量酶联免疫吸附试验（ELISA）：可检测IgM和IgG抗体，本法与染色试验符合率高，但欠稳定。

f. 碳粒免疫试验（CIA）：用印度墨水做试剂，在抗原及抗体间起特殊反应。

g. 补体结合试验（CFT）：阳性结果出现晚，阴转快，适用于协助诊断急性或近期感染，现少用。

h. 血清弓形虫循环抗原（CAg）与循环免疫复合物（CIC）的检测：适用于应用免疫抑制剂或其他原因抑制抗体反应的患者。

（3）分子生物学检查

① 核酸分子杂交技术：特异性高、灵敏性高。

② 聚合酶链反应：广泛应用于弓形虫DNA检测，更灵敏、特异及简便。

③ 基因芯片技术：由基因探针技术发展而来，在弓形虫基因诊断方面有很大前景。

【鉴别诊断】

1. 淋巴结结核

（1）相似点

① 低热、盗汗等表现。

② 区域淋巴结肿大。

（2）鉴别要点

① 结核抗体、T-SPOT阳性，淋巴结病理活检提示结核。

② 受累淋巴结组织培养可培养出结核分枝杆菌、结核分枝杆菌基因检测阳性。

③ 抗结核治疗有效。

2. 败血症

(1) 相似点　有发热、淋巴结肿大、多器官受累等表现。

(2) 鉴别要点

① 常为高热且伴有寒战。

② 常有原发感染病灶，原发灶及相关淋巴结引流区域疼痛。

③ 血常规示白细胞及中性粒细胞升高。

④ 血、骨髓培养可培养出细菌。

3. 脑脓肿

(1) 相似点

① 有发热等毒血症状。

② 有头痛、精神障碍等神经系统症状。

(2) 鉴别要点

① 血及脑脊液中白细胞、中性粒细胞升高。

② 脑脊液可培养出细菌。

第四节　黑热病

【诊断要点】

1. 概述

(1) 病原学　黑热病又称内脏利什曼病，大多由杜氏利什曼原虫、婴儿利什曼原虫及热带利什曼原虫引起。杜氏利什曼原虫的生活史包括无鞭毛体和前鞭毛体两期，前者寄生于人、犬等脊椎动物单核-巨噬细胞内，后者见于传播媒介白蛉体内及培养基内。人体内无鞭毛体称为利杜体，主要在宿主的单核-巨噬细胞内，以二分裂不断繁殖，直至细胞破裂继续侵入其他细胞，如此反复循环。白蛉叮咬患者后利杜体随血液进入白蛉胃内，3天后转化为前鞭毛体进行二分裂增殖，后到达口腔及喙部，叮咬人时随着唾液进入人体。

（2）流行病学

① 传染源：患者、带虫者、病犬及少数野生动物。

② 传播途径：雌性白蛉叮咬为主要传播途径。破损皮肤、黏膜、胎盘及输血也可传播。

③ 易感人群：10 岁以下儿童及新入疫区成人以及免疫力低下人群易感。

④ 流行特征：本病全球性分布，流行于亚非欧及美洲，以印度及地中海地区最盛。我国四川北部和甘肃陇南地区为高发地区。男性较女性多发。农村较城市多发。

2.临床特点

（1）潜伏期　平均3～6个月，可10余日至9年。

（2）发病期

① 白蛉叮咬处可出现淡红色斑丘疹，内含原虫。

② 发热：起病缓慢，不规则热，伴有轻度寒战，最高可达41℃。发热持续 3～5 周自行缓解，2～3 周后体温复升，迁延数月。

③ 脾、肝及淋巴结肿大

a.脾大：发热 2 周后出现，年纪越小，脾大出现越早。早期脾脏光滑、质软无触痛，晚期可达盆腔，质硬。

b.肝脏轻中度肿大，可有腹水、黄疸。

c.全身淋巴结轻中度肿大。

④ 贫血及营养不良

a.常见贫血体征，严重者可有贫血性心脏病。

b.晚期患者营养不良，头发稀疏、萎靡不振。

（3）特殊临床类型

① 皮肤型黑热病

a.流行情况：我国多见于平原地区，多数患者有黑热病病史，少数为初发患者。

b.临床表现：皮损主要为结节、丘疹及红斑，表面光滑，多见于面部，身体其他部位也可发生。

② 淋巴结型黑热病

a.流行情况：我国在内蒙古荒漠地带移民中可见。少见，多无黑热病病史，也可与黑热病同时发生。

b.临床表现：一般情况可，可有低热及倦怠，肝脾大不突出。局部淋巴结肿大，以腹股沟部多见，大小不一，无压痛。

（4）并发症

① 继发细菌感染：最常见，易并发肺炎、细菌性痢疾、齿龈溃烂、皮肤坏死。

② 急性粒细胞缺乏症：高热、极度衰竭、口咽部溃疡坏死、局部淋巴结肿胀及外周血中性粒细胞减少或消失。

③ 出血：常有鼻出血、瘀斑、视网膜出血等。

3. 辅助检查

（1）一般检查

① 血常规检查：全血细胞减少，白细胞减少最为明显，一般为 $(1.5\sim3.5)\times10^9$/L，重者可 $<1.0\times10^9$/L，主要为中性粒细胞减少甚至完全消失。淋巴结型者血象多正常，皮肤型者白细胞常达 10×10^9/L，血小板可降至 $(50\sim100)\times10^9$/L，红细胞及血红蛋白含量减少。

② 其他：血清球蛋白明显增高，最高可达 90g/L，主要为 IgG 增多。白蛋白降低。白球比明显倒置。可出现黄疸，转氨酶升高。可有轻度肾小球肾炎。类风湿因子可阳性。

（2）病原学检查

① 涂片：从富含巨噬细胞的组织穿刺进行涂片，常用骨髓穿刺，阳性率 85% 左右。肝穿刺阳性率与骨髓穿刺相似。脾穿刺阳性率高，可达 90%～99%，但风险高。淋巴结穿刺阳性率偏低。

② 培养：涂片阴性可将穿刺物做利什曼原虫培养，7～10 天可出结果，临床少用。

③ 分子生物学检查：DNA 探针技术检查利什曼原虫核酸，特异性及敏感性均高。

（3）免疫学检查

① 利什曼素皮内试验（LIT）：为迟发超敏反应。皮内注射抗原后 24h 观察结果，黑热病患者为阴性，治愈患者为阳性，仅适用于流行病学调查。

② 血清抗体检测：免疫功能正常患者体内有高滴度抗利杜体抗体，可用于临床诊断，HIV（＋）患者体内没有或抗体水平极低。

③ 血清抗原检测：血清中循环抗原出现早，含量与原虫数量呈正相关，可用于早期诊断、判断预后及疗效评价。

a. 单克隆抗体-抗原斑点试验阳性率高达 97％以上。

b. 竞争酶联免疫吸附法可区别急性期和感染后期患者。

【鉴别诊断】

1. 急性血吸虫病

（1）相似点

① 可有发热。

② 常有肝脾大表现。

（2）鉴别要点

① 有血吸虫疫水接触史。

② 腹痛、腹泻明显。

③ 血象白细胞及嗜酸性粒细胞升高。

④ 粪便或肠镜检查发现血吸虫虫卵、血清学检测抗原阳性可明确诊断。

2. 伤寒及其他沙门菌感染

（1）相似点

① 好发于夏秋季节。

② 可有发热、肝脾大表现。

③ 白细胞减少。

(2) 鉴别要点

① 发热无周期性。

② 常有玫瑰疹、相对缓脉等特征性表现。

③ 肥达试验阳性可辅助诊断，血及骨髓培养出伤寒沙门菌可确诊。

3. 疟疾

(1) 相似点

① 好发于夏秋季节。

② 可有寒战、发热等毒血症状及肝脾大表现。

③ 血小板可有减少。

(2) 鉴别要点

① 发热多数有规律周期性。

② 多有疫区流行病学史。

③ 血或骨髓涂片检出疟原虫可确诊。

4. 白血病

(1) 相似点

① 可有发热、肝脾大症状。

② 血常规提示全血细胞减少。

(2) 鉴别要点

① 可检出突变基因。

② 骨髓穿刺骨髓象提示白血病骨髓象。

5. 肝硬化

(1) 相似点

① 可有脾大表现。

② 血常规提示白细胞或三系下降。

(2) 鉴别要点

① 无发热表现，肝脏体积缩小且可出现门静脉高压症状。

② 常有病毒型肝炎、酒精性肝炎等。

③ B 超及肝脏 CT 检查提示肝硬化。

④ 肝穿刺活检可见假小叶。

第九章 >>>

蠕 虫 病

第一节　日本血吸虫病

【诊断要点】

1. 概述

血吸虫病是人畜共患寄生虫病。

（1）病原学　能够寄生于人体的血吸虫主要有日本血吸虫、曼氏血吸虫、埃及血吸虫、间插血吸虫、湄公血吸虫，在我国主要流行日本血吸虫。尾蚴为感染阶段，虫卵是主要的致病阶段，主要沉积于肝脏和左半结肠（肠系膜下静脉回流区域）。虫卵肉芽肿及纤维化是血吸虫病最主要的病理改变。

（2）流行病学

① 传染源：患者及病畜。

② 传播途径：裸露皮肤直接接触血吸虫疫水是主要的传播途径，还可通过消化道黏膜传播。粪便入水、钉螺滋生、接触疫水是血吸虫病传播的三个重要因素。

③ 易感人群：普遍易感。男性、青壮年、渔民、农民发病率较高，与接触血吸虫疫水概率较高有关。

④ 流行特征：在我国主要分布于江苏、浙江、安徽、江西、湖北、湖南、广东、广西、福建、四川、云南及上海等地。

2. 临床特点

（1）急性血吸虫病

① 发病前 2 周至 3 个月有血吸虫疫水接触史。

② 有发热、肝大，嗜酸性粒细胞增多等主要特征。

③ 伴有肝区压痛、脾大伴压痛、咳嗽、腹胀、腹泻等。

④ 粪便检出血吸虫卵或毛蚴。

（2）慢性血吸虫病

① 居住在流行区或到过流行区，有血吸虫疫水接触史。

② 无症状，或偶有腹痛、腹泻或脓血便。

③ 伴有以左叶为主的肝大，脾大。

④ 粪便检出血吸虫卵或毛蚴，或直肠活检发现血吸虫卵。

（3）晚期血吸虫病

① 临床分为巨脾型、腹水型、结肠肉芽肿型和侏儒型。

a. 巨脾型：最为常见，占晚期血吸虫病的绝大多数。脾进行性增大，肝脏硬化逐渐缩小，门静脉高压，可发生上消化道出血，易发生腹水、肝性脑病。

b. 腹水型：严重肝硬化的重要标志。

c. 结肠肉芽肿型：以结肠病变为突出表现，腹泻便秘交替，病程 3～6 年以上，较易癌变。

d. 侏儒型：较少见，为幼年慢性反复感染引起，以腺垂体和性腺功能不全最常见。

② 长期或反复血吸虫疫水接触史，或明确的血吸虫病史。

③ 有门静脉高压症状、体征，或有侏儒或结肠肉芽肿表现。

④ 粪便检出血吸虫卵或毛蚴，或直肠活检发现血吸虫卵。

（4）异位血吸虫病

① 肺型血吸虫病

a.肺间质病变为主，重者类似粟粒型肺结核或支气管炎。

b.咳嗽最常见，干咳为主。

c.肺部病变一般3～6个月逐渐消失。

② 脑型血吸虫病

a.急性表现：头痛、嗜睡、意识障碍、痉挛、偏瘫和视物模糊。

b.慢性表现：癫痫、头痛、呕吐、暂时性意识丧失、语言障碍、偏瘫等。

（5）并发症　常见的并发症有上消化道出血、肝性脑病、肠道不完全性梗阻、结肠癌、感染等。

3. 辅助检查

（1）血常规

① 白细胞计数及嗜酸性粒细胞计数均明显增加。

② 白细胞总数多在 10×10^9/L 以上，嗜酸性粒细胞比例一般在 20% 以上，可高达 70%～90%。

③ 极重症患者可以中性粒细胞增多为主，嗜酸性粒细胞可减少或消失。

（2）肝功能检查　血清转氨酶轻度升高。晚期白蛋白减少，球蛋白增高。

（3）粪便或直肠黏膜活检检查　粪便或直肠黏膜活检查到活虫卵或孵育出毛蚴即可确诊。

（4）循环抗原检测　具有特异性高的特点，是血吸虫现症感染的依据，经治疗后循环抗原消失较快，也是考核抗血吸虫药物疗效的重要指标。

【鉴别诊断】

1. 伤寒

（1）相似点　起病急，持续性畏寒、发热、乏力、食欲减退、腹胀、腹泻。

（2）鉴别要点

① 无血吸虫疫水接触史。

② 肥达反应阳性或肥达反应凝集效价不断持续增高。

③ 粪便血吸虫卵或毛蚴检查阴性，血吸虫血清学检查阴性。

④ 血常规检查白细胞不高，嗜酸性粒细胞减少或消失。

⑤ 血、骨髓、粪便培养可培养出伤寒沙门菌。

2. 败血症

（1）相似点

① 起病急，可有高热、畏寒、乏力、食欲减退、腹胀、腹泻。

② 血常规检查白细胞总数可明显增高。

（2）鉴别要点

① 无血吸虫疫水接触史。

② 血常规检查嗜酸性粒细胞减少或消失。

③ 血或骨髓培养可阳性。

3. 急性粟粒型肺结核

（1）相似点

① 起病急，可有高热、畏寒、乏力、食欲减退、咳嗽、气促。

② 血常规检查白细胞总数可明显增高。

③ 肺部影像可有弥漫性粟粒样病变。

（2）鉴别要点

① 无血吸虫疫水接触史。

② 血常规检查嗜酸性粒细胞无增高。

③ 结核抗体、结核分枝杆菌基因检测可阳性。

4. 细菌性痢疾、阿米巴痢疾、肠结核、结肠肿瘤

（1）相似点

① 均可引起急慢性腹泻或腹泻与便秘交替。

② 可有黏液脓血便。

③ 腹部可扪及肿块，可有压痛。

④ 肠镜下可见充血、水肿、溃疡、肠腔狭窄或增生性改变。

（2）鉴别要点

① 无血吸虫疫水接触史。

② 血常规检查嗜酸性粒细胞无增高。

③ 粪便化验相关病原体可确诊（粪便培养痢疾杆菌阳性、粪便镜检可见阿米巴滋养体），肠镜活检病理可确诊肿瘤，结核抗体及结核分枝杆菌基因检测可辅助诊断肠结核。

5. 炎性肠病

（1）相似点

① 腹痛、腹泻、便秘或腹泻与便秘交替出现，水样便、血便、黏液脓血便，腹胀、肠梗阻，左下腹可触及肿块，有压痛。

② 纤维结肠镜下可见黏膜苍白、增厚、充血、水肿、溃疡或息肉，肠狭窄。

（2）鉴别要点

① 无流行区居住史或未到过流行区，无血吸虫疫水接触史。

② 血常规检查嗜酸性粒细胞无增多，粪便检查虫卵、孵化血吸虫毛蚴阴性。

③ 肠镜检查及黏膜组织病理检查有特征性改变。

6. 其他原因所致肝硬化

（1）相似点

① 有乏力、转氨酶升高等活动性肝炎改变。

② 可有脾大、腹水、腹壁静脉曲张、消化道出血、肝掌及蜘蛛痣等。

（2）鉴别要点

① 肝功能损害较突出，可有明显黄疸。

② 以病毒性肝炎所致常见，可有肝炎病毒标志物阳性。

③ 血常规检查嗜酸性粒细胞无增多。

第二节　并殖吸虫病

【诊断要点】

1. 概述

（1）病原学　在我国以卫氏并殖吸虫和斯氏狸殖吸虫感染为主，以卫氏并殖吸虫更为多见。

（2）流行病学

① 传染源：感染并殖吸虫的人或哺乳动物。

② 传播途径：经消化道传播，摄入含活囊蚴的食物（淡水蟹及蝲蛄）。

③ 易感人群：普遍易感。

④ 流行特征：卫氏并殖吸虫在我国广泛分布。目前除西藏、新疆、内蒙古、青海、宁夏未报道外，其他地区均有本虫存在。主要分布于西南地区如四川、重庆、云南等地。

2. 临床特点

（1）卫氏并殖吸虫病

① 胸肺型：以咳嗽、胸痛、咳出果酱样或铁锈色血痰为主要症状。血痰中可查见虫卵。当虫体在胸腔移行时，可侵犯胸膜，导致渗出性胸膜炎、胸腔积液、胸膜粘连、心包炎、心包积液等。

② 腹型：虫体穿过肠壁，在腹腔及各脏器间移行，出现腹痛、腹泻、大便带血等症状。腹痛部位不固定，多为隐痛，也可引起腹部器官广泛炎症、粘连，偶可引起腹膜炎，出现腹水，当虫体移行至肝脏时，可导致肝损害或肝大。

③ 皮肤型：以游走性皮下包块为主要表现。包块大小不一，表面皮肤正常，局部无红肿及压痛，肿块活动性可，

常呈单个散发，偶可见多个成串。一处包块消失后，可在附近或其他部位出现，常发生部位有腹壁、胸背、头颈等，人体表面各处都有可能出现肿块。

④ 脑脊髓型：最常见且危害最重的肺外型并殖吸虫病，可表现为惊厥、意识障碍、头痛、头晕、呕吐、人格改变、认知功能减低等。虫体移行导致脊髓损伤可表现为运动、感觉障碍，严重者甚至瘫痪。畏寒、发热、脑膜刺激征等，多见于疾病早期。

⑤ 亚临床型：没有明显器官损害，皮内试验及血清免疫学检测阳性，嗜酸性粒细胞增加，有时伴有肝功能损害，这类患者可能为轻度感染者，也可能是感染早期或虫体已消失的感染者。

⑥其他型：因人体几乎所有器官均可受到侵犯，可同时出现多种类型损害。

（2）斯氏狸殖吸虫病　在人体内的虫体大多数处于童虫状态，童虫移行造成幼虫移行症。

① 皮肤型幼虫移行症：主要表现为游走性皮下包块或结节，常见于腹部、胸部、腰背部，也可见于四肢、腹股沟、头颈部、阴囊、腋窝等处。一般在1～3cm，可单个或多个，形状呈球形或长条形，边缘不清，皮肤表面正常。切开包块可见隧道样虫穴，有时可见童虫。镜检可见嗜酸性肉芽肿，坏死渗出物及夏科-莱登结晶。

② 内脏型幼虫移行症：因侵犯器官不同而出现不同损害及表现。

a.侵犯肺部时一般仅有咳嗽咳痰，痰中带血丝，痰中不易找到虫卵。胸腔积液较为多见，且量也较多，胸腔积液检查可见大量嗜酸性粒细胞。

b.侵犯肝脏时出现肝区疼痛、肝大、转氨酶升高。

c.如侵犯其他器官，可出现相应的症状和体征。

d.在出现局部症状的同时，往往伴有低热、乏力、食欲下降等全身症状，血常规检查嗜酸性粒细胞明显增加，有时可高达80%以上。

e. 因本病损害器官不定，且同时有多个器官受损，临床上误诊率相当高。

3. 辅助检查

（1）病原学检查

① 痰检虫卵阳性可确诊为卫氏并殖吸虫病，检出率可高达90%。痰中发现较多嗜酸性粒细胞、夏科-莱登结晶有助于诊断。

② 粪便虫卵：在15%～40%患者粪便中可查到虫卵。

③ 脑脊液及其他体液检查：脑型患者的脑脊液压力增高，无色微浑或血性，白细胞数增加以嗜酸性粒细胞为主，蛋白质轻度增高，糖和氯化物正常，可找到并殖吸虫虫卵。胸腔积液、腹水和心包积液等多为渗出液，草绿色或红色，有较多嗜酸性粒细胞，偶可见虫卵。

④ 活体组织检查：皮下结节或包块活检，可见嗜酸性肉芽肿，有嗜酸性粒细胞及夏科-莱登结晶，也可检出成虫幼虫或虫卵。

（2）免疫学检查　对早期感染无血痰患者及异位损害患者有一定的诊断价值。

① 皮内试验：以1∶2000的并殖吸虫抗原0.1mL，在前臂内侧皮内注射。15～20min看结果，皮丘直径>1cm、红晕直径>2cm为阳性。阳性符合率可高达90%以上。因其与其他吸虫有交叉反应，只能作为初筛。皮内试验阳性只能说明有过感染，不能诊断并殖吸虫病。

② 检测血清抗体：用并殖吸虫成虫抗原检测患者血清中的特异性补体结合抗体，当体内有活虫时阳性率可达100%，但不能用于考核疗效。

③ 检测血清中循环抗原：单克隆抗体-抗原斑点法酶联

免疫吸附试验。检测血清中并殖吸虫循环抗原，敏感性高、特异性强，是早期诊断并殖吸虫病的方法。可作为疗效考核指标。

（3）外周血象　血细胞改变与病程早晚和病变活动有关，急性期白细胞总数和嗜酸性粒细胞明显升高。

（4）影像学检查　X线、CT、MRI、脑血管及脊髓造影可发现病变累及的部位和阻塞部位。

【鉴别诊断】

1. 肺结核

（1）相似点

① 有低热、盗汗、咳嗽、咯血等症状。

② X线胸片示浸润性病灶。

③ 可合并有胸腔积液。

（2）鉴别要点

① 无流行区生食溪蟹或蝲蛄史。

② 结核感染中毒症状明显。

③ 血象以淋巴或者单核细胞增高较常见。

④ 结核菌素试验阳性，胸片可有空洞，痰找抗酸杆菌有助鉴别。

2. 病毒性肝炎、肝脓肿

（1）相似点

① 起病急骤，可有发热、肝大，同时伴有腹泻、纳差、恶心等消化道症状。

② 有肝功能异常，转氨酶升高。

③ 有轻度肝区疼痛。

（2）鉴别要点

① 无流行区生食溪蟹或蝲蛄史。

② 病毒性肝炎 ALT 升高突出；肝脓肿局部压痛及叩痛较明显。

③ 外周血嗜酸性粒细胞计数无升高；肝脓肿以中性粒细胞增高为主。

④ 肝炎病毒标志物可阳性；肝脓肿穿刺液或血培养阳性，抗菌治疗有效。

3. 颅内肿瘤

（1）相似点

① 有颅内高压症状，如头痛、呕吐、视力减退、视盘水肿等。

② 可有畏寒、发热、脑膜刺激征等。

③ 脑实质损害表现如癫痫、视幻觉、肢体异常感觉等。

（2）鉴别要点

① 无流行区生食溪蟹或蝲蛄史。

② 发热不常见。

③ 血常规变化可不突出。

④ 并殖吸虫血清免疫学试验阴性；肿块穿刺病理检查可确诊。

第三节　华支睾吸虫病

【诊断要点】

1. 概述

（1）病原学　华支睾吸虫，俗称肝吸虫。

（2）流行病学

① 传染源：感染华支睾吸虫的人、哺乳动物（如猫、狗、鼠、猪等）。

② 传播途径：生食或饮用含华支睾吸虫囊蚴的淡水鱼、虾或水。

③ 易感人群：人群普遍易感，卫生习惯及条件较差地区的居民发病率高。

④ 流行特征：主要分布于东亚和东南亚，我国以南方广东和广西及东北各省多见，西北地区尚未见报道。我国流行区肝吸虫的感染率为 2.4%，高发区域可高达 13%～20%。

2. 临床特点

本病一般起病缓慢，潜伏期 1～2 个月。

（1）轻度感染者　常无症状或仅有上腹部饱胀感、食欲缺乏、轻度腹痛及大便稀烂、易疲劳等症状。

（2）中度感染者　通常有不同程度的乏力及较明显的消化道症状，如食欲差、上腹饱胀、轻度腹泻，肝区隐痛，肝大以左叶为著，可有压痛和叩击痛。

（3）严重感染者

① 突发寒战及高热，体温可达 39℃ 以上，弛张热多见等。

② 消化道症状明显，如食欲减退、腹胀、腹泻及黄疸等。

③ 肝大伴有压痛。

④ 少数出现脾大，部分患者伴有荨麻疹。

（4）慢性重复感染者　可发展为肝硬化，出现门静脉高压。可出现贫血、营养不良。

（5）并发症

① 胆道感染、胆管炎、胆囊炎、胆石症最常见。

② 肝癌及胆管癌。

③ 细菌性肝脓肿、溃疡病、慢性胃炎、慢性结肠炎、胰腺炎、糖尿病、儿童侏儒症等。

3. 实验室检查

（1）血常规嗜酸性粒细胞增多，可有贫血；肝功能轻度损害；ALP 和 GGT 可升高。

（2）血清中特异性抗体主要用于流行病学调查，阳性不能排除既往感染。

（3）粪便或胆汁中检出华支睾吸虫卵是确诊的直接证据。

【鉴别诊断】

1. 急性病毒性肝炎

（1）相似点

① 有乏力、纳差、肝区痛等临床表现。

② 肝大，伴压痛。

③ 肝功能异常，转氨酶升高。

（2）鉴别要点

① 无在流行区内进食生的或未煮熟的淡水鱼或虾的流行病学史。

② 急性病毒性肝炎发病较急，全身症状和消化道症状一般较重。

③ 肝功能损害较华支睾吸虫病严重，转氨酶升高可超过正常值上限（ULN）10 倍以上。

④ 肝炎病毒血清学标志物阳性；粪便虫卵检查阴性。

2. 慢性肝炎、肝硬化

（1）相似点

① 慢性起病，伴有脾大、腹水、脾功能亢进。

② 有疲乏、上腹部不适、食欲不佳、厌油、腹痛、腹泻、肝区隐痛等临床表现。

③ 可有腹壁静脉曲张、脾大、腹水、黄疸等症状与体征。

（2）鉴别要点

① 无流行区内进食生的或未煮熟的淡水鱼或虾的流行病学史。

② 肝功能损害程度较重，ALP 和 GGT 的升高程度不及华支睾吸虫病。

③ 肝炎病毒血清学标志物阳性，粪便虫卵检查阴性。

3. 慢性胆囊炎

（1）相似点

① 起病缓慢，以上腹部不适、食欲不佳、厌油、腹痛、腹泻、肝区隐痛为主要临床表现。

② 在饱餐、进食油腻食物后，出现腹胀、腹痛，腹痛程度不一，右上腹有轻压痛。

③ 超声检查可显示胆囊壁增厚。

（2）鉴别要点

① 无流行区内进食生的或未煮熟的淡水鱼或虾的流行病学史。

② 粪便、胆汁引流液体检查，无虫卵发现。

第四节　丝虫病

【诊断要点】

1. 概述

（1）病原学　丝虫。我国流行的有班氏丝虫和马来丝虫，主要寄生于人体淋巴系统。受精卵在雌虫子宫内直接发育成为幼虫即微丝蚴，具有昼伏夜出的夜现周期性。

（2）流行病学

① 传染源：主要为血液内含微丝蚴的患者和无症状的带虫者。

② 传播途径：蚊虫叮咬。

③ 易感人群：人群普遍易感，病后免疫力不持久，存在一定的家庭聚集性。

④ 流行特征：5～10月份为丝虫病的高发季节。热带和亚热带地区常年均可发病。

2. 临床特点

潜伏期4个月至1年不等。

（1）早期（急性炎症期）

① 急性淋巴结炎和淋巴管炎

a.反复发作的发热，伴畏寒、头痛、肌肉关节痛。

b.受累肢体（特别是下肢好发）、皮肤可出现自上而下的离心性红线。

c.病变的淋巴结可有红、肿、热、痛的表现。

② 丹毒样皮炎：肢体皮肤出现片状红肿伴发热，有灼热感和压痛，持续约1周时间后病变部位脱屑，疼痛逐渐减轻。

③ 丝虫热

a.畏寒、发热为主要症状。

b.体温可高达40℃，也可呈低热，热程2～3天或1周，可反复发作。

④ 精索炎、附睾炎、睾丸炎

a.发热。

b.自腹股沟向下蔓延的局部肿痛。

c.睾丸和精索结节性肿块；急性发作时肿块增大，持续数天后自行缩小。

⑤ 肺嗜酸性粒细胞浸润综合征

a.有畏寒、发热。

b.咳嗽、哮喘。

c.痰中可见嗜酸性粒细胞和夏科-莱登结晶。

d.外周血白细胞总数和嗜酸性粒细胞明显增加。

（2）晚期（慢性期）　由于淋巴系统阻塞所致。

① 淋巴水肿和象皮肿

a.两者常同时存在。

b.淋巴水肿可因淋巴液侧支回流改善后自行消退。若淋巴回流持续不畅则发展为象皮肿，表现为凹陷性、坚实性水肿。

c.患部肿大畸形，皮肤粗厚，肤色深暗，苔藓样变，棘刺和疣状增生。

d.继发感染者形成难愈的溃疡。

② 鞘膜积液、乳糜尿、乳糜腹水

a.鞘膜积液：多局限于一侧，亦可双侧。阴囊增大不对称，皮肤紧张；疼痛不明显。肿物软，圆形，囊样，无压痛；睾丸不易触及；透光试验阳性。积液中常可找到微丝蚴。

b.乳糜尿：尿液呈乳白色，混有血液则呈粉红色。常间歇发生；数日、数年，或长期持续不愈。可因高脂、高蛋白饮食或劳累后加重。

c.乳糜腹水：呈乳白色。淋巴液流入腹腔所致。可有腹膜炎症状。

③ 淋巴结肿大和淋巴管曲张

a.肿大淋巴结形成如海绵状包囊，内有硬结的肿块。

b.穿刺可抽出淋巴液，有时可找到微丝蚴。

c.淋巴管曲张常见于精索、阴囊及大腿内侧。

3. 辅助检查

（1）血常规检查　白细胞总数和嗜酸性粒细胞增加，嗜酸性粒细胞占 20% 以上。

（2）病原学检查

① 外周血找微丝蚴

a.鲜血片法。

b.厚血片法。

c.浓集法。

d.白天诱虫法。

e.微孔膜过滤法。

② 淋巴液、鞘膜积液、乳糜尿内找微丝蚴。

③ 组织病理活检找成虫或成虫的断面。

（3）血清免疫学检查

① 检测患者血中的丝虫的特异性抗体。

② 皮内试验：将丝虫抗原注射于受试者前臂的皮内，15min 后观察局部红肿反应。

③ 检测循环丝虫抗原：可用于丝虫活动性感染的诊断和疗效的评价。

（4）分子生物学检测　应用 PCR 方法及 DNA 探针检测丝虫核酸，有较高的敏感性和特异性。

4. 临床分类

（1）微丝蚴血症　有在流行季节流行区居住史，并夜间采血检查微丝蚴阳性者。

（2）急性丝虫病

① 疑似病例

a. 流行季节，流行区居住史。

b. 急性丝虫病临床表现：反复发作的非细菌感染性肢体淋巴结炎、淋巴管炎。局部疼痛、触痛、肿胀、温热感或有丹毒样皮炎，症状持续超过 3 天。伴有发热、头痛、不适等全身症状。

② 确诊病例

a. 符合疑似病例诊断标准。

b. 并且以下实验室检查之一阳性：夜间采血检查微丝蚴阳性；间接荧光抗体试验或酶联免疫吸附试验检测抗体阳性。

（3）慢性丝虫病

① 疑似病例

a. 有较长期流行区居住史。

b. 有慢性丝虫病临床表现：不对称性肢体淋巴水肿、象皮肿、鞘膜积液、乳糜尿等。或兼有急性丝虫病的表现（如上述急性丝虫病）。

② 确诊病例

a. 符合疑似病例诊断。

b.并且以下实验室检查有一项阳性者：在尿液、淋巴液、鞘膜积液内查见丝虫蚴；在淋巴管、淋巴结内查见成虫，或在病理组织切片查见丝虫断面；夜间采血检查微丝蚴阳性；间接荧光抗体试验或酶联免疫吸附试验检测抗体阳性。

【鉴别诊断】

1.细菌性淋巴管炎、淋巴结炎

（1）相似点

① 起病急骤，可有发热、畏寒、头痛、食欲减退和全身不适等症状。

② 急性淋巴结炎，局部淋巴结肿大、疼痛、触痛等。

③ 局部疼痛、触痛、肿胀、温热感或有丹毒样皮炎。

（2）鉴别要点

① 无丝虫病流行病学史。

② 致病菌主要是乙型溶血性链球菌、金黄色葡萄球菌，从皮肤黏膜破损处或其他感染病灶，侵入淋巴系统。

③ 畏寒、发热、头痛、四肢酸痛、乏力等全身中毒症状及局部疼痛压痛更加突出。

④ 血常规以中性粒细胞增高为主；微丝蚴病原检测阴性。

2.结核性附睾炎、鞘膜积液

（1）相似点

① 起病缓慢，阴囊或腹股沟囊性肿块呈慢性无痛性逐渐增大。

② 一侧鞘膜积液多见。

③ 积液少时，无不适；积液量多时，感到阴囊下坠、胀痛、牵扯感。

④ 超声检查可见液性暗区。

（2）鉴别要点

① 可有既往结核病史或接触史；无丝虫病的流行病学史。

② 可有结核感染中毒症状。

③ 结核相关病原学检测阳性。

3. 腹腔肿瘤所致的乳糜尿

（1）相似点

① 可出现乳糜样尿液。

② 可有局部淋巴结肿大。

（2）鉴别要点

① 无丝虫病流行病学史。

② 影像学检查有占位性病变，肿块病理检查可确诊。

第五节　猪带绦虫病

【诊断要点】

1. 概述

（1）病原学　猪带绦虫。人因进食含活囊尾蚴的猪肉而感染致病。

（2）流行病学

① 传染源：感染猪带绦虫成虫的患者。

② 传播途径：生食含猪囊尾蚴的猪肉。

③ 易感人群：普遍易感。以青壮年居多，男多于女。

④ 流行特征：呈世界性分布，我国散发于华北、东北、西北一带，地方性流行见于云南。有家庭聚集现象。

2. 临床特点

潜伏期 8～12 周。

（1）临床症状可有腹痛、恶心、消化不良、腹泻、体重减轻等。

（2）绦虫数量多时，偶可发生肠梗阻。

（3）粪便中可发现节片。

（4）有高达 25％ 的猪带绦虫病患者同时并发囊尾蚴病。

3. 辅助检查

（1）血常规检查有时可见嗜酸性粒细胞轻度升高。

（2）从粪便中排出的绦虫妊娠节片内的子宫分支形状和数目有助于鉴别。

（3）酶联免疫吸附试验可检出患者粪便中抗原成分；PCR 检测可扩增粪便中虫卵或虫体的特异性 DNA，检测人体内猪带绦虫成虫。

【鉴别诊断】

1. 牛带绦虫病

（1）相似点

① 临床症状可有腹痛、恶心、消化不良、腹泻、体重减轻等。

② 绦虫数量多时，偶可发生肠梗阻。

③ 粪便中可发现绦虫节片。

（2）鉴别要点

① 生食或半生食含牛囊尾蚴的牛肉，宿主粪便中特异性抗原阳性。

② 绦虫虫体外形不同。

③ 有皮下结节或癫痫样发作为猪囊尾蚴病，考虑猪带绦虫病。

2. 短膜壳绦虫病

（1）相似点

① 患者常有头晕、头痛、失眠、烦躁、易激动、惊厥等神经系统症状。

② 可有腹痛腹泻、恶心、食欲下降与消瘦、乏力等症状。

③ 常有不同程度贫血，白细胞总数和嗜酸性粒细胞计数升高。

(2) 鉴别要点

① 受感染的人或鼠类为传染源，蚤类及多种甲虫是中间宿主。

② 粪便检查绦虫虫卵和节片外形不同。

③ 特异性 IgA、IgG、IgM 均有升高。

3. 长膜壳绦虫病

(1) 相似点

① 患者常有头晕、头痛、失眠、烦躁、易激动、惊厥等神经系统症状。

② 可有腹痛腹泻、恶心、食欲下降与消瘦、乏力等症状。

③ 常有不同程度贫血，白细胞总数和嗜酸性粒细胞计数升高。

(2) 鉴别要点

① 终宿主为鼠类，人体偶然感染。中间宿主为甲虫、蚤类、蟑螂。

② 粪便检查绦虫虫卵和节片外形不同。

③ 特异性免疫学检查可鉴别。

第六节　囊尾蚴病

【诊断要点】

1. 概述

(1) 病原学　猪囊尾蚴（猪带绦虫幼虫），人因吞食猪带绦虫虫卵而被感染。

（2）流行病学

① 传染源：猪带绦虫病患者。

② 传播途径：吞食猪带绦虫虫卵经消化道传播为主要途径。可分为自体感染和异体感染。

③ 易感人群：普遍易感。以青壮年居多，男多于女，农村居民居多。

④ 流行特征：呈世界性分布，我国分布广泛，华北、东北、西北、西南发病率较高。农村发病率高于城市。在有着生食猪肉习惯的地区甚为流行。

2. 临床特点

（1）脑囊尾蚴病

① 皮质型

a. 癫痫最为突出。

b. 严重感染者颅内压增高，可出现头痛、恶心、呕吐。

c. 长期颅内压增高，脑组织萎缩，可有头晕、记忆力减退、视力障碍、视物变形、幻觉、精神异常、痴呆等表现。

② 脑室型

a. 第四脑室多见。

b. 囊尾蚴阻塞脑室孔，早期出现颅内压增高症。

c. 常有颈强直，强迫头位。

d. Brun 征（活瓣综合征）：患者在急转头时刻突发眩晕、呕吐或循环呼吸障碍而猝死，或发生小脑扁桃体疝。

③ 蛛网膜下隙型或颅底型

a. 主要病变为囊尾蚴性脑膜炎。

b. 有低热、头痛、呕吐、颈强直等颅内压增高症。

c. 眩晕、听力减退、耳鸣、共济失调、面神经麻痹等。

④ 混合型

a. 皮质型和脑室型并存时症状最重。

b. 偶有囊尾蚴寄生于椎管压迫脊髓产生截瘫。

（2）眼囊尾蚴病

① 玻璃体及视网膜下多见。

② 多为单侧感染。

③ 可有视力下降、视野改变、结膜损害、虹膜炎、角膜炎，重者可致失明。

（3）皮下组织和肌肉囊尾蚴病

① 皮下组织和肌肉见囊尾蚴结节。

② 以头颈和躯干多见，四肢较少。

③ 结节与周围组织不粘连，无压痛，无色素沉着及炎症反应。

3. 辅助检查

（1）血、脑脊液常规检查　少数患者血常规可见嗜酸性粒细胞轻度升高。脑脊液压力升高，常规检查白细胞数轻度增高，以淋巴细胞增多为主，蛋白含量增高，糖和氯化物多正常。

（2）免疫学检查

① 抗体检测：循环抗体（CAb）检测，主要是 IgG 和 IgG4。

② 循环抗原（CAg）检测。

③ 循环免疫复合物（CIC）检测。

（3）分子生物学检查　采用基因重组技术，以融合蛋白作为抗原，具有高度的特异性和敏感性。

（4）超声检查　皮下囊尾蚴结节呈圆形或椭圆形，液性暗区轮廓清楚，囊壁完整光滑，囊内可见强回声光团。

（5）头颅 CT 检查　可发现已钙化的囊尾蚴结节。

（6）头颅 MRI 检查　囊尾蚴的头节表现为高信号的斑点状结节，且能分辨头节的死活。

（7）活组织检查　皮下结节病理切片中见到囊腔中含有

囊尾蚴头节。

【鉴别诊断】

1. 其他脑寄生虫病（如脑棘球蚴病、脑型血吸虫病、脑阿米巴病、弓形虫脑病等）

（1）相似点

① 有局灶或弥散性的脑症状和体征，如头痛、癫痫发作、颅内压增高。

② 有神经精神症状，如记忆障碍、思维和判断力障碍、性格改变和情感障碍等。

③ 头部 CT、MRI 影像显示有典型钙化病灶。

④ 脑脊液淋巴细胞增多或蛋白含量增高，或找到嗜酸性粒细胞。

（2）鉴别要点

① 流行病学史不同。

② 头部 CT、MRI 的影像表现各有特点。

③ 特异性免疫或分子生物学检查可鉴别。

2. 细菌性脑脓肿

（1）相似点

① 可有脑膜刺激症状和体征，如头痛、呕吐、颈项强直等。

② 有神经精神症状，如记忆障碍、思维和判断力障碍、性格改变和情感障碍等。

③ 脑脊液压力高，白细胞增多，蛋白轻度或中度增高。

（2）鉴别要点

① 无囊尾蚴病流行病学史。

② 多有原发病灶和（或）血流感染。

③ 头部 CT、MRI 检查示病灶环形强化，强化中心为低密度的液性坏死区，钙化灶相对少见；不可见头节。

④ 脑脊液检查，白细胞计数以中性粒细胞增高为主。

3. 皮脂囊肿

（1）相似点

① 皮下组织的囊性结节。

② 为皮脂腺排泄受阻所致，多见于皮脂腺分布密集的头面部及背部表面。

③ 可见皮脂腺开口的小黑点，囊内为皮脂与表皮角化聚集的油脂样豆渣物。

④ 易继发感染。

（2）鉴别要点

① 囊尾蚴死后发生钙化，X线检查可见钙化阴影。

② 免疫学试验阴性可鉴别。

第七节　棘球蚴病

【诊断要点】

1. 概述

棘球蚴病又称包虫病，是棘球绦虫的蚴虫寄生于人体组织引起的人兽共患寄生虫病。我国主要是细粒棘球蚴病和泡型棘球蚴病。

（1）病原学　棘球绦虫有 16 种，寄生于人体的有细粒棘球绦虫、泡型棘球绦虫、伏氏棘球绦虫和少节棘球绦虫。

（2）流行病学

① 传染源：感染棘球绦虫的犬。

② 传播途径：主要是虫卵经粪-口途径传播。

③ 易感人群：普遍易感。与环境卫生和不良习惯有关，以牧民或农民居多。

④ 流行特征：棘球蚴病分布于全球广大牧区，在人和动物之间传播。我国主要流行于西北、华北、西南、东北牧

区。人群患病率为 $0.6\% \sim 4.5\%$。

2.临床特点

(1) 细粒棘球蚴病　潜伏期 $10 \sim 20$ 年或更长。

① 肝棘球蚴病

a.最常见，多位于肝右叶接近肝表面。

b.症状：包虫囊压迫邻近组织或牵拉器官引起患者肝区不适、隐痛及胀痛，饱胀、食欲下降。肝包虫囊较大时导致膈抬高、活动受限，可出现呼吸困难，又可压迫胆管出现梗阻性黄疸，也可压迫门静脉引起门静脉高压症。

c.体征：查体可触及右上腹或上腹部无痛性囊性肿块，表面光滑，质地坚韧，可扪及波动感。部分患者叩诊可感到子囊相互撞击引起囊壁震动感，即"包虫囊震颤征"。有腹水时可有移动性浊音阳性，包虫囊向腹腔延伸时形成腹腔巨大包块，肝大、有触痛和叩击痛。

d.并发症：包囊破裂时囊液外溢，可引起剧烈的过敏反应，严重时可发生过敏性休克，也可引起继发感染。

② 肺棘球蚴病

a.以右下中叶肺多见，常无自觉症状，而在查体或拍胸片时发现。

b.可有胸部隐痛及咳嗽。囊肿与支气管相通时，可咳出大量液体，并带粉皮样囊壁及囊砂，痰中可找到头节或小钩。

c.继发感染时，症状类似肺脓肿，可有高热、胸痛、咳嗽、咳脓痰。囊肿若穿破入胸膜腔可形成液气胸，感染发生时形成脓胸。

③ 脑棘球蚴病

a.发生率较低，多见于儿童，大脑顶叶及额叶发生较多，常伴有肝与肺棘球蚴病。

b.临床表现与颅内占位性病变类似，为头痛、视盘水肿等颅内高压症状。易误诊为颅内肿瘤。

(2) 泡型棘球蚴病　泡型棘球绦虫生长发育极其缓慢，潜伏期可长达 10~20 年以上。

① 临床表现

a. 早期无症状，病情缓慢加重，可有右季肋部疼痛、食欲下降、腹胀、胆绞痛、消瘦等临床表现。

b. 肝脏明显肿大、质硬、表面有结节，也可出现黄疸、腹水、脾大和门静脉高压症。

c. 重者可导致肝衰竭或门静脉高压引起的上消化道大出血。

② 肝功能衰竭和脑寄生是本病死亡的主要原因。

3. 辅助检查

(1) 血常规检查　白细胞计数多正常，嗜酸性粒细胞可轻度增高。继发感染时白细胞及中性粒细胞比例增高。

(2) 免疫学检查

① 皮内试验。

② 血清抗体检测

a. 间接血凝试验 (IHA)。

b. 酶联免疫吸附试验 (ELISA)。

③ 血清循环抗原检测：可用于早期诊断和疗效观察。

(3) 影像学检查

① 腹部超声检查：可以检测到囊肿的数量、部位、直径及囊内容物的变化；检查时可见边缘明确的囊状液性暗区，其内可见散在光点或小光圈。

② X 线检查：可见囊壁圆形钙化阴影，对肺棘球蚴病有重要诊断价值。

③ CT 扫描：对肝、肺、脑、肾棘球蚴病的诊断有重要意义，可以对囊肿定位，测量大小和计数。

④ 磁共振：可以清楚显示解剖定位，和 CT 相比对囊壁

显示更加清楚。

【鉴别诊断】

1. 多囊肝、肝囊肿

（1）相似点

① 起病缓慢，体检时偶然发现肝脏囊性肿块。

② 囊肿增大到一定程度，可因压迫邻近脏器而出现进食后饱胀、恶心、呕吐、右上腹隐痛不适等症状。

③ 囊肿晚期患者由于肝组织破坏严重，可出现肝功能受损、腹水、黄疸、门静脉高压症等。

（2）鉴别要点

① 无棘球蚴病流行病学史。

② 棘球蚴免疫学及血清学检查有助于鉴别诊断。

2. 肺脓肿、肺结核病、肺癌

（1）相似点

① 肺部影像提示肺内有占位性病变。

② 可有胸部隐痛及咳嗽，肿块增大后，可产生咳嗽、胸痛、咯血、气急等症状。

③ 继发感染时，可有高热、胸痛、咳嗽、咳脓痰等临床表现。

（2）鉴别要点

① 无棘球蚴病流行病学史。

② 病情进展相对较快；肺脓肿可有较突出的感染中毒症状，如发热、畏寒、寒战等；肺结核病可有结核感染中毒症状，好发部位为上叶的尖后段和下叶的背段；肺癌的影像表现具有侵袭性，边界凹凸不平、有毛刺。

③ 血常规检查嗜酸性粒细胞无增高，肺脓肿及肺结核病可有细菌、真菌或结核感染病原学依据；肺癌病理学检查可见肿瘤细胞；棘球蚴血清抗体、抗原检测阴性。

3. 脑囊尾蚴病

（1）相似点

① 伴有头痛、视盘水肿等颅内高压症状。

② 有神经精神症状，如记忆障碍、思维和判断力障碍、性格改变和情感障碍等。

③ 脑脊液压力高，白细胞轻度增多，蛋白轻度或中度增高，糖含量低，氯化物正常或减低。

（2）鉴别要点

① 流行病学史。

② 可伴有皮下结节。

③ 头部 CT、MRI 影像显示有典型的囊尾蚴改变。

④ 脑脊液囊尾蚴免疫学检查阳性。

第三篇

器官系统感染性疾病的鉴别诊断思路

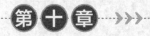

第十章

浅表组织

第一节　皮肤软组织感染总论

【诊断要点】

1. 概述

毛囊炎、疖、痈及创面感染最常见病原菌为金黄色葡萄球菌；淋巴管炎及急性蜂窝织炎主要由化脓性链球菌引起；压疮感染常为需氧菌及厌氧菌的混合感染。皮肤、软组织感染病灶广泛并伴发热等全身症状，或者有合并症者，属于复杂性感染；不伴以上情况者为单纯性感染。

好发于身体抵抗力降低的人群，如年老体弱者、婴幼儿、长期消耗性疾病者、营养不良或贫血患者等。另外，糖尿病等慢性病、肥胖、不良卫生习惯及免疫缺陷状态等亦为易感因素。

2. 临床特点

除有皮肤局部红、肿、热、痛等共同表现外，痈、淋巴管炎、急性蜂窝织炎及创面感染等可伴发热、乏力、萎靡等全身症状，重者可出现感染性休克、脓毒血症、败血症。

3. 辅助检查

（1）血常规　可见外周血白细胞总数明显升高，中性粒细胞增多，或可出现白细胞计数下降，中毒颗粒增多。

（2）生化　可出现电解质代谢紊乱，如高钠血症，重者可出现肝肾功能损害。

（3）动脉血气分析　有助于了解机体代谢状况，及时发现酸碱失衡。

（4）病原学检查　组织细菌涂片、脓液培养及药物敏感性试验、血液培养及药物敏感性试验。病原体基因二代测序技术也越来越多地用于临床病原体诊断。

（5）影像学检查　超声、X线及CT检查可了解病变部位的感染程度及帮助判断病原菌。

第二节　常见皮肤软组织感染

一、疖

【诊断要点】

1. 概述

金黄色葡萄球菌是最常见的致病菌，也可见链球菌、假单胞菌、大肠埃希菌等单独或混合感染。肛门生殖器部位的复发性疖可继发于厌氧菌感染。5%为无菌性，由异物反应所致。

好发于臀、颈、腋、头、面部皮肤。青少年易发。长期携带金黄色葡萄球菌、糖尿病、肥胖、不良卫生习惯及免疫缺陷状态等为易感因素。

2. 临床特点

（1）局部表现　最初，病变局部出现红、肿、痛性小结节，以后渐肿大，呈锥形隆起。数日后结节中央因组织坏死而变软，出现黄白色小脓栓；红、肿、痛范围扩大。再数日后，脓栓脱落，排出脓液，炎症便逐渐消失而愈。

（2）全身症状　一般无明显的全身症状。但若发生在血流丰富的部位，全身抵抗力下降时，可引起畏寒、发热、头痛及厌食等毒血症状。特别是发生于面部"危险三角区"部位的疖，如被挤压或挑破，感染容易沿内眦静脉和眼静脉进入颅内的海绵窦，引起化脓性海绵窦炎，出现延及眼部及其周围组织的进行性红肿和硬结，伴疼痛和压痛，并有头痛、寒战、高热甚至昏迷等，病情严重，死亡率高。

3. 辅助检查

广泛的疖患者，血常规可见白细胞计数升高。皮损处革兰染色和细菌培养可辅助诊断。

【鉴别诊断】

1. 痈

（1）相似点

① 局部皮肤红、肿、热、痛。

② 严重者可出现外周血白细胞计数升高。

（2）鉴别要点

① 痈为发生于多个毛囊和皮脂腺内较深层组织的化脓性炎症。

② 病变范围较大，局部表面紧张发亮，触痛明显。患部有搏动性疼痛，局部淋巴结常肿大。

2. 化脓性汗腺炎

（1）相似点　病变部位红、肿、热、痛。

（2）鉴别要点　皮损为皮下硬结，可形成皮下脓肿，好发于腋下、腹股沟、生殖器及肛周、脐周，青年女性多发。

3. 皮脂囊肿

（1）相似点　病变部位有红、肿、痛症状。

（2）鉴别要点　本病在先前较长时间内已有圆形无痛性肿物，表皮如常，感染后出现局部红、肿、痛。

二、痈

【诊断要点】

1. 概述

痈为金黄色葡萄球菌感染引起多个邻近毛囊的深部感染。

常发生于抵抗力低下（如糖尿病、肥胖、不良卫生习惯及免疫缺陷状态等）的成人。好发于颈项部、肩背部和大腿。

2. 临床特点

（1）局部表现　初为弥漫性浸润性紫红斑，表面紧张发亮，触痛明显，之后局部出现多个脓头，有较多脓栓和血性分泌物排出，伴有组织坏死和溃疡形成，可见窦道、局部淋巴结肿大。患者自觉搏动性疼痛。

（2）全身症状　可伴有发热、畏寒、头痛、食欲不振等全身症状，严重者可继发毒血症、败血症而危及生命。

3. 辅助检查

广泛的痈可见白细胞总数明显增高，中性粒细胞增加。病变部位组织细菌涂片可见革兰染色阳性球菌，血液及组织的细菌培养金黄色葡萄球菌阳性。组织病理表现为多个相邻毛囊、毛囊周围组织及皮下组织密集的中性粒细胞浸润，可见组织坏死和脓肿形成。

【鉴别诊断】

1. 疖

（1）相似点

① 有局部红、肿、热、痛症状，严重可出现畏寒、发热、头痛、乏力等全身症状。

② 可有外周血白细胞计数及中性粒细胞增多。

（2）鉴别要点　病变常局限于单个毛囊，表面无多个脓头，一般无明显全身症状。

2. 蜂窝织炎

（1）相似点

① 病变部位红、肿、热、痛，痛感明显，可伴畏寒、发热、头痛、乏力等全身症状。

② 严重者可合并脓毒血症、败血症。

③ 常见致病菌为金黄色葡萄球菌。

（2）鉴别要点　主要发生于疏松结缔组织，感染常位于皮下及皮下筋膜，重者可发生于深部肌肉组织，甚至深部的蜂窝组织。病变范围广，边界不清。

3. 脓癣

（1）相似点　病变局部有红、肿症状，有痈状隆起。

（2）鉴别要点　为真菌感染所致的皮肤病，好发于头皮，可出现头皮瘙痒、疼痛，甚至流脓。皮损为毛囊性脓疱，患处有断发，可找到真菌。

三、淋巴管炎

【诊断要点】

1. 概述

多数由溶血性链球菌引起。病原菌可能来源于口咽部炎症、足部真菌感染、皮肤损伤及各种皮肤、皮下化脓性感染。

多数由局部创口或溃疡感染细菌所致，也有一些患者没有明确的细菌侵入口，感染从淋巴管传播到局部的淋巴结所致。多见于四肢。

2. 临床特点

（1）局部表现　感染灶近侧皮肤沿淋巴管走行可见一条

或数条红线，并向近心端延伸，局部较硬，有压痛。所属淋巴结可肿大、疼痛。

（2）全身症状　严重者常伴有发热、畏寒、头痛、全身不适、食欲不振等症状。

3. 辅助检查

可行血常规和生化检查。严重者可出现白细胞计数增高。

【鉴别诊断】

1. 血栓性浅静脉炎

（1）相似点

① 病变局部有红、肿、热、痛等症状。

② 查体病变部位可见条索状物。

（2）鉴别要点

① 按照血管走向出现的结节或条索状物。

② 容易出现血栓，血管彩色超声可以在血管中发现血栓。

2. 急性淋巴结炎

（1）相似点

① 病变局部有红、肿、热、痛等症状，可伴有全身症状。

② 致病菌常为溶血性链球菌和金黄色葡萄球菌。

（2）鉴别要点　局部淋巴结肿大、压痛，无沿淋巴管走行的红线。

四、急性蜂窝织炎

【诊断要点】

1. 概述

致病菌多为金黄色葡萄球菌，有时为溶血性链球菌，也可为厌氧菌、大肠埃希菌或混合菌。在免疫缺陷患者中，偶见革兰阴性菌引起的蜂窝织炎。

多因皮肤、黏膜损伤后，皮下疏松结缔组织受病菌感染所致。也可由局部化脓性感染直接扩散或经淋巴、血液传播而导致。

2. 临床特点

（1）局部症状　病变局部红、肿、热、痛，并向周围迅速扩大。红肿的皮肤和周围正常皮肤组织无明显的界限，中央部颜色较深，周围颜色较浅。感染部位较浅、组织较松弛者，肿胀明显且呈弥漫性，疼痛较轻；感染位置较深或组织较致密时，则肿胀不明显，但痛感剧烈。

（2）全身症状　患者常伴有不同程度的全身症状，如发热、畏寒、头痛、乏力、食欲不振等。一般深部蜂窝织炎、厌氧菌和产气菌引起的捻发性蜂窝织炎，全身症状常较明显，可有畏寒、高热、惊厥、谵妄等严重症状。口底、颌下和颈部的急性蜂窝织炎，可发生喉头水肿和压迫气管，引起呼吸困难，甚至窒息。有时炎症还可蔓延到纵隔，引起纵隔炎及纵隔脓肿。

3. 辅助检查

（1）血常规检查　一般白细胞计数常增高，$>10 \times 10^9/L$；中性粒细胞升高。若白细胞计数$>(20 \sim 30) \times 10^9/L$，或$<4 \times 10^9/L$，或未成熟白细胞$>0.1\%$，或出现中毒颗粒时，应警惕并发感染性休克和脓毒血症的可能。

（2）细菌学检查　可抽取脓液进行细菌培养及药物敏感试验，阳性结果有助于诊断及指导临床抗菌药物的使用，为临床药物治疗提供科学依据。

（3）动脉血气分析　有助于了解机体代谢状况，及时发现酸碱失衡。

（4）影像学检查

① 超声检查：病灶局部组织结构紊乱，中心部呈不均匀中低回声影，周围组织水肿明显，边界不清。

② X线检查：口底、颌下、颈部蜂窝织炎蔓延引起纵隔脓肿时，可见纵隔增宽的高密度影。

③ CT检查：周围组织水肿，中心部液化。捻发性蜂窝织炎可见不同程度的皮下积气和深部软组织气肿。纵隔脓肿时，可见纵隔增宽的高密度影。

4. 并发症

（1）中毒性休克　可出现全身炎症反应综合征，表现为高热或体温不升，心率>90次/分，呼吸急促或过度通气，白细胞计数>$12×10^9$/L 或<$4×10^9$/L，或未成熟的白细胞>0.1％等。

（2）脓毒血症　骤起寒战，随后出现高热，可达40～41℃，或低温。神志异常，脉搏细速，肝脾可肿大，严重者可出现黄疸或皮下出血。

【鉴别诊断】

1. 丹毒

（1）相似点

① 有局部红、肿、疼痛等症状。病原菌可为金黄色葡萄球菌或溶血性链球菌。

② 可伴有畏寒、发热、乏力等全身症状。

（2）鉴别要点　主要累及淋巴管，很少有组织坏死，不化脓，易反复发作。

2. 坏死性筋膜炎

（1）相似点

① 发病急，全身症状重。

② 重者可出现休克。

③ 血常规提示白细胞计数常增高，中性粒细胞升高。

（2）鉴别要点

① 只损害皮下组织和筋膜，不累及感染部位的肌肉

组织。

② 全身中毒症状明显，局部症状不明显；局部体征与全身症状的轻重不相称是本病的主要特征。

3. 气性坏疽

（1）相似点

① 起病急，病情进展迅速，伤口部位有局部肿胀、疼痛。

② 全身症状重。

③ 可出现血压下降或休克。

（2）鉴别要点

① 继发于较重创伤，伴伤肢或躯体功能障碍。

② 伤口分泌物有恶臭味。

③ 分泌物涂片可查出革兰阳性粗大杆菌。

五、烧伤创面感染

【诊断要点】

1. 概述

烧伤后，皮肤作为人体抵御微生物入侵的天然屏障被破坏而出现细菌感染。常见细菌为金黄色葡萄球菌、铜绿假单胞菌、弗氏枸橼酸杆菌、硝酸盐阴性杆菌及其他肠道革兰阴性杆菌。严重烧伤还可能出现霉菌、厌氧菌和病毒感染。

2. 临床特点

（1）创面感染的局部症状　创面观察是判断局部感染的主要临床依据。创面感染的局部特点为：

① 分泌物：不同细菌感染可产生不同性状的创面分泌物。金黄色葡萄球菌感染为淡黄色黏稠分泌物；溶血性链球菌感染为浅咖啡色稀薄分泌物；铜绿假单胞菌感染为绿色或蓝绿色有甜腥气味的黏稠分泌物；厌氧菌感染可嗅到粪臭味。

② 坏死斑：金黄色葡萄球菌或真菌感染均可以导致创面肉芽组织坏死；革兰阴性杆菌感染的创面常出现暗灰色或者黑色的坏死斑；铜绿假单胞菌感染的肉芽组织创面上可以再现坏死斑。

③ 创面：创面周围可出现红肿、出血点或坏死斑。溶血性链球菌感染创面边缘多有明显的炎症反应；创面加深及延迟愈合往往提示细菌侵犯深层的血管导致缺血坏死。

④ 痂皮及焦痂：痂皮或焦痂提前潮解脱落或出现虫咬样变化，提示局部有感染的发生；出现于痂皮或焦痂创面上的灰白斑点，多提示有真菌感染，斑点向创面迅速发展融合成片状的绒毛状物，表面色泽渐渐明显呈灰白色、淡绿色、淡黄色或褐色，数日后在创面上呈现一层薄粉状物；金黄色葡萄球菌感染时，痂下可发生脓肿；当痂下为绿色有甜腥气味的脓液时，多为铜绿假单胞菌感染。

（2）烧伤后全身性感染的临床特点

① 全身性感染的分型

a.早期感染：烧伤后 2 周内发病者属早期感染。此时，侵袭性感染发生率高，是全身侵袭性感染的发病高峰。早期感染发病急，特别在休克期发病者，其临床表现常与烧伤休克混淆。早期感染多表现为低体温、精神抑制等低反应状态。

b.后期感染：烧伤 2 周后发生的感染属后期感染。发病率比早期低，主要与创面处理不当和不合理应用抗生素有关。另外，全身营养支持疗法不当、蛋白及热量摄入不足致使机体长期消耗衰竭也是后期发生感染的主要原因。后期感染常表现为高体温、精神亢奋等高反应状态。

② 侵袭性感染：侵袭性感染的临床表现复杂，大致可归纳为高反应型和低反应型两种。高反应型患者可表现为高度兴奋、谵妄、幻视、幻觉，严重时出现狂躁。低反应型患者为抑制状态，表现为少语、嗜睡甚至昏迷。

a. 体温：严重烧伤患者由于超高代谢，体温常维持在37～38.5℃，并不一定说明正在发生侵袭性感染。若体温高达39℃或降至36℃以下就应注意是否发生感染。

b. 脉搏：脉搏加速，可达150次/分以上，病危期脉搏缓慢，提示预后不良。

c. 呼吸：呼吸变化是重要特征，表现为呼吸急促、呼吸浅快或鼻翼扇动等呼吸困难症状。

d. 胃肠功能：食欲不振是普遍症状，有的患者表现为恶心呕吐，腹泻较少见。若出现肠麻痹导致腹胀则是侵袭性感染较特异的症状。

e. 血压：血压下降多为感染性休克，说明病情较危重，但部分患者血压无明显变化。

f. 创面变化：结合创面的变化可诊断为侵袭性感染，多表现为分泌物增多且有特殊气味，焦痂潮解脱落、肉芽组织水肿、溃烂、痂下积脓等。

g. 坏死斑：创面及正常皮肤可出现出血点或坏死斑，呈暗红色或灰黑色坏死斑，可由细菌或真菌引起，是预后不良的指征。

③ 全身性真菌感染

a. 精神状态：多为兴奋状态，有时出现幻觉、谵妄、淡漠或神志恍惚，有时却完全正常，神志清醒，严重者最后也可昏迷。

b. 体温：多为稽留热或弛张热，若合并革兰阴性杆菌感染，热型则可能不典型。发热前有轻微的寒战，晚期或临终前可出现低体温状态。

c. 脉搏：心率增快，与体温波动相适应，有时达140次/分。后期心力衰竭或心搏骤停。

d. 呼吸：明显加快（40～50次/分），甚至出现呼吸困难，真菌侵袭肺部时可闻及干湿啰音。

e. 消化道表现：多数患者出现食欲不振、恶心、吞咽困难、水样腹泻、黏液样便或柏油样便，口腔黏膜出现炎症、溃疡或形成不易脱落的伪膜，痰液黏稠呈胶冻状。

f.创面变化：真菌可在创面上形成褐色或黑色菌斑，呈圆形或不规则形。在正常皮肤上可有小的出血点或形成弥散性红斑。

④ 厌氧菌感染

a.破伤风梭菌感染：烧伤患者创面污染较严重，常有深层组织坏死，容易并发破伤风。

b.气性坏疽：患部包扎过紧，肢体可出现明显肿胀，有捻发音。

c.无芽孢厌氧菌感染：发生在口腔、鼻窦、胸腔、腹腔、盆腔和肛门会阴附近的炎症、脓肿及其他深部脓肿应考虑无芽孢厌氧菌感染。

⑤ 病毒感染：首先出现水疱样疱疹，也可为出血性疱疹，继而溃烂、坏死，一般多发生在深Ⅱ度创面上，也可见于正常皮肤。轻者自行恢复，重者形成侵袭性感染侵犯内脏，导致死亡。

3. 辅助检查

① 白细胞计数增高或不断下降，中毒颗粒增多；易出现高钠血症。

② 创面分泌物、创面组织或血液病原学检查，包括涂片染色、培养等。近年来感染病原体二代测序技术为病原体精准诊治提供了更多的依据。

【鉴别诊断】

1. 压疮感染

（1）相似点

① 病变局部皮肤破损、红肿、疼痛，表面有脓性分泌物。

② 感染严重时有发热、畏冷等全身症状，甚至休克。

③ 分泌物培养阳性。

（2）鉴别要点

① 常有长期卧床史，局部皮肤破损常发生在无肌肉包裹或肌肉层较薄、缺乏脂肪组织保护又经常受压的骨隆突处。

② 易发部位

a.仰卧位：好发于枕骨粗隆、肩胛部、肘部、脊椎体隆突处、骶尾部、足跟。

b.侧卧位：好发于耳部、肩峰、肘部、肋骨、髋部、膝关节的内外侧及内外踝。

c.俯卧位：好发于耳部、颊部、肩部、女性乳房、男性生殖器、髂嵴、膝部、脚趾。

③ 无烧伤史。

2. 创伤后感染

（1）相似点

① 局部出现红、肿、热、痛等表现，伤口有分泌物或流脓。

② 均可出现全身感染，多有发热、食欲不振、口渴等症状，较严重感染可出现寒战、高热、谵妄甚至昏迷。

③ 可有中性粒细胞增多。

（2）鉴别要点

① 有明确创伤史；创伤所致组织结构破坏可直接造成功能障碍。

② 初期以疼痛为主要症状，制动后可减轻。严重创伤或休克患者疼痛可不明显。一般的创伤在 2～3 日后疼痛可缓解，疼痛持续或加重表示可能并发感染。

③ 伤口或创面形状、大小和深度不一，有出血或血块，出血情况由受伤的毛细血管、静脉或动脉及其口径、是否已部分自然止血所决定。伤口或创面还可能有泥沙、木刺、弹片等异物存留。

3. 非特异性感染

（1）相似点

① 局部有红、肿、热、痛等表现，伤口可出现分泌物或流脓。

② 可出现发热、头痛、乏力、食欲不振等全身感染症状，较严重感染可出现寒战、高热、谵妄甚至昏迷。

③ 创面局部分泌物培养阳性。

（2）鉴别要点

① 无烧伤史。

② 好发于抵抗力降低的人群或糖尿病等慢性病患者，肥胖、不良卫生习惯及免疫缺陷状态等亦为易感因素。

③ 根据感染部位及感染病原菌不同，有相应不同的临床表现。

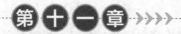

第十一章 >>>>>

中枢神经系统

<<<

中枢神经系统感染是指各种病原体引起的中枢神经系统的急性或慢性的炎症性疾病，涉及中枢神经系统的特殊的病原体感染（如狂犬病和脊髓灰质炎）已在特定章节专门阐述。中枢神经系统感染根据受累的病变部位可分为脑膜炎、脑炎、脑膜脑炎等。脑膜炎的主要表现为颅高压和脑膜刺激征；脑炎的主要表现为神志、精神、行为异常和局灶定位体征（如偏瘫、失语等）；脑炎伴发于脑膜炎时，称为脑膜脑炎。本章将以脑膜炎为例，讲述几类病原体感染时的鉴别诊断要点。

第一节 病毒性脑膜炎

【诊断要点】

1. 概述

病毒性脑膜炎是一组由各种病毒感染引起的软脑膜（软膜和蛛网膜）弥漫性炎症的临床综合征，主要表现为发热、头痛、呕吐和脑膜刺激征；脑脊液细胞数增多，以淋巴细胞为主，蛋白量正常或轻度增加，糖含量正常，细菌培养阴性。疾病多呈自限性，是临床最常见的无菌性脑膜炎。

（1）病原学　病毒性脑膜炎的最常见致病病毒为肠道病毒，如柯萨奇病毒、肠道病毒 71 型、埃可病毒、脊髓灰质炎病毒等。其次为单纯疱疹病毒 2 型 (HSV-2)、水痘-带状疱疹病毒、流行性腮腺炎病毒和腺病毒。其他一些病毒如虫媒病毒（乙型脑炎病毒等）、EB 病毒、甲型流感病毒、淋巴细胞脉络丛脑膜炎病毒、人类免疫缺陷病毒（HIV）也可引起病毒性脑膜炎。

（2）流行病学　据统计，美国病毒性脑膜炎发生率约为 2/10 万，英国该病发生率为（5～15)/10 万。肠道病毒、腮腺炎病毒和腺病毒引起的脑膜炎多发于儿童及年轻成人，单纯疱疹性脑膜炎主要见于幼儿及成年人，淋巴细胞脉络丛脑膜炎以 15～40 岁为多。柯萨奇病毒和埃可病毒在家庭或幼托机构的流行中，大多呈亚临床感染，且可同时出现低热、出疹、咽峡炎等症状。如脑膜炎流行中出现较多瘫痪病例，则考虑脊髓灰质炎病毒和肠道病毒 71 型引起的可能性大。周围或附近有流行性腮腺炎发生，或无菌性脑膜炎患者出现腮腺肿大、颌下腺肿大或睾丸炎，有力地提示系腮腺炎病毒所致。但腮腺肿大亦见于柯萨奇病毒 B3 和埃可病毒感染。肠道病毒感染主要在中夏及早秋季节，8、9 月份达高峰。虫媒病毒感染也多在这些季节。流行性腮腺炎和传染性单核细胞增多症多发于冬末及春季。淋巴细胞脉络丛脑膜炎则以晚秋及冬季居多，与田鼠于此时移居栖居场所有关。单纯疱疹性脑膜炎则呈散发。

2. 临床特点

（1）发热等感染中毒症状　通常急性起病，高热多见。常伴有畏寒、寒战、头痛、咽痛、肌肉酸痛、食欲下降、精神萎靡、全身不适等。

（2）神经系统症状　有剧烈头痛、呕吐、视盘水肿等颅内压增高表现，有时甚至发生脑疝。也可有畏光、精神烦躁或嗜睡，有的甚至出现昏迷等严重神志障碍。合并脑炎时，可能出现抽搐、癫痫发作、斜视、复视、感觉障碍、共济失调等局灶性神经功能缺损症状。体征主要表现为颈强直、Kernig 征阳性、Babinski 征阳性的脑膜刺激征。

(3) 病原体感染相关症状　肠道病毒感染可出现皮疹，大多与发热同时出现，持续 4~10 天。柯萨奇病毒 A5、A9、A16 和埃可病毒 4、6、9、16、30 感染，皮肤典型损害为斑丘疹，皮疹可局限于面部、躯干或涉及四肢，包括手掌和足底部。柯萨奇 B 组病毒感染可有流行性肌痛（胸壁痛）和心肌炎。腮腺炎病毒感染，可出现腮腺和睾丸肿胀。单纯疱疹性脑膜炎最常发生在没有生殖器疱疹病史的人中，严重的额部头痛是最常见的症状之一。带状疱疹性脑膜炎患者可能出现带状疱疹。

3. 辅助检查

(1) 血常规　白细胞计数正常或降低或轻度升高，淋巴细胞比例上升，常有异型淋巴细胞。

(2) 脑脊液检查　脑脊液外观清亮或微浑，压力正常或增高，白细胞数轻度增加，多为 (30~300)×10^6/L，少数可达 (300~1000)×10^6/L。约有 75% 的患者在病程早期以中性粒细胞增多为主，8~48h 后以淋巴细胞为主，糖和氯化物含量可正常，蛋白略升高，多在 0.3~1.5g/L 之间，高于 1.5g/L 则病毒性脑膜炎的可能性极小。涂片和培养无细菌发现。

(3) 病毒分离与血清免疫学试验

① 由于引起病毒性脑膜炎的病毒种类繁多，应根据患者情况，尽早选择性地采集脑脊液、血液、咽拭子、粪或肛拭子、尿等标本，参照不同病毒的特点，将标本接种于敏感的细胞、动物或鸡胚等进行病毒分离。

② 免疫学检测病毒抗原或抗体，有助于快速诊断。新近发展的酶联免疫吸附试验技术已应用于检出风疹病毒、麻疹病毒、单纯疱疹病毒、腮腺炎病毒、肠道病毒和 EB 病毒等的抗体或其感染细胞中的抗原，具有特异、灵敏与快速等优点。

（4）宏基因组测序　对于未知病原体的病毒性脑膜炎，可考虑病原体宏基因组测序，敏感性高，可为明确病原体提供依据。

4. 诊断

本病诊断主要根据急性起病的全身感染中毒症状、脑膜刺激征；血常规提示白细胞计数正常或降低或轻度升高，淋巴细胞比例上升，常有异型淋巴细胞；脑脊液外观清亮或微浑，压力正常或增高，白细胞数轻度增加，以淋巴细胞为主，糖和氯化物含量正常，蛋白略升高等特点综合诊断。确诊依赖病原学检查。

【鉴别诊断】

1. 细菌性脑膜炎

（1）相似点

① 急性起病，高热、寒战、头痛、呕吐，甚至抽搐、昏迷。

② 脑膜刺激征阳性。

（2）鉴别要点

① 细菌性脑膜炎脑脊液外观浑浊或呈脓样。

② 脑脊液白细胞数明显增多，以中性粒细胞为主；蛋白明显升高，糖及氯化物下降。

③ 外周血白细胞明显升高。细菌培养可阳性，抗菌治疗有效。

2. 结核性脑膜炎

（1）相似点

① 发热、头痛、呕吐，甚至抽搐、昏迷。

② 脑膜刺激征阳性。

③ 脑脊液升高的白细胞以淋巴细胞为主。

（2）鉴别要点

① 起病相对较缓，病程相对较长；多伴有低热、盗汗、

消瘦等结核中毒症状。

② 脑脊液外观呈毛玻璃状；白细胞数中度升高，糖及氯化物下降，蛋白明显增高。

③ 抗结核治疗有效。

3. 真菌性脑膜炎

（1）相似点

① 发热、头痛、呕吐，甚至抽搐、昏迷。

② 脑膜刺激征阳性。

③ 脑脊液升高的白细胞以淋巴细胞为主。

（2）鉴别要点

① 患者多免疫力低下。

② 脑脊液糖及氯化物下降，蛋白明显增高。

③ G 试验、GM 试验、乳胶凝集试验、墨汁染色可资鉴别。

④ 抗真菌治疗有效。

4. 中毒性菌痢

（1）相似点　均可有高热、休克、抽搐、昏迷及脑膜刺激征阳性。

（2）鉴别要点

① 脑脊液压力可增高，但常规及生化检查正常。

② 外周血白细胞升高。

③ 肛拭子或粪便镜检可见大量脓细胞；粪便志贺菌培养阳性。

第二节　细菌性脑膜炎

【诊断要点】

1. 概述

在过去的几十年中，由于引进了抗 B 型流感嗜血杆菌、

C 血清群脑膜炎奈瑟菌以及肺炎球菌结合疫苗，全世界社区获得性细菌性脑膜炎的流行病学发生了变化。这导致儿童细菌性脑膜炎的发病率显著降低，目前大多数患者为成人。细菌性脑膜炎的病原菌取决于患者的年龄和易感因素。

（1）新生儿　新生儿细菌性脑膜炎最常见的病原体是无乳链球菌和大肠埃希菌，约占所有病例数的 2/3。于生后 1 周内发病的新生儿，感染途径主要是通过产道垂直传播。而生后第 2～6 周内起病者，感染途径多来自院内感染或人际间传播。

（2）儿童　B 型流感嗜血杆菌、脑膜炎奈瑟菌、肺炎球菌曾经是儿童期细菌性脑膜炎最主要的 3 种致病菌。20 世纪 90 年代针对流感嗜血杆菌的疫苗接种普及后，由流感嗜血杆菌引起的细菌性脑膜炎几乎消失，目前仅见于个别未接种疫苗的儿童，或者感染其他非 B 血清型的流感嗜血杆菌。C 血清群脑膜炎奈瑟菌疫苗引入后，由 C 血清群脑膜炎奈瑟菌导致的细菌性脑膜炎大为降低，目前 B 血清群脑膜炎奈瑟菌是儿童细菌性脑膜炎最常见的病原体。此外，肺炎球菌是儿童细菌性脑膜炎另一常见病原体，由于肺炎球菌结合疫苗的应用，肺炎球菌导致的细菌性脑膜炎发病率也有所降低。

（3）成人　大多数成人细菌性脑膜炎病例由肺炎球菌引起。与儿童相似，脑膜炎奈瑟菌导致的细菌性脑膜炎的发病率在过去十年中有所下降。李斯特菌是成人细菌性脑膜炎的第三大常见病因，通常与老年和免疫功能低下状态有关。流感嗜血杆菌和金黄色葡萄球菌约占成人细菌性脑膜炎病原体的 1%～2%，它们与特定的潜在疾病有关，如中耳炎和鼻窦炎（流感嗜血杆菌）或心内膜炎（金黄色葡萄球菌）。

（4）免疫受损患者　各种原因导致的免疫受损均将增加细菌性脑膜炎的发生率。肺炎球菌脑膜炎的发病率在脾切除术后、慢性肾病或肝病、人类免疫缺陷病毒感染、酒精中毒、低丙种球蛋白血症、糖尿病和使用免疫抑制剂的患者中显著增加。补体系统缺陷的患者感染脑膜炎奈瑟菌的风险显著增加。流感嗜血杆菌脑膜炎易感因素包括糖尿病、酒精中毒、脾切除术、多发性骨髓瘤和低丙种球蛋白血症。李斯特菌脑膜炎则多见于年龄＞60岁的老年患者和糖尿病、癌症或使用免疫抑制剂等获得性免疫缺陷患者。

2. 临床特点

（1）典型症状　细菌性脑膜炎典型的症状包括发热、颈强直和精神状态改变三大主征。在社区获得性细菌性脑膜炎中，仅有一半左右的成人有典型的三大主征表现。肺炎球菌感染所致的细菌性脑膜炎典型表现常见。77％～95％患者以发热起病，80％患者有颈部僵硬，78％～83％患者出现精神状态的改变。儿童、老年人和免疫力低下的患者发病多不典型。婴儿可能仅表现为发热，可能伴有易激惹、嗜睡、拒食、癫痫、呼吸暂停、囟门隆起等。老年人多表现为意识状态改变、癫痫、神经功能损害。

（2）神经系统其他症状　表现为剧烈头痛、呕吐、视盘水肿等颅内压增高表现，有时甚至发生脑疝。头痛很常见，性质严重、范围广泛。其他神经系统损害症状包括癫痫，颅神经麻痹，偏瘫，失语，共济失调，眼球震颤等。约1/3的患者出现癫痫。儿童肺炎球菌和B型流感嗜血杆菌脑膜炎的癫痫发生率较脑膜炎奈瑟菌脑膜炎高。成人癫痫发作和局灶功能缺损更常见于李斯特菌脑膜炎。

（3）神经系统外症状　某些细菌感染，尤其是脑膜炎奈瑟菌感染可出现皮疹，通常为皮肤黏膜瘀点或瘀斑，开始为鲜红色，后为紫红色，最早见于眼结膜和口腔黏膜，大小不一，多少不等，分布不均，以肩、肘、臀等易受压处多见。严重者瘀斑迅速扩大，其中央因血栓形成而出现紫黑色坏死。

3. 辅助检查

（1）血常规　白细胞计数显著升高，通常（10～30）×

10^9/L。甚至表现为类白血病反应。中性粒细胞计数在
80％～90％或以上。

（2）脑脊液检查　脑脊液压力常增高；外观浑浊如米汤样或脓样；白细胞数增多，可达（1000～10000）×10^6/L，以中性粒细胞为主。蛋白含量显著升高，可达1～5g/L。糖含量常低于2.22mmol/L，氯化物也稍降低。乳酸水平升高。

（3）细菌学检查　脑脊液革兰染色可初步判断细菌种类。血及脑脊液培养出相应病原体可确诊。使用抗生素前查微生物培养可提高阳性率。怀疑脑膜炎奈瑟菌感染，瘀点瘀斑处血液或组织液涂片染色，镜检阳性率高达80％。瘀点瘀斑处细菌培养亦能显著提高阳性率。

（4）免疫学检查　怀疑脑膜炎奈瑟菌感染，可检测血清、尿、脑脊液中的脑膜炎奈瑟菌特异性多糖抗原，简便快速，灵敏度及特异度均高，阳性率可达90％，适用于早期诊断。检测患者恢复期血清，抗体效价较急性期呈4倍或4倍以上升高有助于诊断，但不能作为早期诊断。

（5）核酸检查　怀疑脑膜炎奈瑟菌感染，可以通过PCR检测急性期血清或脑脊液脑膜炎奈瑟菌的DNA片段，具有高度的特异性和灵敏性，且简便快速。对于未知病原体的细菌性脑膜炎，可考虑病原体宏基因组测序，敏感性高，可为明确病原体提供依据。

（6）影像学检查　MRI T_1加权像可显示蛛网膜下腔高信号，可不规则强化。T_2加权像脑膜和脑皮质信号增高。质子密度加权像基底池渗出液与邻近脑实质相比高信号，后期可显示弥漫性脑膜强化、脑水肿等。

【鉴别诊断】

1. 病毒性脑膜炎

（1）相似点

① 高热、寒战、头痛、呕吐，甚至抽搐、昏迷。

② 脑膜刺激征阳性。

（2）鉴别要点

① 病毒性脑膜炎脑脊液外观透明。

② 脑脊液白细胞数轻度升高，以淋巴细胞为主；蛋白轻度升高，糖及氯化物多正常。

③ 外周血白细胞多正常或降低；病毒抗体可阳性；抗菌药物治疗无效。

2. 结核性脑膜炎

（1）相似点

① 发热、头痛、呕吐，甚至抽搐、昏迷。

② 脑膜刺激征阳性。

（2）鉴别要点

① 多伴有低热、盗汗、消瘦等结核中毒症状。

② 常合并肺结核；血常规以淋巴细胞或单核细胞增高为主。

③ 脑脊液外观呈毛玻璃状；白细胞数中度升高，以淋巴细胞为主；氯化物多明显下降。

④ T-SPOT 可阳性，ESR 增快，结核分枝杆菌基因检测阳性，外周血白细胞多正常。抗结核治疗有效。

3. 真菌性脑膜炎

（1）相似点

① 发热、头痛、呕吐，甚至抽搐、昏迷。

② 脑膜刺激征阳性。

③ 外周血白细胞可增高。

（2）鉴别要点

① 患者多免疫力低下。

② 常有鸽子接触史。

③ 脑脊液外观透明或微浑浊；白细胞数中度升高，以淋巴细胞为主；糖含量降低。

④ 外周血白细胞多正常，G 试验、GM 试验可阳性。抗真菌治疗有效。

4. 中毒性菌痢

（1）相似点　高热、休克、抽搐、昏迷、外周血白细胞升高。

（2）鉴别要点

① 多见于夏秋季。

② 有不洁饮食史。

③ 脑脊液外观、常规生化检查基本正常。

④ 肛拭子或粪便镜检可见大量脓细胞；肛拭子或粪便志贺菌培养阳性。

第三节　结核性脑膜炎

【诊断要点】

1. 概述

（1）病因　结核性脑膜炎是由结核分枝杆菌感染经血播散后在软脑膜下种植，形成结核结节，结节破溃后大量结核分枝杆菌进入蛛网膜下腔引起的脑膜非化脓性炎症。结核性脑膜炎是肺外结核中最严重的结核病，常常继发于粟粒性结核及肺、肠、骨、肾、淋巴结等的结核灶。

（2）流行病学　结核性脑膜炎的发病率与整个结核病发病率呈正相关。结核性脑膜炎的发病率 0.1/10 万～1/万不等。由于卡介苗的接种，我国结核性脑膜炎发病率明显下降，但仍是我国主要的中枢神经系统感染性疾病之一。结核性脑膜炎流行病学特征是儿童发病率高于成人，农村的发病率高于城市。近年来，老年人、糖尿病及艾滋病患者结核性脑膜炎的发病率逐渐上升。

2. 临床特点

(1) 一般症状　常为亚急性或慢性起病，常缺乏结核接触史。早期表现为发热、全身酸痛、乏力、畏光、精神萎靡、食欲减退等。小儿结核性脑膜炎的临床表现多较隐匿，缺少特征性。

(2) 神经系统症状、体征

① 颅高压表现：表现为头痛、喷射性呕吐、视盘水肿、意识障碍，严重者可出现脑疝，可迅速导致呼吸停止。

② 脑神经损害：大量结核性、炎性渗出物积聚于各脑池，广泛蛛网膜粘连，使颅神经受损。多见于面神经、展神经、动眼神经及视神经，可单侧或双侧，多数在疾病典型时才出现，有时是结核性脑膜炎的首发症状。可表现为眼球运动受限或视物模糊。

③ 脑实质损害：表现多变，可有瘫痪、去大脑强直、手足震颤与徐动、舞蹈样运动等不同表现，取决于病变损害部位。

④ 脊髓受损：可出现脊髓神经受刺激或脊髓压迫、椎管阻塞等症状、体征。

⑤ 脑膜刺激征：表现为颈强直，Kernig 征和 Brudzinski 征阳性。多数病例早期即出现，少数可不明显，尤其是婴幼儿和老年人。

⑥ 其他非典型症状

a. 精神、行为异常：表现为幻听、幻视、妄想、冲动、伤人、躁狂不安、惊恐、呆滞、淡漠、嗜睡、违拗等。

b. 脑梗死相关症状：表现为偏瘫、单瘫、四肢瘫等。主要是由于结核性炎性渗出物包裹脑动脉，引起脑动脉炎，蔓延损害整个血管壁致坏死性血管炎，从而引起脑动脉狭窄及继发血栓形成。

c. 出血性脑膜炎：为结核菌侵犯脑膜血管，使血管通透性增高、血管壁弹力纤维坏死，红细胞漏出。

d.自主神经受损：表现为皮质-内脏联合损害，如呼吸、循环、胃肠和体温调节紊乱等，亦可出现肥胖、尿崩症或抗利尿激素分泌异常综合征。

e.矛盾现象：抗结核治疗启动后（2周内，一般1周），脑脊液炎症反应继续加重或颅内结核球扩大继发的症状加重，被称为矛盾现象。表现为头痛、恶心、呕吐等脑膜刺激征加剧，体温明显升高甚至意识状态恶化，继续治疗1周症状可逐渐稳定、好转。其原因可能为短期内大量结核分枝杆菌被杀灭，菌体吸收后引起的抗原抗体变态反应。

（3）临床分期

① 早期（前驱期）：起病多缓慢，多数患者表现为间断头痛，但可忍受，脑膜刺激征不明显，同时可伴有不规则低热、盗汗、食欲减退、感觉过敏等。此期一般持续1～2周。

② 中期（脑膜刺激期）：逐渐出现头痛加剧，伴呕吐，为喷射性呕吐，体温可达38.5℃以上，热退后仍头痛。出现颈强直、病理反射、颅神经障碍症状，最常见动眼神经障碍、复视、瞳孔散大等，甚至失明。此期一般持续2周。

③ 晚期（昏迷期）：患者出现意识障碍，从嗜睡发展到昏迷。深、浅反射消失或形成脑疝终至死亡。临床表现为频繁抽搐、弛张热、呼吸紊乱、去大脑或去皮质强直，可出现脑疝危象，多因呼吸和循环中枢麻痹而死亡。此期一般持续1～3周。

④ 慢性期（迁延期）：治疗不顺利或非系统治疗使病情迁延不愈，间断或持续高颅压、头痛、发热或伴随长期的癫痫、大小便失禁等。

3. 辅助检查

（1）脑脊液检查　脑脊液压力增高；外观无色透明、微浊或呈毛玻璃样；白细胞数中度升高，多为（50～500）×10^6/L，以淋巴细胞为主，但4%～17%的患者在结核性脑膜炎早期可以中性粒细胞为主。蛋白含量显著升高，通常为 1～2g/L，蛛网膜下腔阻塞时可达 5g/L 甚至更高。糖含量常低于 2.22mmol/L，氯化物低于 120mmol/L。腺苷脱氨酶明显升高。

（2）细菌学检查　脑脊液沉渣涂片可行抗酸染色找结核分枝杆菌，但阳性率仅 30%。改良抗酸染色可提高抗酸杆菌的检出率。对于不能明确诊断的患者，可行多次检查以提高阳性率。脑脊液培养出结核分枝杆菌可确诊，但培养周期长，不适合疾病早期诊断。

（3）免疫学检查　外周血 γ-干扰素释放试验对于结核感染的诊断有重要参考价值，灵敏度和特异度均较高。因国内普遍接种卡介苗，γ-干扰素释放试验诊断活动性结核的价值优于结核菌素皮肤试验，但在中枢神经系统结核病的诊断中存在一定的假阳性。

以前常用的结核抗体检测，由于灵敏度和特异度均不满意，目前认为不适合作为中枢神经系统结核病的诊断和排除依据。

（4）核酸检查　PCR 检测到脑脊液中结核分枝杆菌 DNA，可以确诊结核性脑膜炎，灵敏度高、特异性强。GeneXpert MTB/RIF 采用巢式实时荧光定量 PCR 的方法对结核分枝杆菌特有的序列 $rpoB$ 基因上与利福平耐药相关 81bp 的核心区域（RRDR）进行检测。常规病原体筛查阴性时，可考虑病原体宏基因组测序，敏感性高，可为明确病原体提供依据。

（5）影像学检查　基底池脑膜强化、脑积水、脑梗死和结核瘤是中枢神经系统结核病的主要影像学特征，可单独或联合发生。颅底脑膜强化伴或不伴结核瘤是结核性脑膜炎最常见的征象，其诊断特异性高。约 20% 的患者因闭塞性血管炎出现脑梗死，最常累及基底节、内侧豆纹动脉和丘脑动脉的供血区域。MRI 增强检查对软脑膜病灶的显示优于 CT 检查，弥散加权成像（DWI）有助于发现新近的梗死，特别是基底节区的新近梗死提示结核性脑膜炎。

结核性脊膜脊髓炎和脊髓蛛网膜炎的表现与结核性脑膜炎几乎完全相同，MRI 检查是诊断结核性脊髓蛛网膜炎的首选检查，特征包括脑脊液增多、脊髓蛛网膜下腔闭塞和硬脑膜粘连，以 T_2 加权序列显示最佳，在矢状位表现为不规则的波浪状。脊髓受累时表现为脊髓梗死和脊髓空洞。

脑实质受累的表现包括结核瘤、脑脓肿、结核性脑病和结核性脑炎，其中结核瘤受累区域多为皮质、髓质交界区和脑室周围区域，儿童结核瘤好发于幕下，而成人则多发于幕上大脑半球和基底节区。

【鉴别诊断】

1. 病毒性脑膜炎

（1）相似点

① 头痛、呕吐，甚至抽搐、昏迷。

② 脑膜刺激征阳性。脑脊液细胞以淋巴细胞为主。

（2）鉴别要点

① 起病较急，患者多有高热、寒战、肌肉酸痛等感染中毒症状。

② 病毒性脑膜炎脑脊液外观透明；白细胞数轻度升高；蛋白轻度升高，糖及氯化物多正常。

③ 抗结核治疗无效。

2. 化脓性脑膜炎

（1）相似点

① 头痛、呕吐，甚至抽搐、昏迷。

② 脑膜刺激征阳性。

（2）鉴别要点

① 起病急，患者多有高热、寒战、肌肉酸痛等感染中毒症状。

② 血常规白细胞总数或中性粒细胞计数多有增高。

③ 脑脊液外观可呈脓样；白细胞数显著升高（常＞$1000×10^6$/L），以中性粒细胞为主；糖含量显著下降。脑脊液乳酸多＞300mg/L。脑脊液培养可找到致病菌。

④ 抗感染治疗有效。

3. 真菌性脑膜炎

（1）相似点

① 亚急性或慢性起病，发热、头痛、呕吐，甚至抽搐、昏迷。

② 脑膜刺激征阳性。

③ 脑脊液压力增高；外观无色透明或微浊；白细胞数中度升高，多为（50～500）×10^6/L。蛋白含量显著升高，糖含量常明显降低。

（2）鉴别要点

① G 试验或 GM 试验可阳性。

② 乳胶凝集试验、墨汁染色可资鉴别。

③ 脑脊液培养、常规核酸检测及二代测序可明确诊断。

第四节　真菌性脑膜炎

一、新型隐球菌性脑膜炎

【诊断要点】

1. 概述

（1）病原学　隐球菌属是一种腐生性真菌，广泛存在于自然界，迄今为止已鉴定出 17 个种和 18 个变种，其中对人类致病的主要有两种，即新型隐球菌和格特隐球菌（以往被称为新型隐球菌新生变种和新型隐球菌格特变种）。隐球菌外观呈圆形或椭圆形，直径为 2～20μm，HE 染色阳性，细胞壁外常有 3～5μm 的荚膜。荚膜是隐球菌致病性的标志之一，菌体外无荚膜的隐球菌一般不引起隐球菌病。

（2）流行病学 近年来，随着广谱抗菌药物、糖皮质激素和免疫抑制剂的广泛或不恰当应用，以及艾滋病（AIDS）和器官移植病例的增加，新型隐球菌性脑膜炎在世界范围内发病呈显著增加趋势。据报道6%～10%的AIDS患者会合并隐球菌感染，在美国AIDS高发城市旧金山、亚特兰大等地，隐球菌病的发病率约为5/100000，其中1/5出现中枢神经系统受累。

2. 临床特点

（1）脑膜炎型 临床最为常见，患者主要表现为难以忍受的头痛，头痛有时可自行缓解，但随着病程的延长，头痛呈逐渐加重趋势。伴发热、恶心、呕吐、脑膜刺激征阳性等脑膜炎的症状与体征，视盘水肿较常见。

（2）脑膜脑炎型 除脑膜受累外，可有脑实质（大脑、小脑、脑桥或延髓）受累，因脑实质受累部位不同而出现相应的局灶性损害征象，病情严重者甚至可形成脑疝。

（3）肉芽肿型 临床较为少见，为隐球菌侵犯脑实质后形成的一种炎性肉芽肿病变，称为隐球菌性肉芽肿。临床症状与体征因肉芽肿病变的部位和范围，以及是否并发脑膜损害而异。

（4）囊肿型 系隐球菌刺激脑膜形成囊肿所致，临床表现为颅内占位性病变，易诱发癫痫。影像学检查显示颅内占位性病变，神经外科手术可见蛛网膜明显增厚，蛛网膜腔隙内形成单个或多个囊肿，囊肿内为无色透明液体。

3. 辅助检查

（1）脑脊液检查 大多数脑脊液压力增高，一般200～400mmH$_2$O，部分慢性或晚期的患者由于脑脊液循环障碍，经腰椎穿刺测出的蛛网膜下腔压力不高甚至降低。脑脊液外观清澈、透明或微浊；白细胞数轻中度升高，多为（50～500）×10^6/L，以淋巴细胞为主，早期可以中性粒细胞为主。

蛋白含量轻至中度升高，糖、氯化物降低。

（2）真菌学检查　脑脊液墨汁染色可见新型隐球菌。脑脊液真菌培养可培养到新型隐球菌。

（3）免疫学检查　临床上最常用的为隐球菌荚膜抗原的检测，其方法有乳胶凝集试验、酶联免疫分析法及侧流免疫层析法。其灵敏度、特异度均较高于墨汁染色和真菌培养。隐球菌荚膜多糖抗原阳性提示隐球菌感染，滴度的高低提示疾病的严重程度。但应注意和白色毛孢子菌有交叉反应，风湿性疾病亦会造成假阳性。

（4）病理检查　组织病理学检查对隐球菌病的诊断具有重要意义，在病变组织中发现隐球菌成分是诊断的金标准，其基本病理变化为早期呈弥漫性浸润渗出性病变，晚期形成肉芽肿，可以发现隐球菌的菌体及荚膜。常见的组织标本有肺组织、淋巴结、皮肤及消化道组织等。目前认为六胺银染色法显示的新型隐球菌最为清晰，其他依次是 PAS 法、阿尔新蓝及苏木素伊红染色法。黏蛋白卡红染色法可更清晰地显示荚膜成分。

（5）核酸检查　怀疑新型隐球菌感染，但常规病原体检查阴性时，可考虑病原体宏基因组测序，敏感性高，可为明确病原体提供依据。

（6）影像学检查　早期 CT 或 MRI 增强表现为正常、弥漫性脑水肿和（或）轻度脑积水；亚急性期及慢性期可表现为脑萎缩、脑积水、胶状假性囊肿、脑内多灶低密度区及异常信号区、隐球菌瘤，脑膜增厚、强化，以基底池、脑池、环池、侧裂池及四叠体池为著。

【鉴别诊断】

1. 病毒性脑膜炎

（1）相似点

① 发热、头痛、呕吐，甚至抽搐、昏迷。

② 脑膜刺激征阳性。

③ 脑脊液外观清澈、透明，细胞以淋巴细胞为主。

（2）鉴别要点

① 脑脊液糖及氯化物多正常。

② 病毒抗体检测、脑脊液墨汁染色或培养、隐球菌荚膜抗原试验、病原体核酸检测可鉴别。

2. 化脓性脑膜炎

（1）相似点

① 发热、头痛、呕吐，甚至抽搐、昏迷。

② 脑膜刺激征阳性。

③ 脑脊液蛋白增高，糖下降。

（2）鉴别要点

① 外周血白细胞或中性粒细胞多明显升高。

② 脑脊液外观可呈脓样；白细胞数显著升高，以中性粒细胞为主。脑脊液乳酸多＞300mg/L。

③ 脑脊液培养可找到致病细菌，抗菌治疗有效。

3. 结核性脑膜炎

（1）相似点

① 发热、头痛、呕吐，甚至抽搐、昏迷。

② 脑膜刺激征阳性。

③ 脑脊液外观清澈、透明或微浊、毛玻璃样；白细胞数轻中度升高，多为 $(50 \sim 500) \times 10^6/L$；蛋白含量轻至中度升高，糖降低。

（2）鉴别要点

① 多伴有低热、盗汗、消瘦等结核中毒症状。

② 常合并肺结核；血常规以淋巴细胞或单核细胞增高为主。

③ 脑脊液氯化物多明显下降。

④ 血 T-SPOT、ESR 检测、脑脊液抗酸染色、GeneXpert、

脑脊液培养可鉴别；抗结核治疗有效。

二、念珠菌性脑膜炎

【诊断要点】

1. 概述

念珠菌性脑膜炎常由 5 种常见的致病性真菌所致，分别为白念珠菌、光滑念珠菌、热带念珠菌、近平滑念珠菌和克柔念珠菌。

念珠菌性脑膜炎较少见，主要为血行播散所致，尚可因慢性中耳炎、创伤、神经外科手术引起。

2. 临床特点

中枢神经系统念珠菌感染常见临床表现为发热、头痛和不同程度的意识障碍（如谵妄、昏迷等），可有脑膜刺激征、脑积水。但视盘水肿及颅内压增高相对不明显。根据感染方式和累及的部位，将中枢神经系统念珠菌病主要分为以下 3 种类型：

（1）脑膜脑炎型　好发于低体重早产儿，以及有严重免疫功能低下基础疾病的患者。多由血液播散所致。病变常发生于灰质和白质的交界处，呈弥漫性改变，伴多发性微小脓肿形成。累及脑实质后可发展为脑炎，其中基底节和小脑是最常受累的部位。

（2）脑膜炎型　常继发于颅脑外科手术或颅脑外伤后，尤其是脑脊液脑室外引流术后。

（3）原发性颅脑念珠菌肉芽肿病　临床较少见，感染方式尚不明确，可见颅内孤立性大脓肿或肉芽肿形成，疾病进展通常较为缓慢，极易误诊为脑肿瘤。

3. 辅助检查

（1）脑脊液检查　脑脊液中白细胞数量轻至中度增多，

以淋巴细胞为主。糖含量正常或偏低，蛋白含量明显升高。

（2）真菌学检查　临床上常用的脑脊液真菌镜检方法有氢氧化钾涂片法、真菌荧光染色法、革兰染色法、乳酚棉蓝涂片染色法、PAS 染色法、银染法等，但灵敏度较低，在念珠菌性脑膜炎患者中，脑脊液标本的镜检阳性率仅约 40%，因此阴性结果不能用于排除诊断。对于中枢神经系统念珠菌病的诊断，任何疑似病例均应行脑脊液或脑组织培养。由于脑脊液中的念珠菌浓度通常不高，因此需反复多次留取标本检查。外周血亦可行真菌培养，一旦阳性，往往预后不良。

（3）免疫学检查　G 试验检测主要是对真菌的细胞壁成分 1,3-β-D-葡聚糖进行检测，是真菌感染常用的诊断方法之一。

（4）病理检查　脑组织病理学检查最具诊断价值。镜下表现为坏死灶，周围有多核细胞或非干酪性肉芽肿，其中的多核细胞可含有酵母菌或假菌丝形式的念珠菌。通常经 HE 染色后可见，真菌特殊染色可提高特异性。但由于颅脑组织病理学检查的侵入性操作困难，其临床应用价值大大受限。

（5）核酸检查　PCR 辅助诊断中枢神经系统念珠菌病的病例数逐渐增多。该技术具有高敏感性和特异性的特点，较其他诊断技术更为快捷，且受药物治疗影响小。亦可考虑病原体宏基因组测序，敏感性高，可为明确病原体提供依据。

【鉴别诊断】

1. 病毒性脑膜炎

（1）相似点

① 发热、头痛、呕吐，甚至抽搐、昏迷。

② 脑膜刺激征阳性。

③ 脑脊液白细胞数轻中度升高，以淋巴细胞为主。

（2）鉴别要点

① 脑脊液糖及氯化物多正常。

② G 试验、病毒抗体检测、脑脊液真菌涂片或培养、

病原体核酸检测可鉴别。

2. 化脓性脑膜炎

（1）相似点

① 发热、头痛、呕吐，甚至抽搐、昏迷。

② 脑膜刺激征阳性。

（2）鉴别要点

① 外周血白细胞或中性粒细胞多明显升高。

② 脑脊液外观可呈脓样；白细胞数显著升高，以中性粒细胞为主；糖含量明显下降；乳酸多＞300mg/L。

③ 脑脊液培养可找到致病菌，抗菌治疗有效。

3. 结核性脑膜炎

（1）相似点

① 发热、头痛、呕吐，甚至抽搐、昏迷。

② 脑膜刺激征阳性。

③ 脑脊液白细胞数量轻至中度增多，以淋巴细胞为主。糖含量正常或偏低，蛋白含量升高。

（2）鉴别要点

① 多伴有低热、盗汗、消瘦等结核中毒症状。

② 常合并肺结核；血常规以淋巴细胞或单核细胞增高为主。

③ 脑脊液外观呈毛玻璃状；氯化物多明显下降。

④ 血 T-SPOT、ESR 检测、脑脊液抗酸染色、GeneXpert、脑脊液培养可鉴别；抗结核治疗有效。

三、中枢神经系统曲霉病

【诊断要点】

1. 概述

（1）病原学　能引起人类感染的曲霉多达 200 种，并分为 19 种致病亚型。最常见的是烟曲霉、土曲霉、黑曲霉和黄曲霉。

（2）流行病学　曲霉病最常发生在肺部，然而40％的患者发展为肺外感染。10％～20％的患者在侵袭性曲霉病过程中表现出中枢神经系统受累。在热带和亚热带地区，如印度、苏丹、巴基斯坦、沙特阿拉伯、土耳其和美国，中枢神经系统内侵袭的发病率很高。中性粒细胞减少和使用皮质类固醇是中枢神经系统感染最重要的危险因素。此外，免疫功能低下、器官移植、肿瘤、血液病和艾滋病患者的风险也较高，自身免疫性疾病、肺部疾病、糖尿病或颌面部感染患者以及巨细胞病毒感染或各种形式的颅脑损伤患者的风险也较高。

无免疫抑制患者的中枢神经系统曲霉感染在全球也有诸多报道。免疫抑制患者死亡率高达90％～100％，而免疫功能正常者的死亡率也达40％～80％。

2. 临床特点

霉菌性感染很少引起单纯的脑膜炎表现，大都伴有肉芽肿或脓肿，常见于30～50岁之间，其症状的持续时间因病情的进展程度和诊断的及时与否而异，从数天到数月、数年不等。患者有颅内压增高、癫痫和感觉异常等症状；发热在本病患者中很少见或仅表现为低热，有统计发现发热在曲霉感染的患者中仅占10％～31％。临床症状大致分为3类：

（1）颅神经和颅底骨壁受累的表现，患者多伴有鼻窦炎、乳突炎、眶周炎等原发病的症状。

（2）局灶性神经缺损症状，临床表现与占位病变的部位有关。

（3）卒中样症状，主要表现为突发的轻偏瘫，此种症状少见。

3. 辅助检查

（1）脑脊液检查　脑脊液压力多升高，白细胞数增高，以淋巴细胞为主。蛋白含量增高，葡萄糖和氯化物正常或稍低，但不具有特异性。有时曲霉感染患者的脑脊液检查可以为正常。

（2）真菌学检查　包括脑脊液涂片镜检和脑脊液培养，在菌量较大或感染急性期脑脊液涂片可在镜下发现特征性的菌丝或分生孢子，但阳性率非常低。脑脊液培养阳性率亦较低。

（3）免疫学检查　1,3-β-D-葡聚糖检测（G试验）：主要是对真菌的细胞壁成分1,3-β-D-葡聚糖进行检测，此法可确定真菌感染。曲霉半乳甘露聚糖检测（GM试验）：半乳甘露聚糖是曲霉菌丝壁上特异的热稳定多糖抗原，此法可特异性反映曲霉感染，但假阳性率较高。GM试验结合G试验，可提高对曲霉检测的灵敏度和特异性。

（4）核酸检查　针对曲霉分子基因组 DNA 或 RNA 片段进行相关分析，但目前尚未广泛应用于临床。病原体宏基因组测序是新兴的核酸检测技术，敏感性高，可为明确病原体提供依据。

（5）影像学检查　中枢神经系统霉菌感染最有意义的影像学检查是 CT 和 MRI。急性起病的霉菌脓肿特征性影像为 T_1 低信号、T_2 高信号的占位表现，有报道部分曲霉感染病例 T_2 加权像可见在脓肿壁与中央坏死区之间呈环状不规则低信号，病理上是曲霉生长所必需的铁质形成的影像，低信号说明曲霉的繁殖处于活跃阶段，此独特的低信号对诊断颅内曲霉感染有帮助。增强时真菌感染脓肿病灶呈不规则、不连续厚壁环状强化，亦有学者将此"开环征"作为其特征表现。有学者认为出现颅内特征性的影像后，即可开始经验性抗真菌药物的治疗。

【鉴别诊断】

1. 病毒性脑膜炎

（1）相似点

① 头痛、呕吐，甚至抽搐、昏迷。

② 脑膜刺激征阳性。

③ 脑脊液压力增高，外观可清澈、透明，白细胞增多，可以淋巴细胞为主。

（2）鉴别要点

① 患者多有高热、寒战、肌肉酸痛等突出的感染中毒症状。

② 脑脊液蛋白正常或轻度增高，糖及氯化物多正常。

③ 病毒抗体检测、G 试验、GM 试验、脑脊液真菌涂片或培养可鉴别。

2. 化脓性脑膜炎

（1）相似点

① 头痛、呕吐，甚至抽搐、昏迷。

② 脑膜刺激征阳性。

（2）鉴别要点

① 患者多有高热、寒战、肌肉酸痛等感染中毒症状。

② 外周血白细胞多明显升高。

③ 脑脊液外观可呈脓样；白细胞数显著升高，以中性粒细胞为主。脑脊液乳酸多＞300mg/L。

④ 脑脊液培养可找到致病菌，抗菌治疗有效。

3. 结核性脑膜炎

（1）相似点

① 头痛、呕吐，甚至抽搐、昏迷。

② 脑膜刺激征阳性。

③ 脑脊液压力升高，白细胞数增高，以淋巴细胞为主；蛋白含量增高，糖降低。

（2）鉴别要点

① 多伴有低热、盗汗、消瘦等结核中毒症状。

② 常合并肺结核；血常规以淋巴细胞或单核细胞增高为主。

③ 脑脊液外观呈毛玻璃状；氯化物多明显下降。

④ 血 T-SPOT、ESR 检测、脑脊液抗酸染色、GeneXpert、脑脊液培养可鉴别；抗结核治疗有效。

第五节　脑脓肿

【诊断要点】

1. 概述

（1）病原学　最多见的致病菌是葡萄球菌、肺炎克雷伯菌、链球菌、大肠埃希菌及变形杆菌等，单一致病菌感染最常见，但也有高达 31.8% 为混合感染。

（2）流行病学　多发生在卫生条件差、经济落后的不发达地区，临床表现不典型，易误诊或者治疗不当，导致严重的残疾甚至死亡。随着经济发展、医疗水平提高，脑脓肿的发病率明显下降，欧美发达国家近 2 年发病率在 1%～2%，我国脑脓肿发病率也从 1952 年的 22.8% 下降至 2014 年的 6.3%。脑脓肿发病率男性高于女性。

2. 临床特点

（1）急性感染表现　起病之初，出现非特异性感染中毒表现。有发热、畏寒、头痛、乏力、全身肌肉酸痛、食欲不振、嗜睡倦怠等症状。部分患者出现颈抵抗、Brudzinski 征阳性等脑膜刺激征。上述症状体征随着炎症逐渐局限化而逐渐减弱或消失，持续时间不超过 3 周。

（2）颅内高压表现　随着脑脓肿的形成和增大，患者逐渐出现颅内压增高表现。患者可出现持续性头痛并可阵发性加剧，伴呕吐、血压升高、缓脉、眼底视盘水肿等表现。

（3）局灶定位表现　患者可出现对侧中枢性面瘫、对侧同向偏盲或象限性偏盲，对侧肢体偏瘫或锥体束征阳性，脓肿位于优势半球可出现失语。也可出现癫痫发作。脓肿位于小脑则可出现强迫头位、眼球震颤、步态不稳、共济失调和同侧肌张力减低。

（4）脑疝与脓肿破溃表现　颅内压严重升高可致脑疝；颞叶病灶和小脑病灶容易引起钩回疝和枕骨大孔疝。当脓肿病灶靠近脑室或脑表面时，由不恰当穿刺引起脓肿突然破溃，进而造成急性化脓性脑膜炎或脑炎。表现为体温骤升、寒战、颈强直、昏迷等，同时脑脊液内白细胞增多，甚至呈脓性。一旦出现明显脑膜刺激征、剧烈头痛及全身情况恶化，应高度警惕脓肿破入脑室。

3. 辅助检查

（1）血常规　白细胞及中性粒细胞计数显著升高。

（2）脑脊液检查　脑脊液压力多正常或增高；白细胞数轻至中度增多，可达数千以上，以中性粒细胞为主。蛋白含量常升高，糖含量及氯化物降低或正常。脓肿形成或经抗感染治疗后，白细胞数逐渐降低甚至恢复正常范围，氯化物及糖也恢复至正常范围内，但蛋白含量多数增高。

（3）细菌学检查　CT引导下穿刺的或手术切除的标本应当进行革兰染色、需氧及厌氧培养、特殊染色和组织学检查。

（4）核酸检查　对于未知病原体的脑脓肿，可考虑病原体PCR检测或宏基因组测序，可为明确病原体提供依据。

（5）脑电图　患侧可出现局限性慢波，主要对大脑半球有定位作用。极个别病例伴有痫性抽搐。

（6）影像学检查

① 头颅X线检查可发现有颞骨骨质破坏、乳突气房消失，额窦、筛窦、上颌窦等原发灶的炎症性改变。

② 颅脑CT检查是快速检测脓肿病灶的大小、数量及部位的简便手段，影像表现因病情的阶段不同而不同。在急性脑炎阶段可见边缘模糊的低密度病灶，增强扫描低密度病灶

不发生强化。随着病情的进展,增强扫描时低密度病灶的边缘先表现为不规则的环状强化,脓肿完全形成时可见完整、厚度均一的环状强化。

③ 颅脑 MRI 是诊断脑脓肿最有价值的影像学手段,因脓肿形成的时间不同而表现各异。脓肿病灶包膜未形成时,表现为不规则的、边界不清的长 T_1、T_2 信号。在包膜完全形成时,脓腔 T_1 为低信号,T_2 为高信号;脓腔周围的水肿区 T_1 为低信号、T_2 为高信号;增强后可见完整、均匀、光滑的环形脓腔壁。这些表现在诊断脑脓肿包膜期时具有特征性,但特异性差,因为这些表现与脑部胶质瘤、转移瘤相似。弥散加权成像(DWI)是诊断脑脓肿的最有价值的方法,对脑脓肿与脑部胶质瘤、转移瘤鉴别,敏感性和特异性均较高。脓肿腔 DWI 为高信号,表观弥散系数(ADC)值低。脑肿瘤坏死囊变区 DWI 为低信号,ADC 值高。但有些脑脓肿病灶受病程、治疗等因素影响,DWI 显示低信号或混杂信号,ADC 值也发生变化。不过,可通过 DWI 脓肿病灶周围的水肿区的分析及 ADC 值来鉴别。肿瘤周围的水肿是肿瘤细胞浸润脑组织而造成的,水分子弥散受到肿瘤细胞的阻碍;而脓肿病灶周围的水肿是单纯性细胞外水分子的增加,水分子弥散较快;因此脓肿病灶周围水肿区 ADC 值比肿瘤周围水肿区 ADC 值高。因此,DWI 可为脑脓肿病灶的诊断提供重要诊断依据且具有十分重要的鉴别诊断价值。

【鉴别诊断】

1. 化脓性脑膜炎

(1)相似点

① 高热、寒战、头痛、呕吐、脉快。

② 脑膜刺激征明显;脑脊液白细胞和蛋白质增高。

(2)鉴别要点

① 单纯化脓性脑膜炎无局限神经定位征。

② 脑超声检查、脑血管造影和脑 CT 扫描可进行鉴别。

2. 脑肿瘤

（1）相似点　发热、头痛、呕吐、颅内压增高、癫痫等。

（2）鉴别要点

① 起病缓慢。

② 无明显感染中毒症状。

③ 脑脊液白细胞数正常；细胞学检查可发现肿瘤细胞。

④ 脑 CT、MRI 有相对特异影像表现。

3. 化脓性迷路炎

（1）相似点　发热、头痛、呕吐、眩晕、眼球震颤、共济失调等。

（2）鉴别要点

① 有化脓性中耳炎病史，头痛较轻，眼球震颤多呈自发水平和旋转混合型。

② 无脑膜刺激征、无视盘水肿。

③ 脑脊液检查正常。

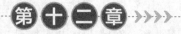

第十二章 ▶▶▶▶

循环系统

◀◀◀

第一节 病毒性心肌炎

【诊断要点】

1. 概述

（1）病因 各种原因引起的心肌炎症称为心肌炎。心肌炎可分为感染性和非感染性。感染性心肌炎由病毒、细菌、螺旋体、立克次体、真菌、原虫和蠕虫等引起。非感染性心肌炎常由变态反应、理化因素或药物所致。病毒性心肌炎（viral myocarditis，VMC）是指嗜心肌病毒感染引起的以心肌非特异性间质性炎症为主要病变的心肌炎，是感染性心肌炎最常见的类型。很多病毒能够引起心肌炎，其中以肠道病毒最常见，常见肠道病毒是柯萨奇 B 组 2～5 型、A 组 9 型病毒，其次是腺病毒，还有埃可病毒、流感病毒、巨细胞病毒、人类免疫缺陷病毒、风疹病毒、流行性乙型脑炎病毒、呼吸道合胞病毒和单纯疱疹病毒等。

（2）流行病学 VMC 可发生在婴幼儿到老年的各个年龄段，以儿童和 40 岁以下的成年人居多，35％的患者在 10～30 岁。一般认为男性略高于女性。发病一般夏季最多，冬季最少，可能与柯萨奇病毒的流行多见于夏季和初秋有关。但在居住条件比较拥挤的国家和地区，发病的季节性不明显。大多数为散发，少数地区有小范围暴发流行，流行地区一般卫生条件较差，气候温湿，常有肠道病毒感染流行。我国湖北、云南等地区曾发生小范围 VMC 暴发流行，其时发病率为 26.8%～50%，病死率高达 23.6%。

2. 临床特点

取决于病变的广泛程度与部位，重者可致猝死，轻者几无症状。

（1）症状　病毒性心肌炎的症状可能出现于原发病的症状期或恢复期。如在原发病的症状期出现，其表现可被原发病掩盖。多数患者在发病前 1～4 周有发热、全身酸痛、咽痛、咳嗽、流涕等上呼吸道感染症状，或恶心、呕吐、腹泻等消化道症状。患者常诉胸闷、心前区隐痛、心悸、乏力、恶心、头晕。临床上诊断的病毒性心肌炎中 90% 左右以心律失常为主诉或首见症状，其中少数患者可由此而发生昏厥或阿-斯综合征。极少数患者起病后发展迅速，出现心力衰竭或心源性休克。

（2）体征

① 心脏增大：轻者心脏浊音界不增大，一般有暂时性心脏浊音界增大，不久即恢复。心脏增大显著者反映心肌炎症范围广泛而病变严重。

② 心率改变：心率增速与体温不相称，或心率异常缓慢，均为病毒性心肌炎的可疑征象。

③ 心音改变：心尖区第一心音可减低或分裂，心音呈胎心样。心包摩擦音的出现反映有心包炎存在。

④ 杂音：心尖区可能有收缩期吹风样杂音或舒张期杂音，前者为发热、贫血、心腔扩大所致，后者为左室扩大造成相对性二尖瓣狭窄所致。杂音响度都不超过 3 级，病情好转后消失。

⑤ 心律失常：极常见，各种心律失常都可出现，以房

性与室性期前收缩最常见，其次为房室传导阻滞。此外，心房颤动、病态窦房结综合征均可出现。心律失常是造成死亡的原因之一。

⑥ 心力衰竭（心衰）：重症弥漫性心肌炎患者可出现急性心力衰竭，属于心肌泵血功能衰退，左右心同时发生心力衰竭，引起心排血量过低，故除一般心力衰竭表现外，易合并心源性休克。

3. 辅助检查

（1）血液检查　外周血白细胞计数可升高，分类以淋巴细胞为主。急性期 ESR 可增速，C 反应蛋白可呈阳性。部分患者血清心肌酶增高，反映心肌坏死。各种测定的项目中以心肌肌钙蛋白 I 或肌钙蛋白 T 的定量测定、肌酸激酶同工酶（CK-MB）的定量测定结果增高最有诊断价值。

（2）心电图检查　对于心肌炎诊断敏感性高，但特异性低，可见 ST-T 改变及多种心律失常，特别是室性心律失常和房室传导阻滞等，如合并有心包炎可有 ST 段上升，严重心肌损害时可出现病理性 Q 波。

（3）胸部 X 线检查　1/4 患者心脏不同程度扩大，可见肺淤血或肺水肿征象。

（4）超声心动图检查　正常或不同程度的心脏扩大及室壁运动减弱，可见附壁血栓。

（5）放射性核素心肌显像　^{111}In 单克隆抗肌球蛋白抗体心肌显像，对心肌坏死的检测敏感性较高（100%），但特异性较差（58%）。

（6）磁共振成像　可清晰显示心脏解剖结构和急性炎症的心肌水肿情况。磁共振心肌显像可见病变区心肌钆显像延迟、对比增强，其成为诊断和随访急性心肌炎的重要检查手段。

（7）心内膜活检　心肌间质炎症细胞浸润伴心肌细胞坏死和（或）心肌细胞变性，可用取得心肌组织行基因探针原位杂交及原位 RT-PCR，以明确病因。

（8）病毒学检查

① 急性期从心内膜、心肌、心包或心包穿刺液中检测出病毒、病毒基因片段或病毒蛋白抗原。

② 病毒抗体：第二份血清同型病毒抗体滴度较第一份血清升高 4 倍（2 份血清间隔＞2 周）或一次抗体效价高达 1：640。

③ 病毒特异性 IgM≥1：320。血中查到病毒核酸阳性更支持近期病毒感染诊断。

4. 临床分类

根据病毒性心肌炎起病状况、临床经过和转归，通常可分为暴发型、心律失常型、心力衰竭型、猝死型、无症状型等类型。

（1）暴发型　起病急骤，病势凶猛，预后不良，不经积极治疗多在 1～2 周内死亡。

（2）心律失常型　以心律失常为主要表现，可出现各种心律失常，尤以期前收缩多见。

（3）心力衰竭型　以左心衰竭为主，并发明显肺水肿的患者少见。

（4）猝死型　是中青年突发心搏骤停的主要原因。

（5）无症状型　心肌酶学检查提示存在心肌损伤，但无相应临床表现。

【鉴别诊断】

1. 冠心病

（1）相似点

① 可出现乏力、胸痛、胸闷、急性心力衰竭表现。

② 心电图可见 ST-T 改变、异常 Q 波。

③ 可出现心肌酶增高。

（2）鉴别要点

① 发病人群多为中老年人，心绞痛部位较固定，如胸骨后放射性疼痛，硝酸甘油治疗有效。

② 多有危险因素如高血压、糖尿病、血脂异常、吸烟及家族史等。

③ 血清中未检测出病毒抗体，无病原学依据。

2. β 受体功能亢进症

（1）相似点

① 可出现胸闷、心悸、心音增强。

② 心电图可出现 ST-T 改变，心律失常。

（2）鉴别要点

① 心脏检查无明显异常。

② 服用 β 受体阻滞剂（如美托洛尔），症状及心电图表现可迅速好转。

③ 有精神症状，病程长，预后好。

3. 甲状腺功能亢进症

（1）相似点

① 出现腹泻、发热、胸闷、心悸、胸痛等表现。

② 出现心律失常，心动过速。

（2）鉴别要点

① 出现性格改变、焦躁易怒、高代谢症状。

② 出现甲状腺肿大、突眼、胫前黏液性水肿。

③ 血液检测外周血中 FT_3、FT_4 升高，TSH 降低。

④ 心肌损伤标志物未见异常。

4. 风湿性心脏病

（1）相似点

① 青少年患病，病程长。

② 发热、上呼吸道感染症状。

③ 心功能不全，心脏扩大，心律失常。

④ ESR、抗"O"升高。

（2）鉴别要点

① 有链球菌感染所致的咽炎、扁桃体炎、游走性关节疼痛。

② 心脏病变主要累及瓣膜，多为二尖瓣、主动脉瓣病变。

③ 上呼吸道可检测出链球菌。

第二节　感染性心内膜炎

【诊断要点】

1. 概述

（1）病因　感染性心内膜炎（infective endocarditis，IE）为心内膜表面的微生物感染，伴赘生物形成。赘生物为大小不等、形状不一的血小板和纤维素团块，内含大量微生物和少量炎症细胞。根据病程可分为急性及亚急性。链球菌和葡萄球菌是引起感染性心内膜炎的主要病原微生物。急性者主要由金黄色葡萄球菌引起，少数为肺炎球菌、淋病奈瑟球菌、A组链球菌和流感嗜血杆菌所致。亚急性者，草绿色链球菌最常见，其次为D组链球菌（牛链球菌和肠球菌）、表皮葡萄球菌，其他细菌较少见。真菌、立克次体和衣原体为自体瓣膜心内膜炎的少见致病微生物。真菌尤多见于心脏手术和静脉注射麻醉药物成瘾者中，长期应用抗菌药物或激素、免疫抑制剂、静脉导管输给营养液等均可增加真菌感染的机会，其中以念珠菌属、曲霉属和组织胞浆菌属多见。

（2）流行病学　IE患病率我国缺乏确切的流行病学数据，各国资料存在差异，为每年（3/10万）～（10/10万），随年龄升高，70～80岁老年人为14.5/10万，男女之比≥2：1。近十年，随着我国人口的老龄化，老年退行性心脏瓣膜病患者增加,人工心脏瓣膜置换术、植入器械术以及各种血管内检查操作的增加,IE 呈显著增长趋势。静脉用药等又导致右心 IE 患病率增加。IE 由既往的多见于年轻人的风湿性瓣膜病转为多见于多因素导致的瓣膜病变,最常见的细菌类型也由链球菌转变为葡萄球菌。美国则以葡萄球菌感染增长率最高。我国从病例报告来看,链球菌和球菌感染居最前列。本病死亡率高,预后差。

2. 临床特点

(1) 发热   90%以上病例有发热,通常呈不规则热或弛张热。约有 5%病例无发热,可见于心力衰竭、肾衰竭、老年和近期内用过退热药、抗菌药物以及疾病终末期或极度衰竭的患者。此外可有全身不适、疲乏软弱、食欲减退、头痛、肌肉关节痛、体重减轻、寒战、盗汗、恶心、呕吐、肌肉关节酸痛和进行性贫血等非特异性全身症状。

(2) 心脏体征   80%~85%的患者可闻及心脏杂音,主要表现为原有杂音强度和性质的变化,或出现新的杂音。典型的"可变性杂音"和新出现的杂音(多为主动脉瓣关闭不全)常见于急性金黄色葡萄球菌心内膜炎。新出现主动脉瓣反流性杂音的患者,90%以上将会发生充血性心衰,这是导致死亡的重要原因。二尖瓣脱垂综合征患者发生感染性心内膜炎,原有的收缩晚期杂音将变为全收缩期杂音。感染性心内膜炎累及心肌和传导系统,可致心律失常,出现期前收缩或心房颤动。

(3) 周围体征   多为非特异性,包括皮肤黏膜瘀点、指(趾)甲下线状出血、Roth 斑(为视网膜的卵圆形出血斑,其中心呈白色)、Osler 结节(为指和趾端出现的豌豆大的红或紫色痛性结节)及 Janeway 损害等表现。

(4) 动脉栓塞   赘生物引起的动脉栓塞占 20%~40%,可发生于身体的任何部位。

(5) 并发症

① 心脏并发症：可出现心力衰竭、心肌脓肿、急性心肌梗死、化脓性心包炎、心肌炎等并发症。

② 细菌性动脉瘤：占 3%～5%，多见于亚急性者，以真菌性动脉瘤最为常见。

③ 迁徙性脓肿：多见于急性患者，多发生在肝、脾、骨髓及神经系统。

④ 神经系统并发症：神经精神方面的并发症发生率为 10%～15%，多见于金黄色葡萄球菌感染。

⑤ 肾脏并发症：肾动脉栓塞、肾梗死、肾脓肿等。

3. 辅助检查

(1) 血液检查　血常规检查示进行性贫血（多为正细胞性贫血），白细胞计数增多、中性粒细胞升高，ESR 增快，C 反应蛋白阳性。当合并免疫复合物介导的肾小球肾炎、严重心衰或缺氧造成红细胞增多症时，血清球蛋白常增多，甚至白蛋白、球蛋白比例倒置。免疫球蛋白升高、γ-球蛋白升高、循环免疫复合物增高及类风湿因子阳性。

(2) 尿液检查　常有显微镜下血尿和轻度蛋白尿。肉眼血尿提示肾梗死。红细胞管型和大量蛋白尿提示弥漫性肾小球肾炎。

(3) 血培养　细菌培养阳性是确诊感染性心内膜炎的重要依据，凡原因未明的发热、发热持续在 1 周以上，且原有心脏病者，均应积极反复多次进行血培养，以提高阳性率。若血培养阳性，应做药物敏感试验。

(4) 心电图检查　由于心肌可以同时存在多种病理改变，因此可能出现致命的室性心律失常。完全房室传导阻滞、右束支传导阻滞、左前或左后分支阻滞均有报道，提示心肌化脓灶或炎症反应加重可能。

(5) 超声心动图检查　超声心动图检查能够检出直径大

于 2mm 的赘生物，因此，对诊断感染性心内膜炎很有帮助。此外，在治疗过程中超声心动图还可动态观察赘生物大小、形态、活动和瓣膜功能状态，了解瓣膜损害程度，对决定是否做换瓣手术具有参考价值。该检查还可发现原有的心脏病。

（6）CT 检查 对怀疑有颅内病变者应及时做 CT 检查，了解病变的部位范围。

4. 临床分类

根据病程，IE 可分为急性和亚急性。

（1）急性 IE 特点

① 中毒症状明显。

② 病程进展迅速，数天至数周引起瓣膜破坏。

③ 感染迁移多见。

④ 病原体主要为金黄色葡萄球菌。

（2）亚急性 IE 特点

① 中毒症状轻。

② 病程数周至数月。

③ 感染迁移少见。

④ 病原体以草绿色链球菌多见，其次为肠球菌。

【鉴别诊断】

1. 急性风湿热

（1）相似点

① 发热、咳嗽，上呼吸道感染症状。

② 可见白细胞增多、贫血、ESR 及 CRP 升高。

③ 心脏扩大，心脏杂音、心包炎等。

（2）鉴别要点

① 常见于 5~15 岁的儿童及青少年。

② 游走性多关节炎、皮下结节、环状红斑、舞蹈病。

③ 咽部培养溶血性链球菌阳性，抗"O"或风湿热抗链

球菌抗体增高。

④ 心脏彩超一般少见赘生物。

2. 系统性红斑狼疮

（1）相似点

① 发热、关节疼痛、皮肤红斑、心包炎及心功能不全。

② 可见贫血、ESR 升高。

③ 蛋白尿及尿细胞管型等。

（2）鉴别要点

① 多见于青年育龄期女性。

② 蝶形红斑，盘状狼疮，光过敏。

③ 抗 dsDNA 抗体阳性或抗 Sm 抗体阳性、抗核抗体阳性。

④ 狼疮带试验阳性。

3. 结核病

（1）相似点

① 发热、咳嗽、全身乏力、结节红斑。

② 可见贫血、ESR 升高。

（2）鉴别要点

① 多为午后或傍晚低热、盗汗、体重减轻。

② 痰涂片可见结核分枝杆菌阳性。

③ 一般无心脏体征改变。

④ 超声心动图一般未见赘生物。

第三节　急性心包炎

【诊断要点】

1. 概述

（1）病因　心包炎是心包的炎症，常伴有液体的积聚，可由多种致病因素引起，常是全身疾病的一部分，或由邻近组织病变蔓延而来。急性心包炎是心包膜的脏层和壁层的急性炎症，可以同时合并心肌炎和心内膜炎，也可以作为唯一的心脏病损而出现。急性心包炎病因可分为以下几类：

① 感染性心包炎

a. 细菌性：化脓性如肺炎球菌、葡萄球菌、链球菌、脑膜炎奈瑟菌、淋病奈瑟球菌、土拉菌、嗜肺军团菌、嗜血杆菌感染；结核性如结核分枝杆菌感染。

b. 病毒性：如柯萨奇病毒、埃可病毒、EB病毒、流感病毒、巨细胞病毒、脊髓灰质炎病毒、水痘-带状疱疹病毒、乙型肝炎病毒、HIV感染。

c. 真菌性：如组织胞浆菌、放线菌、奴卡菌、念珠菌、酵母菌、粗球孢子菌、曲霉感染等。

d. 其他：如立克次体、螺旋体、支原体、并殖吸虫、阿米巴原虫、囊尾蚴、弓形虫感染等。

② 非感染性心包炎

a. 特发性心包炎综合征。

b. 肿瘤性：原发性如间皮瘤、肉瘤等，继发于肺或乳腺肿瘤、黑色素瘤、多发性骨髓瘤、白血病和淋巴瘤等转移。

c. 肾病性：尿毒症引起。

d. 外伤性：包括医源性、穿透伤、异物等引起。

e. 放射性：肿瘤放疗后，包括乳腺癌、霍奇金淋巴瘤放疗后。

f. 其他：甲状腺功能减退症、主动脉夹层、胆固醇性、乳糜性、糖尿病性、心脏手术后及药物引起等。

③ 过敏性心包炎：如血清病、过敏性肉芽肿和过敏性肺炎等。

④ 结缔组织病引起的心包炎：如胶原血管性疾病、结节病、风湿热、类风湿关节炎、系统性红斑狼疮、皮肌炎、硬皮病、白塞综合征、多发性动脉炎、多关节炎、强直性脊

柱炎。

⑤ 不明原因或各种综合征引起的心包炎：心包切开综合征、心肌梗死后综合征等。

（2）流行病学　心包炎是最常见的心包疾病，先天性心包疾病罕见。有文献报道，在意大利城区，每年每100000人中有27.7的人为急性心包炎患者，在所有住院患者中，0.1％为急性心包炎，因胸痛来急诊就诊的患者中，5％的患者为急性心包炎。年龄16～65岁的男性罹患心包炎的风险比女性高（相对危险度2.02），尤以青壮年患病风险最高。急性心包炎的住院死亡率为1.1％，并且随着年龄和合并严重感染（肺炎和败血症）的增加而增加。

2. 临床特点

（1）症状

① 胸骨后、心前区疼痛：胸骨后、心前区疼痛是急性心包炎的特征，可为剧痛、刀割样痛；也可是钝痛或压迫样感。心前区疼痛常于体位改变、深呼吸、咳嗽、吞咽、卧位，尤其当抬腿或左侧卧位时加剧，坐位或前倾位时减轻。

② 心脏压塞的症状：可出现呼吸困难、面色苍白、烦躁不安、发绀、乏力、上腹部疼痛、水肿，甚至休克。

③ 心包积液对邻近器官压迫的症状：肺、气管、支气管和大血管受压迫可引起肺淤血，肺活量减少，通气受限制，从而加重呼吸困难，使呼吸浅而快。患者常自动采取前倾坐位，使心包渗液向下及向前移位，以减轻压迫症状。气管受压可产生咳嗽和声音嘶哑。食管受压出现吞咽困难症状。

④ 全身症状：心包炎本身亦可引起畏寒、发热、心悸、出汗、食欲不振、倦怠乏力等症状，与原发疾病的症状常难以区分。

（2）体征

① 心包摩擦音：为急性纤维蛋白性心包炎特异性体征，

是因炎症而变得粗糙的壁层与脏层心包在心脏活动时相互摩擦产生的声音，似皮革摩擦，呈搔刮样、粗糙的高频声音，往往盖过心音且有较心音更贴近耳朵的感觉。心包摩擦音传统的描述是有与心房收缩、心室收缩和心室舒张早期血液充盈一致的三个组成部分。三相心包摩擦音最为常见，约占半数以上，与心室收缩和舒张有关的来回样二相摩擦音次之，而单相的收缩期心包摩擦音则多在心包炎的发生期或消退期易被听到。心包摩擦音的特点是瞬息可变的，通常使用膜式胸件在胸骨左缘第3～4肋间、胸骨下段和剑突附近易听到，其强度受呼吸和体位影响，深吸气或前倾坐位时摩擦音增强。可持续数小时、数天、数周不等。当心包内出现渗液，将两层心包完全分开时，心包摩擦音消失；如两层心包有部分粘连，虽有心包积液，有时仍可闻及摩擦音。在心前区听到心包摩擦音，即可做出心包炎的诊断。

②心包积液：症状的出现与积液的量和速度有关，而与积液性质无关。当心包积液达200～300mL以上或积液迅速积聚时出现下列体征：

a. 心脏体征：心脏搏动减弱或消失，心浊音界向两侧扩大，相对浊音界消失，心音轻而远，心率快。少数人在胸骨左缘第3～4肋间可听到舒张早期额外音（心包叩击音），此音在第二心音后0.1～0.13s，高调拍击样，是由于心室舒张时受心包积液的限制，血液突然终止，形成旋涡和冲击心室壁产生震动所致。

b. 左肺受压迫征象：大量心包积液时，心脏向左后移位，压迫左肺引起左肺下叶不张，在左肩胛下区出现肺实变表现，称之为Ewart征。

c. 心脏压塞征象：大量心包积液或积液迅速积聚，即使积液仅150～200mL，引起心包内压力超过20～30mmHg时即可产生急性心脏压塞征，表现为心动过速、心排量下降、发绀、呼吸困难、收缩压下降甚至休克。如积液为缓慢积聚过程，也可产生慢性心脏压塞征，表现为静脉压显著升高，颈静脉怒张和吸气时颈静脉扩张，称 Kussmaul 征，常伴有肝大、腹水和下肢水肿。由于动脉收缩压降低，舒张压变化不大而表现为脉搏细弱、脉压减小，出现奇脉。

3. 辅助检查

（1）血液检查　在化脓性心包炎可出现白细胞增多、ESR 增快。虽然心肌酶学通常是正常的，但 CK-MB 升高也可发生在急性心包炎患者，即不能以 CK-MB 鉴别心包炎与心肌梗死，特别是无 Q 波心肌梗死。

（2）心电图检查　急性心包炎时，心内膜下的表层心肌受累是心电图变化的解剖基础。急性心包炎的心电图典型演变可分四期：①广泛的 ST 段呈弓背向下抬高，仅 aVR 和 V_1 除外。也可以仅局限于肢体导联，Ⅰ、Ⅱ 导联或Ⅱ、Ⅲ 导联 ST 段抬高。T 波高尖，缺乏心肌梗死时的对应导联 ST 段压低的规律。一般可持续 2 天至 2 周左右。②几天后 ST 段恢复到基线，T 波减低、变平。③多导联 T 波倒置并达最大深度，可持续数周、数月或长期存在。④T 波恢复直立，一般在 3 个月内。病变较轻或局限时可有不典型演变，出现部分导联的 ST 段、T 波的改变或者仅有 ST 段或 T 波改变。ST 段移位多因炎症累及和心包渗液压迫心外膜下心肌，产生损伤和缺血所致，而 T 波改变是由于心外膜下心肌纤维复极延迟所致。可出现其他非特异性心电图改变：①PR 段移位；②QRS 波低电压；③电交替；④心律失常。

（3）超声心动图检查　这是诊断心包积液简便、安全、灵敏和可靠的无创性方法，已在临床广泛应用。行超声心动图检查时可见一个无回声区（液性暗区）将心肌回声与心包回声隔开，这个区域即为心包积液。二维超声心动图取左心长轴切面及心尖四腔切面可很容易见到有液性暗区较均匀地分布在心脏外围，它较 M 型超声心动图更能估计心包渗液量的演变。一般认为暗区直径＞8mm，液量约为500mL；直径＞25mm时，液量＞1000mL。超声心动图可提示有无心包粘连；可确定穿刺部位，指导心包穿刺，并可在床边进行检查。

（4）X线检查　对无并发症的急性心包炎的诊断价值不大。当心包渗液超过250mL时，可出现心影增大，右侧心膈角变锐，心缘的正常轮廓消失，呈水滴状或烧瓶状，心影随体位改变而移动，部分伴胸腔积液，多见于左侧。透视或X线记波摄影可显示心脏搏动减弱或消失。X线摄片显示增大的心影伴以清晰的肺野，或短期内几次X线片出现心影迅速扩大，常为诊断心包积液的早期和可靠的线索。有时可见胸膜受累，并有少量胸腔积液，但肺野清晰。上述各点可与心衰相鉴别。另外，右心导管检查时推送导管顶住右心房右缘，选择性心血管造影，如右心房右缘心内膜面至肺野间距离超过5mm时，对心包渗液有诊断价值。

（5）放射性核素检查　用^{99m}锝静脉注射后进行心脏血池扫描检查心包积液，心腔周围有空白区，心影可缩小也可正常，心脏的外缘不规整，尤以右缘多见，扫描心影横径与X线心影横径的比值小于0.75。

（6）磁共振显像　能清晰显示心包积液的容量和分布情况，并可分辨积液的性质，非出血性渗液大都是低信号强度；尿毒症性、外伤性、结核性渗液内含蛋白和细胞较多，可见中或高信号强度。

（7）心包穿刺及活检　对诊断困难或有心脏压塞征象者可行心包穿刺。将渗液做涂片、培养、病原体核酸检测和找病理细胞，有助于确定病原体。有1/3结核性心包炎积液中可找到结核分枝杆菌存在的依据；测定腺苷脱氨酶（ADA）活性≥30U/L，对诊断结核性心包炎具有高度特异性。若心包积液反复发生则应行心包活检并做组织学和细菌学检查。

（8）心包镜检查　凡有心包积液需手术引流者，可先行心包镜检查。它可直接窥视心包，在可疑区域做心包活检，从而提高病因诊断的准确性。

4. 临床分类

（1）风湿性心包炎

① 起病前 1～2 周常有上呼吸道感染，多为轻中度发热，并伴有其他风湿病的表现，为全心炎的一部分。

② 常有胸痛、心包摩擦音及心脏杂音。

③ 抗链球菌溶血素 O 滴度升高，白细胞计数升高，血培养阴性。

④ 心包渗液多较少，心包积液性质多为草绿色，细胞分类中性粒细胞占多数。

（2）结核性心包炎

① 伴有原发性结核病灶，或与其他浆膜腔结核同时存在，多为低热。

② 常无胸痛，少有心包摩擦音及心脏杂音。

③ 抗链球菌溶血素 O 滴度正常，白细胞计数多正常，血培养阴性。

④ 心包积液常大量，心包积液性质多为血性，细胞分类淋巴细胞增多，可找到结核分枝杆菌，ADA≥30U/L。

（3）化脓性心包炎

① 常伴有原发感染病灶，伴明显的毒血症表现，多为高热。

② 常有胸痛，少有心包摩擦音，无心脏杂音。

③ 抗链球菌溶血素 O 滴度正常，白细胞计数多升高，血培养阳性。

④ 心包积液量较多，性质多为脓性，细胞分类中性粒细胞占多数，能找到化脓性细菌。

（4）非特异性心包炎

① 起病前 1～2 周常有上呼吸道感染，起病多急骤，可

复发，多为持续发热，为稽留热或弛张热。

② 常有剧烈胸痛，较早出现心包摩擦音且明显，无心脏杂音。

③ 抗链球菌溶血素 O 滴度正常或升高，白细胞计数正常或升高，血培养阴性。

④ 心包积液较少至中等量，呈草绿色或血性，细胞分类多为淋巴细胞。

【鉴别诊断】

1. 急性心肌缺血

（1）相似点

① 胸骨后及心前区疼痛伴有放射痛，可有发热。

② 可闻及心包摩擦音。

③ 可有白细胞计数升高，ESR 升高。

（2）鉴别要点

① 发病年龄较大，常有心绞痛或心肌梗死病史。

② 无前期感染病史，胸痛与体位、呼吸及咳嗽无关。

③ 胸痛服用硝酸甘油可缓解。

④ 心肌酶升高，心电图可见 ST-T 动态改变和 T 波倒置，心电图有异常 Q 波。

⑤ 可闻及心脏杂音、严重心律失常及传导阻滞表现。

2. 急腹症

（1）相似点

① 起病急骤，腹部疼痛，伴发热，多为高热。

② 可有白细胞计数升高，ESR 升高。

（2）鉴别要点

① 主要表现为全腹痛，大多有胃肠道病史或外伤史。

② 腹部查体三联征，压痛、反跳痛及腹肌紧张。

③ 无心包积液、心包摩擦音及心脏杂音。

④ 腹部叩诊移动性浊音阳性，诊断性腹腔穿刺可见血

性或脓性腹水。

　　⑤ 腹部 X 片检查可见膈下游离气体及肠梗阻表现等。

3. 主动脉夹层

（1）相似点

　　① 起病急骤，胸痛，可伴发热。

　　② 可有白细胞计数升高，ESR 升高。

　　③ 可闻及心脏杂音及心包摩擦音，心电图可出现 ST-T 及 T 波改变。

（2）鉴别要点

　　① 疼痛剧烈，多呈刀割样或撕裂样疼痛。

　　② 可出现压迫症状如 Horner 综合征、上腔静脉综合征等。

　　③ 磁共振显像可见主动脉夹层表现。

4. 肺动脉栓塞

（1）相似点

　　① 胸痛、呼吸困难、伴发热。

　　② 可有白细胞计数升高，ESR 升高。

　　③ 可闻及心脏杂音及心包摩擦音。

（2）鉴别要点

　　① 多有深静脉血栓病史。

　　② 胸痛伴咳嗽，咯血。

　　③ 肺部 CT 肺动脉造影（CTPA）可见明显肺栓塞表现。

第十三章 »»»

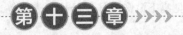

呼吸系统

‹‹‹

第一节　急性气管-支气管炎

【诊断要点】

1. 概述

急性气管-支气管炎为气管支气管树的急性炎症，临床主要症状有咳嗽和咳痰。病程一般不超过1个月。冬季发病率高。多散发，无流行倾向，老年人、小儿多见，且感染为常见病因，肺炎是严重的并发症。

常见病因如下：

① 感染：可以由病毒和细菌直接感染，也可因急性上呼吸道感染的细菌、病毒在机体抵抗力降低时，乘机侵入支气管黏膜而引起炎症。多由流感病毒、呼吸道合胞病毒和副流感病毒、鼻病毒等引起；近年来衣原体和支原体感染明显增加，在病毒感染的基础上继发细菌感染亦较多见。

② 物理、化学因素：如过冷空气、粉尘、烟雾或刺激性气体（氨气、氯气、硫化氢等）刺激气管黏膜引起炎症。

③ 过敏反应：常见变应原有花粉、有机粉尘、真菌孢子、细菌蛋白质等，可引起支气管过敏性炎症。

2. 临床特点

（1）症状　起病较急，常先有上呼吸道感染症状如鼻塞、咽痛，继之出现干咳或伴少量黏痰，合并细菌感染时，分泌物呈脓性。痰量逐渐增多，咳嗽症状加剧，偶可痰中带血。咳嗽和咳痰可延续 2～3 周才消失，通常＜30天；但有研究显示，约 1/4 的患者咳嗽持续时间＞30天。如果伴有支气管痉挛，可出现程度不同的胸闷、喘息。全身症状一般较轻，可有轻到中度发热，多在 3～5 天后降至正常。

（2）体征　两肺呼吸音多粗糙，伴或不伴干、湿啰音，啰音部位常常不固定，部分患者亦无明显体征。

3. 辅助检查

（1）血常规　多数患者的外周血白细胞计数和分类无明显改变，细菌感染时白细胞总数和中性粒细胞可增多。

（2）X 线胸片　部分表现为肺纹理增粗，少数患者无异常表现。不建议对疑似急性气管-支气管炎患者进行胸部常规影像学检查。当患者咳嗽超过 2 周或出现咯血、呼吸困难、肺部实变体征等症状或体征时，需进行胸部影像学检查。

【鉴别诊断】

1. 流行性感冒

（1）相似点　起病急骤，可有鼻塞、流清涕、咽痛等临床表现。

（2）鉴别要点

① 常有流行病史。

② 体温较高，全身中毒症状如全身酸痛、头痛、乏力等明显。

③ 病毒分离和血清学检查可供鉴别。

2. 肺炎

（1）相似点　咳嗽、咳痰及发热等临床表现。

（2）鉴别要点

① 发热症状通常较急性气管-支气管炎患者显著，且病

情可更为严重。

② 肺部查体可有肺实变体征，可闻及湿啰音。

③ 胸部 X 线或 CT 检查可见斑片影或实变影。

3. 急性上呼吸道感染

（1）相似点　起病急，有发热、咳嗽等临床表现。

（2）鉴别要点

① 鼻咽部症状明显。

② 咳痰症状较少。

③ 肺部无异常体征。

第二节　社区获得性肺炎

【诊断要点】

1. 概述

社区获得性肺炎（community-acquired pneumonia, CAP）是指在医院外罹患的感染性肺实质（含肺泡壁，即广义上的肺间质）炎症，包括具有明确潜伏期的病原体感染而在入院后潜伏期内发病的肺炎。

（1）病原学　据 IDSA/ATS 成人社区获得性肺炎诊疗指南，CAP 主要病原体排序：

① 门诊治疗患者：肺炎球菌、肺炎支原体、肺炎衣原体、流感嗜血杆菌、呼吸道病毒。

② 普通病房患者：肺炎球菌、肺炎支原体、肺炎衣原体、流感嗜血杆菌、嗜肺军团菌、吸入性细菌、呼吸道病毒。

③ ICU 患者：肺炎球菌、金黄色葡萄球菌、嗜肺军团菌、革兰阴性杆菌、流感嗜血杆菌。

（2）流行病学　在北半球 1～3 月份常见病原体为肺炎球菌、金黄色葡萄球菌、卡他莫拉菌和甲型流感病毒；乙型流感病毒所致者自1月起，高峰在3月，延续至4月；4～6月份可出现立克次体感染（Q热）；7～8月份肠道病毒感染好发；8～10月份流行病原体为军团菌和副流感病毒3型；而11月至翌年2月则是流感嗜血杆菌、呼吸道合胞病毒以及副流感病毒1型和2型感染的好发月份。肺炎支原体感染每3～6年出现流行，持续2～3个冬季；肺炎衣原体感染亦有散发和流行交替出现的特点，流行期持续2～3年，而散发期则持续3～4年，没有季节性；军团菌肺炎虽然好发于夏季，但散发病例一年四季均有所见。

2. 临床特点

（1）CAP大多呈急性起病，但可以因病原体、宿主免疫状态和并发症、年龄等不同而有差异。

（2）呼吸道症状　咳嗽是最常见症状，见于80%～90%的患者；大多（约64%）伴有咳痰；呼吸困难占66%～75%。此3种症状出现频率在成年人和老年人各年龄段的分布上无大的差别。胸痛的发生率随年龄增长而减少（从60%左右降至30%左右）；而呼吸频率增快的发生率随年龄增长呈现增加趋势（从36%增至65%）；咯血在CAP并不少见（10%～20%）。免疫力低下患者肺炎的临床表现受免疫损害类型及其程度等因素影响，变化甚大。以中性粒细胞减少为主者肺部炎症反应受抑制，呼吸道症状很少或者缺如，而HIV感染者/AIDS患者并发CAP其症状与免疫健全患者可以没有明显不同，器官移植和肿瘤放、化疗等严重免疫力低下者并发CAP则可能呈"激进型"或"暴发型"临床经过，呼吸困难、低氧血症进行性加重，迅速出现呼吸衰竭。

（3）全身症状和肺外症状　绝大多数有发热和寒战，随年龄增长而减少（从88%降至53%）。高热见于30%～37%的患者，随增龄而略减。乏力很常见（90%左右）。其他常见（＞60％）症状为出汗、头痛、肌肉酸痛、厌食，老年组发生率低于青壮年组。相对少见（≤50％）症状有咽痛、不能进食、恶心、呕吐、腹泻等，不同年龄段差别不大。有研究认为老年人肺炎临床表现常不典型，呼吸道症状少，而精神不振、神志改变、活动能力下降和心血管方面改变较多。

（4）体征　患者常呈急性病容，重者有呼吸急促、发绀。胸部检查可有患侧呼吸运动减弱、触觉语颤增强、叩诊浊音，听诊闻及支气管呼吸音或支气管肺泡呼吸音，可有湿啰音。如果病变累及胸膜可闻及胸膜摩擦音，出现胸腔积液则有相应体征。胸部体征随病变范围、实变程度、累及胸膜与否等情况而异。患者心率通常加快，如并发中毒性心肌病变则可出现心音低钝、奔马律、心律失常和周围循环衰竭。老年人心动过速比较常见。相对缓脉见于军团病、Q热和鹦鹉热衣原体肺炎，有诊断参考价值。

3. 辅助检查

（1）血细胞计数　细菌性肺炎常见周围血白细胞升高，伴菌血症者，白细胞总数大多超过 $10 \times 10^9/L$，部分患者白细胞减少。

（2）C反应蛋白（CRP）检测　CRP是一种机体对感染或非感染性炎症刺激的急性期蛋白，由肝合成。它是细菌性感染很敏感的生物反应标志物，感染后数小时即见升高，在肺炎患者大多超过 100mg/L，而急性支气管炎和慢性阻塞性肺疾病急性加重期虽亦升高，但数值较低。肺炎球菌肺炎伴与不伴菌血症CRP增高没有差别。病毒性肺炎CRP通常较低。抗菌药物治疗后CRP迅速下降，持续高水平或继续升高提示抗菌治疗失败或出现感染并发症（静脉炎、二重感染、肺炎旁胸腔积液等）。

（3）降钙素原（PCT）检测　PCT是降钙素的前肽物，生理状态下主要由甲状腺滤泡旁细胞分泌，而感染时各种器官尤其是肝的巨噬细胞和单核细胞也是主要分泌细胞，它可能是一种继发性介质，对感染的炎症反应具有放大效应，本身并不启动炎症反应。以 PCT>0.1ng/mL 为界，PCT 诊断细菌性感染的敏感性、特异性分别为 64.4% 和 79.6%。严重脓毒血症合并急性呼吸窘迫综合征（ARDS）时血浆 PCT 大多>5ng/mL，而非感染性因素所致 ARDS 血清 PCT 大多≤3ng/mL。连续监测 PCT 水平可以作为评估 CAP 严重程度和预测预后的指标。有意义的是监测 CAP 患者 PCT 水平可以指导临床抗菌治疗，减少不必要的抗菌药物使用和早期停药。

（4）脉搏血氧仪测定血氧饱和度　被不少 CAP 指南列为常规，包括门诊 CAP 初诊患者。入院 ICU 患者则需行动脉血气分析以了解动脉血氧分压（PaO_2）和酸碱状态。氧合指数是肺炎严重程度的基本评价参数，也是估计预后的重要参考。

（5）影像学检查

① 胸部 X 线检查：肺炎 X 线检查常见有 3 种基本改变。

a.肺实变：亦称气腔不透光阴影，肺泡腔内被密度近似的炎性渗出物或其他物质充填，取代肺泡气体，因而呈现均匀的不透光阴影，边缘模糊，呈肺段或肺叶分布。可以伴有胸腔积液，空洞和淋巴结增大少见。但结核分枝杆菌、厌氧菌、金黄色葡萄球菌和革兰阴性杆菌肺炎则常有空洞形成；而肺门或纵隔淋巴结增大，偶可见于结核分枝杆菌、某些真菌、病毒和非典型病原体感染。当渗出液、出血、非感染性炎症、肿瘤浸润、肺泡蛋白沉着症的脂蛋白物质或液体吸入致肺泡气体被取代时亦呈现类似的肺泡实变。因此这一征象虽然是肺炎最常见的 X 线改变，但需要注意鉴别诊断。

b.间质性病变：炎症位于肺间质（肺泡壁、支气管血管周围结缔组织），在 X 线上显示网状微结节和肺泡隔增宽。主要见于病毒性肺炎。

c.混合性病变：兼具上述两种影像特点，支气管肺炎是其典型例子。见于吸入性肺炎、病毒和细菌混合感染等。

② 胸部CT扫描：CT特别是薄层CT或高分辨率CT（HRCT）敏感性更高，在显示气腔病变、腺泡水平的细小结节、磨玻璃样阴影、支气管充气征以及病灶分布等方面远较胸片更优，而在肺间质病变的发现和病变特征的揭示上更是胸片所不能及的。此外CT对于了解肺炎并发症（肺炎旁胸腔积液等），发现掩蔽部位（心脏后、纵隔）肺炎等非常有帮助。

（6）病原学检测　检测不同病原体所需标本和方法不完全相同。呼吸道感染细菌的检测仍以培养分离为主，近年来病原体二代测序技术在呼吸道感染病原体检测方面的临床应用也日益丰富。

（7）呼吸道分泌物培养

① 咳痰：选取脓性或黏液脓性痰，并在培养接种前进行涂片细胞学筛选，在非粒细胞缺乏患者只有白细胞＞25个/低倍视野且鳞状上皮细胞＜10个/低倍视野才是合格标本，可供培养。

② 侵袭性下呼吸道采样：包括防污染样本毛刷（PSB）、支气管肺泡灌洗（BAL）等，适用于免疫抑制患者或抗菌治疗无效的CAP患者以及需要与非感染性肺部浸润性疾病鉴别的患者。

（8）血培养　未治疗的CAP患者血培养阳性率4%～18%，重症患者阳性率高。以肺炎球菌最常见（占60%），其次是流感嗜血杆菌（2%～13%）。目前主张住院CAP患者都应做血培养；菌血症低风险患者可做1次，而高风险患者应做2次。

（9）胸腔积液培养　凡有可穿刺的胸腔积液都应穿刺抽液做细菌培养、胸腔积液常规、生化测定。

（10）免疫血清学检测　用于非典型病原体的流行病学

研究，不作为个体患者的临床常规检测。

（11）抗原检测　嗜肺军团菌Ⅰ型行抗原检测在入住ICU的重症CAP患者中敏感性为88%～100%，而非重症患者仅为40%～53%。肺炎球菌尿抗原检测法具备中度的敏感性和高度特异性，阳性结果可有力支持肺炎球菌肺炎的快速诊断。在真菌性肺炎患者中目前已推广抗原检测，如隐球菌荚膜多糖乳胶凝集试验、曲霉半乳甘露聚糖（GM）试验、曲霉及念珠菌$1,3\text{-}\beta\text{-D}$葡聚糖（G）试验，有参考价值。

（12）分子生物学检测　通过扩增病原体的DNA或RNA检测出病原体。如GeneXpert可直接从患者新鲜痰液或冻存痰液中，检测结核分枝杆菌及其对利福平的耐药性；二代基因组测序技术可通过直接测序的方法，通过与微生物专用数据库和耐药基因组数据库进行比对，结合智能化算法分析，获得疑似致病微生物的种属，对于各种样本中的病原微生物的检出均有不同程度提升，但结果需要结合病原体特性、检出序列数、丰度等方面进行临床综合评价。

（13）检测结果诊断意义的判断

① 确诊

a. 血或胸腔积液培养到病原菌。

b. 经纤维支气管镜或人工气道收集的标本培养的病原菌浓度$\geqslant 10^5 \text{CFU/mL}$（或半定量培养＋＋），BALF标本$\geqslant 10^4 \text{CFU/mL}$（＋～＋＋），防污染毛刷或防污染BALF标本$\geqslant 10^3 \text{CFU/mL}$（＋）。

c. 呼吸道标本培养到肺炎支原体、肺炎衣原体、嗜肺军团菌。

d. 双份血清抗肺炎支原体、肺炎衣原体、嗜肺军团菌抗体滴度呈4倍或4倍以上变化（增高或降低），同时抗肺炎支原体抗体滴度（补体结合试验）$\geqslant 1:64$，抗肺炎衣原体抗体滴度（微量免疫荧光试验）$\geqslant 1:32$，抗嗜肺军团菌抗体滴度（间接荧光抗体法）$\geqslant 1:128$。

e.嗜肺军团菌Ⅰ型尿抗原检测（酶联免疫吸附试验）阳性。

f.血清抗流感病毒、呼吸道合胞病毒等抗体滴度呈4倍或4倍以上变化（增高或降低）。

g.肺炎球菌尿抗原检测（免疫层析法）阳性（儿童除外）。

② 有意义

a.合格痰标本培养优势菌中度以上生长（≥＋＋＋）。

b.合格痰标本细菌少量生长，但与涂片镜检结果一致（肺炎球菌、流感嗜血杆菌、卡他莫拉菌）。

c.3日内多次培养到相同细菌。

d.血清肺炎衣原体IgG抗体滴度≥1：512或IgM抗体滴度≥1：16（微量免疫荧光试验）。

e.血清嗜肺军团菌凝集试验抗体滴度升高达1：320或间接荧光试验IgG抗体≥1：1024。

③ 无意义

a.痰培养有上呼吸道正常菌群的细菌（如草绿色链球菌、表皮葡萄球菌、非致病奈瑟菌、类白喉杆菌等）。

b.痰培养为多种病原菌少量（＜＋＋＋）生长。

c.不符合①、②中的任何1项。

4. 诊断

（1）社区发病。

（2）新近出现的咳嗽、咳痰或原有呼吸道疾病症状加重，并出现脓性痰，伴或不伴胸痛。

（3）发热≥38℃。

（4）肺实变体征和（或）闻及湿啰音。

（5）WBC＞$10×10^9$/L或≤$4×10^9$/L，伴或不伴细胞核左移。

（6）X线或胸部CT检查显示片状、斑片状浸润性阴影或间质性改变，伴或不伴胸腔积液。

以上第（1）、（6）项加上（2）～（5）项中任何 1 项，并除外肺结核、肺部肿瘤、非感染性肺间质性疾病、肺水肿、肺不张、肺栓塞、肺嗜酸性粒细胞浸润症及肺血管炎等，即可确定 CAP 的诊断。

【鉴别诊断】

1. 肺结核

（1）相似点

① 咳嗽、咳痰、发热等临床症状。

② 受累肺区能闻及湿啰音。

③ 胸部 X 线及 CT 检查显示片状、斑片状浸润性阴影。

（2）鉴别要点

① 全身症状：肺结核常见午后低热、盗汗、乏力、消瘦、食欲不振等结核中毒症状。慢性咳嗽，可伴有咯血。

② 影像学检查

a. 病变多发生在肺上叶尖后段、下叶背段、后基底段。

b. 病变可局限，也可侵犯多肺段。

c. 影像学可呈多种形态表现（同时呈现渗出、增殖、纤维和干酪性病变），伴有钙化。

d. 易合并空洞。

e. 病变吸收慢（1 个月以内变化较小）。

③ 实验室检查

a. 痰抗酸染色及痰结核分枝杆菌培养可阳性。

b. 结核抗体检测、γ-干扰素释放试验、结核菌素皮肤试验、结核分枝杆菌 DNA 检测可呈阳性。

2. 肺癌

（1）相似点

① 咳嗽、咳痰、胸痛等临床症状，支气管阻塞或肺癌空洞继发感染可有发热症状。

② 胸部 X 线检查可显示为片状密度增高影。

(2) 鉴别要点

① 病程较长，常有吸烟、职业致癌因素（如石棉、无机砷化合物、二氯甲醚、氯乙烯、煤烟、焦油和石油中的多环芳烃等）、空气污染等高危因素。

② 肺外表现：杵状指（趾）、肥大性骨关节病、内分泌失调体征及神经肌肉综合征。

③ 胸部 CT 检查可显示肿块影，肿块可呈分叶状，形状不规则，边缘常见毛刺、切迹等征象，肿块附近肺血管牵拉、聚拢、变形等。

④ 癌标志物的检测：癌胚抗原（CEA）、鳞状细胞癌抗原（SCCA），细胞角蛋白（CYFRA21-1）、神经元特异性烯醇化酶（NSE）等可出现升高。

⑤ 经皮肺穿刺活检或经纤维支气管镜活检可见恶性肿瘤细胞。

⑥可有淋巴结远处转移临床表现。

3. 肺血栓栓塞症（PTE）

(1) 相似点

① 胸痛、咳嗽等临床表现。

② 胸部 X 线检查可显示为楔形浸润影。

(2) 鉴别要点

① 发病危险因素包括深静脉炎、静脉曲张、心肺疾病、创伤、手术、肿瘤、制动、妊娠和肥胖等。

② 辅助检查

a. 低氧血症。

b. 血浆 D-二聚体升高（阴性预测值较高，$<500pg/L$ 可以排除肺栓塞诊断）。

c. 心电图异常（T 波改变如 ST 段下降，较有意义的是 $S_I Q_{II} T_{III}$ 型改变）。

d. 超声心动图（UCG）：经胸心脏超声（TTE）或经食管超声心动图是在床旁对疑诊急性大面积PTE（特别是血流动力学不稳定或有休克）危重患者和手术后疑似发生PTE患者进行的首选检查；6％的患者可显示肺动脉主干或左右肺动脉血栓，有直接确诊价值，而经食管超声检查检出有中央型PTE的敏感性为97％，特异性为88％。

e. 螺旋CT肺动脉造影（CTPA）：属解剖显像。PTE直接征象：可确定血栓累及范围、形状、大小、新旧、与血管壁关系，肺动脉充盈缺损，管壁不规则狭窄和排空延迟；PTE间接征象：肺血流分布不均匀，堵塞区与正常血运区或实变肺组织与非实变组织间于灌注期可显示马赛克灌注，肺动脉增宽，肺梗死或肺实变，右心房、右心室增大，胸腔或心包积液。

f. 核素肺通气/灌注显像（V/Q）：典型征象是呈肺段分布的灌注缺损，并与肺通气显像或X线胸片不匹配。

g. 肺动脉造影（PAA）：PAA属有创性检查，是诊断PTE的"金标准"。PTE直接征象：肺动脉内造影剂充盈缺损，伴或不伴轨道征的血流阻断。PTE间接征象：肺动脉造影剂流动缓慢，局部低灌注，静脉回流延迟。

4. 特发性急性嗜酸性粒细胞肺炎（AEP）

（1）相似点

① 发热、咳嗽、低氧血症和呼吸困难等临床表现。

② 影像学上呈现广泛的肺泡和间质浸润，酷似重症肺炎。

（2）鉴别要点

① 支气管肺泡灌洗液嗜酸性粒细胞增高（＞30％）。

② 经纤维支气管镜肺活检标本病理组织学检查见肺泡腔内、间质和支气管黏膜下嗜酸性粒细胞浸润，没有血管炎。

③ 外周血细胞计数通常显示中性粒细胞增多，嗜酸性

粒细胞增高仅见于部分患者（＜30％）。

④ 对于糖皮质激素治疗反应迅速而完全。

第三节　结核性胸膜炎

【诊断要点】

1. 概述

（1）病原学　结核分枝杆菌。

（2）流行病学　好发于青壮年，男性多于女性。

2. 临床特点

大多数结核性胸膜炎为急性起病。其症状主要表现为结核的全身中毒症状和胸腔积液所致的局部症状。结核中毒症状主要表现为低热、乏力、纳差、盗汗。局部症状有胸痛、干咳和呼吸困难。胸痛多位于胸廓呼吸运动幅度最大的腋前线或腋后线下方，呈锐痛，随深呼吸或咳嗽而加重。由于胸腔内积液逐渐增多，几天后胸痛逐渐减轻或消失。积液对胸膜的刺激可引起反射性干咳，体位转动时更为明显。积液量少时仅有胸闷、气促，大量积液压迫肺、心和纵隔，则可发生呼吸困难。积液产生和聚集越快、越多，呼吸困难越明显，甚至可有端坐呼吸和发绀。

体征与积液量和积聚部位有关。积液量少者或叶间胸膜积液的胸部体征不明显，或早期可闻及胸膜摩擦音。积液中等量以上时患侧胸廓稍凸，肋间隙饱满，呼吸运动受限。气管、纵隔和心脏向健侧移位。患侧语音震颤减弱或消失，叩诊浊音或实音。听诊呼吸音减弱或消失，语音传导减弱。由于接近胸腔积液上界的肺被压缩，在该部位听诊时可发现呼吸音不减弱反而增强。当有胸膜粘连与胸膜增厚时，可见患侧胸廓下陷，肋间隙变窄，呼吸运动受限，语音震颤减弱，叩诊浊音，呼吸音减弱。

3. 辅助检查

（1）胸部 X 线或 CT 检查　干性胸膜炎可无异常发现。少量积液时示肋膈角变钝；积液量较大时表现为肺野下部密度增高阴影，阴影上缘呈外高内低的弧形。叶间积液、包裹性积液需侧卧位胸片证实。

（2）超声检查　可以准确判断有无胸腔积液的存在，并能引导胸膜腔穿刺定位，尤其是少量或包裹性积液时。此外，对有无胸膜增厚也有一定提示作用。

（3）胸腔积液实验室检查　结核性胸膜炎胸腔积液一般呈草黄色，急性期也可呈血性。实验室检查为渗出性改变，以淋巴细胞为主。胸腔积液经涂片或集菌较难找到结核分枝杆菌，结核分枝杆菌培养的阳性率也不高，约 30%，必要时可试用 PCR 技术检测，但应注意假阳性及假阴性情况。测定胸腔积液中葡萄糖、乳酸脱氢酶、腺苷脱氨酶及溶菌酶升高也有一定价值。结核性脓胸者外观呈稀薄脓性，可含有干酪样物质，普通细菌培养阴性，而抗酸杆菌涂片检查或培养阳性。

（4）腺苷脱氨酶（ADA）　ADA 升高见于大多数结核性胸膜炎患者，国内大多使用 ADA>45U/L 作为支持结核性胸膜炎诊断的依据。需要注意的是，胸腔积液 ADA 水平在脓胸和类风湿胸膜炎患者中亦可增高，此外，在一些罕见的疾病如 Q 热和布鲁菌病患者中也可增高。

（5）结核斑点试验（T-SPOT）　大多数结核性胸膜炎患者静脉血和胸腔积液中 T-SPOT 水平明显升高。

（6）结核菌素皮肤试验　目前用结核菌素纯蛋白衍生物（PPD）进行试验，由于我国健康人群中结核分枝杆菌感染率高，故一般阳性诊断意义不大；若为强阳性则提示近期有结核分枝杆菌感染，有助于结核性胸膜炎的诊断。

（7）胸膜活检和组织培养　如发现结核性肉芽肿可助

确诊。

（8）其他 患者外周血中白细胞计数及分类可正常，ESR 多增快。

4. 诊断

（1）确诊病例 结核性胸膜炎的确诊需要胸腔积液或胸膜活检标本中找到结核分枝杆菌，或胸膜活检有典型结核性肉芽肿改变。

（2）临床诊断病例 根据病史和临床表现，以及胸腔积液中 ADA 或 γ-干扰素水平增高，临床上也可以诊断结核性胸膜炎。

【鉴别诊断】

1. 癌性胸膜炎

（1）相似点

① 胸闷、胸痛、咳嗽等临床症状。

② 超声及胸部 X 线检查示胸腔积液。

（2）鉴别要点

① 常见于中老年人，无结核中毒症状。

② 胸水多为大量，外观多为血性胸水，抽液后胸水增长迅速。

③ 胸部 CT 可见肺部肿块影。

④ 血及胸腔积液 CEA 升高。

⑤ 胸腔积液 ADA＜45U/L。

⑥ 血和胸腔积液 T-SPOT 阴性。

⑦ 胸腔积液中细胞染色体可见异常二倍体。

2. 类肺炎性胸腔积液（发生于细菌性肺炎、肺脓肿和支气管扩张伴有胸腔积液者）

（1）相似点

① 发热、胸痛等临床症状。

② 超声及胸部 X 线检查示胸腔积液。

（2）鉴别要点

① 多有肺部病变的病史，积液量不多，见于病变的同侧。

② 胸腔积液白细胞数明显增高，以中性粒细胞为主。

③ 胸腔积液培养可有致病菌生长。

3. 并殖吸虫病

（1）相似点

① 咳嗽、胸痛等临床症状。

② 超声及胸部 X 线检查示胸腔积液。

（2）鉴别要点

① 常有生食或半熟食溪蟹或蝲蛄史。

② 体检时可发现四肢、胸部或腹部散在皮下结节，质较硬，轻压痛，可游走。

③ 检查见胸腔积液及血嗜酸性粒细胞增高。

④ 痰或粪便可查出并殖吸虫虫卵，并殖吸虫皮内试验阳性，并殖吸虫免疫电泳检查抗原阳性。

第四节　慢性阻塞性肺疾病

【诊断要点】

1. 概述

慢性阻塞性肺疾病（chronic obstructive pulmonary disease，COPD）简称慢阻肺，是一种具有持续性气流受限特征的可以预防和治疗的疾病，气流受限不完全可逆，呈进行性进展，与肺部对香烟烟雾等有害气体或有害颗粒的异常炎症反应有关。慢阻肺主要累及肺脏，但也可引起全身（或称肺外）的不良效应。

慢性支气管炎是指除外慢性咳嗽的其他各种原因后，患者每年慢性咳嗽、咳痰 3 个月以上，并连续 2 年。

肺气肿是指肺部远端的气室到末端的细支气管出现异常持久的扩张，并伴有肺泡壁和细支气管的破坏而无明显的纤维化。"破坏"是指呼吸性气室扩大且形态缺乏均匀一致，肺泡及其组成部分的正常形态被破坏和丧失。

慢阻肺与慢性支气管炎和肺气肿密切相关。当患者有咳嗽、咳痰或呼吸困难症状和（或）疾病危险因素接触史时，肺功能检查可明确诊断。如在应用支气管扩张剂后，第一秒用力呼气容积（FEV_1）占用力肺活量（FVC）之比值（FEV_1/FVC）＜70%，表明存在气流受限，并且不能完全逆转时，应考虑慢阻肺。一些疾病也可表现为持续性气流受限，但具有已知病因或具有特征病理表现的疾病，如支气管扩张症、肺结核、弥漫性泛细支气管炎以及闭塞性细支气管炎等，均不属于慢阻肺。

2. 临床特点

（1）病史

① 吸烟史：多有长期较大量吸烟史。

② 职业性或环境有害物质接触史：如较长期粉尘、烟雾、有害颗粒或有害气体接触史。

③ 家族史：慢阻肺有家族聚集倾向。

④ 发病年龄及好发季节：多于中年以后发病，症状好发于秋冬寒冷季节，常有反复呼吸道感染及急性加重史。随病情进展，急性加重逐渐频繁。

（2）症状

① 慢性咳嗽：常为首发症状。初起咳嗽呈间歇性，早晨较重，以后早晚或整日均有咳嗽，但夜间咳嗽并不显著。

② 咳痰：咳嗽后通常咳少量黏液性痰，合并感染时痰量增多，常有脓性痰。

③ 气短或呼吸困难：是慢阻肺的标志性症状，早期仅

于劳力时出现，后逐渐加重，以致日常活动甚至休息时也感气短。

④ 喘息和胸闷：部分患者有喘息；胸部紧闷感通常于劳力后发生，与呼吸费力、肋间肌等容性收缩有关。

⑤ 全身症状：晚期常有体重下降、食欲减退、精神抑郁和（或）焦虑等，合并感染时可有血痰或咯血。后期出现低氧血症和（或）高碳酸血症的症状，并发慢性肺源性心脏病和右心衰竭。

（3）体征　早期体征可不明显。随疾病进展，常有以下体征：

① 视诊及触诊：桶状胸，胸廓前后径增大，肋间隙增宽；呼吸变浅，频率增快，辅助呼吸肌如斜角肌及胸锁乳突肌参加呼吸运动，重症有胸腹矛盾运动；采用缩唇呼吸以增加呼出气量；呼吸困难加重时常采取前倾坐位；低氧血症者可出现黏膜及皮肤发绀，伴右心衰竭者有下肢水肿、肝脏增大。

② 叩诊：由于肺过度充气使心浊音界缩小，肺界及肝界均降低，肺叩诊可呈过清音。

③ 听诊：两肺呼吸音可减低，呼气延长，平静呼吸时可闻及干啰音，两肺底或其他肺野可闻及湿啰音；心音遥远，剑突部心音较清晰响亮。

3. 辅助检查

（1）肺功能　判断气流受限的客观指标，对疾病诊断、严重度评价、疾病进展、预后及治疗反应等均有重要意义。气流受限是以 FEV_1 和一秒率（FEV_1/FVC）降低来确定的。

① 吸入支气管扩张剂后（如吸入 $400\mu g$ 的沙丁胺醇），$FEV_1/FVC < 70\%$，可确定为持续性的气流受限。

② 呼气流量峰值（PEF）及最大呼气流量-容积曲线

（MEFV）也可作为气流受限的参考指标，PEF 有可能低估气流阻塞的程度。

③ 气流受限可导致肺过度充气，使肺总量（TLC）、功能残气量（FRC）和残气量（RV）增高，肺活量（VC）减低。TLC 增加不及 RV 增加的程度大，故 RV/TLC 增高。

④ 肺泡间隔破坏及肺毛细血管床损伤可使弥散功能受损，一氧化碳弥散量（$D_L CO$）降低，$D_L CO$ 与每分钟肺泡通气量（V_A）之比（$D_L CO/V_A$）比单纯 $D_L CO$ 更敏感。

（2）胸部 X 线检查　对确定肺部并发症及与其他疾病（如肺间质纤维化、肺结核等）鉴别有重要意义。慢阻肺早期胸片无明显变化，以后出现肺纹理增多、紊乱等改变；表现为胸腔前后径增长，肋骨走向变平，肺野透亮度增高，横膈低平，心脏悬垂狭长，肺门血管纹理呈残根状，肺野外周血管纹理纤细稀少等，有时可见肺大疱形成。并发肺动脉高压和肺源性心脏病时，除右心增大外，还可有肺动脉圆锥膨隆，肺门血管影扩大及右下肺动脉增宽等。

（3）胸部 CT 检查　高分辨率 CT（HRCT）可辨别小叶中心型或全小叶型肺气肿及确定肺大疱的大小和数量。

（4）血气检查　为慢阻肺患者常规检查。

（5）其他　低氧血症时血红蛋白可增高，血细胞比容＞55％可诊断为红细胞增多症。并发感染时痰培养可检出各种病原菌，如肺炎球菌、流感嗜血杆菌和肺炎克雷伯菌等。

4. 诊断

临床上慢阻肺的诊断应根据危险因素接触史、临床表现、体征及实验室检查等综合分析。慢阻肺诊断的关键症状为慢性咳嗽、咳痰、呼吸困难及危险因素接触史，存在持续性气流受限是诊断慢阻肺的必备条件。肺功能检查是诊断慢阻肺的金标准，吸入支气管扩张剂后 $FEV_1/FVC<70\%$ 可确定为持续性气流受限，可以诊断为慢阻肺。

【鉴别诊断】

1. 支气管哮喘

（1）相似点

① 反复发作的胸闷、喘息和（或）咳嗽症状。

② 缺氧体征：呼吸频率加快，呼吸音延长，部分患者可闻及哮鸣音，缺氧严重时可伴有口唇和指（趾）发绀。

③ 肺功能：FEV_1、一秒率（FEV_1/FVC）、呼气流量峰值（PEF）均下降，提示气流受限。残气量及残气量与肺总量比值增加。

④ 血气分析：低氧血症，重症哮喘患者气道阻塞严重，可出现二氧化碳潴留。

（2）鉴别要点

① 常在儿童或青少年起病。

② 每日症状变化快：夜间和清晨症状明显。

③ 常合并其他变态反应性疾病如鼻炎、荨麻疹和（或）湿疹。

④ 有过敏史及哮喘家族史。

⑤ 可逆性气流受限：支气管激发试验或支气管舒张试验阳性。

2. 充血性心力衰竭

（1）相似点

① 呼吸困难及咳嗽等临床症状。

② 两肺可闻及湿啰音。

（2）鉴别要点

① 有高血压、冠心病等基础心血管疾病的病史。

② 脑钠肽（BNP）和 N 末端脑钠肽前体（NT-proBNP）的浓度增高。

③ 肺功能测定示限制性通气障碍（而非气流受限）。

④ 胸部 X 线片示心脏扩大、肺水肿。

3. 支气管扩张

（1）相似点

① 反复咳嗽、咳痰及呼吸困难等临床症状。

② 肺部可闻及湿啰音，后期可出现肺气肿体征。

③ 肺功能检查提示阻塞性、持续性通气功能障碍。

（2）鉴别要点

① 支气管扩张多继发于急、慢性呼吸道感染和支气管阻塞后，反复发生支气管炎症，吸烟史或粉尘接触史不常见。

② 咳大量脓性痰，常伴有复发咯血。

③ 在支气管扩张部位可听到局限性、固定性湿啰音。

④ 胸部 X 线及 CT 检查可见囊状、柱状扩张支气管影。

4. 肺结核

（1）相似点

① 慢性咳嗽、咳痰症状。

② 胸部 X 线检查可见肺部浸润影。

（2）鉴别要点

① 所有年龄均可发病。

② 胸部 CT 检查示肺部病灶多位于两肺上叶及下叶背段，病灶呈多叶段、多形态、多钙化特点。

③ 结核菌素皮肤试验、结核抗体检测、结核斑点试验（T-SPOT）等结核相关检查阳性。

④ 痰、支气管肺泡灌洗液抗酸染色及结核分枝杆菌培养检查阳性。

第五节　肺脓肿

【诊断要点】

1. 概述

肺脓肿是由不同病原菌引起的肺部化脓性感染，通常存在病原菌感染量大（吸入性感染）或（和）支气管阻塞导致支气管引流障碍等因素，最终导致肺组织坏死，并形成空洞。若肺内仅形成直径 2cm 以下的多发小空洞，有时被称为坏死性肺炎或肺坏疽。临床特征为高热、咳嗽和咳大量脓臭痰，可伴有咯血。由于肺脓肿和坏死性肺炎病理过程相同，因此临床上不需严格对二者进行区别。诊治不当的肺脓肿预后不佳。抗生素问世前肺脓肿的病死率高达 40%。

肺脓肿可由多种病原菌引起，多为混合感染，厌氧菌和需氧菌混合感染占 90%。社区获得性感染中，厌氧菌为70%，而在院内获得性感染中，厌氧菌和铜绿假单胞菌起重要作用。肺脓肿较常分离出的需氧菌为金黄色葡萄球菌、化脓性链球菌、肺炎克雷伯菌和铜绿假单胞菌。大肠埃希菌和B型流感嗜血杆菌亦可引起肺组织坏死。

2. 临床特点

肺脓肿可按病程分为急性和慢性，或按发生途径分为原发性和继发性。急性肺脓肿病程通常少于 4～6 周，病程迁延 3 个月以上则为慢性肺脓肿。

（1）全身感染中毒症状 多为急性起病，有寒战、高热，体温常达 39～40℃，伴有乏力、多汗、全身肌肉酸痛。咳出大量脓痰后，感染中毒症状可显著减轻，在数周内一般情况可恢复正常。慢性肺脓肿感染中毒症状可以不明显，可出现不规则发热。

（2）呼吸系统表现 可出现咳嗽、咳痰、胸痛及呼吸困难。初期咳白色黏痰，量不多，7～10 天或以后咳大量脓痰，每天痰量可达 300～500mL。厌氧菌感染痰多有恶臭味。约 1/3 的患者有不同程度的咯血，可为痰中带血，也可发生大咯血而危及生命。病变范围广泛者及合并贫血的患者可出现呼吸困难。肺部病变区域可出现肺实变体征，可闻及湿啰音，空洞巨大者可出现"空瓮音"。累及胸膜时出现胸腔积液表现。血源性肺脓肿往往先有原发感染灶并引起全身脓毒血症表现，数日后出现咳嗽、咳痰等呼吸道症状。血源性肺脓肿咳嗽、咳痰相对较轻，一般咳痰量不多，可有咯血。

3. 辅助检查

（1）血常规　急性肺脓肿外周血白细胞计数及中性粒细胞常显著增高，慢性肺脓肿外周血白细胞计数及中性粒细胞增高不明显，甚至可以正常，但常出现红细胞及血红蛋白降低。

（2）影像学检查　胸部 CT 对肺脓肿的诊断价值高，有助于明确病变部位、发现可能的肿瘤性疾病，也有助于与脓胸鉴别。影像学主要表现为空洞或伴气液平的脓腔影。吸入引起的肺脓肿常发生在上叶后段或下叶背段、前基底段；血源性肺脓肿常表现为肺外带分布为主的大小不一的球形影，部分有小空洞形成。

（3）病原学检查　痰标本：常规应该进行革兰染色、培养（需氧、厌氧）和药物敏感试验。如怀疑结核，应进行抗酸染色和结核分枝杆菌培养；如怀疑寄生虫，应行痰找虫卵及寄生虫检查。必要时可胸腔穿刺、经纤维支气管镜或经皮肺穿刺活检术取得样本进行微生物检查。对血源性肺脓肿，还要进行血培养。

【鉴别诊断】

1. 细菌性肺炎

（1）相似点

① 咳嗽、咳痰、发热等临床症状。

② 血常规：白细胞计数及中性粒细胞计数升高。

③ 影像学检查：早期均可表现为大片状密度增高的实变病灶。

（2）鉴别要点

① 病程：细菌性肺炎通过强有力的抗感染治疗多在 3～

5天体温下降，经过有效抗感染治疗7~10天后复查胸部CT可见病灶明显吸收，而肺脓肿多在7~10天或咳出大量脓痰以后，全身感染中毒症状才显著减轻，病程至少6~8周，甚至更长。

② 影像学检查：细菌性肺炎通常不容易形成脓腔。葡萄球菌、肺炎克雷伯菌、铜绿假单胞菌、厌氧菌等细菌性肺炎可形成脓腔。

2. 空洞性肺结核

（1）相似点

① 慢性咳嗽、咳痰、发热、消瘦等临床症状。

② 胸部影像学表现为空洞影。

（2）鉴别要点

① 结核多为低热，肺脓肿有高热。

② 影像学检查：空洞性肺结核的空洞周围常有卫星灶及条片影，部分病例可见钙化灶。

③ 病原学检查：肺脓肿患者痰革兰染色、痰培养可检出细菌，肺结核患者痰抗酸染色及痰结核分枝杆菌培养可检出结核分枝杆菌。

④ 肺结核患者结核菌素纯蛋白衍化物（PPD）皮肤试验、γ-干扰素释放试验、结核抗体检测等相关检查可呈阳性。

3. 支气管囊肿和肺囊肿继发感染

（1）相似点

① 高热、咳嗽、咳脓痰等临床症状。

② 影像学检查可见空腔影及气液平面。

（2）鉴别要点

① 病史：支气管囊肿及肺囊肿患者既往影像学检查有改变，多有反复肺部感染的病史。肺脓肿患者常有误吸或近期曾有肺外感染病史。

② 影像学检查：囊肿壁较薄，而吸入性肺脓肿空洞壁较厚。肺囊肿在感染控制后肺部仍可见壁如发丝的透光区，而血源性肺脓肿在感染控制后肺脓腔多逐步消失。

4. 癌性空洞

（1）相似点

① 咳嗽、咯血等临床表现。

② 胸部 X 线检查可见空洞性病变。

（2）鉴别要点

① 病史：无误吸或近期肺外感染病史。

② 一般为中低热，少见高热及咳大量脓痰症状。

③ 胸部 CT 影像常表现为偏心空洞，空洞壁厚，内壁不规则。一般无气液平，空洞周围没有明显渗出、实变等炎症反应，可伴有纵隔淋巴结肿大。

④ 外周血白细胞计数及中性粒细胞计数正常或轻度升高。

⑤ 抗菌药物治疗反应差。

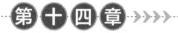

第十四章

腹 腔

第一节 急性化脓性胆管炎

【诊断要点】

1. 概述

（1）病因　急性化脓性胆管炎是细菌感染引起的胆道系统的急性炎症，大多在胆道梗阻的基础上发生。如胆道梗阻未能解除，感染未被控制，病情进一步发展，则可发生急性梗阻性化脓性胆管炎（AOSC）。在我国引起胆道梗阻最常见原因是胆管结石，其次为胆道蛔虫和胆管狭窄。胆管、壶腹部肿瘤，原发性硬化性胆管炎，胆肠吻合术后，经 T 管造影或经皮经肝胆管造影（PTC）术后亦可引起。

（2）流行病学　急性化脓性胆管炎在东南亚一带是地方性疾病，在中国、马来西亚、日本等国发病率高。相反，欧美各国却异常罕见。在西方国家的亚洲移民中，发病率亦有所增加。该病在我国是一种较为常见的胆道疾病，尤其西南地区发病率很高，占收治胆道疾病的 1/5～1/4，男女患者的发病率相近。发病的高峰年龄为 40～49 岁。本病大多数发生于农村、低工资收入、较贫穷的人群中。近年来，由于卫生、健康和营养状况的不断改善，总的发病率已有明显减少趋势，而老年患者的比例则正在增加。国内报道其病死率为 4.5%～43.5%，国外为 20%～87.5%，仍是胆道良性疾病的首要死亡原因。

2. 临床特点

（1）患者以往多有胆道疾病发作史和胆道手术史。本病发病急骤，病情进展快。本病除具有一般胆道感染的 Charcot 三联征（腹痛、寒战高热、黄疸）外，还可出现休克、神经中枢系统受抑制表现，即 Reynolds 五联征。起病初期即出现畏寒发热，严重时明显寒战，体温持续升高。疼痛依梗阻部位而异，肝外梗阻者明显，肝内梗阻者较轻。绝大多数患者可出现较明显黄疸，但如仅为一侧肝胆管梗阻可不出现黄疸，行胆肠内引流术后的患者黄疸较轻。神经系统症状主要表现为神情淡漠、嗜睡、神志不清，甚至昏迷；合并休克时也可表现为躁动、谵妄等。体格检查时患者体温常持续升高达 39～40℃ 或更高。脉搏快而弱，达 120 次/分以上，血压降低，呈急性病容，可出现皮下瘀斑或全身发绀。剑突下及右上腹部有不同范围和不同程度的压痛或腹膜刺激征；可有肝大及肝区叩痛；有时可扪及肿大的胆囊。

（2）并发症

① 菌血症：部分患者可出现高热、寒战的菌血症征象。

② 黄疸：黄疸发生率约占 80%。黄疸出现与否及黄疸的程度，取决于胆道梗阻的部位和梗阻持续的时间。

③ 腹膜炎：有炎性渗出的患者，可出现右下腹膜炎征象。

④ 系统器官衰竭：急性重症型胆管炎常并发多系统器官衰竭。主要并发症的发病率以肾功能衰竭最高（23.14%），其余依次为呼吸衰竭（14.88%），肝功能衰竭（13.22%），循环衰竭（9.92%）和弥散性血管内凝血（DIC）（3.31%）。多器官功能衰竭的病死率为 94.4%，明显高于单器官衰竭的病死率（33.3%）。AOSC 并发器官功能衰竭的病死率为 79.2%。血清总胆红素的水平是影响多系统器官衰竭发生的

重要因素。当血清总胆红素＞160μmol/L 时，单器官衰竭往往向多系统器官衰竭发展。

3. 辅助检查

（1）除老弱和机体抵抗力很差者外，多有血白细胞计数显著增高，常达 20×10^9/L，其上升程度与感染严重程度成正比，分类见核左移。

（2）胆道梗阻和肝细胞坏死可引起血清胆红素、尿胆红素、尿胆素、碱性磷酸酶、血清转氨酶、γ-谷氨酰转移酶、乳酸脱氢酶等升高。如同时有血清淀粉酶明显升高，表示伴有胰腺炎。

（3）血小板计数降低和凝血酶原时间延长，提示有 DIC 倾向。

（4）常有低氧血症、代谢性酸中毒、低血钾、低血糖等。血细菌培养阳性，细菌种类与胆汁中培养所得一致。门静脉和周围静脉血中内毒素浓度超过正常人数十倍（正常值小于 50pg/mL）。

4. 诊断

发病急骤，病情严重，多需进行紧急减压引流；梗阻可在肝外胆管、左或右肝管，出现休克，动脉收缩压＜70mmHg，或有下列两项以上症状者即可诊断。

（1）精神症状。

（2）脉搏超过 120 次/分。

（3）白细胞计数超过 20×10^9/L。

（4）体温高于 39℃或低于 36℃。

（5）胆汁为脓性，切开胆管时胆管内压力明显增高。

（6）血细菌培养阳性。

【鉴别诊断】

1. 消化性溃疡穿孔

（1）相似点　可有发热、上腹痛症状。

（2）鉴别要点　可有腹膜刺激征表现，腹肌呈板状强直，肝浊音区缩小或消失，膈下有游离气体等可确诊。

2. 原发性硬化性胆管炎

（1）相似点　可有发热、黄疸、上腹痛症状。

（2）鉴别要点　本病一般管腔狭窄，管腔外径变化不大，多呈散在分布，一般为串状或不规则状，临床为慢性病程；急性化脓性胆管炎B超检查多显示胆囊增大或是胆管扩张，两者据此可进行鉴别。

3. 慢性胆管炎

（1）相似点　可有上腹痛症状。

（2）鉴别要点　本病临床表现无特异性，很少有发热和黄疸。而急性化脓性胆管炎多会伴有黄疸、高热等症状，两者据此即可进行鉴别。

第二节　急性胆囊炎

【诊断要点】

1. 概述

（1）病因　急性胆囊炎可分为急性结石性胆囊炎和急性非结石性胆囊炎，二者病因和治疗方法各不相同。急性结石性胆囊炎初期的炎症可能是结石直接损伤受压部位的胆囊黏膜引起，细菌感染是在胆汁淤滞的情况下出现。主要原因有胆囊管梗阻、细菌感染，致病菌主要是革兰阴性杆菌，以大肠埃希菌最常见。急性结石性胆囊炎最终需手术治疗，原则上应争取择期手术。急性非结石性胆囊炎病因仍不清楚，约70%的患者伴有动脉粥样硬化。对危重的严重创伤及长期应用肠外营养的患者，出现右上腹疼痛并伴有发热时应警惕本病的发生。因本病易坏疽穿孔，一经诊断，应尽早手术治疗。

（2）流行病学　急性胆囊炎患者以中老年女性居多，特别是身体肥胖且曾多次怀孕者。在性别上，男女之比为1∶（3～4）。我国患者发病率较国外低，女性患者也不如欧美多，患者年龄多在35～45岁，男女之比为1∶（1～2）。

2. 临床特点

（1）急性结石性胆囊炎

① 腹痛：急性胆囊炎的典型表现为右上腹持续性胀痛，伴阵发性绞痛，疼痛常向右肩部、右肩胛部或右侧背部放射。腹痛常于饱餐、进食油腻食物之后发作，也有部分患者在夜间发作。

② 发热：患者多有体温上升，感染严重者毒素吸收过多，体温可高达40℃。

③ 消化道症状：部分患者出现恶心、呕吐、不思饮食等消化道症状。

④ 黄疸：急性胆囊炎患者中约有25%出现轻度黄疸，其原因可能是急性胆囊炎发作时肿大的胆囊压迫胆总管或炎症刺激 Oddi 括约肌痉挛。另外，如果胆囊结石进入胆总管或 Mirizzi 综合征也可形成梗阻性黄疸。

（2）急性非结石性胆囊炎　急性非结石性胆囊炎的临床表现常与急性结石性胆囊炎相似，大多数患者出现持续性右上腹胀痛、寒战、高热，亦可出现恶心、呕吐等消化道症状。

（3）体格检查　右上腹胆囊区域可有压痛，程度个体间有差异，炎症波及浆膜时可有腹肌紧张及反跳痛，墨菲征阳性。有些患者可触及肿大胆囊并有触痛。如胆囊被大网膜包裹，则形成边界不清、固定压痛的肿块；如发生坏疽、穿孔，则出现弥漫性腹膜炎表现。

（4）并发症

① 胆囊穿孔：少数急性胆囊炎患者可并发胆囊穿孔，由于胆囊炎症发展迅速，胆囊穿孔，胆汁流入腹腔，引起急

性腹膜炎，病情较危重。

② 慢性胆囊炎：急性胆囊炎经过保守治疗后得到一定缓解，但因反复发作，可发展为慢性胆囊炎，同时可并发胆囊积液等。

3. 辅助检查

（1）血常规　85%的患者白细胞升高，老年人可不升高。血清 ALT、碱性磷酸酶常升高，约 1/2 的患者血清胆红素升高，1/3 的患者血清淀粉酶升高。

（2）超声检查　可见胆囊增大、胆囊壁增厚（>4mm），明显水肿时见"双边征"，胆囊结石显示强回声，其后有声影，对急性胆囊炎的诊断准确率为 85%～95%。

（3）CT 检查　若右上腹压痛及腹膜刺激征阳性，或触及肿大胆囊墨菲征阳性时，应及时做进一步检查。发病早期超声检查不易诊断，CT 检查有帮助，而肝胆系统核素扫描后约 97% 的患者可获得诊断。

（4）肝功能检查　发生急性胆囊炎的患者，可伴有血清胆红素、血清 ALT、AST 等指标的升高。此外，还可见肝功能检查中其他指标异常，可帮助诊断。

4. 诊断标准

（1）病史　急性胆囊炎常见于喜食油腻食物者，或以往有疾病发作史。

（2）临床表现　腹痛，位于右上腹，常突然发作，呈绞痛，可放射至右肩背部，同时伴有恶心、呕吐、发热、寒战等。

（3）辅助检查　白细胞计数常增高，中性粒细胞比例也增高，B 超检查显示胆囊增大，胆囊壁增厚>3～5mm。CT或 MRI 检查显示胆囊结石。

【鉴别诊断】

1. 急性胰腺炎

（1）相似点　均有严重腹痛。

（2）鉴别要点　急性胰腺炎患者的血、尿淀粉酶会明显增高，B超检查可发现胰腺肿大等改变。

2. 高位阑尾炎

（1）相似点　可有腹痛、发热症状。

（2）鉴别要点　高位阑尾炎患者不会出现胆囊肿大和胆囊结石，且其疼痛为转移痛。

3. 消化性溃疡穿孔

（1）相似点　可有腹痛症状。

（2）鉴别要点　X线检查发现膈下游离气体是上消化道穿孔的典型表现。患者既往可以有溃疡的病史，突发的上腹部刀割样疼痛迅速蔓延至全腹部。

4. 肝脓肿

（1）相似点　可有腹痛及消化道症状。

（2）鉴别要点　X线检查可发现肝区有暗性液区，在早期的时候可能会出现发热、肝区疼痛、厌油、恶心、腹胀等症状。

第三节　急性腹膜炎

【诊断要点】

1. 概述

急性腹膜炎是常见的外科急腹症，其病理基础是腹膜壁层和（或）脏层因各种原因受到刺激或损害发生急性炎症反应，多由细菌感染、化学刺激或物理损伤所引起。大多数为继发性腹膜炎，源于腹腔的脏器感染、坏死穿孔、外伤等。其典型临床表现为腹膜刺激征——腹部压痛、腹肌紧张和反跳痛，以及腹痛、恶心，呕吐，发热、白细胞升高等，严重时可致血压下降和全身中毒性反应，如未能及时治疗可死于中毒性休克。部分患者可并发盆腔脓肿、肠间脓肿和膈下脓肿、髂窝脓肿及粘连性肠梗阻等并发症。

(1) 分类　急性腹膜炎可以从以下不同的角度进行分类：

① 按病因可分为细菌性腹膜炎和非细菌性腹膜炎。非细菌性腹膜炎常由胃十二指肠急性穿孔、急性胰腺炎等导致的胃液、肠液、胰液等漏入腹腔刺激腹膜而引起。但如病变持续不愈，则2～3日后亦多继发细菌感染而与细菌性腹膜炎无异。

② 按临床经过可分为急性腹膜炎、亚急性腹膜炎和慢性腹膜炎三类。

③ 按炎症的范围可分为弥漫性腹膜炎和局限性腹膜炎。

④ 按发病机制可分为继发性腹膜炎和原发性腹膜炎。腹膜炎中绝大多数为继发性腹膜炎；原发性腹膜炎少见，其腹腔内原无病变，致病菌由腹外病灶经血行或淋巴播散而感染腹膜，多见于免疫功能低下的肝硬化、肾病综合征及婴幼儿病例中。

(2) 病因

① 继发性腹膜炎

a.腹内脏器的急性穿孔与破裂：是急性继发性腹膜炎最常见的原因。空腔脏器穿孔往往因溃疡或坏疽性病变进展而突然发生，例如，急性阑尾炎、消化性溃疡、急性胆囊炎、伤寒溃疡、胃或结肠癌、溃疡性结肠炎、溃疡性肠结核、肠阿米巴病、憩室炎等穿孔而导致急性腹膜炎。实质脏器例如肝、脾，也可因脓肿或癌肿而发生破裂。

b.腹内脏器急性感染的扩散：例如急性阑尾炎、胆囊炎、胰腺炎、憩室炎、女性生殖道上行感染（如产褥感染、输卵管炎）等，可蔓延至腹膜引起急性炎症。

c.急性肠梗阻：肠套叠、肠扭转、嵌顿性疝、肠系膜血管栓塞或血栓形成等引起绞窄性肠梗阻后，因肠壁损伤，失去正常的屏障作用，肠内细菌可经肠壁侵入腹腔，产生腹膜炎。

d.腹部外科损伤：利器、子弹穿通腹壁时，可穿破空腔脏器，或将外界细菌引入腹腔，腹部撞伤有时也可使内脏破裂，产生急性腹膜炎。腹部手术时，可由于消毒不严，而将外面细菌带至腹腔；也可因手术不慎，使局部的感染扩散，或胃、肠、胆、胰的缝合口溢漏，有时由于腹腔穿刺放液或做腹膜透析时忽视无菌操作，均可造成急性腹膜炎。

② 原发性腹膜炎：原发性腹膜炎又称自发性腹膜炎，腹腔内无原发病灶。致病菌多为溶血性链球菌、肺炎球菌或大肠埃希菌。细菌入侵的途径一般为：

a.血行播散：致病菌从呼吸道或感染灶通过血行播散至腹膜，婴儿和儿童的原发性腹膜炎多属此类。

b.上行感染：来自女性生殖道的细菌通过输卵管直接向上扩散至腹膜腔，如淋病奈瑟球菌性腹膜炎。

c.直接扩散：尿路感染时，细菌可通过腹膜层直接扩散至腹膜腔。

d.透壁性感染：特殊情况下，如肝硬化腹水、肾病、猩红热或营养不良等机体抵抗力降低时，肠腔内细菌即可通过肠壁进入腹膜腔，引起腹膜炎。

（3）诱发因素

a.慢性疾病：急性腹膜炎与慢性疾病患者的原有疾病相关，慢性疾病患者自身抵抗力较差，易导致细菌迁移，引起腹膜炎。

b.消化道穿孔：如急性阑尾炎坏疽穿孔、胃十二指肠溃疡急性穿孔都易引发急性腹膜炎。

c.腹腔内急性炎症和感染：急性腹膜炎与腹腔内急性炎症和感染有关，如急性阑尾炎。

d.急性肠梗阻：急性腹膜炎与肠扭转、肠套叠等绞窄性肠梗阻有关。

e.腹部外伤：空腔脏器穿孔、实质性器官破裂出血、腹部撞伤也可导致急性腹膜炎。

f.医源性：腹部手术时操作不当导致的感染或者无菌操作不规范、异物残留等。

2. 临床特点

（1）腹痛　腹痛是最主要的临床表现，疼痛的程度与发病的原因、炎症的轻重、年龄及身体素质等有关。疼痛多很剧烈，难以忍受，呈持续性。深呼吸、咳嗽及转动身体时疼痛加剧。患者多呈强迫体位。疼痛先从原发病变部位开始，随炎症扩散而延及全腹。

（2）恶心、呕吐　腹膜受到刺激，可引起反射性恶心、呕吐，吐出物多是胃内容物。发生麻痹性肠梗阻时可吐出黄绿色胆汁，甚至棕褐色粪水样内容物。

（3）体温、脉搏　其变化与炎症的轻重有关，开始时正常，以后体温逐渐升高、脉搏逐渐加快。原发病变如为炎症性，如阑尾炎，发生腹膜炎之前则体温已升高，发生腹膜炎后更加增高。年老体弱的患者体温可不升高。脉搏多加快，如脉搏快体温反而下降，这是病情恶化的征象之一。

（4）感染中毒症状　患者可出现高热、脉速、呼吸浅快、大汗、口干。病情进一步发展，可出现面色苍白、虚弱、眼窝凹陷、皮肤干燥、四肢发凉、呼吸急促、口唇发绀、舌干苔厚、脉细微弱、体温骤升或下降、血压下降、神志恍惚或不清，表明已有重度脱水、代谢性酸中毒及休克。

（5）腹部体征　腹胀，腹式呼吸减弱或消失，腹部压痛、腹肌紧张和反跳痛（即腹膜刺激征）是腹膜炎的典型体征，尤以原发病灶所在部位最为明显。

（6）体格检查　可发现腹胀，腹式呼吸减弱或消失，腹部压痛、腹肌紧张和反跳痛，尤以原发病灶所在部位最为明显。腹肌紧张的程度随病因和患者的全身情况不同而异，腹胀加重是病情恶化的重要标志。胃肠或胆囊穿孔可引起剧烈的腹肌紧张，甚至呈"木板状"强直。幼儿、老人或极度衰弱的患者，腹肌紧张可不明显，易被忽视。腹部叩诊因胃肠胀气而呈鼓音。胃十二指肠穿孔时，肝浊音界缩小或消失。腹腔内积液较多时，可叩出移动性浊音。听诊时肠鸣音减弱，肠麻痹时肠鸣音可能完全消失。

（7）并发症

① 多脏器功能衰竭：急性腹膜炎发展到严重阶段可能导致一些脏器功能的衰竭，如心、肺、肾脏衰竭等。

② 休克：急性腹膜炎得不到及时的治疗处理，可能引起更为严重的感染如脓毒症，严重者会引起休克甚至死亡。

③ 肠粘连：急性腹膜炎在痊愈之后可能会导致肠粘连。

④ 菌血症：急性腹膜炎严重时可能会导致细菌进入血液，进而导致菌血症。

⑤ 膈下脓肿：急性腹膜炎产生的腹部感染可引起膈肌下方脓液积聚。

3. 辅助检查

（1）血常规检查　急性腹膜炎重点关注白细胞计数及中性粒细胞比例，提示有无感染以及疾病严重程度。

（2）降钙素原检测　可用于鉴别细菌感染与其他微生物感染，在腹膜炎合并细菌感染时会升高。

（3）超声检查　B超可以了解一些器官的状况，可显示腹内液体，在B超引导下进行腹腔穿刺可协助诊断病因。

（4）CT检查　CT对腹腔内肝脾等实质性脏器的病变诊断具有意义，可发现多种腹膜炎表现，有助于诊断。

（5）腹腔穿刺　腹腔穿刺是一项经济简便的检查方法，对于诊断困难的急性腹膜炎，可通过获得腹腔内液体并研究其性状来协助诊断。

（6）C反应蛋白　作为判断组织损伤和炎症的指标，腹膜炎时C反应蛋白也会升高。

（7）血、尿淀粉酶　血、尿淀粉酶升高，应考虑急性胰腺炎。

（8）腹腔镜　可兼作诊断与治疗之用，尤其在年轻女性患者，当阑尾炎与附件病变及盆腔炎难以鉴别时价值尤大。

4. 诊断标准

（1）突发腹部剧烈疼痛，不能自行缓解，体温、脉搏异常。

（2）伴有恶心、呕吐、腹胀、停止排气排便、休克等症状。

（3）既往具有胃十二指肠溃疡、胆囊结石、胆总管结石、上呼吸道感染、尿路感染、免疫力低下、腹水等慢性病史。

（4）查体表现为腹胀，腹式呼吸减弱或消失，腹部压痛、腹肌紧张和反跳痛，腹部叩诊呈鼓音。胃十二指肠穿孔时，肝浊音界缩小或消失。腹腔内积液较多时，可叩出移动性浊音。听诊时肠鸣音减弱，肠麻痹时肠鸣音可能完全消失。

（5）化验检查白细胞计数及中性粒细胞比例增高。

（6）腹部立位平片见小肠普遍胀气，或膈下游离气体。超声检查检出腹腔内有不等量的液体，超声引导下腹腔穿刺抽液或腹腔灌洗可帮助诊断。CT检查发现腹腔内实质脏器病变、腹腔内积液即可明确诊断。

【鉴别诊断】

1. 急性肠梗阻

（1）相似点　可有腹痛、恶心呕吐症状。

（2）鉴别要点　多数急性肠梗阻具有明显的阵发性腹部绞痛、肠鸣音亢进、腹胀，而无腹部压痛及腹肌紧张，易与腹膜炎鉴别。但如梗阻不解除，肠蠕动由亢进转为麻痹，临床可出现肠鸣音减弱或消失，易与腹膜炎引起肠麻痹混淆。除细致分析症状及体征，并通过腹部 X 线摄片和密切观察等予以区分外，必要时需作剖腹探查，才能明确。

2. 急性胰腺炎

（1）相似点　可有发热、腹痛及恶心呕吐症状。

（2）鉴别要点　轻症和重症胰腺炎均有轻重不等的腹膜刺激症状与体征，但并非腹膜感染；在鉴别时，血清淀粉酶或脂肪酶升高有重要意义，从腹腔穿刺液中测定淀粉酶有助于胰腺炎诊断。

3. 腹腔内或腹膜后积血

（1）相似点　可有发热、腹痛症状。

（2）鉴别要点　各种病因引起腹内或腹膜后积血，可以出现腹痛、腹胀、肠鸣音减弱等临床现象，但压痛、反跳痛、腹肌紧张等体征较腹膜炎轻。腹部 X 线摄片、腹腔穿刺和观察往往可以明确诊断。

第四节　肝脓肿

【诊断要点】

1. 概述

肝脏受到感染后，因未及时处理而形成脓肿，称为肝脓肿。肝脓肿多为继发性。临床上常见的有细菌性肝脓肿和阿米巴肝脓肿；其他尚有一些特殊的感染，如肝结核等。

（1）病因　其病因来源依次有 5 个途径。

① 门静脉进路：肝脏的血运有 70%～75% 来自门静脉，其余 20%～25% 来自肝动脉。当患者患有急性化脓性阑尾炎、急性盆腔炎、急性肠道炎症时，细菌可随着门静脉进入肝脏，引起门静脉炎和肝脏脓肿。

② 胆道进路：急性化脓性胆囊炎、急性化脓性胆管炎、肝内外胆管炎症时，细菌可沿着胆管进入肝内胆管、毛细胆管引起肝脓肿。

③ 肝动脉进路：呼吸系统炎症感染，全身皮肤、皮下化脓性病灶，脓毒血症时，细菌均可随动脉血流进入肝动脉到达肝脏引起肝脓肿。

④ 直接肝脏进路：开放性肝脏外伤性破裂，细菌可由体外进入肝脏引起肝脓肿。

⑤ 隐源性感染：临床上将查不出引起肝脓肿的病灶来源的感染，称为隐源性感染。患者常有免疫功能低下和全身代谢性疾病，如癌症患者化疗后、糖尿病等。

近年来，由于有效抗菌药物的广泛应用以及手术治疗的进步，肠道炎症能够得到良好控制，使以门静脉为首要进路者已日渐减少，相反地，以次要的胆道进路者有明显上升。

（2）流行病学　肝脓肿多为肝脏的继发性化脓性炎症疾病，极少数为原发性肝脓肿。一项美国的统计数据表明，通过尸检发现在1898—1933年、1934—1958年及1959—1968年期间肝脓肿的发生率分别为0.7％、0.45％及0.57％。在住院患者中肝脓肿的发生率为（8～16）/100000。肝脓肿多发于60～70岁人群，无明显性别差异，但男性的预后相对较差。不做任何处理的肝脓肿的死亡率极高，但若能及时给予抗感染、引流等治疗，死亡率为5％～30％。最常见的死亡原因包括脓毒血症、多器官功能衰竭及肝功能衰竭。

（3）诱发因素

① 炎症性肠病：尤其是患有克罗恩病时，肠黏膜屏障的受损为肝脓肿的危险因素。

② 钝性或穿透性肝损伤：钝性或穿透性肝损伤和邻近器官脓肿扩大至肝脏可引起肝脓肿。

③ 细菌性感染：全身细菌性感染，特别是腹腔内感染时，细菌可侵入肝。

④ 免疫缺陷：如果患者存在免疫缺陷，如艾滋病或HIV感染，或者长期使用免疫抑制剂，会导致患者机体容易受细菌的攻击造成感染。

2. 临床特点

肝脓肿按病因分细菌性、阿米巴性两大类，以细菌性肝脓肿多见。细菌性肝脓肿通常是由革兰阴性菌和厌氧菌引起的多重感染。感染途径多见于胆道感染，直接蔓延至肝脏；其次为腹腔内其它脏器感染经门静脉进入肝脏；或者全身各部位感染经肝动脉进入肝脏，常伴有败血症。

肝脓肿形成大致分为化脓炎症期、脓肿形成初期和脓肿形成期。化脓炎症期病理为肝组织的局部炎症、充血、水肿；脓肿形成初期肝组织开始坏死，部分液化；脓肿形成期脓腔坏死液化彻底，脓肿壁形成，脓肿壁由纤维肉芽组织或炎症充血带形成，脓肿周围肝组织往往伴有充血水肿。

（1）常见表现

① 寒战、高热：为肝脓肿中最为常见的症状，且反复地发作，体温较高，最高可达 40.0℃左右，多为弛张热，常常伴有头痛、肌肉酸痛，并有脉搏增快的表现。

② 肝区疼痛：肝脓肿由于炎症作用，内有脓液积聚导致肝不断肿大，牵拉肝包膜内的神经，引起肝区的持续性钝痛。当肝脓肿向膈肌破溃时，脓液刺激膈肌并向右侧胸腔蔓延，会出现右侧的胸痛及右侧肩部的牵涉痛，甚至出现刺激性的咳嗽和呼吸困难。

③ 乏力、恶心、呕吐、食欲减退：为全身的中毒性反应，还有些患者会出现腹痛、腹泻等症状。

④ 体格检查：可伴右肩牵涉痛，右下胸及肝区叩击痛，肿大的肝有压痛。如脓肿在肝前下缘比较表浅部位时，可伴有右上腹肌紧张和局部明显触痛。巨大的肝脓肿可使右季肋区呈现饱满状态，有时甚至可见局限性隆起，局部皮肤可出

现红肿。

（2）细菌性肝脓肿

① 寒战、高热：细菌性肝脓肿起病急骤，脓肿形成后大量细菌和坏死物质入血导致感染中毒症状，出现寒战、高热，严重时可以导致中毒性休克。

② 肝区钝痛：多有明显肝区钝痛，呼吸时明显，可以向肩背部放射。

（3）阿米巴肝脓肿

① 黏液血便：发病前多有痢疾病史，有黏液血便。

② 弛张热或间歇热：临床症状较轻，以弛张热或间歇热为主，体温 38～39℃，可伴有寒战。继发细菌感染时，感染中毒症状明显加重，出现高热。

③ 肝区疼痛：局部症状主要是肝区疼痛不适，可以放射至右肩背部。

④ 皮肤表现：如果脓肿位于肝的表面，多累及到皮肤，肝区的皮肤会出现凹陷、水肿、红肿等。

⑤ 黄疸：有胆道梗阻的患者甚至会出现全身皮肤黏膜的黄染。

（4）并发症

① 弥漫性腹膜炎：此疾病常常并发于肝脓肿破溃，脓液流入腹部，导致腹部出现腹部压痛、肌紧张、反跳痛等一系列腹膜炎的症状。

② 化脓性心包炎：由于肝脏脓肿侵犯了心脏的邻近组织或者器官，导致患者出现循环障碍和心包填塞的现象，出现发热、多汗、畏寒等一系列症状。

③ 脓毒血症：此并发症存在致死的危险，长期的感染使细菌进入血管引起脓毒血症，常常表现为心悸、寒战、气促等一些比较重的症状。

3. 辅助检查

（1）实验室检查　白细胞计数明显升高，部分患者有贫血，大部分患者有 ESR 增快，部分患者可出现肝功能轻度异常（血清 ALP、GGT 多增高），同时应对患者行血糖检测。

（2）取患者的脓液或血液样本进行病原体检测和药敏试验。阿米巴肝脓肿可抽出巧克力色脓液，细菌性肝脓肿可抽出黄绿色或黄白色脓液，培养可获得致病菌。脓液还应做甲胎蛋白（AFP）测定，以除外肝癌液化。

（3）影像学检查

① X 线检查：右叶脓肿可使右膈肌升高，肝阴影增大或有局限性隆起，有时出现右侧反应性胸膜炎或胸腔积液。

② 超声检查：超声常作为诊断首选。脓肿前期，病灶为不均匀、边界不清楚的低回声区，周围组织水肿可产生较宽的声圈。肝脓肿液化后，表现为边缘清楚的无回声区，壁厚，脓腔内可随液化程度形成不同的回声表现。

③ CT 检查　平扫时脓腔为单发或多发低密度区，巨大脓腔的内壁不规则。病灶边界多数不清楚，脓肿壁呈密度稍高于脓腔、低于正常肝的环形带。增强扫描后脓肿壁可呈单环、双环甚至三环，由外到内分别为水肿、纤维肉芽组织和炎性坏死组织的病理结构。

④ MRI 检查　具有多序列成像及功能成像的优势，T_1WI 中表现为低信号，T_2WI 中为高信号。脓肿腔可表现为均匀或不均匀信号，注入对比剂后肝脓肿典型表现为周边强化，而后病变中央信号缓慢升高。

4. 诊断标准

（1）感染性疾病（尤其是胆道感染、菌血症者）出现高热、肝区疼痛及肝区叩击痛、肝大并触痛者，应高度怀疑。

（2）结合腹部 B 超、CT 和 MRI 诊断多不困难，B 超、

CT 可检出＞2cm 脓肿病灶，而 MRI 可检出＜2cm 脓肿病灶。肝穿刺抽得脓液，即可确诊。

（3）CT 检查时见肝内存在小气泡和气液平，或者脓肿壁呈"环征"。

【鉴别诊断】

1. 右膈下脓肿

（1）相似点　全身可有发热、寒战等感染中毒症状。

（2）鉴别要点

① 多继发于化脓性腹膜炎或上腹部大手术后。

② 全身反应（如寒战、发热等）和局部体征不如肝脓肿明显，但右肩牵涉痛较显著，深吸气时尤重。

③ X 线检查右膈下常有气液平面出现，右侧横膈升高，膈肌运动受限。

2. 原发性肝癌

（1）相似点　继发感染时可有发热、寒战，肝功能损伤时可有皮肤黄染。

（2）鉴别要点

① 一般情况较差，肿大肝表面不平，有结节感或可触及较硬的包块。

② 血清甲胎蛋白及脓肿穿刺病理学检查有重要鉴别意义。

3. 胆道感染

（1）相似点　可有发热、寒战、右上腹绞痛及黄疸。

（2）鉴别要点

① 压痛主要在胆囊区，肝大及肝压痛不明显。

② X 线检查无膈肌升高、运动受限等表现，B 型超声检查肝区无液性暗区。

第五节　急性阑尾炎

【诊断要点】

1. 概述

（1）病因　急性阑尾炎主要是由阑尾本身病变导致的。阑尾腔梗阻并继发细菌感染是最常见病因。淋巴滤泡的明显增生是阑尾管腔阻塞的最常见原因，约 60%。约 35% 由粪石导致管腔梗阻。还有约 5% 由食物、蛔虫、肿瘤以及先天解剖异常引起。继而阑尾管腔压力增大，腔内细菌或身体其他部位感染的细菌进入血液循环而致病。

（2）临床病理分型　阑尾动脉是终末动脉，侧支动脉吻合少，一旦栓塞可导致阑尾管壁坏死和穿孔，临床上常见的病理分型有急性单纯性阑尾炎、急性化脓性阑尾炎、坏疽性及穿孔性阑尾炎、阑尾周围脓肿 4 型。

① 急性单纯性阑尾炎：病变集中在黏膜及黏膜下层，阑尾轻度肿胀、充血，表面少量纤维素性渗出，临床症状及体征均轻。

② 急性化脓性阑尾炎：病变累及全层，阑尾明显肿胀、充血，表面较多脓性渗出物，临床症状及体征较重。

③ 坏疽性及穿孔性阑尾炎：病变进一步加重，管壁部分坏死或全坏死，外观暗紫色至黑色，管腔压力高伴有血运障碍。如穿孔未被包裹而扩散容易引起急性弥漫性腹膜炎。

④ 阑尾周围脓肿：急性阑尾炎化脓、坏疽、穿孔，如果被大网膜包裹，可形成阑尾周围脓肿及炎性包块。

2. 临床特点

（1）临床症状

① 全身症状：全身症状极少，主要有不同程度发热，偶有乏力、食欲不佳、恶心呕吐等。

② 腹痛

起始：典型腹痛始于中上腹或脐周，数小时（6～8h）后逐渐移向右下腹。

特点：转移性腹痛为特征性表现。不同病理类型阑尾炎腹痛有所差异。急性单纯性阑尾炎腹痛较轻，为持续性胀痛和钝痛，若腹痛渐进加重提示化脓性或坏疽性急性阑尾炎。持续剧痛波及中下腹常为阑尾坏疽穿孔的征象。

（2）体征

① 右下腹压痛：诊断急性阑尾炎最重要的证据。多位于麦氏点。

② 腹膜刺激征：反跳痛和腹肌紧张反映阑尾炎轻重程度。

③ 右下腹肿块：右下腹饱满，扪及一压痛性肿块，边界不清，应考虑阑尾周围脓肿。

④ 辅助诊断其他体征：结肠充气试验可帮助诊断，腰大肌试验阳性提示病变位置贴近腰大肌；闭孔内肌试验阳性提示阑尾病变贴近闭孔内肌；直肠指诊有触痛提示病变位于盆腔。

（3）并发症

① 腹腔脓肿：在阑尾周围形成脓肿最常见，有时脓液可积聚于盆腔、肠间甚至膈下而形成相应部位的脓肿。临床上表现为痛性包块、麻痹性肠梗阻和感染中毒症状。超声及CT检查可确诊。

② 内、外瘘形成：阑尾脓肿未能及时引流的结果，经外瘘管造影及消化道造影可确诊。

③ 化脓性门静脉炎：阑尾静脉中感染栓子回流至门静脉所致。临床表现为寒战、高热、剑突下疼痛、肝大、黄疸等。可进一步发展为细菌性肝脓肿、脓毒血症、感染性休克等。

3. 辅助检查

（1）血常规检查　大多数急性阑尾炎患者的白细胞计数和中性粒细胞百分比增高，通常可升高到（10～20）×10^9/L。

（2）尿常规检查　急性阑尾炎与输尿管或膀胱相靠近时尿中可出现少数红细胞。

（3）影像学检查

① 急性阑尾炎并发局限性或弥漫性阑尾炎时，腹部 X 线检查可见盲肠扩张和气液平面，右下腹软组织影或穿孔所致气腹。偶可见钙化粪石，主要与其他急腹症如消化道穿孔、肠梗阻相鉴别。

② B 超检查可发现肿大阑尾或脓肿，可定位、引导操作。泌尿系超声和妇科超声可帮助鉴别诊断。

③ CT 与 B 超有相似的效果，并可显示阑尾周围软组织影与其邻近组织关系，敏感性稍高于 B 超。

【鉴别诊断】

1. 胃十二指肠溃疡穿孔

（1）相似点　发病早期多出现剑突下隐痛、右下腹痛及腹膜刺激征等临床表现。

（2）鉴别要点

① 患者多有溃疡病史，主要原因是穿孔溢出的胃内容物沿升结肠旁流至右下腹部，容易误认为急性阑尾炎的转移性腹痛。

② 多发生在冬、春季节病情恶化之时，疼痛特点为烧灼样、刀割样、持续性中上腹疼痛，常被迫静卧位以减轻疼痛。

③ 腹部平片检查或 CT 检查可发现膈下游离气体。

2. 急性肠梗阻

（1）相似点　起病急骤，发病早期多出现脐周隐痛、腹部压痛及反跳痛等临床表现。

（2）鉴别要点

① 临床症状为阵发性腹痛，伴恶心、呕吐、腹胀及停止排气排便等。

② 以往有慢性肠梗阻症状和多次急性发作、胆道蛔虫感染、腹外疝的病史。

③ 腹部平片上可见胀气的肠袢及气液平面。

3. 回肠远端憩室炎

（1）相似点

① 均有脐周疼痛，伴恶心、呕吐、右下腹压痛、腹肌紧张等临床表现。

② 并发症也可见出血、穿孔。

（2）鉴别要点

① 腹痛部位较阑尾炎靠近脐周区，多位于中下腹或左下腹。

② 腹部 CT 检查见回肠远端炎症有助于鉴别诊断。

4. 右输尿管结石

（1）相似点　均有急性腹痛、腹部压痛、反跳痛等临床表现。

（2）鉴别要点

① 腹部疼痛位于肾区，沿输尿管向外阴部放射。

② 超声或 X 线平片在输尿管走行部位可出现结石阴影。

第六节　急性细菌性腹泻

【诊断要点】

1. 概述

（1）病因　急性细菌性腹泻最常见的病原菌为致病性大

肠埃希菌。大肠埃希菌分为致病性大肠埃希菌和非致病性大肠埃希菌，致病性大肠埃希菌主要引起腹泻。大肠埃希菌为革兰阴性杆菌，抗原结构复杂，主要由菌体（O）抗原、鞭毛（H）抗原和包膜（K）抗原组成。根据 O 抗原分型，致病性大肠埃希菌约有 60 个血清型。根据致病机制分为肠产毒性大肠埃希菌、肠致病性大肠埃希菌、肠侵袭性大肠埃希菌、肠出血性大肠埃希菌、肠黏附性大肠埃希菌五类。对酸有较强抵抗力，对高温和化学消毒剂敏感，75℃以上 1min 死亡。

（2）流行病学

① 传染源：患者、携带者为主要传染源。一些动物也可成为贮存宿主，如牛是肠致病性大肠埃希菌的贮存宿主，在传染病传播中有重要意义。

② 传播途径：主要通过粪-口途径传播，如接触、食用污染的食品、水而传播。人与动物的密切接触也可传播。

③ 易感人群：患病后一般可获得免疫力，但持续时间短，人群普遍易感，老年人、婴幼儿、慢性疾病和有免疫抑制者为高危人群。

④ 流行特征：全年均可患病，以夏秋季居多。抵抗力弱的婴幼儿、老年人容易感染。通常为散发流行，也可暴发流行。

2. 临床特点

（1）肠产毒性大肠埃希菌腹泻

① 潜伏期：数小时至数天或数周，一般为 44h。

② 临床表现：表现为水样腹泻，每日 2～10 次，可有恶心、呕吐、头痛及肌肉酸痛等表现。

（2）肠致病性大肠埃希菌腹泻　发病缓慢，轻症患者每日 3～5 次蛋花水样便，重症者为黏液脓血便；可有发热、恶心、呕吐等表现，腹泻严重者可有失水及酸中毒表现；可并发重度等渗性脱水，代谢性酸中毒，败血症，心、肝、肾功能障碍，溶血性尿毒综合征等并发症。

（3）肠侵袭性大肠埃希菌腹泻　本病临床表现轻重不一，轻症水样腹泻，可伴有发热、头痛、肌肉酸痛及乏力等毒血症症状，伴腹痛、腹泻、里急后重及黏液脓血便。

（4）肠出血性大肠埃希菌腹泻

① 潜伏期：3～4 日。

② 临床表现：主要表现为痉挛性腹痛，初期为水样血便，可有发热或低热、恶心、呕吐等表现。

（5）肠黏附性大肠埃希菌腹泻　表现为持续性腹泻，脱水，偶有血便。肠黏附性大肠埃希菌是儿童腹泻，尤其是发展中国家儿童腹泻的重要病原，也常导致人类免疫缺陷病毒感染者的慢性腹泻和旅游者腹泻。

3. 辅助检查

（1）血常规　WBC、中性粒细胞大多正常，淋巴细胞升高伴核左移。

（2）粪便检查　肉眼观察粪便可呈稀水样便、洗肉水样便、脓血便；粪便培养出大肠埃希菌可确诊。

【鉴别诊断】

1. 肠道病毒感染

（1）相似点

① 具有传染性，可通过密切接触传播。

② 同样以呕吐、腹泻、水样便为主要临床特征。

③ 可发生在各年龄组，以抵抗力低的婴幼儿多见。

④ 外周血象无特殊变化，或可有白细胞轻度增加。

（2）鉴别要点

① 多发生于秋冬季。

② 急性起病，伴有低热和恶心、呕吐，继而腹泻，粪便多为水样或黄绿色便，无黏液及脓血便，每天十次至数十次不等。

③ 可分离出肠道病毒。

④ 中和试验、补体结合试验和血凝抑制试验等检测急性期和恢复期血清的抗体滴度，有 4 倍以上升高。

2. 伤寒

（1）相似点

① 均为传染性疾病，多见于幼儿及学龄前期小儿，成人少见。

② 多见于夏秋季，通过粪-口途径传播。

③ 均有乏力、腹泻等症状。

（2）鉴别要点

① 典型伤寒有初期、极期、缓解期、恢复期共四期表现。

② 最早出现的症状为发热，热度呈阶梯形上升，多呈稽留热。

③ 伴有皮疹，在病程 7～14 天可出现淡红色的小斑丘疹，主要分布在胸、腹及肩背部，一般 2～4 天内变暗淡、消失，可分批出现。

④ 外周血白细胞数减少、淋巴细胞比例相对增多，嗜酸性粒细胞减少或消失。血和骨髓培养出伤寒沙门菌有确诊意义。肥达试验阳性等有鉴别诊断意义。

3. 细菌性痢疾

（1）相似点

① 多见于夏秋季，通过粪-口途径传播，有不洁饮食史。

② 均有发热、乏力、腹泻、腹痛等临床症状。

（2）鉴别要点

① 患者腹泻时伴有里急后重、排脓血便，伴有腹痛，以左下腹为主，肠鸣音亢进。

② 慢性细菌性痢疾患者有急性痢疾史，病程超过 2 个月而病情未愈。

③ 中毒性菌痢多有高热、惊厥、意识障碍、循环衰竭等中毒症状，但腹痛、腹泻症状轻微，常需行肛拭子检查，

粪便检查出痢疾杆菌可确诊。

④ 粪便检查可见大量白细胞（≥15 个/高倍视野）、脓细胞及红细胞，可见吞噬细胞，粪便培养可见志贺菌生长。

4. 霍乱

（1）相似点

① 多见于夏秋季，通过粪-口途径传播，有不洁饮食史。

② 均有发热、乏力、腹泻、腹痛等临床症状。

（2）鉴别要点

① 腹泻常为首发症状，无痛性剧烈腹泻，粪便形状由泥浆样或水样含粪质转为米泔水样或洗肉水样。

② 呕吐多发生在腹泻之后，多不伴恶心，呈喷射性呕吐。呕吐物初为胃内容物，后为水样，严重时可呕吐"米泔水"样液体，与粪便性质相似。

③ 粪便培养出霍乱弧菌，粪便镜下可见革兰染色阴性弧菌，呈"鱼群"样排列，动力试验和制动试验阳性、抗凝集素抗体及双份血清滴度 4 倍以上升高有协助诊断意义。

第七节　急性自发性细菌性腹膜炎

【诊断要点】

1. 概述

急性自发性细菌性腹膜炎，即腹腔内无原发病灶，致病菌多为大肠埃希菌、溶血性链球菌或肺炎球菌。细菌进入腹腔的途径：

① 直接扩散：如尿路感染时细菌可通过腹膜层直接扩散至腹膜腔。

② 血行播散：致病菌从呼吸道或泌尿道的感染灶通过血行播散至腹膜，如肺炎球菌和链球菌。

③ 上行感染：女性生殖道的细菌通过输卵管直接向上

扩散至腹腔。

④ 透壁性感染：肝硬化并发腹水的患者，因机体抵抗力低下，肠腔内细菌通过肠壁进入腹膜腔导致腹膜炎。

2. 临床特点

（1）临床表现

① 起病急，发病前有上呼吸道感染。有发热，体温常达 39℃ 以上，伴恶心、呕吐等消化道症状。

② 腹痛：呈持续性，伴有腹部压痛、反跳痛，以下腹部为主，腹痛剧烈程度与机体抵抗力有关。

（2）体格检查　腹部体征：伴有腹胀，有腹膜刺激征（腹部压痛、反跳痛和腹肌紧张），腹部叩诊有移动性浊音，直肠指诊在肠前壁有压痛。

3. 辅助检查

（1）血常规　白细胞总数增高，以中性粒细胞升高为主。

（2）腹水中性粒细胞计数 $>0.25\times10^9/L$ 或腹水细菌培养阳性。

（3）腹部 X 线检查　常见大、小肠均匀充气，双侧腹脂线消失。

【鉴别诊断】

1. 继发性细菌性腹膜炎

（1）相似点

① 有恶心、呕吐、食欲不振、发热、腹痛、腹胀等症状。

② 腹部体征可见腹部饱胀、腹式呼吸减弱、腹肌紧张、腹部压痛、反跳痛等。

（2）鉴别要点

① 有腹内脏器炎症、穿孔、外伤、梗阻、血管栓塞或术后并发症等病史。

② 腹部平片可见大、小肠扩张伴肠壁水肿，邻近的充

气小肠袢间距增大。

③ 腹部 CT 检查可见壁腹膜增厚，腹腔积液、积气，大网膜、小肠系膜及肠壁水肿、增厚，肠曲间相互粘连。

2. 结核性腹膜炎

（1）相似点　可发生腹痛、腹胀、发热、乏力，可有腹膜刺激征等表现。

（2）鉴别要点

① 慢性腹痛，伴有低热、盗汗、消瘦、腹部包块等症状。

② 血常规提示贫血，ESR 增快、T-SPOT 阳性、PPD 皮试阳性。

③ 胸片可见肺部浸润和（或）胸膜渗出，腹部 CT 检查可见肠系膜淋巴结肿大、肠系膜及大网膜增厚。

④ 腹水检查，白细胞以单核细胞增高为主，可伴有红细胞的明显增高。

⑤ 腹腔镜检查可见腹膜散在分布或融合的大小均一的粟粒样结节；与肠袢和肝包膜或壁腹膜之间有粘连；结核分枝杆菌培养可阳性；结核分枝杆菌基因检测可阳性。

3. 糖尿病酮症酸中毒相关性假性腹膜炎

（1）相似点　腹腔本身无原发病变，出现发热、腹痛、全腹压痛、反跳痛及肠鸣音减弱等急腹症现象。

（2）鉴别要点　糖尿病酮症酸中毒相关性假性腹膜炎通过积极的胰岛素及输液治疗后，酮症酸中毒被纠正，腹部症状和体征可迅速缓解。

第八节　腹膜透析相关急性感染

【诊断要点】

1. 概述

腹膜透析相关急性感染是腹膜透析患者最常见的并发症

之一。常见原因及诱因有腹膜透析液接触污染、碘伏帽反复使用、加药过程污染、透析液袋破损、导管出口处和隧道感染、便秘、腹泻或肠道感染、尿路感染、女性患者妇科宫腔镜检查、口腔科手术、肠镜等内镜检查等。腹膜透析相关急性感染的固有危险因素包括年龄、性别、原发病、伴随疾病及残余肾脏功能等。

2. 临床特点

腹膜透析患者腹膜透析时腹膜透析液浑浊、腹痛、腹部有压痛，伴或不伴发热。老年患者腹痛和腹部压痛、反跳痛不突出，仅表现为腹膜透析液浑浊和低血压。病情严重者可出现高热、脓毒血症或感染性休克。腹部可有压痛、反跳痛，腹部叩诊浊音。

3. 辅助检查

腹膜透析液白细胞升高，通常超过 $100 \times 10^6/L$，中性粒细胞升高＞50％。腹膜透析液可培养出病原微生物。

【鉴别诊断】

1. 急性胰腺炎

（1）相似点　均有急性腹痛、腹部压痛及腹部反跳痛，病情严重者可出现脓毒血症。

（2）鉴别要点

① 大多数患者起病前有暴饮暴食及大量饮酒史、手术史。

② 患者腹痛主要位于上腹部，常向背部放射，呈持续性，严重者除出现腹膜刺激征症状，常伴有 Grey-Tuner 征、Cullen 征。

③ 血清淀粉酶和脂肪酶超过正常值 3 倍。

④ B 超检查可见胰腺弥漫性、均匀地增大，外形饱满、界限模糊，内部回声减弱，也可有胰腺局部肿大。重症胰腺

炎时胰腺失去正常形态、胰腺实质肿胀、内部回声不均。CT检查可见胰腺炎症改变。

2. 急性肠梗阻

（1）相似点　均有急性腹痛、腹部压痛及腹部反跳痛等临床表现。

（2）鉴别要点

① 患者常有腹部手术史、蛔虫感染、腹外疝、结核性腹膜炎等病史。

② 腹痛常伴腹胀、呕吐、肛门停止排气排便。

③ X线检查可见肠腔气液平面。

3. 急性胆囊炎

（1）相似点　均有急性腹痛、腹部压痛及腹部反跳痛等临床表现。

（2）鉴别要点

① 病因为结石堵塞胆囊管造成胆囊的急性炎症。

② 典型急性胆囊炎的疼痛常发生于右上腹胆囊区，向右侧背部放射，持续3h以上，3h后疼痛部位从剑突下转移至右上腹，并出现局限性触痛；胆道梗阻时疼痛特点为阵发性钻顶样疼痛。

③ B超检查可见胆囊壁增厚、肝内外胆道扩张、胆管结石；CT检查可见胆管扩张、肿块和结石。

4. 急性阑尾炎

（1）相似点　均有急性腹痛、腹部压痛及腹部反跳痛等临床表现。

（2）鉴别要点

① 患者腹痛初始疼痛在中上腹或脐周围，6～8h后转移至右下腹，麦氏点有明显压痛、反跳痛，右下腹肌紧张，挤压左下腹时可引起右下腹疼痛。

② B超和CT检查可见阑尾病变。

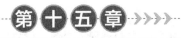

第十五章

泌尿生殖系统

第一节　尿路感染

【诊断要点】

1. 概述

尿路感染（urinary tract infection，UTI），简称尿感，是指病原体在尿路中生长、繁殖而引起的感染性疾病。根据感染发生的部位可分为上尿路感染和下尿路感染，前者主要为肾盂肾炎，后者主要为膀胱炎；根据患者的基础疾病，可分为复杂性和非复杂性尿路感染，复杂性尿路感染是指患者同时伴有尿路功能性或结构性异常或免疫力低下。

（1）病因　革兰阴性杆菌是尿路感染最常见的致病菌，其中以大肠埃希菌最为常见，占非复杂性尿路感染的75%～90%，其次为克雷伯菌、变形杆菌、柠檬酸杆菌等。5%～15%的尿路感染由革兰阳性球菌引起，主要是肠球菌和凝固酶阴性的葡萄球菌。

（2）流行病学　尿路感染是最常见的细菌感染性疾病之一，是仅次于呼吸道和消化道的感染性疾病。一半以上的女性一生中至少有过一次症状性尿路感染，每年2%～10%的女性患至少一次尿路感染，其中20%～30%患者尿路感染反复发作。65岁以上的男性尿路感染的发病率与女性相近。

我国尿路感染占院内感染的 20.8%~31.7%。

2. 临床特点

（1）下尿路感染　发病急，主要表现为尿频、尿急、尿痛（尿路刺激征），可有耻骨上区不适和腰骶部疼痛。

（2）上尿路感染　除了尿路刺激征外，多以全身症状就诊，包括寒战、发热、腰痛、恶心、呕吐等。

（3）并发症　尿路感染如能及时治疗，并发症很少，但伴有糖尿病和（或）存在复杂因素的肾盂肾炎未及时治疗或者治疗不当可出现以下并发症。

① 肾乳头坏死：主要表现为寒战、高热、剧烈腰痛或腹痛和血尿等，可同时伴发革兰阴性杆菌败血症和（或）急性肾衰竭。

② 肾周围脓肿：为严重肾盂肾炎直接扩展而致，除原有症状加重外，常出现明显的单侧腰痛，且在向健侧弯腰时疼痛加剧。

3. 辅助检查

（1）尿常规　尿液有白细胞尿、血尿、蛋白尿。尿沉渣镜检白细胞>5 个/高倍视野，几乎所有的尿路感染都有白细胞尿，对尿路感染诊断意义较大；部分尿路感染患者有血尿，少数可出现肉眼血尿；蛋白尿多数为阴性至微量。

（2）白细胞排泄率　留取 3h 尿液，立即进行白细胞计数，所得白细胞数按每小时计数。正常人尿白细胞计数$<2\times10^5/h$，白细胞计数$>3\times10^5/h$ 为阳性。

（3）尿生化检查

① 亚硝酸盐：阳性见于大肠埃希菌等革兰阴性杆菌引起的尿路感染。

② 白细胞酯酶：由中性粒细胞产生，尿路感染时为阳性。

（4）细菌学检查

① 细菌涂片检查：取未离心新鲜中段尿沉渣涂片，若

每个高倍视野下可见 1 个以上细菌，提示尿路感染。

② 尿培养：治疗前的中段尿培养是诊断尿路感染最可靠指标。

细菌菌落数 $\geq 10^5$ CFU/mL（菌落形成单位/mL），为有意义菌尿。如临床上无症状，则要求做两次中段尿培养，细菌菌落数均 $\geq 10^5$ CFU/mL，且为同一菌种，可诊断为尿路感染。在有典型膀胱炎症状的妇女，中段尿培养大肠埃希菌、腐生葡萄球菌 $\geq 10^2$ CFU/mL，也支持尿路感染诊断。

（5）血常规　急性肾盂肾炎时血白细胞计数常升高，中性粒细胞增多，核左移。

（6）影像学检查　影像学检查如彩超、X 线腹部平片、CT、排泄性尿路造影、排尿期膀胱尿道造影、逆行肾盂造影等，可以帮助了解尿路情况，及时发现有无尿路结石、梗阻、反流、畸形等导致尿路感染反复发作的因素。尿路感染急性期不宜行静脉肾盂造影，可做彩超检查。

【鉴别诊断】

1. 肾结核

（1）相似点

① 都有尿频、尿急、尿痛（膀胱刺激征）。

② 都可表现为脓尿。

（2）鉴别要点

① 膀胱刺激征更明显，一般抗菌药物治疗无效。

② 尿沉渣可找到抗酸杆菌。

③ 尿培养结核分枝杆菌阳性。

2. 尿道综合征

（1）相似点

① 女性常见。

② 都有尿急、尿频、尿痛症状。

（2）鉴别要点

① 由逼尿肌、膀胱括约肌功能不协调，妇科或者肛周疾病，神经焦虑等引起。

② 无真性细菌尿。

3. 女性阴道炎

（1）相似点

① 都有尿频、尿急、尿痛症状。

② 性生活可为诱因。

（2）鉴别要点

① 阴道分泌物增加，外阴和（或）阴道瘙痒。

② 性交时疼痛。

第二节　急性男性下尿路及生殖器感染

【诊断要点】

1. 概述

常见的急性男性下尿路及生殖器感染包括急性细菌性膀胱炎、急性细菌性前列腺炎和急性附睾炎。男性尿道长，单纯细菌性膀胱炎较少发生，多继发于下尿路梗阻性疾病，如前列腺增生、尿路狭窄等。急性细菌性前列腺炎多在劳累、饮酒、频繁性生活后发生，部分患者继发于慢性前列腺炎。急性附睾炎是泌尿外科急症之一，是前列腺手术及经尿道操作后常见的并发症，如不及时处理，会导致脓肿形成、睾丸梗死等。

（1）病因　70％的急性男性下尿路感染的致病菌为非特异性致病菌，以革兰阴性杆菌为主，最常见的是大肠埃希菌，其次为肠杆菌属、变形菌、克雷伯菌等。15％由革兰阳性菌引起，包括葡萄球菌等。

急性细菌性前列腺炎常见的致病菌为革兰阴性杆菌，也有葡萄球菌和链球菌，偶有厌氧菌。留置尿管、经尿道进行器械操作或患有膀胱炎、尿道炎时，细菌或含有细菌的尿液逆流至前列腺；经直肠或经会阴前列腺穿刺，细菌可直接或通过淋巴管进入前列腺，导致急性细菌性前列腺炎的发生；身体其他部位感染灶的细菌也可经血流播散至前列腺。

各种病原体均可引起附睾炎，主要包括两大类：引起性病、尿道炎的病原体，如沙眼衣原体、淋病奈瑟球菌、解脲支原体；以大肠埃希菌为代表的革兰阴性杆菌和少数革兰阳性球菌。

（2）流行病学 急性男性下尿路感染是成年男性的常见疾病。前列腺炎的高发年龄是 31～40 岁，我国一项大样本调查显示前列腺炎症状发生率为 8.4%；前列腺炎患者占泌尿外科门诊人数的 8%～25%。急性附睾炎的发病年龄可从 4 个月至 76 岁，79% 的患者为 20～39 岁。

2. 临床特点

（1）急性细菌性膀胱炎 起病急，主要为尿频、尿急、尿痛，甚至脓尿、全程肉眼血尿。

（2）急性细菌性前列腺炎 起病急，表现为高热、寒战，伴有尿频、尿急、尿痛及会阴部疼痛；因前列腺充血、肿大，有时出现排尿困难或急性尿潴留。直肠指诊前列腺肿大、有明显触痛、局部温度增高。

（3）急性附睾炎 起病突然，绝大部分为单侧，患侧阴囊坠胀不适，局部疼痛甚重，影响行动；疼痛可向同侧精索、腹股沟及下腹部放射。同时有周身不适的高热。

3. 辅助检查

（1）尿液检查 尿液检查有白细胞尿、血尿、蛋白尿。尿培养细菌落计数是诊断的主要依据。

（2）B超检查 急性细菌性前列腺炎 B 超检查可见前列腺增大，内部回声不均匀。急性附睾炎 B 超检查显示附睾弥漫性均匀肿大，也可局部肿大，内部回声不均匀，光点增粗，常伴鞘膜积液。

（3）急性附睾炎尿道分泌物或尿道拭子涂片镜检和培养具有重要的诊断意义。

【鉴别诊断】

1. 尿道炎

（1）相似点

① 都有尿频、尿急、尿痛症状。

② 与性生活有关。

（2）鉴别要点

① 尿道多有脓性分泌物。

② 严重时可有阴茎肿胀。

2. 睾丸扭转（与急性附睾炎相鉴别）

（1）相似点

① 阴囊疼痛。

② 附睾肿大。

③ 疼痛放射至腹股沟及下腹部。

（2）鉴别要点

① 多发生于青少年，安静状态下发病。

② 阴囊疼痛更剧烈。

③ 附睾、睾丸均肿大。

④ 腹股沟及下腹疼痛较重。

⑤ 超声提示：睾丸不同程度肿大，回声不均；睾丸血流较少或无血流。

3. 非细菌性前列腺炎(与急性细菌性前列腺炎鉴别)

（1）相似点

① 有尿频、尿急、尿痛，会阴部疼痛。

② 与性生活有关。

（2）鉴别要点

① 长期、反复尿频、尿不尽。

② 伴有性功能障碍。

③ 肛门指检：轻压痛。

第十六章

骨和关节系统

第一节　急、慢性骨髓炎

骨髓炎是一种因病原菌感染所致的骨的炎症。按其病程一般可分为急性骨髓炎（病程几天到几周）和慢性骨髓炎（病程几个月甚至更长）。根据其发病机制可分为以下几类。①血源性或淋巴管源性骨髓炎：细菌从体内其他部位如呼吸道、泌尿系、体表和消化道等的感染灶，经血行或淋巴管到达骨组织，形成小的细菌栓子，当身体抵抗力不足以抵御细菌时发生骨的化脓性感染，也有患者无明显其他感染灶；②创伤性骨髓炎：开放性伤口致细菌直接从外界进入体内；③蔓延性骨髓炎：从邻近软组织直接蔓延而来（如肢体远端局部软组织感染导致局部骨髓炎）。血源性骨髓炎最复杂且常见。

骨髓炎常见的致病菌是金黄色葡萄球菌，其原发病灶多为脓肿，由各种炎症引起败血症侵入骨髓所致。血源性骨髓炎最常见的病原体也为金黄色葡萄球菌；长期静脉输液或长期留置导管者以革兰阴性菌如铜绿假单胞菌和克雷伯菌最为常见；术后急性骨髓炎以金黄色葡萄球菌、凝固酶阴性葡萄球菌、假单胞菌、大肠埃希菌感染最常见；骨科内固定相关的骨髓炎以表皮葡萄球菌为最常见病原体。

一、急性骨髓炎

【诊断要点】

1. 概述

急性骨髓炎的致病菌常为金黄色葡萄球菌，感染途径通常有三种：血源性或淋巴管源性、创伤性、蔓延性。

急性骨髓炎常见于 3～15 岁（即骨生长最活跃的时期）的儿童和少年，男多女少。胫骨近端和股骨远端发病率最高，约占 60%，其次为肱骨近端、桡骨及髂骨等。

2. 临床特点

（1）全身症状　开始即可出现全身中毒症状，表现为高热、寒战、脉快、口干、食欲不振、精神差；严重者可伴有头痛、呕吐甚至谵妄等中枢神经系统中毒表现；幼儿可表现为烦躁不安、啼哭不止，或吐奶、闷不作声。常可追溯到其他部位感染病史。

（2）局部表现　早期有疼痛，较剧烈，有时呈搏动样；局部触痛明显，肌肉常保护性痉挛，因惧怕移动患肢，患肢常呈强迫体位；早期可无明显软组织肿胀，发病数日后局部皮肤红肿，提示骨膜下脓肿可能。脓肿穿破骨膜进入软组织后，压力骤减，疼痛可暂时缓解；软组织受累后引起局部红、肿、皮温升高，可出现波动感；脓液波及骨干骨髓腔后，整段肢体剧痛、肿胀。炎症引起骨质破坏，可并发病理性骨折。

3. 辅助检查

（1）血常规　典型的表现为白细胞总数增加，中性粒细胞比例增高等急性感染征象，但小儿、老人和免疫抑制者多不升高。局部抽取的脓液可行细胞计数和分类，以鉴别化脓性感染和其他疾病。

（2）ESR 检测　ESR 增快多发生于感染后 3～5 天，在有效治疗开始后 3 周内恢复正常或明显下降；ESR 增快提示炎症反应，但无法鉴别无菌性炎症反应。

（3）C 反应蛋白检测　C 反应蛋白是机体介导非特异性免疫的物质，感染后 6h 内开始升高，2 天后到达高峰，在有效治疗开始后 1 周内恢复正常或明显下降；监测 C 反应蛋白含量可以间接反映感染控制情况。

（4）病原学检查　局部抽取的脓液涂片染色找细菌，对于诊断和早期抗菌药物的应用有指导意义；对于大多数细菌感染需要行病原菌培养，根据培养和药敏试验结果可选取敏感抗菌药物进行抗感染治疗。最佳的培养标本是穿刺液（关节液或者脓液）；浅表伤口和窦道样品容易污染，伤口在清创后取得的深部标本或刮取的标本较准确；血液细菌培养的阳性率较低，患者高热、寒战且在应用抗生素前抽血培养的阳性率稍高。

（5）其他检验指标　如金黄色葡萄球菌表面抗原或抗体检测、尿液免疫荧光计数均有良好的应用前景，但目前在临床上尚未广泛应用。

（6）影像学检查

① X 线：早期的骨髓炎 X 线片一般正常，也有软组织肿胀、局限性骨质疏松等表现；随后出现干骺端模糊阴影；骨基质只有丢失 30%～50%，X 线片上才能显示出溶骨性破坏，因此骨质破坏的表现要到感染 7～14 天后才明显。骨关节感染初期只有不到 5% 的患者 X 线片出现异常，感染 1 周后约 30% 的患者 X 线片出现异常，而当感染 3～4 周时 90% 的患者 X 线片会出现异常。在骨与关节感染的早期诊断中，X 线片的敏感性并不高。

② CT：对于 X 线片显示不清的部位如胸锁关节、骶髂关节和脊柱等，CT 有助于鉴别骨质受累的范围；髓腔内的脂肪组织被脓液替代时，CT 上显示为高密度影；CT 增强

扫描有助于发现脓肿。

③ MRI：被广泛用于发现早期骨感染，其发现病变的时间早于 X 线。炎症时水肿组织和渗出替代正常脂肪，其 T_1 加权像信号高于脂肪；骨髓炎典型表现为髓腔 T_1 加权像低信号，T_2 加权像高信号；短时间反转恢复序列（STIR），亦称压脂序列，对骨髓炎的阴性预测率很高，几乎达到 100%。Boutin 等认为 MRI 是早期诊断骨髓炎最有效的工具。但是 MRI 信号改变没有特异性，任何水肿或充血的疾病如骨折、肿瘤和无菌性炎症反应，均能够产生与骨髓炎相似的信号改变。

④ 超声：多用于定位脓肿，引导穿刺抽液。

⑤ 发射型计算机断层显像（ECT）：是诊断骨髓炎的重要辅助手段，局部骨组织对感染产生炎症反应引起局部代谢活跃，ECT 表现为局部放射性浓集；其信号变化可在发病 48h 内出现，较 X 线出现早，对早期骨髓炎的诊断敏感性很高，但信号变化与否并非直接提示感染，故特异性较差。对于体内有金属内植物等行 MRI 检查有禁忌的患者，ECT 就可以起到很大的作用。

【鉴别诊断】

1. 尤因肉瘤

（1）相似点

① 均有全身中毒症状，表现为高热、寒战、脉快、口干、食欲不振、精神差等。

② 局部有疼痛，较剧烈，有时呈搏动样，局部触痛明显，局部皮肤可出现红肿。

（2）鉴别要点　起病稍缓，以骨干居多，早期不妨碍邻近关节活动，表面可见曲张的血管，并可摸到肿块，可行病理检查予以鉴别。

2. 化脓性关节炎

(1) 相似点　均有全身中毒症状，表现为高热、寒战、脉快、口干、食欲不振、精神差等。

(2) 鉴别要点

① 化脓性关节炎疼痛部位往往在关节，关节可以迅速出现肿胀和积液。

② 急性化脓性关节炎的 X 线检查早期表现为关节囊积液扩张，急性骨髓炎早期 X 线检查无明显改变。

3. 急性蜂窝织炎

(1) 相似点　均可出现全身中毒症状及局部红、肿、热和波动感。

(2) 鉴别要点

① 急性蜂窝织炎病灶往往位于肢体非干骺端的一侧，而骨髓炎常常表现为干骺端周围肢体均受累。

② 急性蜂窝织炎局部症状和体征较一致，常伴有明显的局部红、肿、热和波动感，并无局部深压痛，急性骨髓炎往往症状重，除疼痛外，局部炎症表现轻。诊断性分层穿刺有助于鉴别。

二、慢性骨髓炎

【诊断要点】

1. 概述

大多数慢性骨髓炎是因急性化脓性骨髓炎治疗不当或不及时，病情迁延不愈的结果。若细菌毒力较低，或患者抵抗力较强但不足以消灭细菌，也可能从起病伊始即为慢性，并无明显急性期症状。

金黄色葡萄球菌是慢性骨髓炎主要的致病菌，耐甲氧西林金黄色葡萄球菌的比例正在上升。绝大部分病例为多种细菌混合感染，最常合并感染的是 A 型与非 A 型链球菌、铜绿假单胞菌、变形杆菌和大肠埃希菌等。近年来革兰阴性细菌引起的骨髓炎增多。儿童患者，还可有流感嗜血杆菌骨感染。

2. 临床特点

慢性骨髓炎可无自感症状，骨失去原有的形态，肢体增粗及变形。皮肤菲薄，色泽暗，有多处瘢痕，稍有破损则长期不愈合。窦道口肉芽组织突起，流出臭味脓液。肌肉挛缩、瘢痕增生导致肢体僵硬。身体抵抗力下降时可急性发作，皮肤红、肿、热、痛。窦道流脓量增加，有时可排出死骨。急性炎症消退后窦道口关闭。

并发症包括：

（1）畸形 由于骨骺受炎症的刺激，患肢过度生长而变长；或因骨骺板被破坏，影响发育，结果肢体短缩；或骨骺板一侧受破坏，发育不对称，使关节呈内翻或外翻畸形；软组织瘢痕挛缩，也可引起屈曲畸形。

（2）关节强直 由于感染扩散到关节内，关节软骨面被破坏，关节呈纤维性或骨性强直。

（3）癌变 窦道口皮肤由于不断受刺激，可合并癌变，常见为鳞状上皮癌。

3. 辅助检查

（1）血常规 患者白细胞总数通常升高，但不及急性感染时高，中性粒细胞在非急性期多轻微增高，急性期时与急性骨髓炎类似。

（2）ESR 和 CRP 检测 绝大多数患者 ESR 和 CRP 均升高，无明显特异性，仅体现为体内存在慢性感染灶。

（3）影像学检查

① X 线检查：可见死骨生成、硬化，死骨周围透亮区，外层骨质硬化，骨髓腔不规则。死骨外包壳可有窦口。骨膜

反应明显。新生骨致密，可能在 X 线片上遮挡死骨。X 线片上死骨为孤立的骨片，没有骨小梁，浓白致密，边缘不规则，周围有空隙。

② CT 和 MRI 检查：可以显示炎症范围、脓腔和死骨。

（4）窦道造影　可以了解窦道的深度、径路和分布范围及其与死腔的关系。一般采用窦道造影，即将造影剂注入窦道内，进行透视和摄片观察，可充分显示窦道，以便做到彻底清除死腔和窦道。

【鉴别诊断】

1. 骨样骨瘤

（1）相似点　均可能有长骨钝痛。

（2）鉴别要点　骨样骨瘤服用水杨酸制剂或非甾体抗炎药可缓解，慢性骨髓炎急性发作时可有红、肿、热、痛。

2. 尤因肉瘤

（1）相似点

① 均有全身中毒症状，表现为高热、寒战、脉快、口干、食欲不振、精神差等。

② 局部有疼痛，较剧烈，有时呈搏动样，局部触痛明显，局部皮肤可出现红肿。

（2）鉴别要点　起病稍缓，以骨干居多，早期不妨碍邻近关节活动，表面可见曲张的血管，并可摸到肿块，可行病理检查予以鉴别。

3. 结核性骨髓炎

（1）相似点　均有全身中毒症状，表现为发热、寒战等，局部均可形成脓肿，破溃后窦道经久不愈。

（2）鉴别要点　有结核病史，有午后低热、盗汗、消瘦、ESR 快等结核病征象；结核相关病原学检查阳性。

第二节 关节感染

【诊断要点】

1. 概述

关节感染（joint infection，JI）是指细菌、病毒等微生物入侵关节腔内导致的关节炎症，常表现为关节疼痛，可有关节功能丧失、窦道及流脓等，造成肢体功能障碍。患者多为身体抵抗力较弱的儿童和成年人。关节感染最常见的原因是败血症，除此之外，外伤、手术、关节附近的软组织感染，也是发病的重要原因。JI可以分为急性与慢性，慢性JI指从发生急性JI到获得有效诊治的时间＞4周的关节感染。

病因：

① 急性关节感染：可由细菌或病毒感染引起。

a. 常见的病原体是淋病奈瑟球菌。它从感染黏膜表面（子宫颈、直肠、咽）扩展到一些手小关节、肘、膝关节和踝关节。中轴骨骼关节较少累及。

b. 非淋病奈瑟球菌性关节炎多由金黄色葡萄球菌、链球菌及革兰阴性菌（如肠杆菌、铜绿假单胞菌、沙雷菌）引起。

c. 金黄色葡萄球菌和B组链球菌感染多见于新生儿和2周岁以上的儿童。

d. 关节感染厌氧菌常伴有兼性或需氧菌感染（5%～10%），如金黄色葡萄球菌、表皮链球菌和大肠埃希菌感染。

e. 被咬伤后引起的关节感染多由B组链球菌、口腔厌氧菌（如梭状芽孢杆菌、链球菌、类杆菌）引起。动物咬伤后引起的关节感染常为金黄色葡萄球菌或口腔菌丛感染。

f. AIDS患者关节感染由金黄色葡萄球菌、链球菌、沙门菌引起。AIDS患者可有赖特尔综合征、复发性关节炎、

AIDS 相关性关节炎和关节痛。AIDS 患者存活越久，分枝杆菌、真菌及少见的机会致病菌的感染机会也越多。

g. 可引起急性关节炎的病毒有细小病毒 B19、HBV、HCV、风疹病毒（急性感染和免疫接种之后）、水痘-带状疱疹病毒、腮腺炎病毒、腺病毒、柯萨奇病毒（A9、B2、B3、B4、B6）；EB 病毒也与关节痛、关节炎有关，并且与细菌相比更易引发多关节炎。

② 慢性关节感染：慢性关节感染可由分枝杆菌、真菌和其他一些致病性较弱的细菌引起，如结核分枝杆菌、海分枝杆菌、堪萨斯分枝杆菌、念珠菌属、厌酷球孢子菌属、荚膜组织胞浆菌、新型隐球菌、皮炎芽生菌、申克孢子丝菌属、曲霉、衣氏放线菌和布鲁菌属。

有 2/3 的患者关节置换术后在 1 年以内发生感染，这可能是由于手术操作引入细菌或是术后细菌感染（如皮肤感染、肺炎、口腔感染等）。

2. 临床特点

急性关节感染发病急，可伴寒战、高热、全身不适等脓毒症症状。局部表现为受累关节肿胀、剧痛，并可有红肿、热和压痛。邻近肌肉痉挛，关节常处于屈曲畸形位，久之可发生关节挛缩，甚至有半脱位或脱位。剧痛好转再加剧说明脓液穿透关节囊，进入软组织，周围软组织发生蜂窝织炎。深部脓肿穿破皮肤后会成为窦道，此时全身与局部的炎症都会消退，病变转入慢性阶段。

3. 辅助检查

（1）外周血白细胞计数增高，中性粒细胞比例增加。ESR 增快，C 反应蛋白含量增加。

（2）关节腔穿刺为诊断金标准，关节液外观可为浆液性（淡黄、透明）、纤维素性（浑浊）或脓性（黄白色）。镜检可见大量脓细胞，涂片或培养发现致病菌即可诊断。白细胞

计数大于 $5 \times 10^9/L$，中性粒细胞比例大于 90%。即使涂片未找到细菌，或穿刺液培养为阴性，也应高度怀疑关节感染。

（3）影像学检查

① X 线检查：早期见关节肿胀、积液，关节间隙增宽，周围软组织影。之后关节间隙变窄，软骨下骨质破坏使骨面毛糙，并有虫蚀状骨质破坏，软骨下骨质疏松破坏，晚期关节强直，软骨下骨质增生和硬化。邻近骨骼出现骨髓炎改变的也不少见。

② MRI 检查：可在早期发现关节周围软组织和骨髓水肿。

③ 骨扫描：在感染性关节炎中可见异常表现，特别是中轴骨骼关节。扫描见感染滑膜血流丰富，摄入增加，骨的新陈代谢加快，在无菌性和细菌性关节炎均呈阳性结果。

【鉴别诊断】

1. 风湿性关节炎

（1）相似点　均有关节疼痛不适，局部关节有红、肿、热、痛。

（2）鉴别要点　常为多关节游走性肿痛，关节积液内无脓细胞，无细菌。

2. 类风湿关节炎

（1）相似点　受累关节均有疼痛不适。

（2）鉴别要点　常为多关节病，手足小关节受累，关节肿胀、不红。患病时间较长者，可有关节畸形和功能障碍。

3. 关节结核

（1）相似点　患者关节有疼痛不适，局部有肿胀。

（2）鉴别要点　患者有低热、盗汗和面颊潮红，结核相关检查结果阳性。

第三节 椎间盘感染

【诊断要点】

1. 概述

椎间盘感染是指椎间盘、终板和邻近椎体的感染性病变，也称为椎间盘炎。

病因：致病菌包括革兰阳性和阴性菌，如葡萄球菌、链球菌、假单胞菌、布鲁菌、沙门菌、淋病奈瑟球菌、大肠埃希菌、肠球菌、嗜血杆菌、克雷伯菌、肺炎球菌、霉菌等，以金黄色葡萄球菌最为常见，约占 48.4%。有时为多种致病菌混合感染。

椎间盘感染的致病菌进入椎间隙的途径有两种：①医源性感染，手术操作中消毒不彻底或帮助局部感染扩散至椎间隙。②经血行播散，类似于椎体感染。多为机会性感染，免疫缺陷、糖尿病、全身性感染、透析、器官移植和吸毒等为易感因素。

2. 临床特点

（1）症状 由溶血性金黄色葡萄球菌所致的感染往往起病急骤，发展迅速，伴高热、寒战、烦躁、腰背部疼痛加剧，并有明显的神经根刺激症状，患者因剧烈疼痛而不敢翻身，轻微的震动都可以触发抽搐性疼痛。

（2）体征 有腰部肌肉痉挛与压痛，活动障碍，原有的神经根刺激症状加重，做直腿抬高试验时甚至足跟难以离开床面。后期形成脓肿，可破溃至各个方向，常见有腰大肌脓肿、后纵隔脓肿和咽后壁脓肿。

3. 辅助检查

（1）血常规 典型的表现为白细胞总数增加、中性粒细胞比例增高等急性感染征象。

（2）ESR检测　ESR增快多发生于感染后3～5天，在有效治疗开始后3周内恢复正常或明显下降；ESR增快提示炎症反应，但无法鉴别无菌性炎症反应。

（3）C反应蛋白检测　C反应蛋白是机体介导非特异性免疫的物质，感染后6h内开始升高，2天后到达高峰，在有效治疗开始后1周内恢复正常或明显下降；监测C反应蛋白含量可以间接反映感染控制情况。

（4）影像学检查

① 放射性核素检查：骨显像与MRI检查可以在早期发现病变，在MRI片上可于早期发现椎体和椎间盘内炎性水肿等非特异性炎性异常影像。

② X线检查：表现要迟至发病1个月左右才出现，可以分成四个阶段：

a. 第一阶段：椎间隙变窄，发生于起病头3个月以内。

b. 第二阶段：从起病3个月后开始，表现为软骨下骨质进行性硬化，邻近椎体密度增加，侧位片上特别明显。

c. 第三阶段：椎体缘出现反应性硬化的现象，且邻近椎体的骨板也出现不规则图像。

d. 第四阶段：椎间隙呈气球样改变，伴椎体侵袭，仍可见椎体密度变化。

【鉴别诊断】

1. 脊柱结核

（1）相似点　均有发热、腰背疼痛、活动障碍等。

（2）鉴别要点　脊柱结核有夜间盗汗、食欲减退、体重下降等，病原学检查及脊柱活检可予以鉴别。

2. 化脓性脊柱炎

（1）相似点　患者均有发热、腰痛、脊柱活动受限。

（2）鉴别要点　患者发病急，进展迅速，X线表现进展快，其特征性 X 线表现可作鉴别。

3. 椎体化脓性骨髓炎

（1）相似点　　均有高热、寒战、烦躁等脓毒症状。

（2）鉴别要点　　发病节段以腰椎发病率最高，其余依次为胸椎、颈椎、骶椎等，病变主要侵犯椎体，可向椎间盘及上下椎体扩散。MRI 检查可发现椎体炎性水肿等非特异性炎症影像。

第四篇
肝病的鉴别诊断
思路

第十七章

病毒性肝病

第一节 病毒性肝炎

【诊断要点】

1. 概述

（1）病原学 病毒性肝炎的病原体是肝炎病毒，目前已证实甲、乙、丙、丁、戊五型肝炎病毒是病毒性肝炎的致病病原体。

（2）流行病学 公认的 5 型肝炎病毒中，甲型肝炎毒和戊型肝炎病毒主要引起急性肝炎或隐性感染，经粪-口传播，有季节性，可引起暴发流行。乙、丙、丁型肝炎病毒可引起急性肝炎、慢性肝炎或隐性感染，主要经血液传播，无季节性，多为散发，部分患者发展为肝硬化和肝细胞癌。

2. 临床特点

（1）急性肝炎 包括急性黄疸型肝炎和急性无黄疸型肝炎。

① 急性黄疸型肝炎

a. 黄疸前期：此期持续 3～7 天。

全身毒性症状：发热、全身乏力；甲、戊型肝炎起病较急，约 80% 患者有发热伴畏寒。乙、丙、丁型肝炎起病相对较缓，仅少数有发热。

消化系统症状：明显，可有食欲减退、恶心、呕吐、厌油、肝区痛。

泌尿系统：尿色加深等。

肝功能改变：ALT、AST升高。

b. 黄疸期：本期持续2～6周。

皮肤、黏膜：皮肤、巩膜黄染，1～3周内黄疸达高峰。

消化系统症状：此期患者随着黄疸的出现，消化道症状逐渐缓解；部分患者可有一过性粪色变浅、皮肤瘙痒、心动徐缓等梗阻性黄疸表现。

肝脾：肝大、质软、边缘锐利，有压痛及叩痛。部分病例有轻度脾大。

肝功能改变：ALT、AST升高，黄疸期时总胆红素升高，为肝细胞性黄疸；尿胆原及尿胆红素阳性。

c. 恢复期：症状消失、黄疸消退，肝脾回缩，肝功能逐渐恢复正常，本期持续1～2个月。

② 急性无黄疸型肝炎：除无黄疸外，其他临床症状与黄疸型相似。发病率较黄疸型高，起病缓慢，症状较轻，恢复较快，病程多为3个月以内，部分病例症状不明显，易被忽视。

(2) 慢性肝炎　急性肝炎病程超过半年，或原有乙、丙、丁型肝炎急性发作再次出现肝炎症状、体征及肝功能异常者。慢性肝炎的实验室检查异常程度参考指标见第三章第八节表3-1。

① 轻度

a. 全身毒性症状：乏力。

b. 消化系统症状：食欲有所减退、厌油、肝区不适。

c. 神经系统：头晕、睡眠欠佳。

d. 肝脾：肝稍大有轻触痛，可有轻度脾大。

e. 肝功能改变：肝功能指标仅1项或2项轻度异常。

② 中度：症状、体征、实验室检查指标居于轻度和重度之间。

③ 重度

a. 全身毒性症状：明显乏力。

b. 消化系统症状：食欲明显减退、腹胀、便溏等。

c. 慢性肝病体征：肝病面容、肝掌、蜘蛛痣、脾大。

d. 肝功能改变：ALT 和（或）AST 反复或持续升高，白蛋白低、丙种球蛋白明显升高。

（3）重型肝炎（肝衰竭）

① 重型肝炎的病因及诱因复杂，包括重叠感染、机体免疫状况的改变、妊娠、HBV 前 C 区突变、过度劳累、精神刺激、饮酒、应用肝损伤药物、合并细菌感染、有其他合并症（如甲状腺功能亢进症、糖尿病）等。肝衰竭症候群包括：

a. 全身毒性症状：极度乏力。

b. 消化系统症状：严重消化道症状。

c. 神经、精神症状：嗜睡、性格改变、烦躁不安、昏迷等。

d. 血液系统：凝血酶原时间显著延长及凝血酶原活动度（PTA）＜40%。

e. 肝功能变化：黄疸进行性加深，胆红素每天上升≥17.1μmol/L 或大于正常值 10 倍。

f. 其他：可出现中毒性鼓肠，肝臭、肝肾综合征，可见扑翼样震颤及病理反射，肝浊音界进行性缩小。胆酶分离，血氨升高等。

② 分型：根据病理组织学特征和病情发展速度，重型肝炎（肝衰竭）可分为四类。

a. 急性重型肝炎（急性肝衰竭）：又称为暴发性肝炎，特征是起病急，发病 2 周内出现Ⅱ度以上肝性脑病为特征的肝衰竭综合征。发病多有诱因。本型病死率高，病程不超过

3 周。

b.亚急性重型肝炎（亚急性肝衰竭）：起病较急，发病 15 天至 26 周内出现肝衰竭综合征。首先出现 II 度以上肝性脑病者，称为脑病型；首先出现腹水及其相关症候（包括胸腔积液）者，称为腹水型。晚期可有难治性并发症，如脑水肿、消化道大出血、严重感染、电解质紊乱及酸碱平衡失调。白细胞升高，血红蛋白下降，低血糖，低胆固醇，低胆碱酯酶。一旦出现肝肾综合征，预后极差。本型病程较长，常超过 3 周至数月。容易转化为慢性肝炎或肝硬化。

c.慢加急性（亚急性）重型肝炎：又称慢加急性（亚急性）肝衰竭，是在慢性肝病基础上出现的急性或亚急性肝功能失代偿。

d.慢性重型肝炎（慢性肝衰竭）：是在肝硬化基础上，肝功能进行性减退导致的以腹水或门静脉高压、凝血功能障碍和肝性脑病等为主要表现的慢性肝功能失代偿。

③ 时相分期：各种类型重型肝炎（肝衰竭）依据发病整个过程时期不同大致区分早期、中期、晚期三个时期。

a.早期：极度乏力，并有明显厌食、呕吐和腹胀等严重消化道症状；ALT 和（或）AST 大幅升高，黄疸进行性加深（血清总胆红素 $\geqslant$ 171 μmol/L 或每天上升 $\geqslant$ 17.1 μmol/L）；有出血倾向，30% $<$ PTA $\leqslant$ 40%（或 1.5 $<$ INR $\leqslant$ 1.9）；未出现肝性脑病或明显腹水。

b.中期：肝衰竭基础上，病情进一步发展，ALT 和（或）AST 快速下降，总胆红素持续上升（胆酶分离现象），并出现以下两条之一者：出现 II 度以上肝性脑病和（或）明显腹水；出血倾向明显（出血点或瘀斑），且 20% $<$ PTA $\leqslant$ 30%（或 1.9 $<$ INR $\leqslant$ 2.6）。

c.晚期：在肝衰竭中期表现基础上，病情进一步加重，出现以下三条之一者：有难治性并发症，如肝肾综合征、上消化道大出血、严重感染和难以纠正的电解质紊乱等；出现

Ⅲ度以上肝性脑病；有严重出血倾向，PTA≤20%（或INR≥2.6）。

重型肝炎（肝衰竭）的临床时相划分实际上是连贯发展的，依诱因和个体体质不同，时间长短不一，与疾病发生机制密切相关，如给予及时有效的治疗，疾病可进入相对稳定的"平台期"或"缓解期"，症状逐渐好转，生命体征逐渐稳定，各项生化指标改善。

（4）淤胆型肝炎　以肝内淤胆为主要临床表现的一种特殊临床类型，又称毛细胆管炎型肝炎。急性淤胆型肝炎起病类似急性黄疸型肝炎，大多数患者可恢复。在慢性肝炎或肝硬化基础上发生上述表现者，为慢性淤胆型肝炎。有梗阻性黄疸临床表现：皮肤瘙痒，粪便颜色变浅，肝大。肝功能检查血清总胆红素明显升高，以直接胆红素为主，γ-谷氨酰转移酶、碱性磷酸酶、总胆汁酸、胆固醇等升高。黄疸深，消化道症状较轻，ALT、AST升高不明显，PT无明显延长，PTA>60%。

（5）肝炎肝硬化

① 根据肝脏炎症情况分为活动性与静止性两型：

a. 活动性肝硬化：有慢性肝炎活动的表现，乏力及消化道症状明显，ALT升高，黄疸，白蛋白下降。伴有腹壁、食管静脉曲张，腹水，肝缩小、质地变硬，脾进行性增大，门静脉、脾静脉增宽等门静脉高压症表现。

b. 静止性肝硬化：无肝脏炎症活动的表现，症状轻或无特异性，可有上述体征。

② 根据肝组织病理及临床表现分为代偿性肝硬化和失代偿性肝硬化：

a. 代偿性肝硬化：指早期肝硬化，属Child-Pugh A级。ALB≥35g/L，TBIL<35μmol/L，PTA>60%。可有门静脉高压，但无腹水、肝性脑病或上消化道大出血。

b. 失代偿性肝硬化：指中晚期肝硬化，属Child-Pugh

B、C 级。有明显肝功能异常及失代偿征象，如 ALB<35g/L，A/G<1.0，TBIL>35μmol/L，PTA<60%。可有腹水、肝性脑病或门静脉高压引起的食管、胃底静脉明显曲张或破裂出血。

未达到肝硬化诊断标准，但肝纤维化表现较明显者，称肝炎肝纤维化。主要根据组织病理学作出诊断，瞬时弹性波扫描及血清学指标如透明质酸、Ⅲ 型前胶原肽、Ⅳ 型胶原、层粘连蛋白等可供参考。

（6）几种特殊人群的肝炎

① 小儿病毒性肝炎：小儿急性肝炎多为黄疸型，以甲型肝炎为主。一般起病急，黄疸前期较短，消化道症状和呼吸道症状较明显，早期易误诊为上呼吸道感染或消化道疾病。婴儿肝炎病情较重，可发展为急性重型肝炎。小儿慢性肝炎以乙型和丙型肝炎多见，病情大多较轻。因小儿免疫系统发育不成熟，感染 HBV 后易形成免疫耐受状态，多无症状而成为隐性感染或成为无症状 HBV 携带者。

② 老年病毒性肝炎：老年急性病毒性肝炎以戊型肝炎较多见，黄疸型为主。老年慢性病毒性肝炎较急性者多，特点是黄疸较深，持续时间较长，易发生淤胆；合并症较多；肝衰竭发生率高，预后较差。

③ 妊娠期合并肝炎：病情常较重，尤其以妊娠后期最为严重，产后大出血多见，较易发展为肝衰竭，病死率较高。妊娠合并戊型肝炎时病死率可高达 30% 以上。

（7）并发症　肝内并发症多发生于 HBV 和（或）HCV 感染，主要有肝硬化、肝细胞癌、脂肪肝。肝外并发症包括胆道炎症、胰腺炎、糖尿病、甲状腺功能亢进症、再生障碍性贫血、溶血性贫血、心肌炎、肾小球肾炎、肾小管性酸中毒等。

不同病原所致重型肝炎均可发生严重并发症，主要有：

① 肝性脑病：肝功能不全所引起的神经精神综合征，

可发生于重型肝炎和肝硬化。常见诱因有上消化道出血、高蛋白饮食、感染、大量使用排钾利尿药、大量放腹水、使用镇静剂等，其发生可能是多因素综合作用的结果。肝性脑病根据临床症状、体征及脑电波异常程度分为四度：Ⅰ度，轻度肝性脑病，以精神症状为主，有性格行为改变，定时、定向、计算力等异常。Ⅱ度，中度肝性脑病，以神经症状为主，扑翼样震颤可引出，肌张力增强，腱反射亢进，嗜睡，脑电图有异常θ波，性格行为异常，属昏迷前期。Ⅲ度，重度肝性脑病，昏睡状态，对刺激尚有反应，脑电图见异常θ波和三相慢波，属昏迷期。Ⅳ度，深昏迷状态，对刺激无反应，腱反射消失。如未达到Ⅰ度，但有智力下降、反应时间延长、操作能力减退等表现者，称为亚临床型肝性脑病。

②　上消化道出血：病因主要有：凝血因子、血小板减少；胃黏膜广泛糜烂和溃疡；门静脉高压。上消化道出血可诱发肝性脑病、腹水、感染、肝肾综合征等。

③　肝肾综合征：往往是严重肝病的终末期表现。约半数病例有出血、放腹水、大量利尿、严重感染等诱因。主要表现为少尿或无尿、氮质血症、电解质平衡失调。

④　感染：重型肝炎易发生难以控制的感染，以胆道、腹膜、肺多见，以革兰阴性杆菌为主，细菌主要源于肠道，且肠道微生态失衡与内源性感染的出现密切相关，应用广谱抗生素后，也可出现真菌感染。

3. 辅助检查

（1）血常规　急性肝炎初期白细胞总数正常或略高，黄疸期白细胞总数正常或稍低，淋巴细胞相对增多，偶可见异型淋巴细胞。重型肝炎时白细胞升高，红细胞及血红蛋白可下降。肝炎肝硬化伴脾功能亢进者可有血小板、红细胞、白细胞三系减少。

（2）尿常规　尿胆红素和尿胆原的检测有助于黄疸的鉴别诊断。肝细胞性黄疸时两者均阳性，溶血性黄疸时以尿胆原为主，梗阻性黄疸时以尿胆红素为主。

（3）肝功能检查

① 丙氨酸氨基转移酶（ALT）：ALT 在肝细胞损伤时释放入血，是目前临床上反映肝细胞功能的最常用指标。ALT 对肝病诊断的特异性比天冬氨酸氨基转移酶（AST）高。急性肝炎时 ALT 明显升高，AST/ALT 常小于 1，黄疸出现后 ALT 开始下降。慢性肝炎和肝硬化时 ALT 轻度或（至）中度升高或反复异常，AST/ALT 常大于 1。重型肝炎患者可出现 ALT 快速下降、胆红素不断升高的"胆酶分离"现象，提示肝细胞大量坏死。

② 天冬氨酸氨基转移酶（AST）：此酶在心肌含量最高，其余依次为肝、骨骼肌、肾、胰。在肝脏，AST 80%存在于肝细胞线粒体中，仅 20%在胞质。肝病时血清 AST 升高，提示线粒体损伤，病情易持久而且较严重，通常与肝病严重程度呈正相关。急性肝炎时如 AST 持续高水平，有转为慢性肝炎的可能。

③ 乳酸脱氢酶（LDH）：肝病时可显著升高，但肌病时亦可升高，应结合临床加以鉴别。LDH 升高在重型肝炎时亦提示肝细胞缺血、缺氧。

④ γ-谷氨酰转移酶（GGT）：肝炎和肝癌患者血清 GGT 可显著升高，但胆管炎症、阻塞的情况下更明显。

⑤ 胆碱酯酶：由肝细胞合成，其活性降低提示肝细胞已有较明显损伤，其值愈低，提示病情愈重。

⑥ 碱性磷酸酶（ALP 或 AKP）：正常人血清中 ALP 主要来源于肝和骨组织，ALP 测定主要用于肝病和骨病的临床诊断。当肝内或肝外胆汁排泄受阻时，肝组织产生的 ALP 不能排出体外而回流入血，导致血清 ALP 活性升高。儿童生长发育期可明显增加。

⑦ 血清蛋白：主要由白蛋白（A）和 α_1、α_2、β 及 γ 球蛋白（G）组成。前 4 种主要由肝细胞合成，γ 球蛋白主要由浆细胞合成。白蛋白半衰期较长，约 21 天。急性肝炎时，血清白蛋白质和量可在正常范围内。慢性肝炎中度以上、肝硬化、（亚急性及慢性）重型肝炎时白蛋白下降，γ 球蛋白升高，白/球（A/G）比例下降甚至倒置。

⑧ 胆红素：急性或慢性黄疸型肝炎时血清胆红素升高，活动性肝硬化时亦可升高且消退缓慢，重型肝炎时常超过 $171\mu mol/L$，胆红素含量是反映肝细胞损伤严重程度的重要指标。直接胆红素在总胆红素中的比例亦可反映淤胆的程度。

⑨ PT（凝血酶原时间）、PTA（凝血酶原活动度）、INR（国际标准化比值）：PT 延长或 PTA 下降与肝损害严重程度密切相关。PTA≤40% 是诊断重型肝炎或肝衰竭的重要依据。INR 根据 PT 与 ISI（国际敏感度指数）的比值计算而得出。健康成年人 INR 大约为 1.0，INR 值越大表示凝血功能越差。

⑩ 血氨：肝衰竭时清除氨的能力减退或丧失，导致血氨升高，常见于重型肝炎、肝性脑病患者。血氨升高常见于重型肝炎，需警惕肝性脑病的发生。

⑪ 血糖：超过 40% 的重型肝炎患者有血糖降低。临床上应注意低血糖昏迷与肝性脑病的鉴别。

⑫ 血浆胆固醇：60%～80% 的血浆胆固醇来自肝脏。肝细胞严重损伤时，胆固醇在肝内合成减少，故血浆胆固醇明显下降，胆固醇愈低，预后愈险恶。梗阻性黄疸时胆固醇升高。

⑬ 补体：当肝细胞严重损害时，补体合成减少。临床检测 CH50 和 C3 补体对预后有评估作用。

⑭ 胆汁酸：血清中胆汁酸含量很低，当肝炎活动时胆汁酸升高。由于肝脏对胆红素和胆汁酸的转运系统不同，检

测胆汁酸有助于鉴别胆汁淤积和高胆红素血症。

⑮ 吲哚菁绿（ICG）清除试验：以上肝功能测定为静态检测，ICG清除试验属动态检测，即分析在一定时间内肝功能特定指示物（ICG）在受试者体内的动态变化。可评估受试者肝脏摄取、代谢、合成、生物转化和排泄等生理功能的有效状态（又称有效肝功能或肝储备功能），主要影响因素为功能性肝细胞数量和肝血液的有效灌输量，对肝硬化肝衰竭、肝叶切除和肝移植预后评估有重要价值。

（4）甲胎蛋白（AFP）检测　AFP含量的检测是筛选和早期诊断HCC的常规方法，但应注意假阴性的情况。肝炎活动和肝细胞修复时AFP有不同程度的升高，应动态监测观察。

（5）肝纤维化非侵袭性检查

① 瞬时弹性成像（TE）：操作简便、可重复性好，能够比较准确地识别出轻度肝纤维化和进展性肝纤维化或早期肝硬化；但其成功率受肥胖、肋间隙大小及操作者经验等影响，其测定值受肝脏炎症坏死、胆汁淤积及脂肪变性等影响。

② 透明质酸（HA）、Ⅲ型前胶原肽（PⅢP）、Ⅳ型胶原（CL-Ⅳ）、层粘连蛋白（LN）、脯氨酰羟化酶（PHD）等，对肝纤维化的诊断有一定参考价值，但缺乏特异性。

（6）病原学检查

① 甲型肝炎

a.抗-HAV IgM：是新近感染的证据，是早期诊断甲型肝炎最简便而可靠的血清学标志。在发病后数天即可阳性，3～6个月转阴。临床上采用酶联免疫吸附试验（ELISA）检测。

b.抗-HAV IgG：出现稍晚，于2～3个月达到高峰，持续多年或终身。属于保护性抗体，是具有免疫力的标志。单份抗-HAV IgG阳性表示受过HAV感染或疫苗接种后反应。

如果急性期及恢复期双份血清抗-HAV IgG 滴度有 4 倍以上增长，亦是诊断甲型肝炎的依据。

c.其他检测方法，如免疫电镜观察和鉴定 HAV 颗粒、体外细胞培养分离病毒、cDNA-RNA 分子杂交法检测 HAV RNA、反转录聚合酶链反应（RT-PCR）检测 HAV RNA 等，临床少用，只用于实验研究。

② 乙型肝炎

a. HBsAg 与抗-HBs：HBsAg 在感染 HBV 2 周后即可阳性。HBsAg 阳性反映现症 HBV 感染，阴性不能排除 HBV 感染。抗-HBs 为保护性抗体，阳性表示对 HBV 有免疫力。少部分病例始终不产生抗-HBs。HBsAg 和抗-HBs 同时阳性可出现在 HBV 感染恢复期，此时 HBsAg 尚未消失，抗-HBs 已产生；另一种情形是 HBV 的 S 区基因发生变异，原型抗-HBs 不能将其清除；或抗-HBs 阳性者感染了免疫逃避株等。

b. HBeAg 与抗-HBe：急性 HBV 感染时 HBeAg 的出现时间略晚于 HBsAg。HBeAg 与 HBV DNA 有良好的相关性，因此，HBeAg 的存在表示病毒复制活跃且有较强的传染性。HBeAg 消失而抗-HBe 产生称为血清转换。抗-HBe 阳转后，病毒复制多处于静止状态，传染性降低。长期抗-HBe 阳性者并不代表病毒复制停止或无传染性，研究显示 20%～50% 仍可检测到 HBV DNA，部分可能由于 HBV 前 C 区基因变异，不能形成 HBeAg。

c. HBcAg 与抗-HBc：血清中 HBcAg 主要存在于 HBV 完整颗粒（Dane 颗粒）的核心，游离的极少，常规方法不能检出。HBcAg 与 HBV DNA 呈正相关，HBcAg 阳性表示 HBV 处于复制状态，有传染性。

d. 抗-HBc IgM：是 HBV 感染后较早出现的抗体，在发病第 1 周即可出现，持续时间差异较大，多数在 6 个月后消失。高滴度的抗-HBc IgM 对诊断急性乙型肝炎或慢性乙型肝炎急性发作有帮助。抗-HBc IgM 的检测受类风湿因子（RF）的影响较大，低滴度的抗-HBc IgM 应注意假阳性。

e. 抗-HBc IgG：在血清中可长期存在，高滴度的抗-HBc IgG 表示现症感染，常与 HBsAg 并存；低滴度的抗-HBc IgG 表示既往感染，并与抗-HBs 并存。单一抗-HBc IgG 阳性者可以是既往感染，因其可长期存在；亦可以是低水平感染，特别是高滴度者。

f. HBV DNA：是病毒复制和传染性的直接标志。HBV DNA 定量测定对于判断病毒复制程度、传染性大小、抗病毒药物疗效等有重要意义。HBV DNA 检测方面，还有前 C 区变异、基因分型及基因耐药变异位点等检测。前 C 区变异可能与重型肝炎发生有关，我国 HBV 主要基因型为 B 型和 C 型，基因分型对预后及抗病毒药物疗效判断等有一定意义，而基因耐药变异位点检测对核苷类似物抗病毒治疗有重要意义。

g. 组织中 HBV 标志物的检测：可用免疫组织化学方法检测肝组织中 HBsAg、HBcAg 的存在及分布，原位杂交或原位 PCR 方法可检测组织中 HBV DNA 的存在及分布。肝组织中 cccDNA 检测对诊断治疗及预后有较大意义。

③ 丙型肝炎

a. 抗-HCV IgM 和抗-HCV IgG：HCV 抗体不是保护性抗体，是 HCV 感染的标志。抗-HCV IgM 在发病后即可检测到，一般持续 1～3 个月，因此抗-HCV IgM 阳性提示现症 HCV 感染。抗-HCV IgM 的检测受较多因素的影响，如球蛋白、RF 等，稳定性不如抗-HCV IgG。抗-HCV IgG 阳性提示现症感染或既往感染。

b. HCV RNA：阳性是病毒感染和复制的直接标志。HCV RNA 定量检测方法包括 bDNA 探针技术、竞争 PCR 法、荧光定量法等，定量测定有助于了解病毒复制程度、抗病毒治疗的选择及疗效评估等。

c. HCV 基因分型：HCV RNA 基因分型方法较多，国内外的抗病毒疗效考核研究中，Simmonds 的 1～6 型分型法应用最为广泛。HCV RNA 基因分型结果有助于判定治疗的难易程度及制订抗病毒治疗的个体化方案。

d. 组织中 HCV 标志物检测：基本同 HBV，可检测 HCV 抗原及 HCV RNA。

④ 丁型肝炎

a. HDVAg、抗-HDV IgM 及抗-HDV IgG：HDVAg 是 HDV 颗粒内部成分，阳性是诊断急性 HDV 感染的直接证据。HDVAg 在病程早期出现，持续时间平均为 21 天，随着抗-HDV 的产生，HDVAg 多以免疫复合物形式存在，此时检测 HDVAg 为阴性。在慢性 HDV 感染中，由于有高滴度的抗-HDV，HDVAg 多为阴性。抗-HDV IgM 阳性是现症感染的标志，当感染处于 HDVAg 和抗-HDV IgG 之间的窗口期时，可仅有抗-HDV IgM 阳性。抗-HDV IgG 不是保护性抗体，高滴度抗-HDV IgG 提示感染的持续存在，低滴度提示感染静止或终止。

b. HDV RNA：血清或肝组织中 HDV RNA 是诊断 HDV 感染最直接的依据。可采用分子杂交和 RT-PCR 方法检测。

⑤ 戊型肝炎

a. 抗-HEV IgM 和抗-HEV IgG：抗-HEV IgM 在发病初期产生，是近期 HEV 感染的标志，大多数在 3 个月内阴转。抗-HEV IgG 在急性期滴度较高，恢复期则明显下降。如果抗-HEV IgG 滴度较高，或由阴性转为阳性，或由低滴度升为高滴度，或由高滴度降至低滴度或阴转，均可诊断为 HEV 感染。抗-HEV IgG 持续时间报道不一，较多认为于发病后 6～12 个月阴转，亦有报道称持续几年甚至十多年。少数戊型肝炎患者始终不产生抗-HEV IgM 和抗-HEV IgG，两者均阴性时不能完全排除戊型肝炎。

b. HEV RNA：采用 RT-PCR 法在粪便和血液标本中检测到 HEV RNA，可明确诊断。

（7）影像学检查　腹部超声（US）、电子计算机断层成像（CT）、磁共振（MRI 或 MR）有助于鉴别阻塞性黄疸、脂肪肝及肝内占位性病变，能反映肝脏表面变化，门静脉、脾静脉直径，脾脏大小，胆囊异常变化，腹水等。彩色超声尚可观察到血液变化，CT、MRI 对肝脏组织结构变化（如出血坏死、脂肪变性及鉴别肝内占位病变）的显示优于 US。

（8）肝组织病理检查　对明确诊断、衡量炎症活动度、纤维化程度及评估疗效具有重要价值。

【鉴别诊断】

1. 巨细胞病毒（CMV）感染

（1）相似点

① 可表现为明显乏力、纳差、尿黄等典型肝炎症状。

② ALT、AST 可明显升高。

③ 外周血白细胞升高，淋巴细胞增多，可出现异型淋巴细胞。

（2）鉴别要点

① 多见于儿童，正常成年人感染多无症状。

② 可有持续发热及全身淋巴结肿大。

③ 异型淋巴细胞常在 10% 以上。

④ 病毒性肝炎标志物阴性，而抗 CMV IgM 阳性或恢复期抗 CMV IgG 4 倍以上升高。

2. 传染性单核细胞增多症

（1）相似点

① 可表现为明显乏力、纳差、尿黄等典型肝炎症状。

② ALT、AST 可明显升高。

③ 外周血白细胞升高，淋巴细胞增多，可出现异型淋巴细胞。

（2）鉴别要点

① 多见于儿童和少年。

② 大多数患者有发热、咽痛、淋巴结肿大，部分患者可出现神经症状。

③ 外周血白细胞明显升高，异型淋巴细胞常在 10% 以上。

④ 病毒性肝炎标志物阴性，抗 VCA-IgM 阳性，EBV DNA 阳性。

3. 药物性肝损伤

（1）相似点

① 可表现为明显乏力、纳差、尿黄等典型肝炎症状。

② ALT、AST 可明显升高。

（2）鉴别要点

① 有使用肝损伤药物史。

② 病毒性肝炎标志物阴性。

③ 部分患者停止使用损肝药物后可逐渐恢复。

4. 酒精性肝病

（1）相似点

① 可表现为明显乏力、纳差、尿黄等典型肝炎症状。

② ALT、AST 可明显升高。

（2）鉴别要点

① 有长期、大量饮酒史。

② AST 升高更明显，AST/ALT 比值大于 2；GGT 大于 2ULN。

③ 病毒性肝炎标志物阴性；未进展到晚期肝硬化者，影像学检查常提示肝脏体积增大。

5. 妊娠期急性脂肪肝

（1）相似点

① 有明显肝炎症状。

② 肝酶及胆红素明显升高。

（2）鉴别要点

① 妊娠期特发；常以急性腹痛起病；常并发急性胰腺炎。

② 总胆红素升高更明显，肝脏缩小，出现严重低血糖、低蛋白血症，尿胆红素阴性；常伴有肾脏功能损害。

③ 血白细胞升高更明显，病毒性肝炎标志物阴性。

④ 超声检查有典型脂肪肝表现。

6. 肝豆状核变性

（1）相似点

① 可有肝炎、肝硬化症状及体征。

② 肝酶或胆红素升高。

（2）鉴别要点

① 发病多见于青少年及儿童。

② 除有肝脏病变症状外，可有精神和神经症状。

③ 角膜色素环阳性，血清铜及铜蓝蛋白降低，病毒性肝炎标志物阴性。

④ 头颅 CT 或 MRI 检查可有双侧豆状核对称性病变，肝脏病理检查见大量铜沉积。

第二节　庚型肝炎

【诊断要点】

1. 概述

（1）病原学　庚型肝炎是由庚型肝炎病毒（HGV）感

染引起的。HGV 属黄病毒科，基因组结构与 HCV 相似，都是线性、有包膜的单股正链 RNA 病毒，直径大约＜100nm，基因组范围为 9103～9392bp，含有 1 个开放阅读框（ORF），编码 2873～2910 个氨基酸，结构蛋白基因在 5'端，非结构蛋白基因在 3'端。

基于 30 株全长 HGV 基因组序列的系统进化分析，6 种可能的基因型已经被鉴定，彼此间的差异性为 12%。从西非人中分离到的病毒株定义为基因型 1，包括 1a 和 1b 2 个亚型；基因型 2a 和 2b 常在北美洲和欧洲人群检测到；基因型 3、4 和 5 则通常发现于亚洲（东南亚）和南非，其中基因型 3 主要在亚洲流行。1 种新的基因型 6 病毒在印度尼西亚被发现。

（2）流行病学

① 传染源：HGV 的传染源是庚型肝炎患者及 HGV 携带者。

② 传播途径：HGV 经非肠道途径传播，主要通过血液及血液制品、静脉吸毒、血液透析、器官移植、性接触和母婴垂直等途径传播。在同性恋和性工作者中 HGV RNA 的检出率分别为 13.4%～63.0% 和 13.9%～24.8%；母婴垂直传播主要是在生产过程中感染，但剖宫产婴儿感染率明显下降，还有相当部分婴儿患者为出生后感染。

由于具有相同或相似的传播途径，HGV 与其他肝炎病毒的重叠感染发生率明显高于单独感染。在急性甲、乙、丙型病毒性肝炎患者中，HGV RNA 检出率分别为 2.9%～25%、19%～32% 和 20%～48.3%；在慢性乙、丙型病毒性肝炎患者中，HGV RNA 检出率分别为 8%～16% 和 5.6%～21%。此外，HIV 感染者中的 HGV 流行率为 21%。

③ 易感人群：易感者包括接受血液透析者以及接触血源的医务人员。此外，静脉注射毒品是另一重要感染途径。

静脉注射毒品的患者中，血清 HGV RNA 检出率达 11.6%；孕妇感染庚型肝炎病毒，母婴传播率最高可达 33%。

④ 流行特征：HGV 呈全球性流行。绝大多数发达国家 1%～5% 的健康献血者具有 HGV 病毒血症，另外 5%～13% 的人带有抗-HGV-E2；而在发展中国家，HGV 病毒血症流行率更高，在一些地区达到了 20%。在血源性或性传播感染人群中，HGV 流行率更高，1 项对感染 HIV 的同性恋者的研究显示，39.6% HIV 感染者具有 HGV 病毒血症，46% 感染者检测到抗-HGV-E2。这些数据表明至少 1/4 的世界人口已感染或感染过 HGV。

2. 临床特点

（1）临床表现　HGV 单独感染在临床上病例较少。HGV 单独感染临床上多表现为急性肝炎，其临床特性与转氨酶正常或水平低的亚临床和无黄疸型肝炎相似。单纯 HGV 感染以急性肝炎为主，而重叠感染以慢性肝炎、肝硬化为主。

临床多无明显症状或症状较轻，少数病例有低热，血清 ALT 轻、中度升高。

临床表现除无黄疸外，其他症状与黄疸型相似。无黄疸型发病者远较黄疸型多见，占急性肝炎的 90% 以上。无黄疸型肝炎起病较缓，症状较轻，有全身乏力、食欲减退、恶心、腹胀及肝区疼痛等症状。肝大，质软，有轻压痛及叩痛。

（2）并发症　多见急性感染，临床症状较轻，并发症少见。

3. 辅助检查

（1）血常规、尿常规、肝脏功能相关化验、甲胎蛋白等见前述病毒性肝炎章节辅助检查。

（2）病原学检查　绝大多数 HGV 感染者会在 2 年内自

行清除病毒。HGV 在病毒血症期间会诱发机体产生针对几种病毒蛋白的抗体，且这些抗体在感染过程中持续存在；抗-HGV-E2 在 HGV 病毒血症期间一般检测不到，而是在清除病毒之后产生。

反转录聚合酶链反应（RT-PCR）是目前检测 HGV 感染最准确的诊断方法，但是其敏感性仍然有待继续提高。血清中存在 HGV RNA 表明活性病毒感染。

抗-HGV-E2 阳性与病毒感染恢复相关，因为抗-HGV-E2 的出现与病毒的清除有关，抗-HGV-E2 通常只在无病毒 RNA 的个体中检测到，是既往感染的标志。检测抗-HGV-E2 比检测 HGV RNA 更有利于开展流行病学调查。但是，抗-HGV-E2 检测的特异性还不能令人满意。

【鉴别诊断】

1. 巨细胞病毒感染

（1）相似点

① 可表现为明显乏力、纳差、尿黄等典型肝炎症状。

② ALT、AST 可明显升高。

③ 外周血白细胞升高，淋巴细胞增多，可出现异型淋巴细胞。

（2）鉴别要点

① 多见于儿童，正常成年人感染多无症状。

② 可有持续发热及全身淋巴结肿大。

③ 异型淋巴细胞常在 10% 以上。

④ 病毒性肝炎标志物阴性，而抗 CMV IgM 阳性或恢复期抗 CMV IgG 4 倍以上升高。

2. 传染性单核细胞增多症

（1）相似点

① 可表现为明显乏力、纳差、尿黄等典型肝炎症状。

② ALT、AST 可明显升高。

③ 外周血白细胞升高，淋巴细胞增多，可出现异型淋巴细胞。

（2）鉴别要点

① 多见于儿童和少年。

② 大多数患者有发热、咽痛、淋巴结肿大，部分患者可出现神经症状。

③ 外周血白细胞明显升高，异型淋巴细胞常在 10% 以上。

④ 病毒性肝炎标志物阴性，抗 VCA-IgM 阳性，EBV DNA 阳性。

3. 药物性肝损伤

（1）相似点

① 可表现为明显乏力、纳差、尿黄等典型肝炎症状。

② ALT、AST 可明显升高。

（2）鉴别要点

① 有使用肝损伤药物史。

② 病毒性肝炎标志物阴性。

③ 部分患者停止使用损肝药物后可逐渐恢复。

4. 酒精性肝病

（1）相似点

① 可表现为明显乏力、纳差、尿黄等典型肝炎症状。

② ALT、AST 可明显升高。

（2）鉴别要点

① 有长期、大量饮酒史。

② AST 升高更明显，AST/ALT 比值大于 2；GGT 大于 2ULN。

③ 病毒性肝炎标志物阴性；未进展到晚期肝硬化者，影像学检查常提示肝脏体积增大。

5. 自身免疫性肝炎

（1）相似点

① 有明显肝炎症状。

② 肝酶及胆红素明显升高。

（2）鉴别要点

① 抗核抗体、自身抗体阳性；球蛋白可增高。

② 病理组织检查有界面性肝炎、肝细胞呈玫瑰花环排列等典型改变。

③ 病毒性肝炎标志物阴性。

6. 肝豆状核变性

（1）相似点

① 可有肝炎、肝硬化症状及体征。

② 肝酶或胆红素升高。

（2）鉴别要点

① 发病多见于青少年及儿童。

② 除有肝脏病变症状外，可有精神和神经症状。

③ 角膜色素环阳性，血清铜及铜蓝蛋白降低，病毒性肝炎标志物阴性。

④ 头颅 CT 或 MRI 检查可有双侧豆状核对称性病变，肝脏病理检查见大量铜沉积。

第三节　输血传播病毒性肝炎

【诊断要点】

1. 概述

（1）病原学　输血传播病毒性肝炎是一种输血传播病毒（transfusion transmitted virus，TTV）感染诱发的非甲、乙、丙、丁、戊、庚型病毒性肝炎。TTV 于 1997 年首次由日本科学家 Nishizawa 发现并报道，为一种单股环状负链无包膜 DNA 病毒（ssDNA），全长 3852bp；基因组首尾连接成环状，形成大小为 30～50nm 的颗粒状病毒，类似于圆环病毒中的鸡贫血病毒，因此国际病毒分类委员会（ICTV）第八次病毒分类报告中将其归入圆环病毒科的指环病毒属。TTV 基因组序列在各分离株或基因型之间变异较大，但其基因组的基本结构却十分相似。依据 TTV 的开放阅读框（ORF）1 的核苷酸序列差异作为分型标准，差异性在 30%～40%者为不同的基因型，核苷酸序列差异>40%者为不同基因群。根据此标准，迄今已发现 5 大群 34 个基因型的 TTV。物理化学因素对 TTV 活性的影响尚未有统一认识，研究表明，TTV 不耐高温，对氯仿及胰蛋白酶敏感，对酸、碱、乙醇、紫外线等不敏感；低温条件下可长期存活。

（2）流行病学

① 传染源：传染源主要为患者及病毒携带者。据统计，我国普通人群、职业献血员、静脉毒瘾者及非甲、乙、丙、丁、戊、庚型病毒性肝炎患者血清 TTV DNA 阳性率分别为 7.8%、9.0%、41.7%与 44.8%。

② 传播途径：已有研究表明，TTV 可通过输血及血液制品、消化道、性传播及日常生活密切接触传播；母婴传播尚未证实，但母亲可通过围生期密切接触传播给婴儿。

③ 易感人群：人群普遍易感；其中供血员，静脉药瘾者，血液透析者，血友病患者，非甲、乙、丙、丁、戊、庚型病毒性肝炎患者为高危人群。

④ 流行特征：该病在全球呈流行或散发，与艾滋病、静脉毒瘾及病毒性肝炎流行趋势相似。然而，TTV 的分类、基因结构、病毒复制状态、致病性及流行特征等迄今尚未完全阐明，对于 TTV 在不同地区和不同人群中的感染状况的调查还不够全面，实用方便的临床诊断方法还没有建立，治

疗 TTV 感染药物的筛选和评价、TTV 预防疫苗的研制以及 TTV 感染与人类白细胞抗原（HLA）基因分布的相关性等都是亟待研究和探索的问题。

2. 临床特点

迄今，全球陆续有 TTV 肝炎的临床报告，但对其致病性仍持有不同的看法，尚无统一的认识。临床上 TTV 感染者见于健康携带者，非甲、乙、丙、丁、戊、庚型急性肝炎、慢性肝炎、重型肝炎及肝硬化患者，与其他病毒性肝炎重叠感染率在 20%～25%。受血者感染 TTV 后到血清中能检测出 TTV 病毒载量阳性平均时间为 1～3 个月；表现为一过性或持续性病毒血症，临床表现为乏力、纳差等一般性症状。TTV 肝炎的症状、体征及肝功能损害程度相对较轻，重叠感染者的病情并未明显加重。肝组织病理学改变主要为肝细胞变性和较轻微的淋巴细胞浸润及少数碎屑状坏死；肝小叶可见局灶坏死；胆管上皮有轻微病理改变，脂肪变性多见，可能造成血清 ALT 升高及 GGT 升高。根据 TTV 的高感染率、低致病性，大多数血清 TTV DNA 阳性者的肝功能正常，肝组织学正常，为健康携带者，且 TTV DNA 阳性的甲、乙、丙、丁、戊、庚型病毒性肝炎患者与 TTV DNA 阴性的甲、乙、丙、丁、戊、庚型病毒性肝炎患者的肝功能损害程度、组织病理学改变无明显差异。

3. 辅助检查

（1）血常规检查　无特殊性。

（2）尿常规检查　无特殊性。

（3）外周血生化检查　部分患者可有 ALT 及 GGT 升高。

（4）血清学检查　抗 TTV 抗体可呈阳性，但据目前文献报道，在各高危人群中检出率普遍偏低，均不超过 10%。目前，国内已采用 ELISA 法检测抗 TTV 抗体，但鉴于

TTV 存在高度基因变异，不同基因亚型抗体存在交叉反应，或者部分病毒携带者因病毒载量低，不足以刺激免疫系统产生抗体，或感染时间较短，尚未产生抗体等，均可造成ELISA 结果与 PCR 检测结果不一致；因此，实际应用时可结合 2 种方法进行检测。

（5）病原学检查　目前仍以 PCR（巢式或半巢式）法检测 TTV DNA 为主；由于 TTV 在血清中载量偏低（$1×10^3$拷贝/mL 左右），且病毒为单链 DNA，往往进行 1 次 PCR的阳性率较低；因此，设计不同区段的引物，重复 PCR 检测次数，可提高 DNA 阳性率。

【鉴别诊断】

TTV 肝炎的临床表现与其他病毒性肝炎相仿，且 TTV与其他病毒性肝炎重叠感染率在 20%～25%。因此，鉴别诊断主要依据血清学和病原学检查。

1. 乙型及丙型病毒性肝炎

（1）相似点

① 可通过血液、性传播，供血员、静脉药瘾者、血液透析者、同性恋者等为高发人群。

② 可表现为乏力、纳差、尿黄等肝炎诱发的全身及消化道症状。

③ 血液生化检查提示 ALT、AST、GGT 等偏高，胆红素指标偏高。

（2）鉴别要点　血清学抗体检测及病原学检测可以鉴别。

2. 药物性肝损伤

（1）相似点

① 可表现为乏力、纳差、尿黄等肝炎诱发的全身及消化道症状。

② 血液生化检查可有 ALT、AST、GGT、ALP 等偏

高，胆红素指标偏高。

（2）鉴别要点

① 有明确服用致肝损伤药物史，服药数周之内发病。

② 血清学抗体检测及病原学检测可以明确诊断。

第十八章

自身免疫性肝病

第一节 自身免疫性肝炎

【诊断要点】

1. 概述

自身免疫性肝炎（autoimmune hepatitis，AIH）是以自身免疫反应为基础，以高丙种球蛋白血症和自身抗体阳性为特征的肝脏炎症性病变。目前，遗传易感性被认为是主要病因，而病毒感染、酒精和药物则被认为是在遗传易感性基础上的促发因素。

本病女性多见，任何年龄都可发病，男女比例 1∶3.6，好发于 30～40 岁。适当的免疫抑制治疗，可使疾病长期处于缓解状态。若不采取治疗则常进展至肝硬化、肝衰竭甚至死亡。

2. 临床特点

起病多缓慢，临床表现类似慢性病毒性肝炎，轻者无症状，病变活动时可有乏力、腹胀、纳差、瘙痒、黄疸等。病情一般呈波动性，并随病程进展而出现不同的临床特征，早期肝大伴压痛，常有脾大、蜘蛛痣等，可逐渐发展为肝硬化甚至诱发肝癌。也可呈急性起病，临床表现为急性肝损伤甚至急性肝功能衰竭。

肝外表现可有持续发热伴急性游走性大关节炎。女性常有闭经。可出现皮疹，如多形红斑、丘疹等，提示疾病处于活动期。该病可重叠其他自身免疫性疾病，如原发性胆汁性肝硬化、原发性硬化性胆管炎、自身免疫性甲状腺炎、肾小球肾炎等。

3. 辅助检查

（1）肝功能检查 发病初期 ALT、AST 轻到中度升高，血清 γ-谷氨酰转移酶（GGT）与碱性磷酸酶（ALP）正常或轻度升高。

（2）免疫学检查 以高 γ 球蛋白血症和循环中存在自身抗体为特征。高 γ 球蛋白血症几乎见于每例患者，以 IgG 升高最为明显。血清中多种非特性自身抗体阳性，如抗核抗体（ANA）、抗平滑肌抗体（anti-SMA）、抗肝肾微粒体抗体（anti-LKM）、抗中性粒细胞胞质抗体（ANCA）阳性。肝特异性自身抗体阳性，抗可溶性肝抗原抗体（anti-SLA）、抗肝胰抗体（anti-LP）及抗去唾液酸糖蛋白受体抗体（anti-ASGPR）等可阳性，但都缺乏特异性，亦见于其他急、慢性肝炎等。

HLA-B8 和 HLA-DR3 阳性的患者更易见于低年龄组，炎症反应更重，且糖皮质激素治疗效果更差，肝移植概率更高。HLA-DR4 阳性易见于年龄更大的女性患者，伴发其他自身免疫性疾病的概率更高，糖皮质激素疗效可。

（3）组织学检查 典型组织学病理改变是汇管区大量淋巴细胞和浆细胞浸润，并向周围肝实质侵入形成界面性肝炎，严重时可出现桥接坏死、多小叶坏死或融合坏死。汇管区炎症一般不侵犯胆管系统，无脂肪变性及肉芽肿。中晚期见纤维化与肝硬化。

4. 临床分型

根据血清免疫学检查可分为 3 型：

Ⅰ型：最常见，约占自身免疫性肝炎的 80%。40 岁以下女性占多数，以 ANA 和 anti-SMA 阳性为特征，anti-SMA 或为儿童 I 型自身免疫性肝炎唯一标志；免疫抑制疗效可。

Ⅱ型：约占自身免疫性肝炎 4%，儿童多见。特征为抗 LKM 阳性，抗肝细胞胞质 1 型抗体（抗 LC1）也可阳性。此型 HCV 感染率高。可迅速进展为肝硬化，复发率高，免疫抑制治疗效果差。

Ⅲ型：女性多见，特征为抗 SLA/LP 阳性。免疫抑制治疗效果同 I 型。

【鉴别诊断】

1. 原发性胆汁性胆管炎

（1）相似点

① 多见于女性。

② 以乏力、黄疸、皮肤瘙痒为主要表现。

③ 肝功能检查，转氨酶、ALP、GGT、免疫球蛋白可升高。

（2）鉴别要点

① 免疫球蛋白以 IgM 升高为主。

② 血清抗线粒体抗体 M2 为原发性胆汁性胆管炎的特异性抗体。

③ 病理上出现非化脓性破坏性胆管炎、小叶间胆管破坏及汇管区肉芽肿，而 AIH 则不侵犯胆管可助鉴别。

2. 原发性硬化性胆管炎

（1）相似点

① 可出现黄疸、皮肤瘙痒、乏力、纳差。

② 可有转氨酶、ALP、GGT 升高。

（2）鉴别要点

① 多见于男性；可伴有炎症性肠病。

② ANCA 多为阳性。

③ 胆管造影可见肝内外胆管狭窄与扩张相间而呈串珠

样改变。

④ 病理检查见纤维性胆管炎可助鉴别。

3. 病毒性肝炎

（1）相似点

① 可有消化道症状、肝功能异常、肝硬化等表现。

② 可出现高球蛋白血症和自身抗体阳性。

（2）鉴别要点

① 自身抗体滴度较低并且持续时间短暂。

② 血清病毒抗原、抗体检测可助鉴别。

4. 药物性肝损伤

（1）相似点

① 可有消化道症状、瘙痒、肝功能异常、肝硬化等表现。

② 可有转氨酶异常，ALP、GGT 升高，可出现自身抗体阳性。

③ 糖皮质激素治疗有效。

（2）鉴别要点

① 多有服用损肝药物史。

② 停药后肝脏异常可完全消失，包括自身抗体阳性可恢复正常。

③ 病理组织学检查出现嗜酸性粒细胞浸润，肝细胞脂肪变性，出现小叶或腺泡区的坏死。

④ 停用糖皮质激素后，无药物诱因病情不会反复。

第二节　原发性胆汁性胆管炎

【诊断要点】

1. 概述

原发性胆汁性胆管炎（primary biliary cholangitis,

PBC），旧称原发性胆汁性肝硬化，是一种慢性肝内胆汁淤积性疾病。其发病机制尚不完全清楚，可能与遗传背景及环境等因素相互作用所导致的异常自身免疫反应有关。

PBC呈全球性分布，可发生于所有种族和民族。研究结果显示PBC发病率和患病率在全球均呈上升趋势，年发病率为（0.23～5.31）/10万，患病率为（1.91～40.2)/10万，以北美和北欧国家最高。我国尚缺乏基于人群的PBC流行病学资料。

2. 临床特点

在PBC患者中，25％的个体是在常规血液评估期间偶然诊断的。PBC的症状包括：

（1）疲劳（65％的患者） 疲劳是大多数患者首个报告的症状。疲劳与一些患者的抑郁和强迫行为有关，但病因未知；此外，在相当大比例的患者中已经鉴定出睡眠异常（尤其是白天过度嗜睡），且其与疲劳程度相关。该症状与肝病阶段、肝酶水平、Mayo模型评分或治疗疗程之间不存在相关性。

疲劳的病因尚不清楚，尽管一些证据表明与下丘脑-垂体-肾上腺轴异常、5-羟色胺释放减少和促炎性细胞因子[即白细胞介素-1(IL-1)；白细胞介素-6(IL-6)；肿瘤坏死因子-α(TNF-α)]增加有关。

（2）瘙痒症（55％） 据估计，10％的患者出现严重的瘙痒。该症状的原因是未知的，但是瘙痒似乎与胆汁酸在皮肤中的沉积无关。阿片样物质的增加（即内源性阿片样肽的产生增加和内源性阿片样物质受体的上调）似乎是主要机制。胆红素的水平与这些肽类的产生呈正相关。

（3）右上腹不适 右上腹不适见于8％～17％的患者。

（4）随着疾病的进展，可出现胆汁淤积以及肝硬化相关的并发症和临床表现。

（5）体格检查 体格检查结果取决于疾病的进展阶段。

早期阶段的检查结果正常；随着疾病的进展，可能会出现以下症状：肝大（25％）、色素沉着（25％）、脾大（15％）、黄疸（10％）、黄瘤和黄斑瘤（10％）；在疾病的晚期，合并干燥综合征（50％～75％）的表现如干眼症、口腔干燥症；在晚期疾病患者中，可能出现以下肝硬化体征：蜘蛛痣、肝掌、腹水、外周水肿等。

3. 辅助检查

（1）在 PBC 患者中，约 25％ 是在常规实验室检查中偶然诊断出来的，其常规实验室检查异常的典型表现为提示胆汁淤积的指标异常。

① 碱性磷酸酶（ALP）：2～10 倍正常值上限。

② 血清 γ-谷氨酰转移酶（GGT）：可升高，受酒精、药物及肥胖等其他因素影响。

③ AST、ALT：一般小于 5 倍正常值上限。

④ 胆红素：早期正常，后期升高。

⑤ 胆固醇、高密度脂蛋白：升高。

⑥ 血清 IgM：可升高。

⑦ 抗线粒体抗体（AMA）：90％～95％ 的患者滴度＞1∶40。

⑧ 其他自身抗体：抗核抗体（ANA）、类风湿因子（RF）、抗平滑肌抗体（anti-SMA）及其他抗体指标异常。

（2）影像学检查　腹部超声、CT 或 MRI 检查可排除胆道梗阻。非特异性表现包括肝实质回声增强和与门静脉高压相应的表现。AMA 阴性、短期内胆红素明显升高或超声检查结果可疑，可行磁共振胰胆管成像（MRCP）。同时瞬时弹性成像可作为评估 PBC 肝纤维化的无创检查手段。一旦患者出现肝硬化，可观察到与门静脉高压相应的表现（如肝结节样外观、脾大、腹内静脉曲张、腹水）。在此阶段，建议每 6 个月进行一次腹部超声随访，以尽早发现肝脏恶性肿瘤。

（3）组织学检查　　AMA 阴性者，或 AKP 和（或）GGT 异常升高者，需行肝穿刺活组织病理学检查，以除外自身免疫性肝炎、非酒精性脂肪性肝炎等疾病。PBC 的典型病理特征为：肝内胆管破坏/缺失，汇管区慢性炎症，胆汁淤积和进展性纤维化，肝硬化和门静脉高压。Ludwig 和 Scheuer 将 PBC 分为 4 期：Ⅰ 期（胆管炎期），胆管异常增生、但无管腔，正常胆管消失，炎症扩展至汇管区；Ⅱ 期（汇管区周围炎期），肝实质汇管区及其周围炎症、纤维化增加，不同汇管区有纤维间隔；Ⅲ 期（进行性纤维化期），胆管难以分辨/缺失，广泛的肝纤维化和硬化结节形成；Ⅳ 期（肝硬化期）。

【鉴别诊断】

1. 原发性硬化性胆管炎

（1）相似点

① 可有黄疸、瘙痒等胆汁淤积性肝病的表现。

② 遗传易感性疾病，具备易患基因的人群可在环境、药物、感染等因素刺激下起病。

③ AKP 和（或）GGT 明显增高。

（2）鉴别要点

① 男性为主。

② 常伴有溃疡性结肠炎。

③ MRCP、经内镜逆行胆胰管成像（ERCP）提示病变累及大中胆管。

2. 自身免疫性肝炎

（1）相似点

① 女性多见。

② 可有乏力、纳差、尿黄等肝病症状。

③ 遗传易感性疾病，具备易患基因的人群可在环境、药物、感染等因素刺激下起病。

（2）鉴别要点

① 转氨酶升高显著，血清 IgG 升高。

② 组织学检查示病变主要累及肝细胞，有相对特异性的界面炎、肝细胞玫瑰花环样改变、汇管区淋巴细胞及浆细胞浸润、淋巴细胞穿入现象等。

3. 药物性肝损伤

（1）相似点

① 可表现为乏力、纳差、尿黄等肝病症状。

② 胆汁淤积型，ALP 升高显著，混合型同时伴有 ALT、AST 升高。

③ 部分患者可合并 AMA-M2 阳性。

（2）鉴别要点

① 有明确服用损肝药物史，服药数周之内发病，停药后大部分患者症状可缓解。

② 可有嗜酸性粒细胞增高。

③ AMA-M2 一般阴性；肝活检没有典型 PBC 组织学表现。

第三节　原发性硬化性胆管炎

【诊断要点】

1. 概述

原发性硬化性胆管炎（primary sclerosing cholangitis，PSC）是一种特发性肝内外胆管炎症和纤维化导致多灶性胆管狭窄、慢性胆汁淤积综合征、门静脉高压和最终肝功能衰竭的慢性胆汁淤积性肝病。

该病发病年龄偏年轻，平均诊断年龄是 40 岁，其中 70% 是男性。国外的报道 PSC 常常伴有炎症性肠病，特别是慢性溃疡性结肠炎，10%～30% 的患者还会发生胆管癌。

2. 临床表现

半数以上的患者无明显不适症状，少部分患者存在腹痛、瘙痒、黄疸、乏力等非特异性表现，而最常见的体征为肝脾大。

3. 辅助检查

（1）生化学检查　主要表现为胆汁淤积，如 ALP 和 GGT 活性增高，且常持续超过半年，随着病情的进展，可出现胆红素水平的升高，以直接胆红素升高为主；血清转氨酶水平通常正常，或可升高（2～3 倍正常值上限），显著升高的转氨酶水平需考虑存在急性胆道梗阻或重叠有自身免疫性肝炎的可能。

（2）免疫学检查　约 30% 的患者可出现高 γ 球蛋白血症，约 50% 的患者可伴有 IgG 或 IgM 水平的轻度升高；约 50% 的 PSC 患者血清中可检测出多种抗体，如抗核抗体、抗中性粒细胞胞质抗体、抗平滑肌抗体、抗心磷脂抗体、抗甲状腺过氧化物酶抗体和类风湿因子等，但这些抗体的水平较低，非 PSC 特异性抗体，不推荐作为 PSC 诊断的筛选试验。

（3）影像学检查　主要依靠 ERCP 或 MRCP，图像显示为胆管普遍性或局限性狭窄，胆管分支减少并僵硬变细，或呈节段性狭窄。

（4）病理学检查　主要表现为胆管周围同心性纤维化和胆管狭窄，被称为洋葱皮样纤维化（纤维闭塞性胆管炎），以黏膜损伤为主，可见大量中性粒细胞浸润。

【鉴别诊断】

1. 原发性胆汁性胆管炎

（1）相似点

① 均有瘙痒、乏力甚至黄疸的临床表现。

② 血清生化学检查均表现为 ALT/AST 正常或轻微升

高，ALP 或 GGT 水平显著升高。

（2）鉴别要点

① 为微胆管免疫性损伤，MRCP 或 ERCP 未见肝内外胆管扩张。

② 95％的原发性胆汁性胆管炎患者 AMA 特异性抗体阳性。

③ 大部分患者使用熊去氧胆酸（UDCA）治疗有效。

④ 病理特征为小叶间胆管的慢性非化脓性破坏性胆管炎，胆管周围淋巴细胞浸润且形成上皮样肉芽肿。

2. IgG4 相关胆管炎

（1）相似点

① 均表现为梗阻性黄疸。

② 血清学指标均表现为 ALP 或 GGT 水平显著升高，甚至总胆红素水平升高。

③ 影像上可有胆管狭窄表现。

（2）鉴别要点

① 可出现多器官受累，以自身免疫性胰腺炎最为常见（60％左右），其次为间质性肾炎、泪腺炎及主动脉周围炎。

② IgG4 水平显著高于正常。

③ 主要累及胆总管胰腺段及以下段，近端胆管受累比较少见。

④ 主要病理表现为透壁性纤维炎性改变，从黏膜层至浆膜下均匀分布，可见大量淋巴细胞浸润，组织中浸润的 IgG4$^+$浆细胞数增加。

第四节　IgG4 相关性疾病

【诊断要点】

1. 概述

IgG4 相关性疾病（immunoglobulin G4-related disease,

IgG4-RD）是近年来新被定义的一种由免疫介导的慢性炎症伴纤维化的疾病，主要组织病理表现为以 IgG4$^+$ 浆细胞为主的淋巴、浆细胞浸润，并伴有席纹状纤维化、闭塞性脉管炎和嗜酸性粒细胞浸润。

2. 临床特点

该病几乎可累及身体的各个部位，包括唾液腺、胰腺、泪腺、眶周及眶内组织、淋巴结、胆系、肾脏、甲状腺、神经系统、腹膜后、肠系膜、皮肤、肝脏、肺、胸膜、纵隔、心包、动脉、乳腺、前列腺等。少数患者仅有单个器官受累，而大多数患者则同时或先后出现多个器官病变。显著升高的血清 IgG4 水平和肿块样病灶是本病最常见的临床表现，肿块样病变和持续性免疫炎症反应导致的纤维化可对受累脏器及其周围组织造成压迫和不可逆的损伤，甚至器官功能衰竭。绝大多数患者对激素治疗敏感。此外，本病因肿块样病变易被误诊为肿瘤，导致部分患者接受不必要的手术治疗或放化疗。

3. 辅助检查

（1）临床检查显示 1 个或多个脏器特征性的弥漫性/局限性肿大或肿块形成。

（2）血清 IgG4 升高（>1350mg/L）。

（3）组织病理学检查显示：①大量淋巴细胞和浆细胞浸润，伴席纹状纤维化；②组织中浸润的 IgG4$^+$ 浆细胞/IgG$^+$ 浆细胞比值>40%，且每高倍视野下 IgG4$^+$ 浆细胞>10 个。

【鉴别诊断】

1. 自身免疫性疾病

（1）相似点　血清 IgG4 升高。

（2）鉴别要点　某些相对特异的抗体阳性往往提示某些自身免疫性疾病，如 ANCA 阳性高度提示血管炎；抗 SSA

抗体、抗 SSB 抗体阳性需重点考虑干燥综合征；抗双链 DNA 抗体阳性与系统性红斑狼疮密切相关等。

2. 实体肿瘤

（1）相似点　影像学检查提示肿块样病灶。

（2）鉴别要点

① 激素治疗效果欠佳。

② 病理学检查可见肿瘤细胞。

第十九章

酒精性/非酒精性肝病

第一节　酒精性肝病、酒精戒断综合征

一、酒精性肝病

【诊断要点】

1. 概述

酒精性肝病是由于长期大量饮酒导致的肝脏疾病。可包括酒精性脂肪肝、酒精性肝炎、酒精性肝纤维化和酒精性肝硬化；可诱发广泛肝细胞坏死，甚至引起肝功能衰竭。

虽然目前我国尚缺乏全国性的酒精性肝病流行病学资料，但地区性的流行病学调查结果显示我国饮酒人群比例和酒精性肝病患病率均呈现上升趋势。酒精性肝病已成为我国最主要的慢性肝病之一。

2. 临床特点

（1）多有长期大量饮酒史，一般超过 5 年，折合乙醇量男性≥40g/d，女性≥20g/d；或 2 周内有大量饮酒史，折合乙醇量＞80g/d。乙醇量（g）换算公式＝饮酒量（mL）×乙醇含量（%）×0.8。

（2）早期可无症状，或有右上腹胀痛、食欲缺乏、乏力、体重减轻等。

（3）随着病情加重，可有黄疸、肝大、肝硬化、神经精神症状等表现。

3. 辅助检查

（1）实验室检查　血清 ALT、AST、AST/ALT、ALP、GGT、TBIL、A/G、PT、PTA 等改变是目前主要实验室指标。AST/ALT＞2、GGT 升高、平均红细胞体积（MCV）升高为酒精性肝病的特点。禁酒后这些指标可明显改善，通常 4 周内基本恢复正常（但 GGT 恢复较慢），有助于诊断。

（2）影像学检查　酒精性肝病患者影像上可有脂肪肝表现，肝脏可肿大，发生肝纤维化或肝硬化时，伴有脾脏的肿大。

（3）病理活检　根据疾病的不同阶段，可有酒精性脂肪肝、酒精性肝炎、酒精性肝纤维化、酒精性肝硬化等病理改变。

4. 临床分类

（1）轻症酒精性肝病　肝功能、影像学和病理学检查结果基本正常或轻微异常。

（2）酒精性脂肪肝　影像学表现符合脂肪肝标准，血清 ALT、AST 或 GGT 可轻微异常。

（3）酒精性肝炎

① 酒精性肝炎是短期内肝细胞大量坏死引起的一组临床病理综合征，可发生于有或无肝硬化的基础上，主要表现为血清 ALT、AST 或 GGT 升高，可有血清 TBIL 增高，可伴有发热、外周血中性粒细胞升高。

② 重症酒精性肝炎：指酒精性肝炎患者出现肝衰竭的表现，如黄疸、凝血障碍、肝性脑病、急性肾衰竭、上消化道出血等，常伴有内毒素血症。

（4）酒精性肝纤维化　临床症状、体征、常规超声显像和 CT 检查常无特征性改变。未做肝活组织检查时，应结合饮酒史、瞬时弹性成像或 MRI、血清纤维化标志物、GGT、AST/ALT、AST/血小板比值、胆固醇、TBIL、α_2-巨球蛋白、铁蛋白、稳态模式评估胰岛素抵抗指数（HOMA-IR）等改变，综合评估，作出诊断。

(5) 酒精性肝硬化　有肝硬化的临床表现和血生化指标、瞬时弹性成像及影像学的改变。

【鉴别诊断】

1. 病毒性肝炎

(1) 相似点

① 有皮肤巩膜黄染、右上腹不适等症状。

② 乏力、纳差、恶心、呕吐等临床表现。

③ 血清 ALT、TBIL 升高，白蛋白水平降低和凝血功能下降等改变。

(2) 鉴别要点

① 病毒性肝炎血清学标志物阳性。

② 肝硬化阶段，肝脏体积常缩小。

2. 药物性肝损伤

(1) 相似点

① 有皮肤巩膜黄染、右上腹不适等症状。

② 乏力、纳差、恶心、呕吐等临床表现。

③ 血清 ALT、TBIL 升高，白蛋白水平降低和凝血功能下降等改变。

(2) 鉴别要点

① 常有损肝药物服用史。

② 停药后肝功能多逐渐恢复。

③ 部分患者伴有皮疹；血常规嗜酸性粒细胞可升高。

④ 肝脏活检可以鉴别，药物性肝损伤病理活检示汇管区中性粒细胞和嗜酸性粒细胞浸润、肝内胆汁淤积，纤维化

程度一般较轻（<S2）。

3. 自身免疫性肝病

（1）相似点

① 以全身乏力、食欲不振、厌油、恶心、呕吐等为主要临床表现。

② 有皮肤巩膜黄染、肝脾大等体征。

③ 血清肝酶升高，血清总胆红素及 GGT 升高。

（2）鉴别要点

① 自身免疫性肝病相关的自身抗体可阳性。

② IgG、IgM 等免疫球蛋白升高。

③ 肝组织有相应特征性的病理改变。

二、酒精戒断综合征

【诊断要点】

1. 概述

酒精戒断综合征（alcohol withdrawal syndrome，AWS）是长期大量饮酒者突然停止饮酒或饮酒量不足时所表现的一组特定的症状。

2. 临床特点

通常是末次饮酒后 1～3 天出现，需排除药物或其他的精神或行为障碍。

（1）轻微症状　无定向及意识障碍，在中止或减少饮酒摄入 6h 后开始出现震颤、乏力、出汗、反射亢进及胃肠道症状（恶心、呕吐），持续 4～48h。

（2）中度症状　出现幻视、幻嗅、幻听或错觉，可持续 6 天。

（3）重度症状

① 急性发作性癫痫：末次饮酒后 48h 内出现，一半以

上会反复发作。

② 震颤性谵妄：中止酗酒后 48～72h 内发作，可持续 2 周，是严重的 AWS 特征，表现为妄想、幻觉、行为和情绪异常、惊恐、心动过速、血压增高等。

3. 辅助检查

（1）实验室检查　血清 ALT、AST、AST/ALT、ALP、GGT、TBIL、A/G、PT、PTA 等改变是目前主要实验室指标。

（2）影像学检查　头颅及肝脏 CT、MRI 检查对了解肝脏疾病，排外颅内出血、梗死等颅脑病变有帮助。

（3）脑电图检查　脑电图检查主要表现为慢波化并以弥漫性活动占优势；癫痫者可出现暴发性高幅慢波伴有不典型的尖慢、棘慢综合波。

【鉴别诊断】

1. 肝性脑病

（1）相似点

① 有神志不清、谵妄等临床表现。

② 乏力、纳差、恶心、呕吐等症状。

③ 血清 ALT、TBIL 升高，白蛋白水平降低和凝血功能下降等改变。

（2）鉴别要点

① 发生于肝衰竭、肝硬化基础之上。

② 多有诱因，如便秘、高蛋白饮食、大量使用利尿药、电解质紊乱等。

③ 扑翼样震颤阳性，血氨通常增高。

2. 癫痫

（1）相似点

① 有突发性神志不清等临床表现。

② 乏力、呕吐等症状。

（2）鉴别要点

① 一般无长期大量饮酒史及戒酒史。

② 脑电图有特征性改变。

3. 精神分裂症

（1）相似点

① 有神志不清、胡言乱语等临床表现。

② 乏力、恶心、腹痛等症状。

（2）鉴别要点

① 一般无长期大量饮酒史及戒酒史。

② 无肝脏相关生化指标的异常。

第二节　非酒精性脂肪性肝病

【诊断要点】

1. 概述

非酒精性脂肪性肝病（non-alcoholic fatty liver disease，NAFLD）肝脏病理学和影像学改变与酒精性肝病相似，但无过量饮酒等导致肝脂肪变性的其他原因。患者通常存在营养过剩、肥胖和代谢综合征相关表现。与胰岛素抵抗和遗传易感密切相关，包括非酒精性单纯性肝脂肪变性、非酒精性脂肪性肝炎（NASH）、肝硬化和肝细胞癌。近年来提出代谢相关脂肪性肝病（metabolic associated fatty liver disease，MAFLD），更符合疾病的特征。

NAFLD 是健康体检肝脏酶学异常的主要病因，血清ALT 和 GGT 增高者应筛查 NAFLD。肥胖症、高甘油三酯血症、2 型糖尿病和代谢综合征患者需要通过肝脏酶学和 B超筛查 NAFLD。不健康生活方式在 NAFLD 的发病中起重要作用，疑似 NAFLD 患者需调查饮食及运动习惯。

2. 临床特点

① 消化系统症状：轻症可无症状，随着疾病进展可有乏力、食欲减退、厌油、肝区胀痛及上腹不适等。

② 肝损害：临床检查肝脏质软、肝区压痛或叩击痛，B超检查示肝大，可伴有轻度黄疸。

③ 脾脏：中度患者可有脾大。

④ 其他系统：重症或肝硬化患者可有肝性脑病、腹水、肝肾综合征及出血倾向；NAFLD患者发生动脉粥样硬化、糖尿病、肠道肿瘤、肾脏疾病等的风险增高。

3. 辅助检查

(1) 实验室检查　除了肝脏相关生化指标异常（包括转氨酶增高、胆红素增高、GGT增高等），需重点关注血糖、糖化血红蛋白的变化。

(2) 影像学检查　B超、CT、MRI、肝脏瞬时弹性成像是疾病诊断的主要检查手段。

(3) 病理活检　肝细胞脂肪变性合并气球样变性和小叶内炎症。建议根据SAF积分将NAFLD分为单纯性脂肪肝、早期NASH（F0、F1）、纤维化性NASH（F2、F3）及NASH肝硬化（F4）。

(4) 代谢和心血管危险因素评估　HOMA-IR为空腹血糖水平（mmol/L）×空腹胰岛素（FINS）水平（mU/L）/22.5，健康成人HOMA-IR指数大约为1，是评估无糖尿病人群胰岛素抵抗的替代方法，有助于体重正常且无代谢性危险因素的隐源性脂肪肝患者NAFLD的诊断。

【鉴别诊断】

1. 病毒性肝炎

(1) 相似点

① 有皮肤巩膜黄染、右上腹痛等症状。

② 乏力、纳差、恶心、呕吐等临床表现。

③ 血清 ALT、TBIL 升高，白蛋白水平降低和凝血功能下降等改变。

（2）鉴别要点　病毒性肝炎血清学标志物阳性。

2. 药物性肝损伤

（1）相似点

① 有皮肤巩膜黄染、右上腹痛等症状。

② 乏力、纳差、恶心、呕吐等临床表现。

③ 血清 ALT、TBIL 升高，白蛋白水平降低和凝血功能下降等改变。

（2）鉴别要点

① 有损肝药物服用史。

② 大部分患者停药后肝功能可恢复。

③ 部分患者合并皮疹、嗜酸性粒细胞增高。

3. 自身免疫性肝病

（1）相似点

① 以全身乏力、食欲不振、厌油、恶心、呕吐等为主要临床表现。

② 有皮肤巩膜黄染、肝脾大等体征。

③ 肝酶升高，血清总胆红素及 GGT 升高。

（2）鉴别要点

① 自身免疫性肝病相关的自身抗体可阳性。

② IgG、IgM 等免疫球蛋白升高。

③ 肝组织有相应特征性的病理改变。

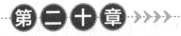

中毒性肝病

第一节　职业、环境中毒性肝炎

【诊断要点】

1. 概述

病因：

① 感染性疾病：非嗜肝病毒、细菌、真菌、寄生虫等感染，如败血症、伤寒、肾综合征出血热及暴发型流行性脑脊髓膜炎等都可引起中毒性肝炎。

② 职业中毒

a.金属、类金属及其化合物：黄磷、磷化氢、三氧化二砷（砒霜）、铊、铅、汞、锑、砷化氢、有机锡、十硼烷等。

b.卤烃类：四氯化碳、三氯甲烷（氯仿）、二氯甲烷、三氯乙烷、四氯乙烷、三氯丙烷、氯乙烯、三氯乙烯、四氯乙烯、氯丁二烯、多氯联苯等。

c.芳香族氨基及硝基化合物：苯胺、甲苯胺、氯苯胺、甲氧基苯胺（氨基苯甲醚）、乙氧基苯胺（氨基苯乙醚）、联苯、联苯醚、二甲苯胺、二硝基苯、三硝基苯、三硝基甲苯、硝基氯苯、二硝基氯苯、硝基苯胺、2,4,6-三硝基苯甲硝胺（特屈儿）等。

d.其他化合物：乙醇、丙烯腈、2-三氟甲基-5 氨基吡啶、2-溴-2-硝基-1,3-丙二醇、氯乙醇、五氯酚、肼（联氨）、二甲基甲（乙）酰胺。

③ 农药中毒：有机磷（氯）农药、除草剂、毒鼠剂。

④ 生活性中毒：药物、毒蛇咬伤、毒蕈等。

2. 临床特点

（1）消化系统症状　可有乏力、食欲减退、厌油、肝区胀痛及上腹不适等。

（2）肝脏　临床检查肝脏质软、肝区压痛或叩击痛，B超检查示肝大，可伴有轻度黄疸。

（3）脾脏　部分患者可有脾大。

（4）其他系统　重症患者可有肝衰竭，并发肝性脑病、腹水、肝肾综合征及出血倾向。

3. 辅助检查

（1）实验室检查　血清 ALT、AST、AST/ALT、ALP、GGT、TBIL、A/G、PT、PTA 等改变是目前主要实验室指标。

（2）影像学检查　随着影像诊断技术的进展，目前超声、CT、MRI 已成为腹腔实质性器官疾病诊断的主要检查手段。

（3）病理活检　肝脏活检主要解决肝脏疾病的基本诊断、分类及预后判断，是明确诊断、衡量炎症活动度、纤维化程度以及判定药物疗效的金标准。

4. 临床分类

（1）急性中毒性肝病

① 轻度：短期接触较高浓度肝脏毒物，出现常规肝功能试验 ALT 超过正常参考值，可伴有其他指标一项或多项异常，并具有下列表现之一者。

a. 出现乏力、食欲不振、恶心、肝区疼痛等症状。

b. 临床检查肝脏质软、肝区压痛或叩击痛，B型超声声像学诊断为肝大，血清总胆红素 > 17.1μmol/L，且 ≤

51.3μmol/L。

② 中度：临床病情加重，并具有下列表现之一者。

a.血清总胆红素 51.3～85.5μmol/L。

b.B型超声声像学诊断为脾大。

③ 重度：临床病情进一步加重，具有下列表现之一者。

a.肝性脑病。

b.血清总胆红素≥85.5μmol/L。

c.腹水。

d.肝肾综合征。

e.凝血酶原时间延长大于或者等于正常值的一倍，伴有出血倾向。

（2）慢性中毒性肝病　有明确的 3 个月以上肝脏毒物密切接触史，且病程在 3 个月以上，主要根据肝病临床表现、慢性肝炎肝功能试验异常程度及影像技术检查综合分析，作出相应分级诊断。

① 轻度：出现慢性肝病肝功能试验生化指标 1 项或多项轻度异常（见第三章第八节表 3-1），并具有下列表现之一者：

a.出现乏力、食欲减退、恶心、上腹饱胀、肝区疼痛等症状。

b.临床检查肝脏质软或柔韧、肝区有压痛或叩击痛，B型超声声像学检查可见肝大。

② 中度：临床病情加重，慢性肝病肝功能试验 1 项或多项中度异常（见第三章第八节表 3-1），并具有下列表现之一者：

a.临床检查肝脏质地偏硬，伴肝区明显压痛。

b.B型超声声像学检查可见肝脾大。

③ 重度：临床病情进一步加重，并具有下列表现之一者：

a.肝功能试验白蛋白、胆红素、凝血酶原活动度、胆碱酯酶中，四项指标至少有一项达到重度异常（见第三章第八节表 3-1）。

b. 肝硬化失代偿期。

c. 中、重度肾脏损伤（按照 GBZ 79—2013《职业性急性中毒性肾病的诊断》标准）。

d. 肝性脑病。

e. 严重上消化道出血或颅内出血。

【鉴别诊断】

1. 病毒性肝炎

（1）相似点

① 有乏力、纳差、恶心、呕吐、皮肤巩膜黄染、右上腹痛等症状。

② 肝功能、凝血功能、肝脾影像异常。

（2）鉴别要点

① 无职业接触或环境接触史。

② 病毒性肝炎血清学标志物阳性。

2. 药物性肝损伤

（1）相似点

① 有乏力、纳差、恶心、呕吐、皮肤巩膜黄染、右上腹痛等症状。

② 肝功能、凝血功能、肝脾影像异常。

（2）鉴别要点

① 有相关药物服用史。

② 停药后肝功能多可恢复。

③ 血清嗜酸性粒细胞可增高，病理活检示汇管区中性粒细胞和嗜酸性粒细胞浸润、肝细胞大泡性脂肪变性、肝内胆汁淤积，纤维化程度一般较轻（<S2）。

3. 自身免疫性肝病

（1）相似点

① 有乏力、纳差、恶心、呕吐、皮肤巩膜黄染、右上

腹痛等症状。

② 肝功能、凝血功能、肝脾影像异常。

（2）鉴别要点

① 特异性自身抗体阳性。

② 肝组织有相应特征性的病理改变。

4. 酒精性肝病

（1）相似点

① 有乏力、纳差、恶心、呕吐、皮肤巩膜黄染、右上腹痛等症状。

② 肝功能、凝血功能、肝脾影像异常。

（2）鉴别要点

① 有长期大量乙醇摄入史或短期内乙醇的大量摄入史。

② γ-谷氨酰转移酶升高较突出，可有血清铁蛋白的明显增高。

③ 可伴有酒精性心肌病、酒精性脑病等系统性病变。

第二节　药物性肝损伤

【诊断要点】

1. 概述

（1）病因　各类处方药或非处方药的化学药物、生物制剂、传统中药（TCM）、天然药物（NM）、保健品（HP）、膳食补充剂（DS）及其代谢产物乃至辅料导致肝损伤。引起药物性肝损伤（drug-induced liver injury, DILI）的药物包括：

① 抗生素类：四环素、红霉素、新生霉素。

② 解热镇痛药：对乙酰氨基酚、水杨酸类、保泰松等。

③ 抗癌药：甲氨蝶呤、巯嘌呤等。

④ 中枢神经作用药：氯丙嗪、氟烷等。

⑤ 抗结核药：异烟肼、对氨基水杨酸、利福平等。

⑥ 其他：避孕药、双醋酚丁、甲基多巴、降血糖药、抗甲状腺药、呋喃妥因等。

⑦ 中草药：雷公藤、昆明山海棠、千里光、苍耳子、艾叶、蓖麻子、一叶萩、油桐子、黑面叶、相思子、望江南子、野百合、鱼藤、合欢皮、猪屎豆、苦楝子、苦楝皮、贯众、钩吻、及己、黄药子、藤黄、大风子、常山、薄荷、棉花子、喜树、马桑叶、冬青叶、地榆、麻黄、大白药、番泻叶、芫花、土荆芥、萱草根、丁香、天花粉、土三七、何首乌。

(2) 流行病学

① 发病率：在发达国家，DILI 发病率估计介于（1～20)/100000 或更低。我国报道的 DILI 发病率数据主要来自相关医疗机构的住院或门诊患者，其中急性 DILI 约占急性肝损伤住院比例的 20%。

② 流行趋势：我国人口基数庞大，临床药物种类繁多，人群不规范用药较为普遍，应用 TCM、NM、HP、DS 等较为随意，医务人员和公众对药物安全性问题和 DILI 的认知尚不足，因此 DILI 发病率有逐年升高趋势。又由于各地药物种类、用药习惯（剂量和疗程）、药物不良反应报告制度执行力的差异，以及不同地区不同种族及不同人群药物代谢酶的基因多态性等，DILI 的种类和发病率也可能存在地区差异。

2. 临床特点

(1) 急性药物性肝损伤

① 潜伏期：潜伏期差异很大，短可 1 日至数日，长达数月。

② 全身症状：以过敏反应为主时，常有发热、皮疹、淋巴结肿大、关节酸痛等表现，还可能伴有其他肝外器官损

伤的表现。

③ 消化系统症状：部分患者可有乏力、食欲减退、厌油、肝区胀痛及上腹不适等消化道症状。淤胆明显者可有全身皮肤黄染、大便颜色变浅和瘙痒等。

④ 肝损害：多数患者可无明显症状，仅有血清 ALT、AST、ALP、GGT 等肝脏生化指标不同程度地升高。少数病情严重者可出现急性肝衰竭（ALF）或亚急性肝衰竭（SALF）。

（2）慢性药物性肝损伤

① 潜伏期：潜伏期较长，一般为 6 个月至 2 年，起病缓慢。

② 全身症状：乏力、头晕、关节痛、皮疹、闭经、多毛、痤疮、睡眠欠佳等表现，可伴有其他肝外系统表现。

③ 消化系统症状：多数患者有食欲减退、厌油、肝区疼痛及上腹不适等消化道症状。

④ 肝损害：可出现全身皮肤黄染、尿黄、大便颜色变浅和瘙痒，伴有肝大、肝掌、蜘蛛痣、脾大、肝病面容，血清 ALT、AST、ALP、GGT、胆红素升高，凝血酶原时间延长，γ 球蛋白增高，IgG、IgM 增高，此外尚能检测到自身抗体。

3. 辅助检查

（1）过敏体质患者可能会出现嗜酸性粒细胞增高（＞5％），但需注意基础疾病对患者血常规的影响。

（2）血清 ALT、ALP、GGT 和 TBIL 等改变是目前判断是否有肝损伤和诊断 DILI 的主要实验室指标，而谷氨酸脱氢酶（GLDH）作为新型蛋白质型标志物是目前最具应用前景的标志物之一。

① 血清 ALT 的上升较 AST 对诊断 DILI 意义可能更大：一些急性 DILI 患者 ALT 可高达正常值上限 100 倍以

上，但也应注意某些DILI未必出现血清ALT显著上升，如50％服用他克林的患者可表现为ALT轻度升高，通常不进展为更严重的肝损伤。

② ALP升高：应除外生长发育期儿童和骨病患者的非肝源性ALP升高。

③ GGT对胆汁淤积型DILI/混合型DILI的诊断灵敏性和特异性可能不低于ALP。

④ 血清TBIL升高、白蛋白水平降低和凝血功能下降均提示肝损伤较重。

⑤ GLDH具有较高的肝脏特异性，往往在ALT升高之前就已经升高；此外，GLDH对DILI患者的预后有一定的预测价值，GLDH升高可能预示着DILI患者有较高可能发生急性肝衰竭。

（3）影像学检查　急性DILI患者，肝脏超声检查多无明显改变或仅有轻度肿大。药物性急性肝衰竭患者可出现肝脏体积缩小。少数慢性DILI患者可有肝硬化、脾大和门静脉内径扩大等影像学表现，肝内外胆道通常无明显扩张。影像学检查对DILI所致的肝窦阻塞综合征/肝小静脉闭塞病的诊断有较大价值，CT平扫见肝大，增强的门静脉期可见地图状改变（肝脏密度不均匀，呈斑片状）、肝静脉显示不清、腹水等。4D超声、CT或MRI等常规影像学检查和必要的逆行胰胆管造影对鉴别胆汁淤积型DILI与胆道病变或胰胆管恶性肿瘤等有重要价值。

（4）DILI新的生物标志物

① 与细胞凋亡相关：细胞角蛋白18片段（CK-18Fr）、可溶性Fas和FasL（sFas/sFasL）、可溶性TNF-α和TNF受体（sTNF-α/sTNFR），以及可溶性TNF相关性凋亡诱导配体（sTRAIL）。

② 与细胞坏死相关：如全长CK-18（CK-18FL）、高迁移率族B1蛋白（HMGB1）、miR-122等微小RNA；线粒体

特异性生物标志物；针对 CYPs 等药物代谢酶的循环自身抗体；反映胆汁淤积的生物标志物。

③ 反映对 DILI 易感性的遗传学生物标志物：如 HLA、CYP450、药物代谢酶和药物转运蛋白等的基因多态性。

(5) 病理组织学检查　经临床和实验室检查仍不能确诊 DILI 或需进行鉴别诊断时，可行肝活检，有助于进一步明确诊断和评估病损程度。

4. 临床分型

(1) 急性药物性肝病　病程<6 个月，主要包括以下几种类型：

① 肝细胞损伤型：临床表现类似病毒性肝炎，ALT≥3ULN 且（ALT/ULN）:（ALP/ULN）≥5；常于停药后 1～2 个月恢复正常；组织学特征为肝细胞坏死伴汇管区嗜酸性粒细胞、淋巴细胞浸润。

② 胆汁淤积型：主要表现为黄疸和瘙痒，ALP≥2ULN 且（ALT/ULN）:（ALP/ULN）≤2；ALP 水平的升高比 ALT 升高更早更明显，组织学特征为毛细胆管型胆汁淤积。

③ 混合型：临床和病理兼有肝细胞损伤和淤胆的表现，ALT>3ULN，ALP>2ULN 且 2<（ALT/ULN）:（ALP/ULN）<5。

(2) 慢性药物性肝病　病程>6 个月，主要包括以下几种类型：

① 慢性肝炎型：临床表现和病理改变均与肝炎病毒引起的慢性活动性肝炎相似。潜伏期较长，一般为 6 个月至 2 年，起病缓慢，多在长期用药的情况下发生，有乏力、厌食、肝区疼痛、黄疸等症状，可有肝大、肝掌、蜘蛛痣等慢性肝病的体征，同时有关节痛、皮疹、闭经、多毛、痤疮等肝外系统表现。血清 ALT 升高，胆红素升高。凝血酶原时间延长，γ 球蛋白增高，IgG、IgM 增高，此外尚能检测到

自身抗体。多数患者停药后可恢复，再次用药时症状迅速出现。

②慢性脂肪肝型：长期应用生长激素、肾上腺皮质激素、天冬酰胺酶等可引起脂肪肝的病理改变和临床表现。

③慢性肝内胆汁淤积型：氯丙嗪和磺胺类等药物可对胆红素代谢途径中的生成、转运、结合和分泌等任何一个环节进行干扰，使胆红素的代谢发生障碍，以致引起慢性胆汁淤积，临床有长期黄疸的表现，肝脾大，肝功能异常，血清ALP和胆固醇明显增高，结合型胆红素增高。5-氟去氧尿苷等还引起肝内大胆管损伤，出现硬化性胆管炎表现。

④肝血管病变型：土三七、巯嘌呤和口服避孕药可引起肝静脉血栓形成和肝静脉阻塞综合征。某些抗肿瘤药物可直接损伤血管壁引起血管周围肝细胞坏死，继而引起肝小静脉闭塞。激素、甾体类避孕药等可导致紫癜性肝病。

⑤肝硬化型：以上任何一型肝损害长期持续发展均可演变为坏死后肝硬化、脂肪性肝硬化、胆汁性肝硬化或淤血性肝硬化等。

⑥无症状性肝大型：临床症状轻，但有肝大，ALT和丙种球蛋白轻度升高。病理组织学改变也很轻，仅有肝细胞肿胀。

⑦肿瘤型：有些药物如睾酮、口服避孕药可诱发肝脏良性和恶性肿瘤。影像学检查肝内有占位性病变。

⑧肉芽肿性病变型：引起此型损害的常见药物主要有保泰松、别嘌醇等，诱发的肉芽肿为非干酪性，常伴有肝外肉芽肿和系统性超敏反应的突出症状。

【鉴别诊断】

1. 自身免疫性肝炎（AIH）

（1）相似点

①均多见于女性，均可有嗜睡、乏力、食欲不振、厌油、恶心、呕吐、上腹部不适、关节疼痛等临床表现。

② 均可有皮肤巩膜黄染、肝脾大等体征。

③ 血清转氨酶、胆红素、碱性磷酸酶升高。

④ DILI 也可出现自身抗体阳性、免疫球蛋白显著升高。

（2）鉴别要点

① AIH 通常表现为慢性肝脏损害，而 DILI 常表现为急性。

② AIH 多数无相关药物服用史。

③ 多数 DILI 停用可疑药物后肝功能可改善，而 AIH 停用可疑药物后无明显改善。

④ 肝脏活组织病理检查可辅助鉴别诊断：AIH 组织学表现为浆细胞浸润，肝细胞呈"玫瑰花环"样改变，以及淋巴细胞穿入现象；DILI 则表现为汇管区中性粒细胞和嗜酸性粒细胞浸润、肝细胞大泡性脂肪变性、肝内胆汁淤积。

2. 病毒性肝炎

（1）相似点

① 均可有嗜睡、乏力、食欲不振、厌油、恶心、呕吐、上腹部不适、关节疼痛等临床表现。

② 均有皮肤巩膜黄染、腹水、肝脾大等体征。

③ 血清转氨酶、胆红素、碱性磷酸酶升高，白蛋白水平降低，凝血功能下降。

（2）鉴别要点

① 发病前可无相关药物服用史。

② 肝炎病毒血清学标志物阳性。

3. 职业、环境中毒性肝炎

（1）相似点

① 均可有嗜睡、乏力、食欲不振、厌油、恶心、呕吐、上腹部不适、关节疼痛等临床表现。

② 均可有皮肤巩膜黄染、腹水、肝脾大等体征。

③ 血清转氨酶、胆红素、碱性磷酸酶升高。

（2）鉴别要点

① 有相关职业或环境接触史。

② 一般无自身抗体阳性。

第三节　毒蕈中毒

【诊断要点】

1. 概述

（1）病因

① 毒蕈：蘑菇为大型真菌类，种类繁多。我国可食用蘑菇有 300 余种，毒蕈又称为毒蘑菇或毒菌，有 80 余种，其中有剧毒可致死的近 10 种。

② 引起肝损伤的常见毒蘑菇：

a.白毒鹅膏菌：又名白罗伞、白鹅膏、白帽菌。

b.毒鹅膏菌：又名绿帽菌、鬼笔鹅膏、蒜叶菌、高把菌、毒伞。

c.包脚黑褶伞：又名半卵形斑褶菇、毒粉褶菌。

d.细褐鳞蘑菇。

e.秋生盔孢伞：又名焦脚菌。

f.其他：大鹿花菌、赭红拟口蘑、细环柄菇、大青褶伞、毛头鬼伞、芥味滑锈伞、粪锈伞、美丽粘草菇、毛头乳菇、臭黄菇、白黄粘盖牛肝菌。

（2）流行病学

① 发病率：全球每年有（5～10）/10 万人因毒蕈中毒而死亡，主要集中在欧洲及美国、日本、中国、伊朗等国家。我国毒蕈中毒的总体病死率为 11.69%～42.30%，明显高于欧美及日本等国。

② 发病特点：毒蕈引发的中毒事件呈现季节性和地域性分布特点。

③ 好发时间：6～9月份是毒蕈中毒的高发期。

④ 发病区域：云南、贵州、四川、湖北、湖南、广西和广东等地为中毒的高发地域。

⑤ 发病方式：误食，毒蕈中毒常因个人或家庭采集野生鲜蘑菇误食而引起。

2. 临床特点

(1) 胃肠道　恶心、呕吐、腹痛、水样腹泻。

(2) 神经系统　头痛、头晕、瞳孔缩小、唾液增多、兴奋、幻觉、步态蹒跚，可发展成中毒性脑病，表现为烦躁、谵妄、抽搐、惊厥或淡漠、昏睡，轻者出现精神异常。

(3) 血液系统　可有溶血表现，可出现贫血。

(4) 肝脏表现　肝大、黄疸、肝功能异常，严重者可出现急性或亚急性重型肝炎，发展为肝昏迷或心搏骤停，病死率＞50％。

3. 辅助检查

(1) 血生化

① 肝功能：出现 ALT 和 AST 升高，可有胆红素升高。

② 肾功能：肾功能损害时可出现血肌酐和尿素氮的升高。

③ 心肌酶：伴有心脏功能损害时可出现肌酸激酶（CK）、肌酸激酶同工酶（CK-MB）、肌钙蛋白的升高。

(2) 血常规、尿常规、凝血功能　建议早期每 8～12h 查一次。

① 血常规：白细胞升高或不升高，可出现血红蛋白降低。

② 凝血功能：可出现血浆凝血酶原时间（PT）、活化部分凝血活酶时间（APTT）延长，纤维蛋白原下降。

(3) 心脏功能检查

① 心电图：可见窦性心动过速、室性心动过速、ST-T

倒置、QT 间期延长。

② 超声心动图：可见左室收缩功能降低等表现。

（4）检测毒蕈的毒物成分　主要通过化学检验法，主要包括：试剂盒检测法、化学显色法、比色法、紫外吸收光谱法、荧光光谱法、红外光谱法、薄层色谱法、气相色谱-质谱联用法、液相色谱法、液相色谱-质谱联用法、毛细管电泳法等。

（5）影像学检查　超声检查可以观察肝脏、肾脏、脾脏等脏器的损伤情况及程度。毒蕈中毒患者可见如下征象：

① 肝脏在中毒早期增大，回声不均匀，后期可缩小。

② 肾脏增大，肾皮质增厚，肝脏周围、胸腔、腹腔、盆腔可能存在积液。

③ 脾脏增大。

4. 临床分型

（1）胃肠炎型　此型患者进食蘑菇后 10min 至 2h 内出现无力、恶心、呕吐、腹痛、水样腹泻。恢复较快，预后好。包括毒红菇、乳菇、魔牛肝菌、橙红毒伞、毒光盖伞、月夜菌、腊伞、肉褐鳞环柄菇、褐鳞环柄菇等。

（2）神经精神型　进食后 10min 至 6h 内除出现胃肠炎型症状外，尚有瞳孔缩小、唾液增多、兴奋、幻觉、步态蹒跚等。包括毒蝇伞、豹斑毒伞、角磷灰伞、臭黄菇、魔牛肝菌。

（3）溶血型　潜伏期 6～12h，除胃肠炎型表现外，还有溶血表现，可出现贫血、肝大等。此型中毒经用肾上腺皮质激素及输血治疗多可康复。如鹿花菌。

（4）肝病型（最为严重、病死率高）　进食后 10～30h 出现胃肠炎型症状，然后出现肝、脑、心、肾等多脏器损害表现。部分患者可有精神症状。一般病程 2～3 周。包括褐鳞小伞、白毒伞、鳞柄白毒伞、毒伞。潜伏期一般为 6～

72h，多在 24h 内发病，个别病例病程达 10 余天。病程一般分为 5 期。

① 胃肠炎期：呕吐、腹泻、腹痛、头痛、头晕、乏力；1～2 天后可自行缓解。

② 假愈期：胃肠炎自行缓解后，可有短时无症状期，患者自觉轻松，可少量进食和起床活动；因毒素进入脏器与靶细胞结合，抑制 RNA 聚合酶，致细胞迅速坏死，进行性功能障碍。

③ 内脏损害期：假愈期 2～3 天后，出现内脏损害，以肝脏损害最为严重，表现为肝大、黄疸、肝功能异常、出血、肾衰竭等；严重者可继胃肠炎后急剧恶化，出现急性或亚急性重型肝炎、心肌炎，发展为肝昏迷或心搏骤停，病死率＞50%。

④ 精神症状期：病情继续发展可发生中毒性脑病，表现为烦躁、谵妄、抽搐、惊厥或淡漠、昏睡，最后死于呼吸衰竭；轻者出现精神异常。

⑤ 恢复期：病程 3～5 周后，症状消失，肝脏恢复正常，逐渐痊愈，一般无后遗症。

【鉴别诊断】

1. 急性胃肠炎

（1）相似点

① 起病急骤，可表现为腹痛、恶心、呕吐、食欲不振、腹泻等。

② 可有白细胞升高。

（2）鉴别要点

① 无菌菇类食用史，有其他不洁、生冷或刺激性食物食用史。

② 多发生于夏秋季节，传染源为被感染的人和动物，可以通过粪-口途径或人与人接触传播。

③ 一般无神经精神症状、肝肾损害、溶血等表现。

④ 无假愈期、内脏损害期、精神症状期等分期的表现。

⑤ 血白细胞计数可正常或异常，一般无肝肾功能、尿常规、凝血功能及心电图的明显异常。

⑥ 粪便常规检查可有红细胞、白细胞，粪便及呕吐物可检测出病原体或毒素。

2. 细菌性痢疾

（1）相似点

① 有腹痛、腹泻，常伴有发热及全身毒血症状。

② 可有中毒性休克，心、肾功能不全等多脏器损害的表现。

③ 可有头痛、头晕、惊厥等神经精神症状。

④ 可有白细胞升高，红细胞、血红蛋白减少。

（2）鉴别要点

① 无菌菇类食用史。

② 有与急性、慢性细菌性痢疾患者及带菌者接触史。主要通过消化道传播。

③ 夏、秋季发病率最高。

④ 有黏液脓血便，常伴肠鸣音亢进，左下腹压痛，无假愈期表现。

⑤ 粪便多为黏液脓血便，显微镜镜检可见白细胞、红细胞、巨噬细胞等；粪便培养出志贺菌及检测粪便中的痢疾杆菌核酸可确诊。

3. 病毒性肝炎

（1）相似点

① 有肝大、乏力、食欲减退、恶心、呕吐、腹痛、腹泻等表现。

② 可有黄疸表现、中毒症状和神经精神症状。

③ 有肝酶升高等肝功能异常，可有白细胞升高。

（2）鉴别要点

① 无菌菇类食用史。

② 主要为肝脏损害表现，无假愈期、内脏损害期、精神症状期等分期的表现。

③ 有 ALT 和 AST 的异常升高和/或胆红素升高。

④ 肝脏超声检查多提示肝脏有炎症表现。

⑤ 用免疫学、血清学、酶学及分子生物学方法做病原检测可鉴别。

第二十一章

内分泌疾病与肝病

第一节　肝源性糖尿病

【诊断要点】

1. 概述

肝脏是葡萄糖代谢的重要器官，当其功能因各种肝病而受损时，往往影响正常糖代谢，甚至出现糖耐量减退或糖尿病，这种继发于慢性肝实质损害的糖尿病统称为肝源性糖尿病。肝源性糖尿病的发生是肝细胞损伤与胰岛素抵抗、胰岛素分泌与代谢异常共同作用的结果。

慢性肝炎和肝硬化患者引起的糖耐量异常或糖尿病并不少见，50%～80%的慢性肝病患者有糖耐量减退，其中20%～30%最终发展至糖尿病。

2. 临床特点

肝源性糖尿病以隐匿性糖尿病多见。多数患者先有肝病症状而后出现糖尿病症状，少数亦可同时出现。

（1）肝病症状及体征　多有食欲不振、厌油、腹胀、乏力、肝区不适或疼痛症状。查体可见肝病面容、肝掌、蜘蛛痣、肝缩小或肿大、脾大，甚至有黄疸、腹水征阳性。

（2）糖尿病症状及体征　可无临床症状和体征，仅实验室检查有糖尿病改变。少数患者可有多尿、多饮，多食常不明显，这与肝病患者常有食欲减退有关。本病多无糖尿病神经及血管并发症，极少发生酮症酸中毒。

3. 辅助检查

（1）血常规　有脾功能亢进者可有血小板减少、白细胞减少，甚至全血细胞减少。

（2）尿常规　尿糖可为阳性也可为阴性，黄疸者可有胆红素尿及尿胆原增加。

（3）肝功能检查　白蛋白降低、γ球蛋白增高。白/球蛋白比值倒置，转氨酶升高，凝血酶原时间延长以及胆红素增加等。

（4）糖耐量试验　空腹血糖正常或轻度升高，以餐后血糖 $\geqslant 11.1$mmol/L 多见。餐后血糖 > 7.8mmol/L 而 < 11.1mmol/L 诊断糖耐量异常。胰岛素释放试验显示空腹血浆胰岛素偏高。餐后胰岛素反应不良或反应延迟。血清C肽一般正常或下降，C肽/胰岛素比值明显减少。血糖改变与肝功能好转、恶化相一致。

【鉴别诊断】

1. 原发性糖尿病

（1）相似点　血糖高，有"三多一少"症状。

（2）鉴别要点

① 有糖尿病的既往史和家族史。

②"三多一少"症状明显；可发生酮症酸中毒及神经、血管并发症。

③ 多无肝功能损害的临床表现。

2. 药物性糖尿病

（1）相似点　血糖高，有"三多一少"症状。

（2）鉴别要点　长期应用超生理量的糖皮质激素，需要询问病史和用药史帮助鉴别。

3. 胰源性糖尿病

（1）相似点　血糖高，有"三多一少"症状。

（2）鉴别要点　有胰腺炎病史，β细胞广泛破坏，血糖升高。

第二节　甲亢性肝病

【诊断要点】

1. 概述

甲状腺功能亢进症（简称甲亢）是内分泌系统的多发病、常见病，可累及全身多个器官，以心血管系统及神经系统多见，但亦可累及肝脏，引起肝功能异常、肝大，甚至发生黄疸、肝硬化等，统称为甲亢性肝病。

发病机制：甲状腺激素的直接作用；甲亢高代谢状态下，肝细胞耗氧量增加而肝血流却未相应增加，从而导致肝细胞缺氧缺血；肝脏能量代谢的障碍；甲亢性心脏病时的充血性心力衰竭引起肝静脉淤血，加重肝损伤；甲亢患者并发感染、应激状态下均对肝脏产生不利的影响；由于自身免疫反应而致肝损伤。

甲亢性肝病的患病率国内外文献报道不一，在甲亢患者中的患病率为 $25\%\sim90\%$。国外曾报道甲亢死亡病例尸检的资料发现 90% 的患者合并有肝脏损害，20% 的患者伴有黄疸。

2. 临床特点

（1）甲亢的临床表现　进食增多，体重减少，怕热、出汗、心悸、失眠、腹泻，情绪易激动。

（2）甲亢性肝病的发生与甲亢的严重程度及病程有关。轻度甲亢性肝病症状轻微，轻度乏力，有食欲不振、厌油、腹泻等消化道症状；严重者出现黄疸，尿黄，皮肤黄染加深。

（3）肝大，肝区压痛或叩击痛。

3. 辅助检查

（1）甲状腺功能检查　FT_3、FT_4 升高，同时伴 TSH 下降，甲状腺球蛋白抗体和甲状腺过氧化物酶抗体升高，甲状腺摄^{131}I 量多速快。

（2）肝功能检查　肝酶（ALT、AST）升高，胆红素升高，ALP 升高，低白蛋白血症。

（3）甲状腺超声检查　甲状腺弥漫性肿大。

【鉴别诊断】

1. 甲亢合并病毒性肝炎

（1）相似点　有甲亢的临床表现及甲状腺功能指标高、肝功能异常。

（2）鉴别要点

① 病毒性肝炎标志物阳性。

② 甲亢和病毒性肝炎同时存在，其肝功能损害比甲亢性肝病严重。

③ 甲亢的控制与肝功能好转不相平行或同步。

2. 甲亢合并药物性肝损伤

（1）相似点　有甲亢的临床表现及甲状腺功能指标高、肝功能异常。

（2）鉴别要点

① 有长期服用抗甲状腺药物史。

② 多发生在服药 2 周左右，有时外周血嗜酸性粒细胞升高。

③ 甲亢的控制与肝功能好转不相平行或同步。

3. 甲亢合并自身免疫性肝病

（1）相似点　有甲亢的临床表现及甲状腺功能指标高、

肝功能异常。

（2）鉴别要点

① 可有自身免疫的其他表现，如发热、皮疹、皮肤瘙痒、关节炎等症状，γ球蛋白血症，ESR加快，自身抗体（抗核抗体、抗线粒体抗体、抗平滑肌抗体、抗肝肾微粒体抗体等）阳性。

② 甲亢的控制与肝功能好转不相平行或同步。

③ 激素、免疫抑制剂、熊去氧胆酸治疗有一定疗效。

第二十二章

遗传代谢性疾病

第一节　Gilbert 综合征

【诊断要点】

1. 概述

Gilbert 综合征是由尿苷-5'-二磷酸葡萄糖醛酸转移酶（uridine5'- diphosphate glucuronosyltransferase，UDP-葡萄糖醛酸转移酶，UGT）表达水平或活力下降，导致肝脏内非结合型胆红素向结合型胆红素转化的过程发生障碍，从而引起血清非结合型胆红素水平升高并引发黄疸的一类遗传性疾病。

目前有 30 种人类 UGT 基因被确认，并按其序列的相似性被分成 UGT1 和 UGT2 亚家族。UGT 基因缺陷有两种形式：TATA 盒 TA 插入型和基因突变型。

UGT 是一组酶，有助于体内各种化学物质的葡萄糖醛酸化。UGT1A1 是主要负责葡萄糖醛酸与胆红素结合以进行胆红素代谢的酶。UGT1A1 将葡萄糖醛酸与间接胆红素结合，并将其转化为可在胆汁中排泄的水溶性的结合型胆红素即直接胆红素。Gilbert 综合征的病因涉及 100 多个突变，高加索人种中最常见的变异基因型是在 UGT1A1 基因启动子区域 TATA 盒序列中，插入了两个额外碱基（TA）。额外的碱基降低了目标底物与 TATA 盒的亲和力，导致

UGT1A1 酶活性降低 $10\%\sim35\%$。患者通常只有在这种突变为纯合子时才会表现出这种综合征，因此，它通常以常染色体隐性模式遗传。来自西方的数据显示，高达 $9\%\sim10\%$ 的人群为纯合突变，高达 42% 的人群为杂合突变。

国外报道发病率为 $2\%\sim7\%$，男女比率为 $(1.5\sim7)$：1，多在青春期前后或成人期被诊断。

2. 临床特点

Gilbert 综合征临床表现除黄疸（包括尿色深黄、巩膜或皮肤黄染）外通常无明显其他症状，部分病例有乏力、消化不良、肝区不适，肝脾无肿大或轻度肿大，慢性反复发作，可由疲劳、饮酒、感染、应激、高热、妊娠等诱发加重。

3. 辅助检查

肝功能检查转氨酶正常，总胆红素增高，以非结合型胆红素增高为主，尿胆红素阴性，尿胆原含量正常，肝活检电镜和光镜检查基本正常，小部分可有肝细胞内脂褐素沉着，或滑面内质网肥大。

4. 诊断

苯巴比妥试验阳性，即口服苯巴比妥 0.6g，3 次/日，3 日后胆红素明显下降或正常；饥饿试验阳性：低热量饮食（1674kJ）2 天，胆红素上升 $2\sim3$ 倍。通过检测相关 UGT1A1 基因启动子区 TATA 序列的遗传学多态性可确诊。

【鉴别诊断】

1. 溶血性黄疸

（1）相似点

① 临床可出现尿色加深，皮肤巩膜黄染。

② 肝功能检查提示胆红素增高，非结合型胆红素增高为主。

（2）鉴别要点

① 急性溶血性黄疸可有高热及腰痛，血红蛋白尿；慢性血管外溶血可伴有脾大。

② 可伴有贫血；AST、LDH 增高及网织红细胞计数增高。

③ 无 *UGT1A1* 基因缺陷。

2. Crigler-Najjar 综合征 Ⅰ 型

（1）相似点

① 常染色体隐性遗传病。

② 肝功能检查提示胆红素增高，非结合型胆红素增高为主。

③ 不伴有转氨酶、白蛋白、AKP、GGT、胆汁酸及肝脏影像与病理的变化。

④ 存在 *UGT1A1* 基因缺陷。

（2）鉴别要点

① 小儿多见，黄疸程度常较深，常有核黄疸，预后不良。

② *UGT1A1* 基因突变在编码区发生，引起该基因指导合成的 UGT 活性完全丧失。

3. Crigler-Najjar 综合征 Ⅱ 型

（1）相似点

① 常染色体隐性遗传病。

② 肝功能检查提示胆红素增高，非结合型胆红素增高为主。

③ 不伴有转氨酶、白蛋白、AKP、GGT 及肝脏影像与病理的变化。

④ 存在 *UGT1A1* 基因缺陷。

（2）鉴别要点

① 黄疸程度常较深。

② *UGT1A1* 基因突变在编码区发生，引起该基因指导合成的 UGT 活性明显降低（活性常低于正常的 10%）。

第二节　Dubin-Johnson 综合征

【诊断要点】

1. 概述

Dubin-Johnson 综合征（DJS）一般认为属于常染色体隐性遗传性疾病，由于基因突变导致胆红素自肝细胞分泌障碍，引起血胆红素增高，以直接胆红素增高为主。DJS 是由 ATP 结合盒亚家族 C 成员 2（ATP binding cassette subfamily C member 2，ABCC2）基因突变，导致其编码的多药耐药相关蛋白 2（multidrug resistance associated protein 2，MRP2）缺失而引起的疾病。*ABCC2* 位于 10q24，编码的 MRP2 含有 17 个跨膜螺旋构成的 3 个跨膜区域，也称为多特异性有机阴离子转运蛋白，可将内源性和外源性有机阴离子结合物（如胆红素、药物等）从肝细胞运输到胆汁，*ABCC2* 基因的突变，导致其编码的转运蛋白 MRP2 缺失或表达减少，使直接胆红素无法自肝细胞排泄入毛细胆管，而是反流进入血液，造成了高胆红素血症。

2. 临床特点

青年发病居多，儿童少见，主要表现为黄疸，瘙痒少见，部分病例可有肝大。

3. 辅助检查

（1）肝功能其他指标正常，血清胆红素通常在 34.2～85.5μmol/L，最高可达 342～427.5μmol/L，以直接胆红素增高为主。

（2）尿胆红素阳性，肝内粪卟啉代谢异常，尿内粪卟啉第Ⅰ、Ⅲ异构体比例倒置，患者尿中粪卟啉排泄总量正常（正常 24h 排泄总量为 200mg），但异构体测定显示异构体Ⅰ型占 80%，Ⅲ型占 20%，与正常人刚好相反。

（3）BSP 潴留试验 45min 时轻度潴留，但 120min 时呈第 2 次上升现象，该检查在临床上已不常用。口服或静脉碘造影胆囊或胆道常不显影或显影甚淡。

（4）肝活组织检查示小叶结构正常，肝细胞内有大小不等的棕色素颗粒，以小叶中心最为明显。

4. 诊断

反复出现的以结合胆红素升高为主的良性病变，基因检测有 *ABCC2* 突变。

【鉴别诊断】

1. Crigler-Najjar 综合征Ⅰ型

（1）相似点

① 常染色体隐性遗传病。

② 不伴有转氨酶、白蛋白、AKP、GGT、胆汁酸及肝脏影像与病理的变化。

（2）鉴别要点

① 小儿多见，血浆胆红素以间接胆红素升高为主。

② 基因检测有 *UGT1A1* 基因突变。

③ 常有核黄疸，预后不良。

2. Crigler-Najjar 综合征Ⅱ型

（1）相似点

① 常染色体隐性遗传病。

② 不伴有转氨酶、白蛋白、AKP、GGT 及肝脏影像与病理的变化。

（2）鉴别要点

① 血浆胆红素以间接胆红素升高为主。

② 基因检测有 *UGT1A1* 基因突变。

3. Rotor 综合征

（1）相似点

① 常染色体隐性遗传病。

② 儿童或青少年发病，临床症状轻（如轻度黄疸、食欲欠佳）。

③ 生化检查总胆红素水平多为 $34.2 \sim 85.5 \mu mol/L$，以直接胆红素增高为主。

（2）鉴别要点

① Rotor 综合征口服胆囊造影显影良好，而 DJS 常不显影或显影甚淡。

② 基因检测 *SLCO1B1* 和 *SLCO1B3* 双等位基因突变。

第三节　Rotor 综合征

【诊断要点】

1. 概述

Rotor 综合征属于常染色体隐性遗传病，*SLCO1B1* 和 *SLCO1B3* 双等位基因纯合突变导致溶质载体超家族有机阴离子转运多肽 OATP1B1 和 OATP1B3 功能缺陷，造成血液中的结合胆红素自肝细胞的转运、摄取、排泄障碍，引起血液中结合胆红素增高。*SLCO1B1* 基因位于 12p12.2-p12.1，编码 OATP1B1 蛋白；*SLCO1B3* 基因位于 12p12.2，编码 OATP1B3 蛋白。OATP1B1 和 OATP1B3 为有机阴离子转运蛋白，除了有摄取胆红素的功能，也担负其他一些药物的摄取和清除功能。因此，Rotor 综合征患者使用某些药物时，药物毒性反应的风险增高。

2. 临床特点

儿童及青年期发病，主要表现为轻度黄疸，一般无其他征象，偶有疲倦感、食欲欠佳及腹痛等，皮肤瘙痒现象极少见。可因感染、怀孕、口服避孕药、饮酒（酒精）等而诱发黄疸加重。肝脏大小正常或轻度增大。

3. 辅助检查

（1）血清胆红素平均 $34.2\sim85.5\mu mol/L$，结合胆红素占 50% 以上，尿胆红素阳性，尿胆原排出减少或正常。

（2）口服胆囊造影显影良好，BSP 潴留试验 45min 时多明显升高，常达 $30\%\sim50\%$，但无第 2 次上升现象。

（3）肝活检无异常，肝细胞中没有色素沉着。

（4）24h 尿粪卟啉总排泄量升高，但粪卟啉异构体的比例与正常人基本相同。

4. 诊断

反复出现的以结合胆红素升高为主的良性病变，基因检测有 *SLCO1B1* 和 *SLCO1B3* 双等位基因突变。

【鉴别诊断】

1. Crigler-Najjar 综合征 I 型

（1）相似点

① 常染色体隐性遗传病。

② 不伴有转氨酶、白蛋白、AKP、GGT 及肝脏影像与病理的变化。

（2）鉴别要点

① 以间接胆红素增高为主。

② 多见于婴幼儿，常发生核黄疸。

③ 基因检测有 *UGT1A1* 基因突变。

2. Crigler-Najjar 综合征 II 型

（1）相似点

① 常染色体隐性遗传病。

② 不伴有转氨酶、白蛋白、AKP、GGT 及肝脏影像与

病理的变化。

（2）鉴别要点

① 青少年多见，以间接胆红素增高为主。

② 基因检测有 *UGT1A1* 基因突变。

3. Dubin-Johnson 综合征

（1）相似点

① 常染色体隐性遗传病。

② 儿童或青少年发病，临床症状轻（如轻度黄疸）。

③ 生化检查总胆红素水平多为 $34.2\sim85.5\mu mol/L$，以结合胆红素升高为主。

（2）鉴别要点

① DJS 口服胆囊造影常不显影或显影甚淡。

② 肝活检肝细胞内可见色素颗粒沉着。

③ 基因检测有 *ABCC2* 基因突变。

④ 尿中粪卟啉排泄总量正常，但异构体测定显示异构体Ⅰ型占 80%，Ⅲ型占 20%。

⑤ BSP 潴留试验 45min 时轻度潴留，但 120min 时呈第 2 次上升现象。

第四节　Crigler-Najjar 综合征

【诊断要点】

1. 概述

Crigler-Najjar 综合征（Crigler-Najjar syndrome，CNS）分为Ⅰ型和Ⅱ型。该病为常染色体隐形遗传性疾病，是因 *UGT1A1* 基因在编码区发生突变，引起该基因指导合成的 UGT 活性完全（Ⅰ型）或部分（Ⅱ型，活性常低于正常的 10%）丧失所致。

2. 临床特点

（1）CNSⅠ型

① 常染色体隐性遗传，父母多为近亲婚配。

② 胆红素脑病。

a. 显著、持续的重度黄疸。

b. 痉挛、角弓反张。

③ 患儿短期内死亡。

（2）CNSⅡ型

① 常染色体隐性遗传，父母少为近亲婚配。

② 临床症状较轻，少见胆红素脑病；但应激可增加核黄疸发生风险。

③ 中度黄疸。

④ 大部分预后良好。

3. 辅助检查

UGT1A1 基因检测，CNSⅠ型由于 UGT1A1 基因移码突变，引起羧基端氨基酸缺失致使 UGT1A1 活性完全丧失，不能形成结合胆红素，血中非结合胆红素常在 $342\sim427.5\mu mol/L$，升高可达 $513\sim769.5\mu mol/L$，最高可达 $855\mu mol/L$。CNSⅡ型 UGT1A1 活性部分缺乏（活性常低于正常的 10%），致使胆红素结合障碍，引起非结合胆红素增高，总胆红素在 $102.6\sim427.5\mu mol/L$ 之间，多数为 $171\sim342\mu mol/L$。

4. 临床分类

（1）CNSⅠ型　UGT1A1 活性完全丧失。

（2）CNSⅡ型　UGT1A1 活性部分丧失。

【鉴别诊断】

1. Gilbert 综合征

（1）相似点

① 均为常染色体隐性遗传性疾病。

② 均以间接胆红素增高为主。

③ 不伴有转氨酶、白蛋白、AKP、GGT 及肝脏影像与病理的变化。

（2）鉴别要点 见表 23-1。

表 23-1 几种遗传性肝病的鉴别要点

	Crigler-Najjar Ⅰ型	Crigler-Najjar Ⅱ型	Gilbert 综合征
血清胆红素水平/（μmol/L）	340～850	<340	通常<50
转氨酶、白蛋白	正常	正常	正常
胆汁酸、肝酶	正常	正常	正常
肝脏病理	正常	正常	正常
UGT1A1 活性	完全丧失	明显降低（活性常低于正常 10%）	降低（活性介于正常的 25%～40%）
苯巴比妥疗效	无效	有效	有效
遗传方式	常染色体隐性遗传	常染色体隐性遗传	常染色体隐性遗传
流行情况	罕见	不常见	常见（发病率约 5%）
预后	核黄疸常见	通常较好，核黄疸罕见	好

2. 溶血性黄疸

（1）相似点 均以间接胆红素增高为主；不伴有转氨酶、白蛋白、AKP、GGT 及肝脏影像与病理的变化。

（2）鉴别要点

① 常伴有贫血及网织红细胞增高。

② 急性溶血时，转氨酶、乳酸脱氢酶可明显增高，同

时可伴随有腰痛、发热甚至急性肾功能衰竭；慢性溶血时，常有脾脏的肿大。

③ 经检查常可明确溶血原发病因，如血液系统疾病或感染、药物或毒物接触史等。

第五节　糖原贮积病

【诊断要点】

1. 概述

糖原贮积病（glycogen storage disease，GSD）是一组遗传性糖原代谢异常性疾病，肝脏和肌肉含有丰富的糖原，是GSD最易累及的部位。根据酶缺陷可分为十几个类型，除Ⅸ型是伴X连锁遗传外，其余各型均为常染色体隐性遗传。其中Ⅰ、Ⅲ、Ⅳ、Ⅵ、Ⅸ型以肝脏病变为主，称为肝糖原贮积病，其主要临床表现为生长发育迟缓、肝大、空腹低血糖、高脂血症等，其中GSDⅠ型最为多见。

GSDⅠ型是因葡萄糖-6-磷酸酶（G6Pase）缺陷所致，其中80%以上为Ⅰa型。Ⅰa型为葡萄糖-6-磷酸酶催化亚基（G6PC）缺陷引起，典型表现为婴幼儿期起病的肝大、生长发育落后、空腹低血糖、高脂血症、高尿酸血症和高乳酸血症等；而Ⅰb型由葡萄糖-6-磷酸转运体（G6PT）基因（或称为SLC37A4基因）缺陷引起，患者除了有Ⅰa型表现之外，还可有粒细胞减少和功能缺陷的表现，如反复感染和炎症性肠病。

GSDⅡ型也称为蓬佩病（Pompe disease），是由溶酶体酸性α-1，4-葡萄糖苷酶（GAA）突变导致葡萄糖苷酶缺陷，造成糖原堆积在溶酶体和胞质中，引起心肌、骨骼肌等脏器损害的疾病。根据发病年龄、受累器官、严重程度和病情进展情况可分为婴儿型和晚发型。

GSD Ⅰa 型致病基因 *G6PC* 位于 17q21，含 5 个外显子，基因突变导致糖原降解或异生过程不能释放葡萄糖，使葡萄糖-6-磷酸堆积，通过糖酵解途径产生过多乳酸，通过磷酸戊糖途径致血尿酸升高，同时生成大量乙酰辅酶 A，致血脂升高。至今已报道的 *G6PC* 突变达 116 种，中国人最常见突变是 c.648G＞T（56.3%～57%）和 c.248G＞A（12.1%～14%）。GSD Ⅰb 型致病基因 *SLC37A4* 位于 11q23，含 9 个外显子，基因产物为跨膜蛋白葡萄糖-6-磷酸转移酶，其作用是将葡萄糖-6-磷酸从细胞浆和内质网膜间隙转运到内质网腔内。当基因突变导致葡萄糖-6-磷酸转移酶缺乏时，葡萄糖-6-磷酸不能被转运到微粒体膜而进一步水解产生葡萄糖，造成与糖原贮积病Ⅰa 型相同的表现。另外，GSD Ⅰb 型患者还有因粒细胞减少和功能障碍而出现的反复感染和炎症性肠病等表现，其确切机制尚不清楚。有研究表明，葡萄糖-6-磷酸转移酶对中性粒细胞内质网腔具有抗氧化保护作用，当该酶缺陷时中性粒细胞出现功能障碍和凋亡。已报道的 *SLC37A4* 突变 111 种，中国人最常见的突变是 c.572C＞T，和 c.446G＞A。

GSD Ⅱ型致病基因 *GAA* 位于 17q25.3，含 20 个外显子，基因突变可致酸性 α-1,4-葡萄糖苷酶活性降低，糖原降解障碍，贮积在骨骼肌、心肌和平滑肌细胞溶酶体内，导致细胞破坏和脏器损伤。目前已知突变超过 565 种。

在国外，不同人种之间，GSD Ⅰ型发病率为 1/100000～1/20000，Ⅰa 型占 80%；GSDⅡ型发病率 1/100000～1/14000。

2. 临床特点

（1）GSD Ⅰa 型　腹部膨隆、生长迟缓、低血糖抽搐、反复鼻出血、腹泻和呕吐为儿童患者主要就诊原因，极少数以肉眼血尿、便血、反复骨折、贫血或痛风等为首发表现。从未确诊及治疗的成年患者可以多发肝腺瘤、慢性肾衰竭、严重痛风伴多发痛风石、骨质疏松等就诊。其他少见表现包括肺动脉高压、糖尿病、脑血管病和肝腺瘤癌变等。查体可见身材矮小和肝脏明显增大。

（2）GSD Ⅰ b 型　患者除以上表现外，还可有反复感染伴中性粒细胞减少、口腔溃疡、炎症性肠病、肛周溃疡、关节炎和脾大等。

（3）GSD Ⅱ 型婴儿型　根据预后分为经典婴儿型和非经典婴儿型。经典婴儿型大部分在出生后第 1 个月即出现全身性肌肉无力，运动发育迟缓，胸部 X 线片示心脏增大，心电图检查见高 QRS 波和短 PR 间期，心脏彩超检查见肥厚型心肌病改变，血肌酸激酶不同程度升高等，多于出生后 1 年之内死于左心衰竭或肺部感染后心肺功能衰竭。非经典婴儿型在出生后 1 年内出现肌肉无力，运动发育落后，多于幼儿期死于呼吸衰竭。

（4）GSD Ⅱ 型晚发型　患者于 1 岁后起病，可晚至 60 岁发病。多表现为慢性进行性近端肌力下降和呼吸功能不全，心脏受累少见，呼吸衰竭是主要的致死原因。临床表现为易疲劳，仰卧起坐、上下楼梯、蹲起困难和行走无力，少数以突发呼吸衰竭起病。

3. 辅助检查

（1）GSD Ⅰ 型

① 血液检查：典型患者表现为空腹低血糖、代谢性酸中毒、高乳酸血症、高尿酸血症和高脂血症。GSD Ⅰ b 型患者除以上改变外，还有反复或持续外周血白细胞和中性粒细胞减少。

② 影像学检查

a. 腹部超声/CT：肝脏体积增大、弥漫性病变或有脂肪肝样改变。可见单发或多发性肝腺瘤，为形态规则的低回声或中高回声，可伴有钙化灶。肾脏体积增大，可伴弥漫性病变、回声增强、皮髓质分界不清和肾或输尿管结石。

b. 心脏超声：少数患者可有心脏超声异常，包括左房增大、左室后壁轻度增厚、二尖瓣前叶增厚伴关闭不全、合并房间隔缺损和肺动脉高压等。

c. 头部磁共振血管成像（MRA）：极少数患者出现颈内动脉、大脑中动脉和基底动脉等狭窄，伴广泛侧支循环形成时即为烟雾病。

③ 基因分析：G6PC 或 SLC37A4 基因检测，检测方法包括 Sanger 测序、糖原贮积病基因二代测序和全外显子分析等。

（2）GSDⅡ型

① 血清肌酶测定：血清肌酸激酶轻中度升高，伴乳酸脱氢酶、AST 和 ALT 升高。

② 心脏检查：GSDⅡ型婴儿型患者均有心脏受累，晚发型患者心脏无明显受累。胸部 X 线检查可见心脏扩大，心电图检查提示 PR 间期缩短，QRS 波群高电压。超声心动图检查见心肌肥厚，早期伴或不伴左室流出道梗阻，晚期表现为扩张型心肌病。

③ 肌电图检查：多为肌源性损害，可出现纤颤电位、复合重复放电、肌强直放电、运动单位电位时限缩短、波幅降低等。神经传导检测正常。

④ 肌肉活检病理检查：可见胞浆内大量空泡，PAS 染色糖原聚集，苏丹黑 B（SBB）染色脂滴成分正常，溶酶体酸性磷酸酶染色强阳性。肌肉活检常用于晚发型患者，具有鉴别诊断意义。婴儿型患者不建议常规进行肌肉活检。

⑤ GAA 活性测定：外周血白细胞、皮肤成纤维细胞或肌肉组织培养行 GAA 活性测定，患者酶活性显著降低有确诊意义。用质谱方法测定干血滤纸片 GAA 活性具有方便、快速、无创等优点，可用作筛查和一线诊断方法。

⑥ 基因分析：GAA 基因检测，检出 2 个等位基因致病

突变有确诊意义。

4. 临床分类

（1）GSD Ⅰ 型　对于所有身高增长缓慢伴肝脏明显增大的患者均应考虑 GSD Ⅰ 型的可能。典型生化改变包括空腹低血糖、高乳酸血症、高脂血症和高尿酸血症等。GSD Ⅰ b 型患者还可有反复或持续性白细胞和中性粒细胞减少。发现 *G6PC* 或 *SLC37A4* 基因 2 个等位基因致病突变有确诊意义。

（2）GSD Ⅱ 型　对于 1 岁前起病、肌无力、心脏扩大、心肌肥厚、血清 CK 升高的患者，应怀疑 GSD Ⅱ 型婴儿型。所有缓慢进展的肌无力患者均应考虑 GSD Ⅱ 型晚发型的可能。肌肉活检病理检查可见胞浆内大量空泡，PAS 染色糖原聚集，SBB 染色脂滴成分正常，酸性磷酸酶活性增高。外周血白细胞或皮肤成纤维细胞培养 GAA 酶活性明显降低有确诊意义。发现 *GAA* 基因 2 个等位基因致病突变也有确诊意义。

【鉴别诊断】

1. Fanconi-Bickel 综合征

（1）相似点　可有低血糖、肝大、肝脏糖原贮积表现。

（2）鉴别要点

① 餐后血糖增高、尿糖阳性、低血磷性佝偻病、肾小管性酸中毒、蛋白尿。

② 无血乳酸增高、高尿酸血症、反复白细胞下降；无肌无力、心脏扩大等表现。

③ 基因检测为葡萄糖转运子-2 缺陷，非 *G6PC*、*SLC37A4* 基因或 *GAA* 基因突变。

2. 果糖-1,6-二磷酸酶缺乏症

（1）相似点　可有低血糖、高尿酸、肝大表现。

（2）鉴别要点

① 为饥饿性低血糖，并非空腹后出现低血糖，空腹 3～4h 血糖常正常。

② 无反复白细胞下降，无肌无力、心脏扩大等表现。

③ 为果糖-1,6-二磷酸酶基因缺陷，非 *G6PC*、*SLC37A4* 基因或 *GAA* 基因突变。

第六节　半乳糖血症

【诊断要点】

1. 概述

半乳糖血症是由于半乳糖代谢过程中某种酶缺乏致半乳糖利用障碍，患者不能将体内的半乳糖转化为葡萄糖，引起一系列症状的常染色体隐性遗传病。目前发现有三种酶缺陷可致该病，包括半乳糖-1-磷酸尿苷转移酶（GALT）、半乳糖激酶（GALK）和尿苷二磷酸半乳糖-4-表异构酶（GALE），分别命名为 GAL Ⅰ、Ⅱ、Ⅲ型。

GALT 基因定位于 9p13。不同人种的 *GALT* 突变热点有所不同，如高加索人群中 Q188R 和 K285N 常见，非洲黑种人人群中 S315L 常见。亚洲人群中该基因的突变热点暂未明确。人体内半乳糖主要通过 Leloir 途径进行代谢，半乳糖在 GALK、GALT 以及 GALE 先后作用下生成葡萄糖-1-磷酸，继而进入糖酵解途径为机体提供能量。当 Leloir 途径中的酶发生缺陷时，体内的半乳糖通过焦磷酸酶旁路、半乳糖醇及半乳糖酸等途径进行代谢。然而，旁路代谢途径不能完全代偿 Leloir 途径，使得半乳糖及其旁路代谢产物堆积，引起半乳糖血症。经典型半乳糖血症发生于半乳糖代谢的第 2 步，即 GALT 缺乏导致其前体半乳糖-1-磷酸堆积。

根据美国全国新生儿筛查结果，经典型半乳糖血症的发病率为 1/48000。浙江省新生儿筛查数据显示，半乳糖血症总体患病率为 1/189857，其中 GALT 缺乏导致的经典型半乳糖血症的发病率为 1/759428。

2. 临床特点

经典型半乳糖血症患儿常在围生期发病，在摄取母乳或含乳糖配方奶粉数天内，患儿会出现危及生命的并发症：喂养困难、腹泻、呕吐、低血糖、肝功能损伤、出血、黄疸、白内障。如果未及时治疗，可能会发生败血症、休克和死亡。存活至婴儿期的患儿，如果继续摄取乳糖，可能会出现严重的脑损伤。半乳糖代谢的中间代谢物半乳糖-1-磷酸及半乳糖醇，具有细胞毒性，因此一些半乳糖血症患儿有智力落后、生长发育延迟、共济失调、失明以及女性患者的卵巢功能障碍等远期并发症。

3. 辅助检查

（1）一般实验室检查　常规实验室检查项目一般缺乏特异性，生化检测可见转氨酶升高、胆红素升高、低血糖、乳酸增高等，可能合并凝血功能障碍，血气分析可见不同程度的代谢性酸中毒。

（2）代谢产物检测　尿液 GC/MS 有机酸分析可检测到不同程度升高的半乳糖醇、半乳糖酸，血液中可检测到半乳糖或半乳糖-1-磷酸的量增多；血浆氨基酸分析可见多种氨基酸含量升高，主要包括瓜氨酸、蛋氨酸、苯丙氨酸、酪氨酸、鸟氨酸等。目前很多国家已将半乳糖血症的筛查纳入新生儿疾病筛查范围，通常是采用荧光定量方法检测新生儿足跟血滤纸片中的半乳糖含量。

（3）酶学检测　可取患儿外周血红细胞、白细胞、皮肤成纤维细胞或肝活检组织等进行 GALT 酶活性检测，患者的酶活性显著降低。

（4）基因检测　可通过 Sanger 测序法直接检测 GALT

基因是否存在致病突变，或通过二代测序的方法进行外周血全基因或全外显子检测。

4. 诊断

经典型半乳糖血症诊断主要依赖临床表现和上述辅助检查，若基因检测发现致病突变或酶学检测发现酶活性显著下降可确诊。

【鉴别诊断】

1. 希特林蛋白缺陷症（瓜氨酸血症Ⅱ型）

（1）相似点

① 新生儿出现黄疸、肝大、肝功能异常等临床表现。

② 新生儿可出现低血糖、低蛋白血症。

③ 血浆氨基酸检测显示瓜氨酸、酪氨酸等增高。

（2）鉴别要点

① 高氨血症。

② 尿液 GC/MS 有机酸分析检测半乳糖醇、半乳糖酸无异常，血液中可检测到半乳糖或半乳糖-1-磷酸的量正常。

③ 外周血红细胞、白细胞、皮肤成纤维细胞或肝活检组织等进行 GALT 酶活性检测正常。

④ 基因检测示 *SLC25A13* 基因突变，非 *GALT* 基因突变。

2. 尼曼匹克病 C 型

（1）相似点　可在新生儿期起病，表现为黄疸消退延迟、胆汁淤积等，可有肝脾大、神经系统受累表现。

（2）鉴别要点

① 骨髓检查有特征性的泡沫细胞，血胆固醇增高。

② 尿排泄神经鞘磷脂明显增加；尿液 GC/MS 有机酸分析检测半乳糖醇、半乳糖酸无异常，血液中可检测到半乳糖或半乳糖-1-磷酸的量正常。

③ 外周血红细胞、白细胞、皮肤成纤维细胞或肝活检组织等进行 GALT 酶活性检测正常，神经鞘磷脂酶活性测定降低。

④ 基因检测示 NPC1 或 NPC2 基因突变。

3. 肝豆状核变性

(1) 相似点　可表现为肝功能异常、黄疸，神经系统异常。

(2) 鉴别要点

① 铜蓝蛋白下降，角膜色素环阳性，尿铜增加。

② 尿液 GC/MS 有机酸分析检测半乳糖醇、半乳糖酸正常，血液中半乳糖或半乳糖-1-磷酸的量正常。

③ 基因检测示 ATP7B 基因突变，非 GALT 基因突变。

第七节　遗传性果糖不耐受症

【诊断要点】

1. 概述

遗传性果糖不耐受症 (hereditary fructose intolerance, HFI) 是一种罕见的常染色体隐性遗传性果糖代谢病，是由于编码果糖-1,6-二磷酸醛缩酶 B (ALDOB) 基因突变致醛缩酶 B 缺乏，导致果糖-1-磷酸在肝脏、肾、肠中堆积，使肝糖原分解和糖异生受抑制而致病。主要表现为摄入果糖后出现严重的低血糖、消化道症状、急性肝功能衰竭和急性近端肾小管功能障碍等。HFI 患者在摄入大量果糖后，果糖-1-磷酸的蓄积既可减少糖原分解，又可减少糖异生，从而诱发出汗、颤抖、头痛，甚至癫痫发作等餐后低血糖症状，而ATP 的急剧消耗可引起低磷血症、高尿酸血症、高镁血症、乳酸性酸中毒、蛋白合成障碍和超微结构损伤，进而诱发恶心呕吐和腹痛等消化道症状、急性肝功能衰竭和急性近端肾小管功能障碍。在长期摄入少量果糖的情况下，持续性的果糖-1-磷酸蓄积和 ATP 耗竭可抑制脂肪酸氧化，导致肝细胞甘油三酯蓄积，可进展为肝大、黄疸、出血倾向甚至肝功能衰竭，同时伴有肾小管酸中毒、生长迟缓和低体重等表现。

遗传性果糖不耐受症在活产婴儿发病率大约为 1/20000。欧洲人群预测患病率在 1/31000～1/18000，非欧洲人群患病率估算为 1/34461，我国尚无流行病学资料。

2. 临床特点

HFI 患者的临床表现随年龄、接触果糖的量和时间不同而存在差异。一般而言，发病年龄越小，症状越重。经典型 HFI 患儿于 6 个月左右起病，通常在首次食用了含有果糖的食物（如水果、蜂蜜和某些蔬菜）时发病。另外，部分配方奶粉及加入甜味剂的药品中含有蔗糖、山梨醇等成分，在肝脏中水解为果糖，因此 HFI 也可以在新生儿及小婴儿添加辅食前发病。常见临床症状包括进食含果糖食物后出现低血糖发作，表现为恶心、呕吐、腹痛、腹胀、出汗、震颤、抽搐甚至昏迷。如果诊断未明，患者长期慢性摄入果糖食物，除了低血糖表现外，会出现生长发育迟缓、肝大、腹水、黄疸及代谢紊乱（如低血糖、代谢性酸中毒、低磷酸盐血症、高尿酸血症、高镁血症）。病情严重者出现多脏器损害，肝、肾功能衰竭，抽搐、昏迷，甚至死亡。

3. 辅助检查

在急性发作时，实验室检查会发现低血糖、低血磷和低血钾，同时伴有尿酸、乳酸、丙酮酸、游离脂肪酸和甘油三酯升高。慢性患者出现肝功能损害及肝纤维化的指征，包括血清胆红素、转氨酶升高，凝血障碍。尿液检查可见蛋白尿及果糖阳性。

4. 临床分类

（1）疑似病例

① 当患者进食含果糖、蔗糖或山梨醇食物后出现恶心、

呕吐、腹痛、腹胀,甚至面色苍白、震颤、抽搐,同时出现低血糖、低血磷,高尿酸、高乳酸及血镁和丙酮酸升高时应怀疑此病。

② 反复发作低血糖伴有生长发育迟缓、身材矮小,合并肝功能障碍,也应疑诊此病。

(2) 确诊病例

① 疑诊病例应进行 *ALDOB* 单基因分析或者与糖代谢相关基因序列分析,如果存在 *ALDOB* 单基因纯合或者复合杂合致病突变可以确诊。

② 如果基因检测未发现突变,临床又高度怀疑时再考虑取肝、肠、肾组织活检进行果糖-1,6-二磷酸醛缩酶 B 活性测定确诊。

【鉴别诊断】

1. 病毒性肝炎

(1) 相似点 患者可有消化道症状、肝功能异常、黄疸及低血糖表现。

(2) 鉴别要点

① 病毒学标志物阳性。

② 消化道症状与进食果糖类食物无关。

2. 果糖吸收不良

(1) 相似点 进食果糖后可有腹泻、腹胀,严重者可以有腹痛。

(2) 鉴别要点 该病在大便中可以检出果糖,而遗传性果糖不耐受症尿中果糖阳性。

3. 先天性糖基化异常Ⅰ型

(1) 相似点 可出现肝功能异常、生长受限、氨基酸尿症/肾型范科尼综合征。

(2) 鉴别要点 *ALDOB* 单基因分析和肝组织活检进行

果糖-1,6-二磷酸醛缩酶 B 活性测定可以予以鉴别。

第八节　戈谢病

【诊断要点】

1. 概述

戈谢病（Gaucher disease，GD）为常染色体隐性遗传性疾病，是由于编码 β-葡萄糖脑苷脂酶（GBA）的基因缺陷导致葡萄糖脑苷脂（GC）在肝、脾、骨骼和中枢神经系统的单核-巨噬细胞内蓄积而产生的疾病。GC 是一种可溶性的糖脂类物质，是细胞的组成成分之一，生理情况下，来源于衰老死亡的组织细胞的 GC 被单核-巨噬细胞吞噬后，在溶酶体内经 GBA 作用而水解。由于 GBA 基因突变导致体内无 GBA 生成或生成的 GBA 无活性，造成单核-巨噬细胞内的 GC 不能被有效水解，大量 GC 在肝、脾、骨骼、骨髓、肺和脑组织的单核-巨噬细胞中蓄积，形成典型的戈谢细胞。

GD 患病率全球各地区不尽相同。一项系统分析统计全球每 10 万人中发病人数为 0.7~1.75，是全球范围内最为常见的溶酶体贮积病之一。有德系犹太人血统的（系指中欧及东欧犹太人）人群发病率最高，每 850 个德系犹太婴儿中就有 1 个患病。一项国内的人口统计研究发现，中国东部人口中 GD 是排名第 4 的溶酶体贮积病。国内较为准确的 GD 发病率数据来自于上海一项以干血斑法筛查新生儿 GBA 活性的研究，发现 GD 的发病率为 1：80844。中国内地尚没有建成全国性的 GD 登记中心，全面的流行病学调查有待完善。

2. 临床特点

根据神经系统是否受累，将 GD 主要分为非神经病变型（Ⅰ型）及神经病变型（Ⅱ型及Ⅲ型）。其他少见亚型（围生期致死型、心血管型等）也有报道。

(1) Ⅰ型（非神经病变型，成人型） 为最常见亚型（在欧美达 90%，东、北亚患者中比例略低）。无原发性中枢神经系统受累表现，一些Ⅰ型 GD 患者随着疾病进展可能出现继发性神经系统受累临床表现（如脊髓受压等）。各年龄段均可发病，约 2/3 患者在儿童期发病。脏器表现主要为肝脾大，尤以脾大显著，常伴脾功能亢进，甚至出现脾梗死、脾破裂等。血液学检查主要表现为血小板减少和贫血，部分患者白细胞减少，可伴有凝血功能异常。患者表现为面色苍白、疲乏无力、皮肤及牙龈出血、月经增多，甚至出现危及生命的出血现象。多数患者有骨骼受侵，但轻重不一。早期受侵犯部位主要包括腰椎、长骨干骺端和骨干，中后期可累及骨骺和骨突。患者常有急性或慢性弥漫性骨痛，严重者可出现骨坏死（缺血性坏死），随后可出现关节塌陷，累及股骨近端和远端、胫骨近端和肱骨近端。还可发生溶骨性病变、病理性骨折、椎体压缩骨折及其他因骨密度降低导致的脆性骨折。骨骼病变可影响日常活动，并可致残。儿童患者常见的表现依次是骨质疏松、长骨干骺端烧瓶样畸形、长骨干骺端密度不同程度减低、骨皮质变薄等，可有生长发育迟缓。部分患者可有肺部受累，主要表现为间质性肺病、肺实变、肺动脉高压等。此外，患者还会有糖和脂类代谢异常、多发性骨髓瘤等恶性肿瘤发病风险增高、胆石症、免疫系统异常等表现。

(2) Ⅱ型（急性神经病变型，婴儿型） Ⅱ型患者除有与Ⅰ型相似的肝脾大、贫血、血小板减少等表现外，主要为急性神经系统受累表现。常于新生儿期至婴儿期发病，进展较快，病死率高。有迅速进展的延髓麻痹、动眼障碍、癫痫发作、角弓反张及认知障碍等急性神经系统受损表现，生长发育落后，2~4 岁前死亡。一些重度患者会出现关节挛缩。

(3) Ⅲ型（慢性或亚急性神经病变型，幼年型） 早期表现与Ⅰ型相似，逐渐出现神经系统受累表现，常于儿童期发病，病情进展缓慢，寿命可较长。患者常有动眼神经受侵、眼球运动障碍，并有共济失调、角弓反张、癫痫、肌阵挛，伴发育迟缓、智力落后。Ⅲ型可分为3种亚型，即以较快进展的神经系统症状（眼球运动障碍、小脑共济失调、痉挛、肌阵挛及痴呆）及肝脾大为主要表现的Ⅲa型；以肝脾大及骨骼症状为主要表现而中枢神经系统症状较少的Ⅲb型；其他症状较轻，以心脏瓣膜钙化及角膜混浊为特殊表现，主要出现在德鲁兹人群的Ⅲc型。

3. 辅助检查

（1）GBA活性检测　GBA活性检测是GD诊断的金标准。当其外周血白细胞或皮肤成纤维细胞中GBA活性降低至正常值的30%以下时，即可确诊GD。值得注意的是，少数患者虽然具有GD临床表现，但其GBA活性低于正常值低限但又高于正常低限30%时，需参考该患者血中生物学标志物结果（壳三糖酶活性等），进一步做基因突变检测，从而实现确诊。

（2）骨髓细胞形态学检查　大多数GD患者骨髓细胞形态学检查能发现特征性细胞即戈谢细胞，该细胞体积大，细胞核小，部分胞质可见空泡。但该检查存在假阴性及假阳性的情况。当骨髓中查见戈谢细胞时，应高度怀疑GD，但并不能确诊GD，需在鉴别区分其他疾病的同时，进一步做GBA活性测定。

（3）基因检测　目前已发现的GBA基因突变类型有400多种，相似的表型可有多种不同基因型，而相同基因型的患者临床表现、病程及治疗效果也不同。GBA基因的突变类型具有种族差异，并与临床表型相关。到目前为止，已发现中国人GD基因突变类型约40种，以L444P为最常见的突变类型，可出现在有神经系统症状及无神经系统症状的GD各型患者中，其次为F213I、N188S、V375L和M416V

突变类型。基因诊断并不能代替酶活性测定的生化诊断，但可作为诊断的补充依据并明确对杂合子的诊断。少数突变与患者的临床分型具有相关性，对判断疾病程度和预后具有指导作用。

4. 临床分类

（1）疑似病例　可有肝大、脾大或有中枢神经系统症状，血清酸性磷酸酶增高，骨髓检查见典型戈谢细胞。

（2）确诊病例　进一步确诊应做白细胞或皮肤成纤维细胞 GBA 活性测定及基因检测。

（3）遗传咨询与产前诊断　患者的母亲再次妊娠时可取绒毛或羊水细胞经酶活性测定做产前诊断，若患者的基因型已确定，也可做产前基因诊断。通过羊膜穿刺术或绒毛取样诊断特定的 GD 等位基因，编码 GBA 的基因定位于人类染色体的 1q21 位置。

【鉴别诊断】

1. 尼曼匹克病 C 型

（1）相似点

① 少数可在新生儿期起病，表现为黄疸消退延迟、胆汁淤积等。

② 可有肝脾大、神经系统受累表现。

（2）鉴别要点

① 骨髓检查有特征性的泡沫细胞，血胆固醇增高。

② 尿排泄神经鞘磷脂明显增加；尿液 GC/MS 有机酸分析检测半乳糖醇、半乳糖酸无异常，血液中可检测到半乳糖或半乳糖-1-磷酸的量正常。

③ 外周血红细胞、白细胞、皮肤成纤维细胞或肝活检组织等进行 GBA 活性检测正常，神经鞘磷脂酶活性测定降低。

④ 基因检测示 *NPC1* 或 *NPC2* 基因突变。

2. 血液系统恶性疾病

（1）相似点

① 可有血小板减少和贫血，部分患者白细胞减少，可伴有凝血功能异常。

② 患者表现为面色苍白、疲乏无力、皮肤及牙龈出血、月经增多，甚至出现危及生命的出血现象。

（2）鉴别要点

① 骨髓中可见恶性细胞及类戈谢细胞。

② 白细胞或皮肤成纤维细胞 GBA 活性测定及基因检测有异常可助鉴别。

3. 佝偻病

（1）相似点　幼儿发病，可有骨质疏松、骨骼变形等。

（2）鉴别要点

① 常伴有维生素 D 缺乏。

② 补充维生素 D 后大部分症状可改善。

③ 白细胞或皮肤成纤维细胞 GBA 活性测定及基因检测可助鉴别。

第九节　卟啉病

【诊断要点】

1. 概述

卟啉病（porphyria）是由于血红素生物合成途径中的酶活性缺乏，引起卟啉或其前体［如 δ-氨基-γ-酮戊酸（δ-ALA）和卟胆原（PBG）］浓度异常升高，并在组织中蓄积，造成细胞损伤而引起的一类疾病。卟啉病有 3 种分类方式，按卟啉生成的部位可分为红细胞生成性卟啉病和肝性卟啉病；按临床表现可分为皮肤光敏型、神经症状型及混合型卟啉病；按遗传方式可分为遗传性和获得性卟啉病。

当血红素生物合成途径的酶缺乏时，其底物和血红素前体可积聚在骨髓或肝脏。血液中这些血红素前体增多，并被转运至其他组织，随尿和粪排出体外。某些卟啉病，尤其是早期卟啉前体 ALA、PBG 升高的卟啉病，可损害神经，出现多种症状，如腹痛、肌无力，后者可发展为肌麻痹。推测神经症状的发病机制有过多血红素中间产物作用于神经系统，或神经系统缺乏血红素合成。但 ALA 和其他血红素代谢产物未被证明有神经毒性，患者神经组织未发现有血红素缺乏。确切发病机制还不清楚。

不同的卟啉病发病率不一，但总体来讲都是罕见病，有些更是极为罕见。急性间歇性卟啉病（AIP）是其中最常见的类型，在欧洲发病率约为 1/75000。

2. 临床特点

卟啉病常见临床表现主要为皮肤症状和神经精神症状。

（1）皮肤症状 为光照后在皮肤暴露部出现红斑、疱疹甚至溃烂。皮疹可为湿疹、荨麻疹、夏令痒疹或多形性红斑等类型。口腔黏膜可有红色斑点。同时可并发眼损害如结膜炎、角膜炎及虹膜炎等。严重者可有鼻、耳、手指皮肤结瘢变形。可有特殊紫色面容。红细胞生成性卟啉病和皮肤光敏型可有多毛症。

（2）神经精神症状 最常见的表现为急性腹痛，腹痛往往为重度、稳定、定位不明，有时会伴有痛性痉挛。可以伴随便秘、腹胀、恶心、呕吐，有时出现腹泻和肠鸣音增加。感觉和运动神经元病可能先于腹痛出现，表现为肢体痛，伴麻木感、感觉异常和感觉倒错；运动无力往往始于上肢近端，可向下肢和远端进展。累及脑神经可能导致延髓麻痹、呼吸功能受损和死亡。严重运动神经元病可导致四肢瘫痪。自主神经系统受累表现为心动过速、高血压、出汗、躁动和震颤等。神经源性膀胱功能障碍可能引起尿痛、排尿困难、尿潴留和尿失禁。其他急性神经精神表现包括失眠、焦虑、躁动、激越、幻觉、癔症、定向障碍、谵妄、情感淡漠、抑郁、恐惧症和意识改变，从嗜睡到昏迷程度不一。

3. 辅助检查

（1）尿卟胆原日晒检测　患者尿中无色的卟胆原经光照可转变为有色卟啉类化合物，因此将患者新鲜尿液置于阳光下数小时可呈棕红色，这是 AIP 患者特征性的表现。

（2）尿卟胆原测定　采用 Watson-Schwartz 或 Hoesch 法。AIP 急性发作期尿 PBG 增高。发作间期患者指标可能正常。遗传性粪卟啉病（HCP）和混合型卟啉病（VP）发作时，尿 PBG 和 ALA 升高可能没有 AIP 显著。

（3）尿 ALA 测定　AIP 急性发作期尿 ALA 增高，可检测尿 ALA 浓度（正常小于或等于 $5mg/24h$）。

（4）血清羟甲基胆素合成酶（HMBS）测定　急性发作期 HMBS 活性下降（平均下降程度达 50％）。

（5）红细胞内原卟啉测定　红细胞生成性卟啉病红细胞内原卟啉增高。

（6）血浆荧光发射峰检测　卟啉是人体唯一内源性光致敏剂，具有特殊吸收光谱。卟啉及其衍生物吸光后被激活放出红色荧光，根据荧光波长的差异可以协助判断卟啉衍生物的类型。

（7）基因检测　基因测序可明确具体突变，从而确定卟啉病类型。如果生化检测提示某类卟啉病，可行相应致病基因测序。如 AIP 的 *HMBS* 基因位于 11 号染色体，对 *HMBS* 基因进行 DNA 测序、分析可以确定 AIP 的诊断。采用二代测序技术可以快速、全面地检测各种类型卟啉病的基因突变。高危家庭成员可以通过检测是否携带发病患者特定的基因突变来识别。

【鉴别诊断】

1. 急腹症

（1）相似点　表现为急性腹痛。

（2）鉴别要点

① 一般有发热及腹部定位体征。

② 一般无皮肤损害、肌无力及神经精神症状。

③ 卟啉及其代谢物质检测与基因检测可鉴别。

2. 铅中毒

（1）相似点　可有腹痛、皮肤病变和神经精神症状。

（2）鉴别要点

① 有铅等重金属接触史。

② 无肌无力等表现。

③ 卟啉及其代谢物质检测与基因检测可鉴别。

3. 脑炎、脊髓灰质炎、吉兰-巴雷综合征

（1）相似点　可有类似的神经精神症状。

（2）鉴别要点

① 无皮肤损害。

② 卟啉及其代谢物质检测与基因检测可鉴别。

第十节　遗传性血色病

【诊断要点】

1. 概述

遗传性血色病属于常染色体隐性遗传病，人类白细胞抗原相关血色病基因（HFE）突变最为常见，HFE 基因位于常染色体 6 短臂上的 HLA 区域，编码 MHC Ⅰ 类分子，能通过与转铁蛋白受体结合而调节细胞铁转运，若 HFE 基因出现变异（C282Y、H63D），会导致细胞铁转运障碍，而出

现铁贮存过多。

男女发病率比为 10∶1，好发年龄为 40～60 岁。

2. 临床特点

（1）典型的临床三联征　皮肤黑色素沉着（青铜色）、肝大（肝硬化）、糖尿病。

（2）性欲丧失、睾丸萎缩、停经、体毛稀少。

（3）关节病　关节痛。

（4）心脏病　心力衰竭、心律失常、扩张型心肌病等。

（5）肝癌。

（6）皮肤角化和甲异常　如扁平指（趾）甲或反甲。

3. 辅助检查

（1）血常规、血生化、AFP、性激素检测。

（2）血清铁升高、转铁蛋白升高、转铁蛋白饱和度（TS）升高（TS＞45％）、血清铁蛋白（SF）升高（SF＞500μg/L）。

（3）肝活检　肝铁浓度增高，含铁血黄素沉着，伴有纤维化。

（4）病理学检查　肝、胰、心脏、内分泌（垂体、肾上腺、甲状腺、甲状旁腺）等脏器的实质细胞发现大量铁沉积。

（5）基因检测　突变基因包括 HJV、$HAMP$、$TfR2$、FPN 和 HFE，经典常见的是 HFE 基因突变（C282Y，G→A，Cys→Tyr）。

（6）心电图、腹部彩超/CT/MRI、头颅 CT 检查。

【鉴别诊断】

1. 酒精性肝硬化

（1）相似点

① 可有肝功能异常及门静脉高压表现。

② 可合并糖尿病。

③ 可有铁代谢指标血清铁升高、转铁蛋白升高、转铁蛋白饱和度升高、铁蛋白升高。

(2) 鉴别要点

① 有长期大量饮酒史。

② 基因检测 *HFE* 基因无突变。

2. 肝豆状核变性

(1) 相似点

① 常染色体隐性遗传病。

② 肝功能异常及门静脉高压表现，早期可有肝大。

(2) 鉴别要点

① 发病年龄较早。

② 血清铜蓝蛋白下降，尿铜增高，角膜色素环阳性。

③ 肝活检肝铜含量增高。

④ 基因检测 *ATP7B* 基因突变。

3. 原发性慢性肾上腺皮质功能减退症

(1) 相似点

① 皮肤可有色素沉着。

② 可出现乏力、食欲减退等消化道症状。

(2) 鉴别要点

① 皮肤色素沉着主要发生于四肢屈侧、阴部及乳房周围。

② 血清铁代谢指标无异常，肝组织铁含量正常。

③ 尿 17-酮、17-羟类固醇及醛固酮降低，促肾上腺皮质激素（ACTH）试验异常。

④ 基因检测 *HFE* 基因无突变。

第十一节 肝豆状核变性

【诊断要点】

1. 概述

肝豆状核变性是一种常染色体隐性遗传病，由位于第13号染色体的 *ATP7B* 基因突变导致体内铜离子转运及排泄障碍，铜在肝脏、神经系统、角膜、肾脏等脏器蓄积，出现一系列临床表现。*ATP7B* 位于 13q14.3，含 21 个外显子，编码铜转运 P 型 ATP 酶。已报道的 *ATP7B* 突变超过 500种，存在人种差异，中国人最常见突变是 c.2333G＞T，p.R778L（34.5％）、c.2621C＞L，p.A874V（11.9％）和 c.2975C＞T，p.P992L（9.7％）。*ATP7B* 基因突变导致P 型 ATP 酶功能障碍，肝脏铜蓝蛋白合成减少，胆道铜排泄障碍，铜在肝脏沉积，肝细胞坏死，所释放的游离铜沉积于神经、肾脏、角膜等其他脏器，导致多脏器损害。

肝豆状核变性在人群中的发病率为 1/30000，*ATP7B* 基因突变携带率为 1/90。近年来不同研究表明，其实际发病率可能更高。

2. 临床特点

肝豆状核变性可累及全身多个脏器，临床表现多样。发病年龄多为 3～60 岁，也有 8 个月及 70 多岁发病的患者报道。儿童患者多以肝脏受累为首发症状（肝脏型），青少年及成人以神经系统受累为首发症状（神经型）的患者较多。肝豆状核变性患者肝脏病变是病理基础，可表现为无症状的转氨酶持续升高、慢性肝炎、肝硬化和急性肝功能衰竭。神经系统受累可表现为运动功能障碍、震颤、共济失调、舞蹈症、自主运动障碍、肌张力障碍，一些患者表现为面具脸、四肢僵硬、步态异常等。一些患者合并精神行为异常，如淡漠、攻击行为、性格改变等。肾脏受累可表现为血尿、蛋白尿、微量蛋白尿等。血液系统受累可表现为 Coombs 阴性溶血性贫血、肝硬化、脾功能亢进致血液三系下降、凝血功能异常等。相对少见的受累部位还包括骨关节、心脏、内分泌和生殖系统等。

3. 辅助检查

（1）常规检查　若累及血液系统，可出现贫血、白细胞下降、血小板下降；肝功能检查可见肝酶升高、胆红素升高、胆汁酸升高、凝血时间延长和低蛋白血症等；肾脏检查可见血尿、蛋白尿等。

（2）铜代谢相关检查　绝大多数患者血铜蓝蛋白＜0.2g/L，如果＜0.1g/L 强烈提示肝豆状核变性。24h 尿铜在成人患者中＞100μg 为诊断标准之一，在儿童患者中＞40μg 为诊断标准之一。

（3）影像学检查

① 腹部 B 超：轻者仅表现为肝密度增强、减低或不均，还可以表现为肝实质光点增粗、肝脏增大，甚至有结节状改变、脾大等肝硬化表现。

② 头颅 MRI：约 85% 神经型患者头颅 MRI 显示异常，主要累及基底节，也可出现中脑和脑桥、丘脑、小脑及额叶皮质等部位的异常信号，还可有不同程度的脑沟增宽、脑室扩大等。在神经系统症状出现之前，部分患者也可出现头颅 MRI 的异常改变。

（4）眼科裂隙灯检查　由于铜沉积于角膜后弹力层，在角膜与巩膜的内表面上出现绿色或金褐色的角膜色素环，即 K-F 环。有研究提示，在肝脏型肝豆状核变性患者中 K-F 环阳性率为 55%，在神经型患者中 K-F 环阳性率高达 90%。儿童患者在症状出现前，K-F 环阳性率较低。

（5）病理学检查　肝脏活检：肝脏最早的组织学异常包

括轻度脂肪变性和局灶性肝细胞坏死。伴随着病程进展，可出现纤维化、肝硬化。肝豆状核变性患者肝铜含量＞$250\mu g/g$（干重），但铜在肝脏中分布不均，铜含量测定可能会受所取标本的影响。

4. 诊断

肝豆状核变性的诊断主要依靠临床表现、辅助检查及基因分析。根据国内《肝豆状核变性诊疗指南（2022 年版）》，患者具有锥体外系受损症状或肝病表现，K-F 环阳性，血清铜蓝蛋白低于 $0.2g/L$，24h 尿铜＞$100\mu g$（儿童 24h 尿铜＞$40\mu g$），可临床诊断为肝豆状核变性。对不符合以上诊断指标的患者，应进一步行 *ATP7B* 基因突变检测，发现 2 个等位基因致病突变具有确诊价值。

【鉴别诊断】

1. 慢性病毒性肝炎

（1）相似点　有黄疸、消化道症状及腹水、肝功能异常表现，铜蓝蛋白可轻中度降低。

（2）鉴别要点

① 病毒学标志物阳性。

② 24h 尿铜无增高，K-F 环阴性。

③ *ATP7B* 基因检测阴性。

2. 自身免疫性肝炎

（1）相似点　有反复肝功能异常、黄疸等表现。

（2）鉴别要点

① 自身免疫性抗体阳性。

② 肝脏病理检查有界面炎、玫瑰花环、淋巴细胞穿入等特征性改变。

③ *ATP7B* 基因检测阴性。

3. 帕金森病

（1）相似点　有肌张力增高、运动障碍表现。

（2）鉴别要点

① 老年人多见。

② 一般不伴有肝脏功能异常。

③ 头颅 MRI 无特征性改变。

④ *ATP7B* 基因检测阴性。

第十二节　α1-抗胰蛋白酶缺乏症

【诊断要点】

1. 概述

α1-抗 胰 蛋 白 酶 缺 乏 症 （α1-antitrypsin deficiency, AATD）为常染色体共显性遗传性疾病。已知的 α1-抗胰蛋白酶（AAT）基因变异型分为正常型（M 型）、缺陷型（通常分为 Z、S 型）、功能障碍或无效型。经典的 AATD 由纯合的 Z 突变体（Glu342Lys）引起，约占临床 AATD 患者的 95%。Z 突变导致 AAT 折叠异常，形成多聚体滞留在肝细胞内质网中，致使血浆中 AAT 的含量减少，对中性粒细胞弹性蛋白酶（NE）活性的调节功能下降，导致肺气肿；同时由于多聚体在内质网内的形成和堆积，诱发肝细胞的损伤和坏死，临床上常导致新生儿肝炎，婴幼儿和成人的肝硬化、肝癌等疾病。

AATD 常见于新生儿和儿童。Z 突变的携带频率从美国人的 4% 到爱尔兰人的 25% 不等。AATD 在北美新生儿中的发病率为 1∶1600，在北欧普通人群中发病率为 1∶2000。

2. 临床特点

（1）慢性阻塞性肺疾病　肺气肿、支气管扩张、哮喘、血管炎。

（2）肝病

① 新生儿：黄疸、肝大、直接胆红素和转氨酶升高。

② 儿童或成年人：肝炎、肝硬化（腹水、脾大、食管静脉曲张）、肝细胞癌等。

肝脏疾病和肺脏疾病高发期年龄不同。肝脏疾病常发生于儿童时期和老年，而肺脏损伤常见于中年。

3. 辅助检查

（1）发生肺部疾病或肝脏疾病时，可出现生化指标异常，但不具有特异性。

（2）血清 AAT 降低，只有正常水平的 10%～15%（炎症会引起升高，若 C 反应蛋白升高则 AAT 结果会受到影响）。

（3）发生肺部疾病或肝脏疾病时，胸部 CT，肝脏彩超、CT 或 MRCP 有相应改变（如肺气肿、支气管扩张、肝硬化、肝细胞癌等）。

（4）基因检测　血 $PiZZ$ 基因检测。

【鉴别诊断】

1. 肝炎肝硬化

（1）相似点

① 有乏力、食欲减退、腹胀等消化道症状。

② 可有肝功能异常及门静脉高压表现。

（2）鉴别要点

① 幼儿及儿童发病多见，有乙型肝炎病毒或丙型肝炎病毒感染史。

② 肝炎病毒学标志物阳性。

③ 无慢性阻塞性肺疾病表现。

④ 基因检测 $PiZZ$ 无基因变异。

2. 肝豆状核变性

（1）相似点

① 常染色体遗传病。

② 儿童及青少年多见。

③ 肝功能异常及门静脉高压表现，早期可有肝大。

（2）鉴别要点

① 无慢性阻塞性肺疾病表现。

② 铜蓝蛋白下降、K-F 环阳性、尿铜增高、肝活检示肝铜含量增高。

③ 基因检测示 *ATP7B* 基因变异。

3. 希特林蛋白缺陷症

（1）相似点　有黄疸、肝大、肝功能异常等临床表现。

（2）鉴别要点

① 无慢性阻塞性肺疾病表现。

② 高氨血症、低血糖；显著的低蛋白血症、甲胎蛋白升高。

③ 血浆氨基酸检测显示瓜氨酸增高。

④ 基因检测示 *SLC25A13* 基因变异。

第十三节　Ⅰ型遗传性酪氨酸血症

【诊断要点】

1. 概述

人体所需的酪氨酸（Tyr）是从饮食或通过氧化苯丙氨酸获得的，除供体内合成蛋白质外，还是多巴胺、肾上腺素和黑色素等多种物质的前体，多余的酪氨酸通过其降解途径分解为二氧化碳和水。遗传性酪氨酸血症（HT）是酪氨酸分解通路上酶的缺陷导致血液中酪氨酸增高所致的一种疾病。根据酶缺陷种类不同分为三类：Ⅰ型是 *FAH* 基因发生致病性突变致其编码的延胡索酰乙酰乙酸水解酶（FAH，主要位于肝、肾组织）缺陷，导致延胡索酰乙酰乙酸

（FAA）不能水解为延胡索酸及乙酰乙酸；HT Ⅱ型是 *TAT* 基因致病性突变致其编码的酪氨酸氨基转移酶（TAT，主要位于肝脏）功能缺陷，使酪氨酸不能转变成 4-羟基苯丙酮酸；HT Ⅲ型是 *HPD* 基因发生致病性突变致其编码的 4-羟基苯丙酮酸双加氧酶（HPD，主要位于肾脏）功能缺陷，使 4-羟基苯丙酮酸不能转化成尿黑酸。三种类型的 HT 均为常染色体隐性遗传病。

延胡索酰乙酰乙酸水解酶（FAH）分子质量约为 80kDa，是酪氨酸降解途径最末端的酶，其编码基因位于染色体 15q23～q25。FAH 将酪氨酸代谢生成的延胡索酰乙酰乙酸（FAA）分解为延胡索酸和乙酰乙酸，基因变异造成 FAH 合成障碍或功能缺陷，导致前体物质 FAA 及其衍生物琥珀酰丙酮（SA）堆积，从而引起肝、肾和神经系统症状。此外，琥珀酰丙酮还可抑制胆色素合成，使 δ-氨基-γ-酮戊酸（δ-ALA）堆积，引起卟啉病样改变。

HT Ⅰ型为常染色体隐性遗传病，发病率为 （1/120000）～（1/100000）。美国人群的突变携带率为 （1/150）～（1/100）。由于奠基者效应，斯堪的纳维亚半岛的活产新生儿 HT Ⅰ型发病率约为 1/74000，芬兰约为 1/60000。此外，在加拿大的魁北克省，活产新生儿发病率约为 1/16000，突变携带频率约为 1/66。中国尚缺少相关流行病学资料。目前国内报道多为 HT Ⅰ型，HT Ⅱ型仅见 1 家系报道，HT Ⅲ型未见报道。

2. 临床特点

HT Ⅰ型依发病年龄可分为急性型、亚急性型和慢性型，以肝脏、肾脏及神经系统受累为主要表现。急性型在出生后数周内发病，未经治疗的患儿多在 1 岁内死亡，亚急性型和慢性型患者 2 年生存率可达 74%～96%。未得到合理治疗的 HT Ⅰ型的患儿肝细胞癌的发病率为 17%～37%，远高于正常人群。未被发现或未治疗的慢性型患者大多在 10 岁以前死亡，死因通常是肝功能衰竭、神经系统受累或肝细胞癌。

（1）急性型　起病急骤、进展迅速，以急性肝功能衰竭为主要表现，临床表现为肝脾大、黄疸、呕吐、腹胀、厌食、嗜睡、贫血、出血倾向及生长迟缓。患儿可能具有"煮白菜"或"烂蘑菇"的特征性气味。肝脏合成凝血因子不足，PT、APTT 明显延长，凝血因子 Ⅱ、Ⅶ、Ⅸ、Ⅺ 和 Ⅻ 水平降低，补充维生素 K 后难以纠正。肝功能衰竭可继发腹水、黄疸和消化道出血，患儿偶尔会出现持续低血糖。未治疗的患儿多于起病数周或数月内因肝功能衰竭死亡。

（2）亚急性型和慢性型　在 6 个月至 2 岁起病。除肝功能损害表现外，还表现为肾小管功能损害及神经系统功能损害，常伴有生长发育迟缓。临床上可见肝硬化、肾性糖尿、氨基酸尿症（范科尼综合征）、低磷血症性佝偻病等。未经治疗和急性肝衰竭后存活的患儿发展为肝细胞癌的风险较高。患儿在病程中会有急性末梢神经受累危象发生，其表现类似于急性间歇性卟啉病。常有轻微感染、食欲缺乏和呕吐等前驱症状；患儿活动减少，易激惹，但神志清楚；随即出现严重的疼痛性感觉异常，以双下肢为主，可伴有腹痛，患儿为减轻疼痛而过度伸展躯干与颈部如角弓反张状；同时伴有自主神经异常症状，如血压增高、心动过速、肠麻痹等；约 1/3 患儿在危象发作时出现肌张力降低甚至瘫痪，少数患儿可发生呼吸衰竭而需要呼吸机支持，可能会导致死亡。危象发作一般持续 1～7 天。

3. 辅助检查

（1）血液检查　可见贫血、血小板减少、白细胞减少等脾功能亢进表现。肾脏受累时可出现糖尿、蛋白尿。生化检查血清转氨酶正常或轻度异常，血胆红素升高，表现为肝细胞性黄疸，血浆白蛋白降低，碱性磷酸酶增高，低磷血症也较常见。凝血功能检查 PT、APTT 延长，INR 升高，凝血因子Ⅱ、Ⅶ、Ⅸ、Ⅺ水平降低。甲胎蛋白水平显著升高。

(2) 串联质谱法进行血氨基酸、琥珀酰丙酮检测以及气相色谱-质谱法进行尿有机酸分析和琥珀酰丙酮检测是诊断 HTⅠ型最重要的检查方法。血酪氨酸浓度增高，也可出现苯丙氨酸、脯氨酸、苏氨酸、鸟氨酸、精氨酸、赖氨酸和丙氨酸等增高。需要注意的是，新生儿早期或脐带血中酪氨酸水平往往正常。尿氨基酸排出量增高，以酪氨酸、苯丙氨酸、甘氨酸和组氨酸等为主，系因肾小管再吸收率降低所致。尿有机酸分析可检测到酪氨酸代谢物，包括 4-羟基苯丙酮酸、4-羟基苯乳酸和 4-羟基苯乙酸的排出量增加。琥珀酰丙酮作为诊断本病的"金指标"，可以通过以上方法在血、尿标本中进行检测，发现琥珀酰丙酮升高具有极大的诊断价值，但是要注意与血串联质谱法相比，尿气相色谱-质谱法可能出现假阴性结果。部分患儿也可以检查到 δ-ALA 排出量明显增高。

(3) 影像学检查　B超检查可见肝大、肝内密度不均或局灶损害，脾大、肾脏增大或回声增强也很常见。慢性型患者长骨 X 线片可见典型佝偻病样改变。

(4) 对 FAH 基因突变进行检测，可发现 FAH 双等位基因突变，首先选择基因测序，目前已经发现的致病突变包括错义突变、无义突变、剪切位点突变等多种形式。临床表现支持酪氨酸血症诊断的患儿，如果测序未发现双等位基因突变则需要进一步进行 FAH 基因的缺失/重复分析。

(5) 对淋巴细胞或培养的皮肤成纤维细胞中 FAH 活性进行测定，如明显下降或缺失也可以确诊。

(6) 产前诊断　可用 2 种方法。

① 测定羊水中的琥珀酰丙酮含量，当含量＞60nmol/L时即为异常，一般在怀孕 12～18 周即可诊断。

② 基因检测，如果家系中 FAH 基因突变的位点已经确

定，首选基因检测为产前诊断的方法。

4. 诊断

HT Ⅰ型临床表现不具有特异性，确诊需要通过临床表现结合特殊的实验室检测。

（1）临床表现有肝大，伴或不伴有黄疸，甲胎蛋白显著增高，发病较晚的患者可见范科尼综合征、低磷血症性佝偻病。

（2）血酪氨酸增高，尿多种氨基酸排出增多，4-羟基苯丙酮酸、4-羟基苯乳酸、4-羟基苯乙酸增高。

（3）血或尿琥珀酰丙酮增高。

（4）基因检测发现 *FAH* 致病性突变。

【鉴别诊断】

1. 希特林蛋白缺陷症

（1）相似点　可有黄疸、肝大、肝功能异常、甲胎蛋白升高等临床表现。

（2）鉴别要点

① 新生儿可有胆汁淤积表现；严重者可合并白内障。

② 高乳酸、血瓜氨酸升高、高血氨、高血脂。

③ 基因检测发现 *SLC25A13* 基因突变。

2. 尼曼匹克病 C 型

（1）相似点　少数可在新生儿期起病，表现为黄疸消退延迟、胆汁淤积等，可有肝脾大、神经系统受累表现。

（2）鉴别要点

① 骨髓检查有特征性的泡沫细胞，血胆固醇不增高。

② 尿排泄神经鞘磷脂明显增加；尿液 GC/MS 有机酸分析检测半乳糖醇、半乳糖酸无异常，血液中可检测到半乳糖或半乳糖-1-磷酸的量正常或增多。

③ 外周血红细胞、白细胞、皮肤成纤维细胞或肝活检

组织等进行 FAH 酶活性检测正常，神经鞘磷脂酶活性测定降低。

④ 基因检测示 *NPC1* 或 *NPC2* 基因突变。

3. 肝豆状核变性

（1）相似点　可表现为肝功能异常、黄疸、神经系统异常。

（2）鉴别要点

① 角膜可有 K-F 环；头部 MRI 检查在豆状核信号异常，可有典型的"熊猫脸征"。

② 血铜蓝蛋白下降，尿铜及肝铜升高。

③ 基因检测发现 *ATP7B* 致病性突变。

第十四节　遗传性出血性毛细血管扩张症

【诊断要点】

1. 概述

遗传性出血性毛细血管扩张症（HHT）是罕见的常染色体显性遗传性疾病，也称为 Rendu-Osler-Weber 综合征，是由血管系统发育异常导致毛细血管扩张和动静脉畸形的一种疾病。到目前为止已经确定了 3 个基因与 HHT 有关，包括 endoglin（*ENG*）、激活素受体样激酶 1（*ALK1*）和 *SMAD4* 基因。

本病常见于新生儿和儿童。我国尚无此病的流行病学调查资料。世界范围内的发病率在（1.5/10000）～（1/5000），存在地域及种族差异，但无性别差异。欧洲发病率最高，特别是丹麦和法国，博内尔岛的加勒比海人也有较高的发病率。随着二代测序技术的发展，该病的诊断率有着极大的提升。

2. 临床特点

（1）常有贫血、反复自发性鼻出血、皮肤和黏膜表面毛细血管扩张，常见于皮肤、口（舌唇）、指（趾），而体表出现的多个血管痣样物，通常不高于皮肤表面，大小从针尖到小豌豆不等，颜色鲜红或紫红，压之退色。

（2）内脏血管异常

① 胃肠道血管畸形：消化道出血。

② 肝脏血管畸形：高输出量心力衰竭、门静脉高压、胆道疾病、黄疸、肝大。

③ 肺脏血管畸形：缺氧、咯血、栓塞。

④ 脑血管畸形：头痛、癫痫、出血。

（3）阳性家族史　直系亲属中发现 HHT 患者。

3. 辅助检查

（1）血及粪便常规、血生化、AFP 可有异常，但无特异性。

（2）凝血功能和血小板功能正常，但有个别出血异常。

（3）肺部、肝脏、头颅彩超、CT 或 MRI 检查见动静脉畸形，心电图、心脏彩超检查。

（4）胃肠镜、纤维支气管镜等检查。

（5）基因检测　血 ENG、ALK1 和 SMAD4 基因异常。

【鉴别诊断】

1. 心源性肝硬化

（1）相似点

① 有心力衰竭、肝硬化、肝大、腹水等表现。

② 可有消化道出血。

（2）鉴别要点

① 无阳性家族史。

② 常无反复自发性鼻出血、皮肤和黏膜表面毛细血管扩张。

③ 一般不伴有脑血管畸形。

④ 基因检测 ENG、ALK1 和 SMAD4 无变异。

2. 消化性溃疡并出血

（1）相似点　可有贫血、呕血、黑便。

（2）鉴别要点

① 可有幽门螺杆菌检查阳性。

② 不合并反复自发性鼻出血、皮肤和黏膜表面毛细血管扩张。

③ 胃镜下可见明确溃疡病变。

④ 一般不伴有脑血管畸形。

⑤ 基因检测 *ENG*、*ALK1* 和 *SMAD4* 无变异。

3. 病毒性肝炎肝硬化

（1）相似点

① 有乏力、食欲减退、腹胀、消化道出血等症状。

② 可有肝功能异常及门静脉高压表现。

（2）鉴别要点

① 一般有乙型肝炎病毒或丙型肝炎病毒感染史。

② 肝炎病毒学标志物阳性。

③ 不合并反复自发性鼻出血、皮肤和黏膜表面毛细血管扩张。

④ 基因检测 *ENG*、*ALK1* 和 *SMAD4* 无变异。

第十五节　囊性纤维化

【诊断要点】

1. 概述

囊性纤维化（cystic fibrosis，CF）为一种常见的致死性常染色体隐性遗传性疾病，因编码囊性纤维化跨膜传导调节蛋白（CFTR）基因突变导致 CFTR 蛋白功能缺陷，从而导致外分泌腺功能紊乱。编码 CFTR 的基因位于 7q，目前已发现超过 2000 种 *CFTR* 基因突变，其表达的 CFTR 蛋白含 1480 个氨基酸残基，是上皮细胞膜表面的一种氯离子通道蛋白。当 *CFTR* 基因发生突变时，由于 CFTR 蛋白不能合成、折叠异常导致运输障碍或通道功能减少或缺失，所在的上皮细胞分泌氯离子和水减少，同时伴有钠离子重吸收增加，导致上皮细胞内高渗环境，上皮液体层厚度减少，导致呼吸道分泌物黏稠，从而造成呼吸道阻塞而致病。在胰腺导管，CFTR 蛋白的异常表达会导致 HCO_3^- 分泌障碍，导管内液体酸化，分泌物黏稠，导致管腔阻塞，可以引起胰腺慢性炎症，甚至纤维化。欧美最常见的突变是 F508del，但是在亚洲 CF 患者中（中国、韩国、日本、越南、泰国）只占 12%～31%，相比于西方人群高达 66% 的比例有明显差异。目前研究认为中国人 CF 最常见的突变为 G970D。

不同国家和地区报道的发病率不一，在高加索人种中最常见。新生儿发病率为 (1/25000)～(1/1800)。亚洲和非洲发病人数远远少于欧洲和北美洲，在欧洲新生儿的发病率为 1/(2000～3000)，美国为 1/(2000～3000)，我国极为罕见。CF 在我国尚处于初步认识阶段，其确切的发病率并不清楚，但由于诊断意识和能力的提高，目前我国诊断的 CF 病例在迅速增加。

2. 临床特点

（1）呼吸道症状　慢性细菌感染及病原体的定植，最初常为流感嗜血杆菌和金黄色葡萄球菌，最终出现铜绿假单胞菌或洋葱伯克霍尔德菌的慢性定植和（或）感染。支气管扩张常在幼年起病，且常从上叶起病，与多数感染后形成的支气管扩张症主要位于中、下肺不同。

（2）深色服装上遗留汗渍，或是父母发现患儿皮肤发咸。基于这一特点，临床上常用汗液测定作为 CF 的确诊手段之一。

（3）胃肠道症状　消化不良和吸收不良，肠梗阻和直肠脱垂以及肝脏及胰腺疾病。

（4）CF相关的糖尿病　与胰腺功能异常相关。

（5）男性患者可以出现输精管内精子移动障碍以及先天性输精管缺失导致不育，女性患者可由于宫颈分泌物黏稠导致生育能力下降。

3. 辅助检查

（1）一般检查　由于氯离子分泌异常，一些患CF小婴儿的机体调节不完善，会出现低钠血症，被误诊为Bartter综合征。此外，肺部感染时可以出现血白细胞和中性粒细胞升高、炎症指标异常。由于长期的慢性感染，可以出现血清免疫球蛋白的升高。如果存在肝硬化，会出现肝功能异常。由于一些患者胰腺功能不全，会出现早发糖尿病，因此CF患者均需要定期监测血糖。另外需要检测IgE水平和曲霉特异性IgE，以确定是否合并变应性支气管肺曲霉病（ABPA）。由于患者常合并胰腺外分泌功能不全，脂溶性维生素吸收不足，维生素A、维生素D等脂溶性维生素常常出现降低。

（2）汗液氯离子测定　汗液氯离子测定是CF诊断的金标准，收集患者的汗液测定其中氯化物的浓度。这项测试一般在前臂进行，使用汗液刺激剂和弱电流刺激人体分泌汗液。整个过程影响因素很多。如果超过2个不同部位汗液氯化物浓度大于60mmol/L，基本可以确诊；如果小于30mmol/L，基本可以排除。如果结果介于这两者之间，需要进一步寻找诊断证据，并进行CFTR基因分析。

（3）鼻黏膜电位差　鼻黏膜电位差的产生是由于CFTR突变，鼻腔黏膜上皮的氯离子转运异常，导致CF患者和正常人鼻黏膜上皮的电位差不同。这项操作比较复杂，普及度不高。

（4）肠黏膜电流测定　如果鼻黏膜电位差测定结果还不

足以诊断，那么可以进行肠黏膜电流测定。原理也是利用CFTR的氯离子转运功能丧失，不过需要取离体肠组织，加入氯离子通道激动剂，相比于正常人，CF患者肠道上皮分泌的氯离子更少。这个操作比鼻黏膜电位差测定普及度更低，而且是有创检测，较难推广。

（5）胰腺外分泌功能检查　粪便72h脂肪定量升高提示胰腺外分泌功能不全。此外，粪便苏丹Ⅲ染色阳性也提示胰腺外分泌功能不全，但是阳性率不高。

（6）肺功能检查　与其他类型的支气管扩张症相似，常见阻塞性通气功能障碍。疾病严重时会出现混合性通气功能障碍。

（7）影像学检查　鼻窦CT检查常见鼻窦炎。胸部CT检查可见以上叶为著的支气管扩张，常为双侧对称分布。

（8）呼吸道病原体检查　早期常可分离出流感嗜血杆菌和金黄色葡萄球菌，随着疾病进展，可以出现铜绿假单胞菌或洋葱伯克霍尔德菌的慢性感染。有报道8个月的患儿呼吸道即可出现铜绿假单胞菌的定植，超过85％的CF患者最终出现呼吸道铜绿假单胞菌的定植。

（9）生殖系统检查　精液分析和输精管超声等，以明确男性患者是否存在先天性双侧输精管缺如（CBAVD）。

（10）基因诊断　*CFTR*基因是目前已知唯一的CF致病基因。Sanger测序辅以多重连接探针扩增技术（MLPA）检测*CFTR*基因全部27个外显子及包含剪接位点的侧翼序列是最常用的基因检测方法。中国的CF患者由于易出现新发突变和少见突变，不宜使用国际的商业CF基因筛查包进行检测。

4. 临床诊断

至少一个器官存在CF的典型表现以及存在以下至少一种*CFTR*基因功能异常的证据：

① 两个部位汗液氯离子浓度测定超过 60mmol/L。

② 等位基因上存在两个 *CFTR* 致病突变。

③ 鼻黏膜电位差异常。

【鉴别诊断】

1. 感染后支气管扩张症

（1）相似点　可有气喘、呼吸困难、咯血等表现。

（2）鉴别要点

① 可发生在任何年龄段。

② 无深色服装上遗留汗渍。

③ CT 检查支气管扩张多见于肺底或肺门附近。

④ 基因检测无 *CFTR* 基因异常。

2. 原发性纤毛运动障碍（PCD）

（1）相似点

① 可有气喘、呼吸困难等表现。

② 均为常染色体隐性遗传性疾病。

（2）鉴别要点

① 以学龄期儿童和青少年居多，CF 发病年龄偏小。

② 无深色服装上遗留汗渍。

③ 黏液纤毛清除功能检测异常，电镜下观察鼻腔黏膜可见纤毛数目及结构异常。

④ 基因检测可鉴别。

3. α1-抗胰蛋白酶缺乏症（AATD）

（1）相似点　可有气喘、呼吸困难等表现。

（2）鉴别要点

① 肝硬化、肝癌更常见。

② 无深色服装上遗留汗渍。

③ 基因检测可进行鉴别。

第十六节 淀粉样变性

【诊断要点】

1. 概述

淀粉样变性是由于具有反向 β 折叠结构的单克隆免疫球蛋白轻链沉积在细胞外基质，造成沉积部位器官和组织损伤的一组疾病，常累及心、肾、肝、皮肤、软组织及神经系统等。遗传性淀粉样变性是由于某些基因突变导致相应蛋白变性，从而具备了淀粉样蛋白的特性并在组织器官中沉积所致。目前已知因基因突变能造成遗传性淀粉样变性的物质有：甲状腺素结合蛋白，胱抑素 c，凝溶胶蛋白，载脂蛋白 A Ⅰ（ApoA Ⅰ），载脂蛋白 A Ⅱ（ApoA Ⅱ），溶菌酶（1ysozyme），纤维蛋白原 A-α 链等，其遗传方式均为常染色体显性遗传。最常见的遗传性淀粉样变性为 *TTR* 基因突变所致的家族性淀粉样多发性神经病变（familial amyloidotic polyneuropathy，FAP）。

FAP 在不同种族间均有发病报告，但主要集中在葡萄牙、日本和瑞典。

2. 临床特点

（1）外周及自主神经病变，感觉障碍常见；消瘦、虚弱。

（2）呼吸系统受累 咳嗽、呼吸困难。

（3）心肌受累 严重心肌病变。

（4）肝脏受累 肝大，肝区不适，严重胆汁淤积、肝性脑病或难治性腹水。

（5）肾脏受累 常见；蛋白尿、缓慢进展的慢性肾功能衰竭。

（6）胃肠道受累 消化道出血、腹泻或吸收不良。

（7）部分可因淀粉样物质在眼球的玻璃体上沉积导致视力异常，非常具有特征性。

3. 辅助检查

（1）血常规、便常规、肝功能、心肌酶、肌钙蛋白、脑利钠肽（BNP）、AFP、凝血功能、免疫球蛋白及轻链（M蛋白）。

（2）彩超、CT、MRI、心电图、心脏彩超、胃肠镜可发现脏器结构、形态或功能改变。

（3）组织刚果红染色阳性、相应变异蛋白染色阳性。

（4）基因检测。

【鉴别诊断】

1. 多发性骨髓瘤

（1）相似点

① 有淀粉样变、贫血、水肿等表现。

② 可有消化道出血。

（2）鉴别要点

① 基因检测无异常。

② 骨髓检查可见浆细胞异常增生，伴有质的改变。

2. 反应性浆细胞增多症

（1）相似点

① 有乏力、贫血、水肿等组织受累表现。

② 骨髓中浆细胞增多。

（2）鉴别要点

① 有原发疾病表现，如感染、肝硬化、结缔组织病、肿瘤等。

② 多克隆的 IgG 增高常见。

③ 骨髓浆细胞一般为成熟浆细胞。

④ 基因检测无异常。

3. 华氏巨球蛋白血症

（1）相似点

① 有乏力、贫血、水肿、肾损伤等组织受累表现。

② 骨髓中或其他组织可见淋巴样浆细胞浸润。

（2）鉴别要点

① 血清和（或）尿液中出现单克隆 IgM。

② 分子生物学检测常有 *MYD88L265P* 突变。

③ 骨髓检查可见异常浆细胞样淋巴细胞增生。

第十七节　进行性家族性肝内胆汁淤积

【诊断要点】

1. 概述

进行性家族性肝内胆汁淤积（progressive familial intra-hepatic cholestasis，PFIC）是一类常染色体隐性遗传疾病，存在基因突变。PFIC-1 型由 *ATP8B1* 基因突变引起，FIC1 蛋白位于肝细胞毛细胆管膜，它负责调节氨基磷脂转入细胞内，维持毛细胆管膜双分子层内膜高浓度的氨基磷脂。PFIC-2 型由 *ABCB11* 突变引起，该基因编码胆盐输出泵（BSEP）蛋白，该蛋白是肝细胞毛细胆管膜胆盐转运蛋白，PFIC-3 型由 *ABCB4* 基因突变引起，编码多药耐药蛋白 3（MDR3）。MDR3 主要在肝细胞毛细胆管膜表达，其功能产物磷脂酰胆碱转出酶调节磷脂从双分子层向外移动，是磷脂转运器。

PFIC-1 和 PFIC-2 型发病率（1/100000）～（1/50000），发病与性别无关。文献报道 10%～15% 儿童胆汁淤积性疾病归因于 PFIC，10%～15% 儿童肝移植归因于 PFIC。

2. 临床特点

黄疸和皮肤瘙痒是 PFIC 典型临床表现。其他有身材矮小、青春期发育落后等发育迟缓表现，胆囊结石，脂肪吸收障碍所致的脂肪泻，肝脾大以及脂溶性维生素缺乏所致佝偻病、骨龄延迟、干眼症、凝血障碍和神经肌肉病变等症状。患儿亦可以出现视觉及听力异常，出现烦躁、嗜睡及注意力不集中等改变。晚期可出现门静脉高压症和肝脏肿瘤等。三型 PFIC 临床表现各有其特点，水样腹泻是 PFIC-1 型常见肝外表现，此外有胰腺炎和听力减退等表现。PFIC-2 型初始表现更为严重，进展更快，发病 1 年内可迅速发生肝衰竭，甚至肝癌。PFIC-3 型呈慢性和进行性，常在儿童晚期和青少年期发生肝硬化，极少出现新生儿胆汁淤积。

3. 辅助检查

（1）实验室检查　PFIC 三型表现为血结合胆红素、碱性磷酸酶及胆酸等不同程度增高，血胆固醇多正常，PFIC-3 型有血 GGT 增高。而 PFIC-1 型和 PFIC-2 型实验室检查血清 GGT 活性和胆固醇值基本正常，胆汁酸明显升高。PFIC-3 型患者血胆固醇正常。血 GGT 持续升高有助于鉴别 PFIC-3 与 PFIC-1、PFIC-2。PFIC-2 患者血转氨酶和血清中甲胎蛋白（AFP）比例较 PFIC-1 高。

（2）影像学检查　MRCP 或腹部超声等观察肝内外胆管，PFIC 一般无肝内外胆管改变。

（3）病理学检查　PFIC 病理学改变如下：PFIC-1 型肝组织最特征表现为电镜下促颗粒状胆汁，称为"Byler bile"。部分肝细胞可按管状模式排列，形成腺泡样假玫瑰花环。其他非特异性表现：肝细胞空泡变性、轻微炎症细胞浸润、毛细胆管内胆汁淤积、汇管区轻微小胆管增生和纤维化等。肝巨细胞形成不明显。PFIC-2 型肝组织病理特征性的表现在于明显的肝巨细胞的形成，电镜下胆汁呈细丝状、细颗粒状或无定形状，微绒毛缺失。BSEP 免疫组化染色可显示该蛋白表达的缺乏或明显下降。PFIC-3 型肝组织的病理改变类似于肝外胆道闭锁患者的肝脏，有胆管增生和纤维化两个突出表现。增生的胆管被认为是真正的胆管，而不是 PFIC-1 患者肝细胞的胆管上皮细胞化生；纤维化轻重程度不一，可以仅仅是汇管区的纤维化，也可以是整个肝组织的广泛纤维化，疾病晚期则表现为胆汁性肝硬化。胆汁淤积程度不一，肝细胞、毛细胆管、各级胆管均可受累。MDR3 蛋白免疫组化染色可以显示该蛋白在肝脏组织的表达情况。

（4）基因检测　应用 DNA 测序检测 *ATP8B1*、*ABCB11*、*ABCB4* 基因外显子，必要时可采用 RT-PCR 和测序检测非编码序列和内含子的突变以及剪接错误，或者进行全基因测序。

4. 诊断

PFIC 的诊断依靠临床表现、血生化、胆汁成分分析、肝组织病理学检查以及基因检测等综合判断，并需要排除其他原因所致的胆汁淤积性肝病。

【鉴别诊断】

1. 妊娠肝内胆汁淤积症

（1）相似点　皮肤瘙痒及胆汁淤积表现。

（2）鉴别要点

① 妊娠特发。

② 终止妊娠后缓解。

③ 无发育异常，不导致慢性肝病。

④ 基因检测无异常。

2. Alagille 综合征

（1）相似点　临床表现为黄疸、生长迟滞和心血管症状等。

（2）鉴别要点

① 可伴有面部畸形，包括宽鼻梁、三角形脸和眼深凹、

角膜后胚胎环。

② 显微镜下表现为胆管缺失或发育异常。

③ 基因检测 *JAG1* 基因突变。

第十八节　Alagille 综合征

【诊断要点】

1. 概述

Alagille 综合征（Alagille syndrome，ALGS）是一种累及多系统的常染色体显性遗传疾病。94％的 ALGS 由编码 Jagged1 的 *JAG1* 基因突变或缺失所引起，约 1.5％由 *NOTCH2* 基因突变所致，但有 4.5％未检测到基因突变。基因异常导致先天性肝内胆管发育不良，显微镜下大多数门管区无胆或可见发育不良的胆管。

早期根据婴儿胆汁淤积症诊断的近似估计，该病的发病率为 1/70000，然而，随着分子诊断技术的进展，真实发病率可能接近 1/30000。即使在同一家族，临床表现也可能多样，给诊断带来一定的困难。

2. 临床特点

Alagille 综合征可累及肝脏、心脏、骨骼、眼和颜面等多系统或器官，常以婴儿期胆汁淤积为突出表现。

（1）肝脏受累特征　黄疸、皮肤瘙痒、黄色瘤，肝脾大。

（2）心血管受累　出现各种心脏异常发育如肺动脉及肺动脉瓣狭窄、法洛四联症、室间隔缺损、房间隔缺损、主动脉瓣狭窄、主动脉缩窄等。颅内血管及其他血管异常也可发生。

（3）骨骼受累　骨骼发育障碍和骨质流失，最具特色的表现是矢状椎体裂或蝴蝶椎。少数患者出现四肢骨骼病变，如复发性股骨骨折等。

（4）面部特征　特征性的面部外观包括突出的前额、眼窝中度凹陷、耳郭突出、尖下巴及马鞍鼻或直鼻梁，整张脸犹如一个三角形。

（5）眼部受累　最常见的是角膜后胚胎环。

（6）其他　肾脏病变如肾小管酸中毒、肾脏发育不良、蛋白尿及尿路梗阻等，还有生长发育迟缓、运动迟缓、胰腺功能不全等。

3. 辅助检查

根据累及的系统不同，可出现肝功能异常，胰腺功能及肾脏功能异常，眼部及心脏异常。

4. 诊断

肝内胆管缺失或减少，同时具有下列三项或三项以上者方可诊断为本病：

① 慢性胆汁淤积。

② 心血管异常。

③ 特征性的面容。

④ 脊柱畸形主要表现为蝶形椎骨，牙釉质发育不良。

⑤ 眼部畸形，角膜后胚胎环是最具有特征性的眼部改变。

存在 *JAG1* 基因突变或有家族史时，合并两种典型表现即可诊断。

【鉴别诊断】

1. 自身免疫性肝病

（1）相似点　可有黄疸、皮肤瘙痒及慢性胆汁淤积表现。

（2）鉴别要点

① 自身免疫性肝炎抗体阳性。

② 肝活检可有界面炎、玫瑰花环及淋巴细胞侵入等特征性改变；或有旺炽性胆管病变；或影像学检查提示胆管节段性扩张。

③ 一般不合并脊柱畸形或心血管及眼部畸形。

2. 肝豆状核变性

（1）相似点　青少年发病，有肝功能异常。

（2）鉴别要点

① 铜蓝蛋白降低、尿铜增高。

② K-F 环阳性。

③ 基因检测 *ATP7B* 缺陷。

3. 脊柱肿瘤

（1）相似点　有脊柱畸形表现。

（2）鉴别要点

① 一般无心血管及眼部畸形。

② 脊柱 MRI 检查可见脊柱有占位性病变。

第二十三章 »»»

肝脏占位性病变

第一节 肝腺瘤

【诊断要点】

1. 概述

肝腺瘤亦称肝细胞腺瘤（hepatocellular adenoma，HCA），是一种罕见的良性肿瘤，通常发生在没有肝硬化的肝脏。病理学上主要是由肝细胞及少量的 Kupffer 细胞组成，HCA 不含胆管结构。

根据亚型的不同，病因各异。炎症型 HCA（IHCA）为最常见的亚型，最常见于使用口服避孕药的年轻女性和肥胖患者。患者可出现慢性贫血和（或）发热，白细胞和血清 C 反应蛋白（CRP）增多。此型主要是 JAK/STAT 信号通路的激活，导致肝细胞增殖。肝细胞核因子 1α 失活型 HCA（HHCA）为第二常见的亚型，仅发生于有使用口服避孕药史的女性患者。肝细胞核因子 1α（HNF1α）的失表达，导致抑癌基因的作用减弱。在 HCA 中主要通过杂合子丢失的形式灭活其功能。β-连环蛋白激活型 HCA（BHCA）好发于男性，与雄性激素、糖原贮积病和家族性腺瘤性息肉病有关。基因突变导致 β-连环蛋白途径的激活，β-连环蛋白的持续激活导致不受控制的肝细胞增殖。未分类型 HCA（UH-

CA）最少见。诊断依赖于一个沉默的表型和排除其他亚型的标准。

HCA 主要见于育龄妇女，男女比例为 1∶（8～10）。HCA 的发生与口服避孕药的使用有关已经得到广泛的认可，并且与口服避孕药的剂量和时间密切相关。在亚洲国家，HCA 的报道以男性居多，且与使用口服避孕药的相关度明显低于西方人群。

2. 临床特点

（1）肿瘤体积小者可无任何症状。

（2）肿瘤增大压迫正常肝细胞或影响邻近器官的功能时，可出现上腹部胀痛不适、恶心、纳差和上腹牵拉感等症状，约 1/3 的患者上腹部可触及表面光滑、质硬的肿块。随着肿瘤的增大，其中心部可发生坏死和出血，其主要临床表现为急腹症。表现为发热，偶有黄疸或寒战，右上腹肌紧张、压痛，白细胞计数及中性粒细胞增高等。

（3）肝腺瘤生长缓慢，停用避孕药后，部分患者肿瘤可缩小甚至消失。但肝腺瘤有自发性出血及恶变倾向。据统计，腹腔出血的死亡率为 7%，恶变率为 10%。

3. 辅助检查

（1）血常规检查　部分合并出血、坏死或感染者可有 WBC 增高。

（2）外周血生化检查　通常无肝功能损害，部分患者可伴有 GGT 及 ALP 轻度增高。

（3）肿瘤标志物检查　少数 AFP 阳性患者提示恶变可能。

（4）影像学检查　本病的影像学检查往往不具有特异性。B 超检查可见边界清晰、光滑的病灶，通常为低回声肿块，伴有出血和坏死者可见混合回声，有囊性变者可见液性暗区。CT 扫描肿块呈低密度区，增强后可显示为等密度或低密度区，若瘤体中心坏死、钙化，可出现高密度区。MRI检查显示病灶在 T_1 和 T_2 加权像呈现增强信号。肝动脉造影较敏感，但不具有特异性，肿瘤表现为血运丰富并且呈向心性供血，也可见中央为低血运区。肿瘤直径＞2cm者，行放射性核素肝扫描可显示肝内放射性稀疏区。经皮肝穿刺活组织检查易引起出血，应属禁忌。

【鉴别诊断】

1. 原发性肝癌

（1）相似点

① 组织形态上极为相似，有时病理报告上也可出现误差。

② 肝腺瘤癌变时可出现血清 AFP 高，原发性肝癌少部分血清 AFP 阴性。

（2）鉴别要点

① 肝腺瘤发展慢，病程长，自觉症状轻，全身状况较好。

② 原发性肝癌多有慢性乙型肝炎、肝硬化的病史，有肝功能异常和血清 AFP 明显升高。如有口服避孕药病史应高度怀疑肝腺瘤。

2. 肝脏局灶性结节样增生

（1）相似点

① 组织形态上极为相似，有时病理报告上也可出现误差。

② 都可能有口服避孕药史。

（2）鉴别要点

① B超检查示血流增强，可显示从中心动脉放射向周围的血管，病理检查肉眼可见中心星状瘢痕。

② 病理活检可鉴别诊断。

3. 急性阑尾炎

（1）相似点　肿瘤增大发生坏死和出血时有腹肌紧张、压痛、白细胞计数及中性粒细胞增高等。

（2）鉴别要点

① 急性阑尾炎有转移性腹部疼痛，起初为上腹或脐周，后为右下腹。

② 急性阑尾炎行 B 超或 CT 检查可见肿大阑尾或脓肿。

③ 肝腺瘤行 B 超或 CT 检查可见肝脏低回声肿块，伴有出血和坏死者可见混合回声。

4. 肝错构瘤

（1）相似点

① 肿瘤增大压迫正常肝细胞或影响邻近器官的功能时，均可出现上腹部胀痛不适、恶心、纳差和上腹牵拉感等症状。

② 影像学检查均可见肝占位性病变。

（2）鉴别要点

① 肝腺瘤多有服用避孕药史，停药后占位可逐渐缩小。

② 肝腺瘤生长缓慢。

③ 肝腺瘤主要见于育龄妇女，肝错构瘤多发于 4 个月至 2 岁婴幼儿。

第二节　肝脏炎性假瘤

【诊断要点】

1. 概述

肝脏炎性假瘤（inflammatory pseudotumor of liver, IPL）是一种肝脏良性病变，又称炎性肌纤维母细胞瘤，临床上很少见，是一种纤维结缔组织增生伴大量炎症细胞浸润的结节状病变。肝脏炎性假瘤是酷似肝脏恶性肿瘤的一种肝脏局灶性病变，多为自限性病变。

至今肝脏炎性假瘤确切的病因仍不清楚，可能与一些因素包括创伤、感染、免疫变态反应等有一定关系。

IPL 可发生于任何年龄，10 个月至 85 岁，平均 37 岁。男性多于女性，男、女之比为 (1～3.5)∶1。约 80% 为单发，亚洲人群发病率较高。发生部位以肝右叶多见，其次为左叶，同时累及两叶较少。约 10% 位于肝门部。

2. 临床特点

(1) 病程较长，数天至 36 个月。

(2) 主要表现为发热（57%，多为间歇性，高热或中低热）、上腹痛或不适（48%）、体重减轻（24%）、黄疸（10%）、乏力（8%）、肿块和肝大（8%），其他还有贫血、恶心、呕吐、腹泻等症状。

(3) 尽管肺部炎性假瘤有 2.7% 的癌变可能，但肝脏炎性假瘤至今未见有癌变的报道。

3. 辅助检查

(1) 血常规检查　可见白细胞增多，以淋巴细胞为主，也可有贫血。

(2) 外周血生化检查　胆红素升高，ALT、AST 稍高。

(3) 血清学检查　ESR 加快，多克隆球蛋白增高。

(4) 肿瘤标志物　极少数患者的甲胎蛋白升高，有的可达 $1000\mu g/dL$ 以上，可能与肝细胞的增生有关。

(5) 影像学检查　B 超检查可见边界清楚的低回声或不均匀回声占位，周边无晕环。CT 检查可见病变呈低密度灶，增强后多数边界清楚，少数部分增强。MRI T_1 加权图像为低信号，T_2 加权图像为高信号。肝动脉造影显示为少血管性病变。放射性核素显像，Ga 标记为浓聚区，Te 标记为缺损区。B 超或 CT 引导下细针穿刺活检也可以明确肝脏炎性假瘤的诊断。

【鉴别诊断】

1. 原发性肝癌

（1）相似点

① 影像学表现类似。

② 肝脏炎性假瘤可出现 AFP 增高。

（2）鉴别要点

① 肝脏炎性假瘤发病无一定规律，症状轻微或不显著，病程较长。而原发性肝癌多见于 30 岁以上成人，病程短，常合并有多年的肝炎或肝硬化病史。

② 肝脏炎性假瘤体检时肝脾大不明显。而原发性肝癌多合并有肝硬化，肝脾有增大。

③ 原发性肝癌大多 AFP 阳性，HBsAg 阳性。

④ 选择性肝动脉造影显示炎性假瘤病变多呈无血管或少血管特点。

⑤ 螺旋 CT 扫描可鉴别诊断。

2. 肝脓肿

（1）相似点

① 肝脓肿机化期 CT 影像相似。

② 两者均可以出现白细胞、ESR 等指标明显升高。

（2）鉴别要点

① 肝脓肿有明显寒战、高热。

② MRI 上肝脓肿多表现为脓肿内可见气体影，环形征和脓肿内小气泡为肝脓肿的特征表现；可见"靶征"或者"环征"，DWI 可见脓腔弥散受限。

③ 肝脓肿 CT 表现为肝实质内单发或多发低密度区，呈圆形或椭圆形，其内有分隔，边界清楚或不清楚。

3. 肝包虫病

（1）相似点

① CT 平扫均可见不规则的低密度影。

② 两者的病史均较长，且病程呈渐进性发展。

（2）鉴别要点

① 肝包虫病 CT 表现为肝实质内大小不一的低密度影，可见多个边缘清楚的包囊互相靠拢，形成若干分隔。

② 囊内子囊可为囊状或软组织密度的结节，囊壁钙化，并可见环形和弧形囊壁、内囊分离，可出现包虫病的特征性表现"双边征"及"水上浮莲征"。

③ 人感染肝包虫病的主要原因是接触狗，或处理狗、狼、狐皮而误食虫卵引起。

④ 肝包虫病 B 超检查可见囊肿呈圆形或类圆形，壁较厚，边界清楚、光整，囊内可见子囊，其中可见光环、光团或活动光点；病变周围可有回声增强。

4. 转移性肝癌

（1）相似点

① 两者均可出现上腹部疼痛、间歇性发热伴消瘦。

② 均可有贫血、白细胞总数轻度或中度升高、ESR 加快、血浆 C 反应蛋白增高。

（2）鉴别要点

① 转移性肝癌多有原发恶性肿瘤病史，其影像特征性表现为 CT 增强扫描时周边强化出现"牛眼征"。

② 转移性肝癌病灶常多发，大小不等，边缘光整或不光整，部分有液化坏死、囊变及出血。

第三节　肝脏局灶性结节增生

【诊断要点】

1. 概述

肝脏局灶性结节增生（hepatic focal nodular hyperplasia，hFNH）病因未明。通常认为是在先天性血管畸形的基础上，因肝细胞酶系缺乏而使细胞易受激素类药物的刺激，导致坏死后修复再生形成的结果。亦可能是对脉管性肝损害的异常再生反应。许多报告认为本病与口服避孕药有关，避孕药可能对肝脏局灶性结节增生细胞有营养作用，口服避孕药的妇女易发生肝脏局灶性结节增生破裂和出血，少数病例在停服避孕药或雌激素之后肝脏局灶性结节增生缩小。

2. 临床特点

本病通常无症状，少数病变较大者有上腹部不适或肝区疼痛，腹腔内出血是极罕见的合并症。

3. 辅助检查

（1）无特征性血清标志物。

（2）B超、CT、MRI等检查可显示病变均匀、密度稍低，中央瘢痕及离心性动脉血流供应等表现。多排CT（MDCT）或MRI检查显示特征性影像学表现，特别是肝脏细胞特异性对比增强MRI检查是确诊hFNH的重要依据。MRI确诊标准是：

① 在 T_1WI 上呈等或低信号。

② 在 T_2WI 上呈等或稍高信号。

③ 病灶的信号强度均一。

④ 在 T_2WI 上可见中央高强度信号区。

⑤ 注射对比剂以后病灶显著强化。

⑥ T_1WI 对比剂增强延迟扫描可见病灶中央轧造影剂聚集区。

⑦ 没有包膜。

【鉴别诊断】

1. 肝腺瘤

（1）相似点

① 都多见于口服避孕药的15～45岁育龄妇女。

② 因两者在物理检查上无特异性，鉴别较难。

③ 因两者在化验检查上也无特异性，鉴别困难。

（2）鉴别要点

① hFNH 患者大多无症状，很少有并发症，而肝腺瘤易破裂出血。

② 有 1/3 的 hFNH 患者由于病灶中心形成瘢痕，肝动脉造影有典型的表现，即动脉相可见肿块中央血管呈放射状走行，实质相可见纤维分隔呈放射状排列，呈车轴样血管和车轴样结构，病灶边界清楚。

③ 放射性核素胶体（^{99m}Tc）显像时 hFNH 因含有 Kupffer 细胞，多表现为胶体 Tc 摄取正常或增多，肝腺瘤则摄取多而呈强阳性。

2. 原发性肝癌（HCC）

（1）相似点

① 两者均由肝动脉供血。

② 影像学表现相似。

（2）鉴别要点

① CT 检查 HCC 强化程度较 hFNH 明显弱，强化方式为自外周向中心的渗透性强化，染色不均匀。而 hFNH 动脉期似腹主动脉样强化，与正常肝组织分界清晰，供血动脉由中央向四周放射，呈"中心开花"状。HCC 供血动脉迂曲不规则，多位于周边且较延伸及扭曲，常伴动-静脉分流及动-门静脉分流。HCC 无独立引流静脉，血液经包膜周围微小门静脉分支回流到肝窦；hFNH 内可见伸入病灶内的粗大引流血管。

② HCC 增强方式多呈"快进快出"，hFNH 增强方式多呈"快进慢出"。

③ 中心瘢痕的显示及瘢痕延迟强化高度提示 hFNH，包膜高度提示 HCC。

④ HCC 肿瘤染色不均匀，出现早且持续时间短，而 hFNH 肿瘤染色较均匀且持续时间长。

3. 纤维板层型肝癌

（1）相似点

① 两者增强 CT 中央瘢痕均可出现强化。

② 两者 AFP 均为阴性。

③ 两者病灶均生长缓慢，预后良好。

（2）鉴别要点

① 纤维板层型肝癌多见于儿童及青少年，多无肝炎及肝硬化病史，而 hFNH 通常见于口服避孕药的 15～45 岁育龄妇女。

② hFNH 钙化少见，而纤维板层型肝癌钙化常见。

③ hFNH CT 平扫呈现为等或低密度肿块影，且中央纤维瘢痕呈低密度，而纤维板层型肝癌通常为单发巨大肿块，密度不均。

4. 海绵状血管瘤

（1）相似点

① 两者均为肝脏良性肿瘤。

② 两者的增强 CT 均可表现强化。

③ 两者 MRI 均可呈现为高信号。

④ 两者均可有纤维瘢痕形成。

（2）鉴别要点

① 海绵状血管瘤 CT 一般表现为边界清楚的圆形或类圆形等或稍高密度影，可合并斑点状钙化，周围一般无水肿，较大的病灶可有轻度水肿。而 hFNH 在 CT 上表现为孤立的等密度或略低密度肿块，境界清楚，密度均匀，很少有钙化。

② 海绵状血管瘤往往无包膜，而 hFNH 有假包膜。

③ 海绵状血管瘤 CT 强化呈现为慢进，病灶边缘向中心

强化，hFNH 则表现为快进，强化均匀。

第四节　肝囊肿

【诊断要点】

1. 概述

肝囊肿（hepatic cyst）为肝脏发生的一种良性疾病，包括两种类型，一种为寄生虫性肝囊肿，另一种为非寄生虫性肝囊肿。寄生虫性肝囊肿主要为肝包虫病，而非寄生虫性肝囊肿则包括先天性、炎症性、创伤性以及肿瘤性囊肿，发生率最高的类型为先天性肝囊肿。一般情况下，肝囊肿主要指先天性病变，而其既可呈现为单发，又可表现为多发。

肝囊肿大多为先天性，系肝内胆管或淋巴管发育障碍所致。在胚胎发育时期，多余的胆管自行退化而不与远端胆管连接；若肝内多余胆管未发生退化和吸收，并逐渐呈分节状和囊状扩张，则形成囊肿。Patterson 等对多囊肝患者的囊肿液进行研究，发现囊肿液的成分类似于人胆汁除去胆盐的部分，也支持囊肿是由具有分泌功能的胆管上皮构成的假说。此外，多囊肝常伴有多囊肾、胰腺囊肿、肺或脾囊肿及其他畸形，亦可作为其先天发育异常的佐证。多囊肝可发生于同一家族的不同成员，可能与染色体隐性遗传有关，单发性肝囊肿的发生归因于异位胆管。1906 年 Moschcowitz 在研究胎儿肝囊肿时，发现肝囊肿壁上衬有异位的胆管组织及长方形上皮细胞，因此认为这类囊肿起源于肝内迷走畸变的胆管或先天性肝内胆管上皮增生闭塞，导致管腔内容物停滞潴留而成。

2. 临床特点

肝囊肿生长缓慢，可长期或终身无症状。其临床表现随囊肿位置、大小、数目以及有无压迫邻近器官和有无并发症而异。孤立性肝囊肿与多囊肝的病因与发展过程有差别，其临床表现也不尽相同。

(1) 孤立性肝囊肿　女性多见，男女之比为 1 : 4。孤立性囊肿常无症状，而在腹部手术、尸检或 B 超检查时偶然发现。有症状的患者其初发症状可始于任何年龄，一般在 20～50 岁间出现症状。常见的临床表现有：

① 胃肠道症状：当囊肿增大并压迫胃、十二指肠和结肠时，可引起餐后饱胀、食欲减退、恶心和呕吐等症状。

② 腹痛：大的肿块可引起上腹膨胀不适、隐痛或轻度钝痛。突发性剧痛或出现腹膜炎表现时，提示有囊肿扭转、绞窄、出血或破裂等并发症发生。

③ 腹部肿块：腹部肿块是许多患者首发症状。

④ 黄疸：肝门邻近的囊肿压迫肝管或胆总管可引起轻度黄疸，其发生率较低，仅在 5% 的病例中出现。

⑤ 体格检查：腹部触及随呼吸移动的肿块是主要体征。肿块表面光滑，通常质硬，部分有囊性波动感，无明显压痛。肿块位置随囊肿发生的部位而定，多数位于右上腹。

(2) 多囊肝　大多数无症状，多在手术、尸检或 B 超检查时偶然发现。1/3 患者无意中发现上腹肿块。肿块增大压迫邻近器官可引起腹胀、腹痛、全身倦怠及消化道受压的症状，少数患者因胆管受压而引起肝功能损害，甚至出现腹水、黄疸及食管静脉曲张。约 50% 的多囊肝患者合并多囊肾，此类患者可有高血压、血尿、肾区痛、肾功能不全等症状。本病多发现于 40～60 岁，女性居多。体检时可触及肝大，质地较硬，表面可触及散在的囊性结节，多无压痛。合并多囊肾者有时可触及肿大的肾脏。

3. 辅助检查

(1) 实验室检查　通常无临床指导意义，肝功能一般正常，偶有肝功能轻度损害者，AFP 检查通常阴性。此外，

Casoni 试验阴性。

（2）影像学检查

① B超：用于肝囊肿的诊断，具有敏感性高、无创伤、简便易行等优点。小于 1cm 的囊肿也易检出，准确率达 98%，而且能确定囊肿的性质、部位、大小、数目及累及肝脏的范围，为首选的检查方法。肝囊肿的声像图表现为肝内有圆形或椭圆形液性暗区，囊壁菲薄，边缘整齐光滑，与周围组织界限清楚。囊肿后壁及深部组织回声增强，而侧壁常伴折射声影。多囊肝时肝脏增大，形态失常、表面不规则。B超检查对治疗方法的选择亦具有重要参考价值。

② CT：CT 检查能准确显示肝囊肿的部位、大小、范围及性质，确诊率达 98%。CT 图像上显示界限清楚的圆形或椭圆形低密度区，密度均匀，静脉造影后无增强表现。

③ 放射性核素肝扫描：对于囊肿直径>2cm 者，可显示肝区占位性病变。

④ 选择性血管造影：肝动脉造影见肝囊肿呈圆形、边缘清楚的无血管区，其周围血管被推移呈弓形。

⑤ 腹腔镜检查：适用于疑难病例。能在直视下观察病变，并可穿刺进行细胞学检查及穿刺抽液。此法属有损伤性检查，且对肝膈顶部和右后叶病变难以观察，故应慎重选择。

【鉴别诊断】

1. 肝良性肿瘤

（1）相似点

① 两者均可表现为 AFP 阴性、肝功能正常。

② 两者病情发展均缓慢，都是良性病变。

（2）鉴别要点

① 肝实质内出现增强或减弱的网状回声团块，边界清楚。

② 肝良性肿瘤 CT 平扫肝内会出现低密度灶，轮廓清楚，密度均匀，少数不均匀。

③ 肝良性肿瘤 MRI T_2WI 值比肝囊肿低。

2. 肝脓肿

（1）相似点

① 随着病变的发展两者均会伴有肝大。

② 两者均会出现消化不良、恶心、呕吐和右上腹不适等症状。

（2）鉴别要点。

① 肝囊肿一般没症状，发病缓慢，而肝脓肿往往起病急，伴有发热等感染中毒症状，并以引起脓肿的原有疾病的主要临床特征为其主要症状。

② 肝脓肿表现为肝区持续性疼痛，随深呼吸及体位移动而增剧。

③ 肝囊肿首选检查一般是 B 超，而肝脓肿首选诊断性穿刺。

3. 肝包虫病

（1）相似点

① B 超可显示肝内巨大圆形、椭圆形或多房形液性暗区，易与肝囊肿混淆。

② 两者均会出现消化不良、恶心、呕吐和右上腹不适等症状。

③ 患者常具有多年病史，病程呈渐进性发展，病变进展缓慢。

④ 两者均会因为压迫胆道引起阻塞性黄疸，压迫门静脉可产生腹水。

（2）鉴别要点

① 患者多来自牧区，有羊、犬等动物接触史，囊肿张力较大，触之硬韧，叩之有震颤。

② 肝包虫病多数患者嗜酸性粒细胞增高，Casoni 试验阳性。

③ 肝包虫病 B 超检查示囊液中有砂粒样漂浮的回声增强散在光点。

第五节　肝错构瘤

【诊断要点】

1. 概述

肝错构瘤（hepatic hamartoma）是一种极罕见的先天性肝脏肿瘤样畸形。根据组成组织的来源，分为起源于内胚层和起源于中胚层两类，起源于内胚层者又分为实质性错构瘤（以肝细胞增生为主体）和胆管错构瘤（以胆管和纤维胶原基质增生为主体）；起源于中胚层者又分为间质性错构瘤（以间质性组织的增生为主体）和血管性错构瘤（以血管和纤维组织的增生为主体）。肿瘤常发生于肝包膜下，多为单发，偶为多发性。肿瘤质地坚硬似橡皮，表面凹凸不平呈结节状，切面呈棕灰色。显微镜下可见大量结缔组织呈中心性星状排列，肝细胞排列不规则，不形成肝小叶，胆管上皮及血管多数已纤维化。肿瘤与正常肝细胞间的界线较清楚，一般无真正的包膜，但可形成假膜。肿瘤内多有囊肿存在。

2. 临床特点

无症状性快速生长的肝脏肿块为本病最重要的临床特征。多发于 4 个月至 2 岁婴幼儿，通常 5 岁前发病，男女比例为 3 : 1，成人发病极为罕见。本病早期无任何症状，有的在出生时就有腹部肿块，肿块生长迅速，当肿瘤逐渐增大时，可在右上腹扪及质硬肿块，无压痛，可随呼吸上下移动。晚期可出现腹部无痛性巨大包块及压迫症状，如恶心、呕吐、便秘、腹胀等。偶有带蒂者可发生肿瘤蒂扭转、坏死。全身表现可有贫血、消瘦等。

3. 辅助检查

本病的实验室检查不具有特异性，肝功能多在正常范围，有少数 AFP 升高，偶有 CA19-9 增高。B 超、CT、MRI、血管造影、放射性核素扫描、腹部平片等对本病诊断有一定帮助。肝病理活检可确诊。

【鉴别诊断】

1. 肝细胞癌

（1）相似点

① 影像学检查可见占位性病变。

② 可有 AFP 升高。

（2）鉴别要点

① 肝细胞癌好发于 30～60 岁，男性多见，多数有肝炎、肝硬化病史。

② 肝细胞癌血清 AFP 持续性升高。

③ 肝细胞癌中 CT、MRI 对比增强多期扫描实质部分表现为"快进快出"。

2. 肝母细胞瘤

（1）相似点

① 好发于儿童，多发生于 3 岁以下。

② 可有 AFP 升高。

③ 影像学检查可见肝脏巨大肿块占位。

（2）鉴别要点

① 约 50% 患者伴性早熟。

② 病理活检可鉴别诊断。

3. 肝腺瘤

（1）相似点

① 肿瘤增大压迫正常肝细胞或影响邻近器官的功能时，均可出现上腹部胀痛不适、恶心、纳差和上腹牵拉感等症状。

② 影像学检查均可见肝占位性病变。

（2）鉴别要点

① 肝腺瘤多有服用避孕药史，停药后占位可逐渐缩小。

② 肝腺瘤生长缓慢。

③ 肝腺瘤主要见于育龄妇女，肝错构瘤多发于 4 个月至 2 岁婴幼儿。

第六节 肝畸胎瘤

【诊断要点】

1. 概述

原发性肝畸胎瘤（hepatic teratoma）是极为罕见的肝脏肿瘤，多为良性肿瘤，少有恶变发生，系由残留于肝内的原始胚胎细胞所引起。肿瘤由囊肿、骨、软骨、牙齿、肌肉、脑组织和毛发等多胚层组织构成，其表面高低不平，软硬不一。多为单发，可生长成巨大肿块。畸胎瘤发生的原因可能有四点：①遗传和环境因素的作用。②胚芽细胞在某种因素的作用下残留在不恰当的位置。③胚芽分化微环境和细胞屏障的破坏。④基因的突变和异常表达。

肝畸胎瘤多发生于婴幼儿和儿童，女性多于男性，四分之一的患儿在出生时即被发现。

2. 临床特点

肝畸胎瘤临床症状多为腹部包块，包块较小时多无症状，可在 CT 扫描时偶然发现，当包块较大，压迫邻近器官，患者可产生腹胀、饱胀感、恶心、呕吐等症状。

3. 辅助检查

（1）实验室检查 可有碱性磷酸酶升高。部分恶性畸胎瘤患者甲胎蛋白可呈阳性，绒毛膜促性腺激素升高。

（2）B超检查 在超声上表现为以均匀回声为主，但有较大范围回声很低的混合性肿块，低回声区内又有伴有远侧声影的高回声灶。也可表现为后壁有增强回声而肝内肿块本身无回声的肿块，也可呈强回声病灶。

（3）CT 检查　CT 表现为以低密度为主的边缘清楚的肿块，肿块的一侧有高密度影和脂肪密度影，其中有骨质和牙齿。

（4）X 线检查　X 线检查腹部肿块上可有钙化斑点。

【鉴别诊断】

1. 转移性畸胎瘤

（1）相似点　肝脏可出现含骨质及牙齿的肿块。

（2）鉴别要点

① 影像学检查可见原发病灶畸胎瘤。

② 除有原发病灶的表现外，瘤组织由高度恶性的肿瘤成分构成，而无任何良性上皮样组织。

2. 肝细胞癌

（1）相似点　可含脂肪及钙化。

（2）鉴别要点　肝细胞癌好发于 30～60 岁，男性多见，多数有肝炎、肝硬化病史，AFP（＋），影像学表现为肝实质软组织肿块，密度不均，伴脂肪变性及出血、坏死、钙化。肿瘤实性成分较畸胎瘤多，囊性成分较少，沉积于病灶中的脂肪分布通常不均匀，斑点状钙化常位于病灶中心，CT、MRI 对比增强多期扫描实质部分表现为"快进快出"，同时部分发现门静脉、肝静脉内癌栓，上腹部淋巴结以及远处转移征象等可鉴别。

第七节　肉芽肿性肝病

【诊断要点】

1. 概述

肉芽肿性肝病（granulomatous liver disease）亦称肝肉

芽肿或肉芽肿性肝炎。本病并非是一种独立的疾病，而是一组局灶性肝脏疾病，是肝脏对许多致病因素产生的一种局限性慢性炎症反应，具有肉芽肿的形态学特征，可能是机体免疫功能障碍及对某些刺激物发生过敏反应的结果。细菌、病毒、真菌、寄生虫、螺旋体、立克次体感染；药物、化学物品、肝胆疾病、肿瘤及其他因素均可引起肝肉芽肿形成。结节病和结核病发生上皮样肝肉芽肿最多见，布鲁菌病、麻风和Q热可发生非上皮样肝肉芽肿。各种肝炎、脂肪肝、肝硬化均可伴发肝肉芽肿，酒精性肝病有肝肉芽肿时，常伴有结核病。

本病主要见于免疫力低下患者。除肝外胆道梗阻外，几乎所有肝脏疾病都可伴有肝肉芽肿。酒精性肝炎及肝硬化患者，有 $18\% \sim 29\%$ 患者伴发肝肉芽肿。

2.临床特点（几种主要的肉芽肿性肝病）

根据感染的病原体不同，临床表现各异。

（1）肝布鲁菌病　羊型较重，牛型较轻，甚至无症状。急性期有发热、多汗、关节痛、生殖系统和神经系统症状、淋巴结与肝脾大；症状无特异性，大多为出汗、头痛、低热、疲乏等。

（2）肝结核病　典型表现为午后低热、盗汗、消瘦等，多伴有肺结核病史。

（3）肝梅毒　可表现为发热、肝大、黄疸，部分患者发展为门静脉高压。

（4）血吸虫病　少数病灶时无临床表现及肝功能异常，当肝脏广泛受累时，可引起门静脉高压、肝脾大、腹水、上消化道出血等。

（5）麻风病　无或有轻微的肝脏生化异常，与肝肉芽肿存在无关。

3. 辅助检查

（1）胸片有助于发现结节病、肺结核及真菌性疾病；血和骨髓真菌培养亦有一定价值。以往报道表明，许多发热和具有异常生化结果的患者，通过染色和培养可证实非典型的分枝杆菌和其他微生物，如组织胞浆菌病或真菌病引起的肉芽肿，可从尿液、前列腺液、骨髓或肝脏组织培养中得到阳性结果。

（2）肝穿刺组织活检标本经特殊染色后应作连续薄切片，检查是否存在抗酸杆菌、真菌、异体物质、细菌等。

【鉴别诊断】

1. 环状肉芽肿

（1）相似点　临床可表现为肝大、黄疸等。

（2）鉴别要点

① 病理变化不同，环状肉芽肿真皮中部有胶原变性，罕有巨细胞。

② 病理活检可鉴别诊断。

2. 结节病

（1）相似点　影像学表现相似。

（2）鉴别要点

① 结节呈淡红、青红或红褐色，压诊见淡黄褐色斑，表面附细小鳞屑，皮疹消退后留淡褐色色素沉着。

② 常伴发眼、骨骼或其他内脏疾病。

③ Kveim 试验阳性。

3. 类脂质渐进性坏死

（1）相似点　组织病理显示真皮内有界限鲜明的渐进性坏死灶、纤维化区并混有肉芽肿性浸润。

（2）鉴别要点

① 类脂质渐进性坏死多见于伴糖尿病的肥胖中青年

患者。

② 皮疹与日晒无关，好发于小腿伸侧，为黄红色不规则浸润斑块。

③ 病理上有巨细胞，但细胞内无弹性纤维颗粒。

第八节　肝脓肿

详见第十四章第四节。

第九节　肝癌

【诊断要点】

1. 概述

原发性肝癌主要包括肝细胞癌（hepatocellular carcinoma，HCC）、肝内胆管癌（intrahepatic cholangiocarcinoma，ICC）和混合型肝细胞癌-胆管癌（combined hepatocellular-cholangiocarcinoma，cHCC-CCA）三种不同病理学类型。原发性肝癌中，HCC 占 70％～85％ 以上，在我国 HCC 占 90％以上。一般而言"原发性肝癌"主要指 HCC。

（1）病因　大多因为乙型肝炎病毒（HBV）感染、丙型肝炎病毒（HCV）感染、黄曲霉毒素（AF）、饮水等环境因素以及肝硬化、血色病及某些先天性疾病（如 α1-抗胰蛋白酶缺乏症）。酒精的作用亦受到重视。目前，多因子的协同作用受到更多的关注。其他因素如寄生虫病、性激素、遗传因素、其他致癌物质、胶质二氧化钍等，所有这些因素的作用，都涉及人体细胞原癌基因的激活、抑癌基因的失活以及表观遗传学的改变。

（2）流行病学　世界范围内，原发性肝癌是男性第 5 位最常见的恶性肿瘤，居癌症死亡原因的第 2 位；在女性中，原发性肝癌是第 7 位最常见的恶性肿瘤，居癌症死亡原因的第 6 位。最新的统计数据显示，全世界每年有 74.83 万人发生肝癌，有 69.59 万人死于肝癌，而这些新发和死亡病例有一半在中国。在西非、中非和东非，原发性肝癌是最常见的恶性肿瘤；在南非和东南亚是第二位常见的恶性肿瘤；在我国，是目前第 4 位常见恶性肿瘤及第 2 位肿瘤致死病因。在欧美大部分地区、北非和中东原发性肝癌则较少见。值得注意的是，最近几年世界各地由于丙型肝炎病毒感染增加，HCC 的发病率在许多国家包括北美洲和欧洲的某些地区正在上升，仅在少数地区如日本、新加坡，HCC 的发病率趋于稳定甚至轻度下降。以上数据说明，HCC 是当今世界上尤其是我国主要的恶性肿瘤之一。

① 地理分布：我国东部或沿海地区发病率相当于内陆地区的 9 倍。

② 地理环境：与 HCC 高发国家的风俗习惯有关。

③ 年龄：大多为高龄组，50～60 岁。

④ 性别：主要见于男性。

2. 临床特点

（1）亚临床前期　是指从病变开始至诊断亚临床肝癌之前，患者没有临床症状与体征，临床上难以发现，通常大约 10 个月时间。

（2）肝癌亚临床期（早期）　瘤体 3～5cm，大多数患者仍无典型症状，诊断仍较困难，多为血清 AFP 和超声普查发现，平均 8 个月。少数患者可以有上腹闷胀、腹痛、乏力和食欲不振等慢性基础肝病的相关症状。

（3）一旦出现典型症状，当患者因此就诊时，往往已达中、晚期，此时，病情发展迅速，共 3～6 个月。

① 腹痛：疼痛部位多位于右季肋区或上腹部，但有时可在左季肋区、下腹部。其性质通常为持续性钝痛，与肝包

膜的不断扩展有关。肿瘤侵犯膈神经时，可因呼吸、咳嗽而加剧。侵犯胆道系统，导致胆道运动障碍时，类似胆绞痛。肝破裂出血位于包膜下时，可出现类似急腹症的剧痛。肝包膜破裂出血血液漏入腹腔时，可出现腹膜刺激征，类似急腹症。腹膜有癌瘤种植转移时，亦可出现腹膜刺激征，但疼痛较缓和。总之，肝癌疼痛的性质虽然差异很大，但绝大多数为胀痛。

② 乏力与消瘦。

③ 消化道症状有食欲减退、恶心、呕吐、腹胀、腹泻或便秘，尤以食欲减退与腹胀更常见。

④ 上腹包块、黄疸、发热。

⑤ 体征：肝大、肝动脉杂音、腹水、脾大、腹壁静脉曲张、慢性肝病体征（慢性肝病面容、蜘蛛痣、肝掌、男性乳房发育、睾丸萎缩）、Budd-Chiari综合征。

⑥ 伴癌综合征。

⑦ 异位激素综合征：红细胞增多、高钙血症、性征改变、类癌综合征、肥大性骨关节病、甲状腺功能亢进症。

⑧ 代谢改变：低血糖、高胆固醇血症、皮肤卟啉病。

3. 辅助检查及诊断

(1) 具有肝硬化以及HBV和（或）HCV感染的证据。

(2) 典型的HCC影像学特征　同期多排CT扫描和（或）动态对比增强MRI检查显示肝脏占位在动脉期快速不均质血管强化，而静脉期或延迟期快速洗脱。

a. 如果肝脏占位直径≥2cm，CT和MRI两项影像学检查中有一项显示肝脏占位具有上述肝癌的特征，即可诊断HCC。

b. 如果肝脏占位直径为1～2cm，则需要CT和MRI两项影像学检查都显示肝脏占位具有上述肝癌的特征，方可诊断HCC，以加强诊断的特异性。

(3) 血清 AFP≥400μg/L 持续 1 个月或≥200μg/L 持续 2 个月，并能排除其他原因引起的 AFP 升高，包括妊娠、生殖腺胚胎源性肿瘤、活动性肝病及继发性肝癌等。

(1)+(2)a 两项或者 (1)+(2)b+(3) 三项时，可以确立 HCC 的临床诊断。

【鉴别诊断】

1. 继发性肝癌

(1) 相似点

① 触诊可触及肝表面结节，影像学（如 CT）检查可见占位性病变。

② 均可有消瘦、发热等恶病质表现。

(2) 鉴别要点

① 继发性肝癌大多为多发性结节，影像学检查多无肝硬化的表现。

② 血清 AFP 多呈阴性，但其他血清标志物如癌胚抗原、糖类抗原 CA19-9 可阳性。

③ 胸腹部 CT、胃镜、肠镜等检查可能发现原发癌。

④ 肝穿刺活检有助于鉴别原发性肝癌和继发性肝癌。

2. 肝硬化、慢性肝炎

(1) 相似点

① 肝硬化有结节时难以与小肝癌鉴别。

② 慢性肝炎活动期可出现 AFP 异常、黄疸升高、腹痛腹胀等。

(2) 鉴别要点

① 慢性肝炎活动可引起 AFP 升高，但多伴血清转氨酶升高，随着肝炎活动的恢复，转氨酶恢复正常，AFP 水平逐渐下降并恢复正常；肝癌的血清 AFP 不会随着肝功能的恢复而下降。

② 通过增强 CT 或 MRI，以及超声造影检查，根据结

节的血供情况可鉴别。

3. 肝脓肿

（1）相似点　肝癌出现液化在体征和影像上与肝脓肿相似，故易混淆。

（2）鉴别要点

① 肝脓肿临床表现为发热，肝区疼痛和压痛明显，白细胞总数及中性粒细胞增高。

② 超声检查可发现脓肿的液性暗区，四周有较厚的炎症反应区，增强 CT 扫描可见肿块周边的炎症反应带。

③ 在超声引导下诊断性肝穿刺或抗菌药物试验性治疗有助于确诊。

4. 肝脏良性病变

（1）相似点

① 查体可触及肝区肿块。

② 血清 AFP 可增高。

（2）鉴别要点

① 常无肝病背景，女性多，CT 增强扫描可见自占位周边开始强化充填，呈"快进慢出"，与 HCC 的"快进快出"区别。

② 穿刺活检或剖腹探查有助于鉴别诊断。

第二十四章

胆道疾病

第一节 肝外胆管梗阻

【诊断要点】

1. 概述

肝外胆管梗阻是指胆总管、肝总管以及肝内一级胆管解剖结构上的阻塞。

病因：结石、良恶性肿瘤、胆管损伤、寄生虫以及包括原发性硬化性胆管炎在内的良性胆管狭窄等。

2. 临床特点

（1）全身症状　腹痛、疲劳、黄疸、寒战高热和瘙痒等。

（2）心血管系统症状　阻塞性黄疸患者可出现低血压样反应、心动过缓、心电图上 PR 和 QT 间期延长等。

（3）泌尿系统症状　急性肾衰竭（急性肾小管坏死）是阻塞性黄疸术后或有创性治疗后的典型并发症。术后接近 $60\%\sim75\%$ 的患者都存在肾小球滤过率（GFR）的下降。急性肾衰竭的总体发病率为 8%。胆汁及内毒素也会直接对肾脏造成损害。

（4）消化系统症状　阻塞性黄疸患者并发出血性胃炎的概率接近 7%。

（5）骨骼系统症状　长期胆汁淤积会出现肝性骨营养不

良、骨痛和骨痂。

3. 辅助检查

（1）实验室检查　胆囊炎可出现白细胞增多，低钠血症和低钾血症常见。凝血酶原时间延长。血生化示胆红素、碱性磷酸酶及 γ-谷氨酰转移酶升高，阻塞性黄疸并发肾功能障碍。

（2）影像学检查　超声（US）、计算机断层扫描（CT）、磁共振成像（MRI）和磁共振胰胆管成像（MRCP）等。这些技术可显示胆管是否扩张，鉴别"外科黄疸"和"药物性黄疸"。

【鉴别诊断】

1. 壶腹癌或胰头癌

（1）相似点

① 黄疸。

② 可有腹痛。

（2）鉴别要点

① 壶腹癌或胰头癌起病缓慢，黄疸呈进行性，且较深。

② 壶腹癌或胰头癌腹软、无腹膜刺激征，肝大，常可触及肿大的胆囊。

③ 壶腹癌或胰头癌晚期有腹水或恶病质表现。

④ ERCP 或 MRCP 和 CT 检查有助于诊断，超声内镜（EUS）检查可帮助鉴别诊断。

2. 肝内胆管梗阻

（1）相似点

① 黄疸、腹痛、寒战、高热等表现。

② 可出现胆汁淤积造成的胃肠道及泌尿系统症状。

（2）鉴别要点　超声检查、ERCP、MRCP 可鉴别诊断。

3. 肝细胞癌

（1）相似点　黄疸、腹痛、发热等全身症状。

（2）鉴别要点

① 肝细胞癌好发于 30～60 岁，男性多见，多数有肝炎、肝硬化病史，AFP升高。

② 影像学表现为肝实质软组织肿块，密度不均，伴脂肪变性及出血、坏死、钙化。CT、MRI 对比增强多期扫描实质部分表现为"快进快出"，同时部分发现门静脉、肝静脉内癌栓、上腹部淋巴结以及远处转移征象等可鉴别。

③ ERCP 或 MRCP 和 CT 检查有助于鉴别诊断。

第二节　胆石症

【诊断要点】

1. 概述

胆石症是指胆道系统（包括胆囊和胆管）内发生结石的疾病。胆石成分为胆固醇、胆红素、钙盐及混合性结石等。

（1）病因

① 不良生活方式：喜静少动导致胆囊肌肉的收缩力下降，胆汁排空延迟，容易造成胆汁淤积，胆固醇结晶析出，为形成胆结石创造了条件；过量摄入高脂肪、高糖类、高胆固醇的饮品或零食易造成肥胖，而肥胖是患胆石症的重要基础；长期不吃早餐会使胆汁浓度增加，有利于细菌繁殖，容易促进胆结石的形成；饭后久坐影响胆汁酸的重吸收，致胆汁中胆固醇与胆汁酸比例失调，胆固醇易沉积。

② 胆道感染：细菌、寄生虫感染。

③ 肝硬化：肝硬化患者对雌激素灭活功能降低，加之肝硬化患者胆囊收缩功能低下、胆囊排空不畅、胆道静脉曲张、血中胆红素升高等多种因素易造成胆石症。

④ 遗传因素：胆石症在胆固醇胆石症患者的近亲中更常见。

（2）流行病学　胆石症是一种临床常见的疾病，西方国家发病率较高，我国随着人民生活水平的提高，胆石症的发病率也越来越高。本病在成年人中的发病率为 $10\%\sim15\%$，女性明显多于男性，男女比例约为 $1:2.5$，好发于 $40\sim60$ 岁人群，随着人口的老龄化、饮食结构的改变，其发病率还在逐年上升。

2. 临床特点

患者的临床表现取决于结石的部位与大小，尤其与是否造成梗阻和感染关系密切。按结石发生部位不同，可分为胆囊结石、肝外胆管结石和肝内胆管结石。有一部分胆道结石的患者临床上无任何症状，影像学检查才发现，称为无症状胆石症。按结石化学成分可分为胆固醇结石、胆红素结石和混合性结石；按病情的急缓，分为发作期和缓解期（包括无症状的胆石症）。

无梗阻或嵌顿者，大多无临床症状，或仅有轻度上腹或右上腹不适、隐痛、嗳气、腹胀、大便不畅或便溏等症状。一旦发生梗阻，容易诱发胆道感染、急性胆囊炎、胆源性胰腺炎、急性化脓性胆管炎，表现为上腹疼痛、恶心呕吐、食欲下降、黄疸、畏寒发热，重者可出现休克。饮酒、饱餐或食用油腻食物、受凉和劳累是常见的诱因。

3. 辅助检查

（1）实验室检查　急性胆囊炎常见白细胞增多和核左移。间歇性的胰管梗阻造成血清淀粉酶的增高。胆囊的炎症和水肿可压迫胆总管造成氨基转移酶和碱性磷酸酶的增高。肝总管和胆总管炎症时常伴有胆红素的增高。

（2）影像学检查

① 腹部平片价值不大，只有 $13\%\sim17\%$ 的胆结石含有

足够的钙使射线无法透过。

② 超声检查特异性和敏感性均很高。超声下结石表现为高回声及声后阴影。超声检查未能发现结石并不能排除胆石症的诊断。

③ 超声内镜诊断胆总管结石的敏感性和特异性很高。因其不依赖结石的大小和胆管的直径，因此对于无扩张的胆总管内的小结石的诊断尤其有价值。

④ CT检查和超声检查相比，CT对于胆结石的诊断并不具优势。CT可显示胆管的扩张、结石和肿块。另外若高度怀疑肿瘤造成的胆总管梗阻，可行CT检查。

⑤ 胆管造影可更精确地显示胆道系统，包括经内镜逆行胆胰管成像（ERCP）或经皮穿刺肝胆管成像（PTC）。ERCP更适用于显示较低部位，而PTC适用于显示较高部位或近端梗阻。

⑥ 磁共振胰胆管成像（MRCP）：MRCP诊断胆管内疾病、胆管扩张和胆道狭窄的特异性和敏感性均＞95％，是诊断肝内胆管结石较有价值的方法。MRCP为非侵入性检查，避免了ERCP和PTC所带来的风险。

【鉴别诊断】

1. 泌尿系统结石

（1）相似点

① 都有右上腹的疼痛，可伴有寒战、高热。

② 发病率与地域有关，结石内含有一定的钙。

（2）鉴别要点

① 泌尿系统结石的成分一般为草酸钙、磷酸钙、磷酸镁铵、尿酸等。

② 泌尿系统结石主要表现为肾绞痛、血尿，常表现为腰腹部疼痛，且疼痛部位常固定。

③ 泌尿系统结石主要发生在泌尿系统，影像检查较易鉴别。

2. 胰腺炎

（1）相似点

① 两者均可有上腹疼痛及恶心、呕吐等消化道症状。

② 两者均可由暴饮暴食诱发。

（2）鉴别要点

① 胰腺炎腹部疼痛位于上腹部偏左侧位置，腹痛在呕吐后不会缓解。

② 胰腺炎患者常伴有血、尿淀粉酶的升高。

③ B超检查示胰腺肿大，影像学检查较易鉴别。

3. 肝脓肿

（1）相似点

① 两者都会有右上腹的疼痛，可伴发热。

② 两者均会伴有消化道症状。

（2）鉴别要点

① 肝脓肿表现为肝区持续性疼痛，随深呼吸及体位移动而增剧。

② 肝脓肿超声检查可发现肝脏脓肿的液性暗区，四周有较厚的炎症反应区，增强CT扫描可见肿块周边的炎症反应带。

③ CT表现为肝实质内单发或多发低密度区，呈圆形或椭圆形，其内有分隔，边界清楚或不清楚。

4. 先天性胆总管扩张

（1）相似点

① 两者均会有右上腹部疼痛。

② 两者均可有胆总管的扩张。

③ 两者均可伴有消化道症状（如恶心、呕吐）。

④ 两者均可有畏寒、发热、黄疸的表现。

（2）鉴别要点

① ERCP显示扩张的胆总管。

② B 超可以直接观察到扩张的胆管，而胆道系统里没有结石，影像学检查较易鉴别。

第三节　Caroli 病

【诊断要点】

1. 概述

Caroli 病是一种少见的先天性肝内胆管扩张症，以非阻塞性胆管囊状扩张为特点，因与多囊肾的致病基因相同可同时合并多囊肾。其发生发展可能与胆管壁先天性发育不良及胆管末端狭窄或闭锁有关，表现为肝内胆管单发或多发囊性扩张。与 *PKHD1* 基因突变有关，患者易患胆管炎、胆管结石及肝肿瘤。据估计其发病率约为百万分之一。

2. 临床特点

该病多见于儿童和青少年，临床表现无特异性。典型临床表现为腹痛、肝大，可有肝硬化及门静脉高压的症状和体征，有些病例合并肾囊肿或髓质海绵肾。另有报道称 Caroli 病为癌前病变，其癌变率是正常肝内胆管的 100 倍。

3. 辅助检查

超声检查对于肝内胆管显示较简便易行，作为首选方法，但合并结石或积气时显示欠佳；CT 扫描可直观显示肝内胆管扩张情况、分布情况等，显示肝外胆管有无扩张，扫描后重建技术亦可直观显示胆道树的影像，典型表现为"中央斑点征"，即注射造影剂后进行 CT 扫描可发现囊状扩张部分中央存在斑点状影，CT 扫描肝内胆管呈节段性囊性、柱状和串珠样扩张；MRCP 无辐射，对胆道树显示清晰、直观，可多方位、多角度成像。

【鉴别诊断】

1. 多发性肝囊肿

(1) 相似点　均可有胆道梗阻的表现，如上腹部疼痛、发热、黄疸。

(2) 鉴别要点

① 多见于成年人，病变呈弥漫性，通常伴多囊肾，或其他先天性异常。

② 肝囊肿多呈圆形、类圆形，边缘清楚、水样密度，不与胆管相通。

③ 多无肝脏及胆管的临床症状，一般不会有胆道炎症。

2. 梗阻性胆管扩张

(1) 相似点　均可有胆道梗阻的表现，如上腹部疼痛、发热、黄疸或胆道炎症。

(2) 鉴别要点

① 多有远端狭窄或梗阻的病史，常能于梗阻部位发现软组织肿块。

② 梗阻处胆管狭窄、变形或截断改变，近侧胆管扩张呈枯枝样，远端胆管无改变。

③ 当原发性梗阻因素解除后，扩张的胆管可逐渐恢复正常。

3. 肝内胆管囊腺瘤

(1) 相似点　均可有胆道梗阻的表现，如上腹部疼痛、发热、黄疸或胆道炎症。

(2) 鉴别要点

① 囊腺瘤壁薄，囊性病变与肝内胆管无相通。

② CT 表现不存在"中央斑点征"。

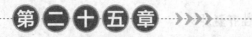

肝血管性病变

第一节　Budd-Chiari 综合征

【诊断要点】

1. 概述

Budd-Chiari 综合征（Budd-Chiari syndrome，BCS）是由肝静脉或其开口以上的下腔静脉阻塞引起的以门静脉高压或门静脉和下腔静脉高压为特征的疾病。

（1）病因　目前 Budd-Chiari 综合征的病因不明确，有以下几种说法。

① 先天性血管发育异常说：主要是因为下腔静脉阻塞的膜型表现。

② 肝静脉流出道阻塞学说：西方国家 Budd-Chiari 综合征仅见于肝静脉阻塞，且由血栓引起。

③ 下腔静脉血栓形成说：血栓机化后成为膜性或节段性增生，外形与结构表现多样化，甚至见到钙化，血栓的大小决定膜的厚薄，阻塞程度决定临床表现。

（2）流行病学　除非手术或良好的造影，否则很难开展流行病学调查，所以，只能以尸检、手术和介入发现为主。

尸检中，西方国家很少见到膜型病变。阻塞发生在肝静脉型的，英国为 0.061%、美国为 0.042%（0.005%～

0.05%)。在日本，膜型下腔静脉为 0.15%，肝静脉血栓占总 Budd-Chiari 综合征的 5.7%。在南非，流出道阻塞为 0.047%，膜型下腔静脉在活检中为 7.1%，约半数膜型下腔静脉者尚伴肝癌。我国汪忠镐手术 430 例中肝段下腔静脉阻塞 233 例，肝静脉血栓 0.9%，下腔静脉阻塞向下延伸者 147 例。所以，东西方流行情况不同，印度介于两者之间。

2. 临床特点

Budd-Chiari 综合征的临床表现可能是暴发性（5%）、急性（20%）、亚急性或慢性（60%）。15%～20% 的 Budd-Chiari 综合征患者可无症状，这类患者往往只有单一的肝静脉血栓形成或者有大的肝静脉侧支循环形成。75%～80% 的 Budd-Chiari 综合征患者有一定的临床表现，最常见的包括发热、腹痛、腹胀、腹水、下肢水肿、消化道出血及肝性脑病等。

（1）暴发性 Budd-Chiari 综合征　往往数日内发病，患者出现严重肝功能衰竭，肝酶早期升高，胆红素血症，肝性脑病，凝血功能障碍。肝脏急剧肿胀和疼痛，持续腹水和肾功能衰竭。

（2）急性 Budd-Chiari 综合征　1 个月内发病，特点是顽固性腹水，腹痛，肝大，肾功能衰竭，肝酶升高和凝血功能障碍。组织学上表现为肝充血和坏死。

（3）亚急性 Budd-Chiari 综合征　是最常见的临床类型。这种类型的 Budd-Chiari 综合征起病隐匿，发病 3 个月内无症状。活检仅提示轻微肝坏死，大体形态上变化较小。该型 Budd-Chiari 综合征不常伴食管静脉曲张。

（4）慢性 Budd-Chiari 综合征　特点是门静脉高压的形成。组织学上，该型患者有淤血性肝硬化。伴随渐进性的腹水性腹胀，肝功能指标可能轻微异常或者正常。肾功能衰竭见于50%的患者，食管静脉出血见于5%～15%的患者，脾大常见。

3. 辅助检查

（1）遗传性或获得性血栓性疾病的评估　包括抗磷脂抗体、同型半胱氨酸、蛋白S、蛋白C、抗凝血酶Ⅲ检测；基因突变检测如凝血因子V-leiden基因突变、凝血酶原G20210A基因突变和 *JAK2* V617F基因突变；还应注意筛查阵发性睡眠性血红蛋白尿。

（2）影像学检查　多普勒超声是一线影像学检查方法。如临床高度怀疑，可进一步完善下腔静脉和肝静脉的CT增强检查。

【鉴别诊断】

1. 下肢静脉曲张

（1）相似点　双下肢水肿及静脉曲张，皮肤色素沉着、溃疡等。

（2）鉴别要点

① 大隐静脉瓣膜功能试验阳性。

② 影像学检查无肝静脉或其开口以上的下腔静脉阻塞。

2. 肝硬化

（1）相似点　门静脉高压、脾大、腹水、腹壁静脉曲张、双下肢水肿等。

（2）鉴别要点

① Budd-Chiari综合征大多无慢性肝病史。

② Budd-Chiari综合征腹水出现早且顽固，多伴有明显的下肢水肿，脾大多不显著，仅轻、中度肿大；肝硬化仅在失代偿期出现腹水，脾大明显。

③ Budd-Chiari综合征可在侧腹部、下胸部、腰背部出现平行于躯干长轴的静脉曲张；肝硬化腹壁静脉曲张是以脐

部为中心呈放射状排列，引流方向为离心方向。

④ Budd-Chiari 综合征肝功能较好，Child 分级以 A 级居多，白蛋白、凝血时间等反映肝合成功能的指标均大致正常；而肝硬化失代偿期者以上指标均有明显异常。

⑤ Budd-Chiari 综合征肝脏因淤血体积增大，肝内回声强弱不一，尾状叶肿大明显，内部回声低弱；肝实质性疾病导致肝硬化肝脏体积缩小，回声增粗，分布不均，线状回声增多，呈网状结构，尾状叶轻度肿大，回声致密、增强。

⑥ 影像学检查中 Budd-Chiari 综合征下腔静脉下端或堵塞血管扩张腔内可见团块；而肝硬化下腔静脉、肝静脉内通畅。

3. 肝小静脉闭塞病

（1）相似点

① 均可表现为肝大、压痛、腹胀、脾大，可伴随纳差、恶心、呕吐、腹泻等症状。

② 均可出现门静脉高压相关表现，如腹水、食管胃底静脉曲张或破裂出血、肝性脑病、肝肾综合征等。

（2）鉴别要点

① Budd-Chiari 综合征常见于高凝状态、腹部恶性肿瘤或腹部有创伤等，而肝小静脉闭塞病多与干细胞移植、放化疗、摄入野百合碱有关。

② Budd-Chiari 综合征多伴有下腔静脉阻塞体征，而肝小静脉闭塞病则无。

③ 影像学检查可明确 Budd-Chiari 综合征的梗阻部位，而肝小静脉闭塞病则无大血管阻塞。

④ 病理上 Budd-Chiari 综合征常伴有肝静脉血栓形成，病变主要累及较大的肝静脉；而肝小静脉闭塞病多无肝静脉血栓形成，病变主要累及小叶下静脉和中央静脉，表现为水肿性狭窄和纤维性狭窄，病理特点为肝腺泡Ⅲ区肝窦内皮细

胞肿胀、损伤、脱落，肝窦显著扩张、充血。

第二节　肝窦阻塞综合征/肝小静脉闭塞病

【诊断要点】

1. 概述

肝窦阻塞综合征（hepatic sinusoidal obstruction syndrome，HSOS），又称肝小静脉闭塞病（hepatic venoocclusive disease，HVOD），是由各种原因导致的肝血窦、肝小静脉和小叶间静脉内皮细胞水肿、坏死、脱落进而形成微血栓，引起肝内淤血、肝损伤和门静脉高压的一种肝脏血管性疾病。

病因：

① 异基因造血干细胞移植（allo-HSCT）：导致骨髓抑制的药物，如巯嘌呤、硫鸟嘌呤、放线菌素 D、硫唑嘌呤、白消安、阿糖胞苷、环磷酰胺等。

② 细胞毒或放化疗药物的应用：奥沙利铂、贝伐单抗或西妥昔单抗等。

③ 服用含有吡咯烷生物碱的植物：土三七、猪屎豆、狗舌草等。

④ 器官移植：如肝、肾移植。

⑤ 其他引起 HVOD 的药物和导致肝功能损伤的因素：如口服避孕药及牛黄解毒片，接触汞、砷等有毒物质。

⑥ 免疫缺陷综合征相关肝窦阻塞综合征/肝小静脉闭塞病：基因 $Sp110$ 的突变。

2. 临床特点

HVOD 最典型的临床特征就是黄疸、肝大、右上腹疼痛、腹水和（或）不明原因的体重增加。HVOD 的患者常合并有呼吸系统、肾脏、心脏等系统疾病，这提示多器官衰竭，然而这些表现都不是诊断 HVOD 的特异性指标。依据该病的临床表现，其病程可分为急性期、亚急性期和慢性期。急性期会出现肝大、肝脏叩击痛，随着病情的发展，会表现出黄疸、脾大；亚急性期肝脏呈持久性肿大，反复出现腹腔积液；慢性期以门静脉高压为主要表现。

3. 辅助检查

（1）腹部彩色多普勒超声检查因其无创、简便、价格低廉等优势，应用比较广泛，可以明确肝静脉及门静脉系统有无病变，血管有无狭窄、阻塞，可见腹水及形态学上的改变。

（2）CT 平扫的影像表现为肝脏体积增大，实质密度不均匀性减低；重度患者呈现地图状改变，甚至为斑片状低密度影；增强扫描可见特征性"地图状""花斑样"改变；肝动脉呈血管增粗等代偿性改变；门静脉期肝静脉显示不清，下腔静脉肝段受压狭窄或变细。

（3）MRI 检查表现与增强 CT 相似，肝静脉 CT 血管成像主要用于 HVOD 的鉴别。

（4）经颈静脉进行肝穿刺活检，不但可以测定肝静脉压力梯度（HVPG）进行血流动力学评估，还可以获得组织标本来进行病理检验诊断 HVOD，当 HVPG＞10mmHg 时其诊断 HVOD 的特异性为 91％，阳性预测值为 86％。

【鉴别诊断】

1. Budd-Chiari 综合征

（1）相似点

① 均可表现为肝大、压痛、腹胀、脾大，可伴随纳差、恶心、呕吐、腹泻等症状。

② 均可出现门静脉高压相关表现，如腹水、食管胃底静脉曲张或破裂出血、肝性脑病、肝肾综合征。

（2）鉴别要点

① Budd-Chiari 综合征常见于高凝状态、腹部恶性肿瘤

或腹部有创伤等，而肝小静脉闭塞病多与干细胞移植、放化疗、摄入野百合碱有关。

② Budd-Chiari 综合征多伴有下腔静脉阻塞体征，而肝小静脉闭塞病则无。

③ 影像学检查可明确 Budd-Chiari 综合征的梗阻部位，而肝小静脉闭塞病则无大血管阻塞。

④ 病理上 Budd-Chiari 综合征常伴有肝静脉血栓形成，病变主要累及较大的肝静脉；而肝小静脉闭塞病多无肝静脉血栓形成，病变主要累及小叶下静脉和中央静脉，表现为水肿性狭窄和纤维性狭窄。

2. 肝硬化

（1）相似点

① 均可表现为肝脏淤血体积增大、上腹部疼痛、黄疸等症状。

② 均可出现门静脉高压相关表现，如腹水、食管胃底静脉曲张或破裂出血、肝性脑病、肝肾综合征。

（2）鉴别要点

① 肝硬化发病前常有慢性肝损害病史，肝小静脉闭塞病患者有野百合碱摄入史、骨髓干细胞移植史、放化疗应用史。

② 疑难病例的确诊需病理活检，肝硬化病理示肝细胞结节样增生，及纤维组织分隔形成的假小叶；HVOD 病理特点为肝腺泡Ⅲ区肝窦内皮细胞肿胀、损伤、脱落，肝窦显著扩张、充血。

3. 移植物抗宿主病 (graft versus-host disease, GVHD)

（1）相似点　黄疸、恶心、呕吐、腹胀等。

（2）鉴别要点

① 时间上 GVHD 发生在 HSCT 后 30～40 天，而 HVOD 发生在 HSCT 后 7～10 天。

② HVOD 进行性肝大、右上腹痛、腹水，而急性 GVHD 腹水罕见。

③ 血管多普勒超声检查有助于 HVOD 的诊断。

第三节 肝紫癜病

【诊断要点】

1. 概述

(1) 病因 与肝紫癜病发病相关的因素很多，但具体病因目前尚不清楚。可能包括：

① 与药物有关的因素：某些药品（如他莫昔芬、甲氨蝶呤、巯嘌呤、硫唑嘌呤）的毒性作用，某些毒素（如砷或钍），肾上腺糖皮质激素及免疫抑制剂的应用。

② 与自身免疫机制紊乱有关的因素：慢性消耗性疾病（如结核）、血液系统恶性肿瘤、移植后免疫缺陷、肝细胞癌等。

③ 与感染相关的因素：获得性免疫缺陷综合征引起继发感染（巴尔通体感染）。

(2) 流行病学 肝紫癜病的发生与性别无关，多发于成人，偶有儿童和青少年发病的报道。

2. 临床特点

可能有乏力、黄疸、肝大、门静脉高压、食管胃底静脉曲张、腹水等表现，部分可导致肝衰竭及肝破裂后发生腹腔大出血、休克等严重并发症。肝紫癜病病例中肝破裂出血 75% 发生于右肝，11% 发生于左肝，中肝占 14%。

临床分为弥漫型、局灶型，国内两型均有报道，临床表现多样，常于体检时偶然发现，少数患者因病灶损伤破裂可致大量出血、失血性休克，或者病变弥漫逐渐发展为肝硬化、门静脉高压、肝功能衰竭。由于其临床表现多样，故肝紫癜病的正确诊断非常重要，因为误诊可能导致无症状病例不必要的治疗，而在另外一些疾病进展的患者，由于没有采取有效的防治措施而导致严重不良事件发生。国外有将肝紫癜病误诊为肝癌而进行手术切除或将其误诊为肝脓肿而进行脓肿穿刺引流的临床病例报道，需要引起重视。

3. 辅助检查

（1）CT 影像上多表现为低密度灶，动脉增强期可呈低密度灶，或病变中心可见球形强化影，呈"靶征"；门静脉期病灶强化范围呈离心样向周边扩展；实质期病变呈弥漫均匀强化，周边可呈低密度。肝紫癜病 CT 典型强化特征为"离心性"强化，但也可以表现为"向心性"强化。

（2）局灶型肝紫癜病 MRI 表现主要取决于病变内出血所处时期，不同时期血液成分不同导致 MRI 表现不同。弥漫型肝紫癜病表现为肝内弥漫性大小不等的长 T_1 长 T_2 囊状信号影，增强表现与 CT 增强表现相同。MRI 对囊腔的表现因囊腔内出血情况不同而不同，对亚急性期囊腔内出血，表现为短 T_1 长 T_2 信号，对于慢性期出血，则表现为长 T_1 长 T_2 信号影，若新旧出血同时存在，还可出现液-液平面。目前尽管有 CT、MRI 和血管造影术，但不同的肝脏条件（脂肪变性、肝纤维化、肝硬化）和血管病变状态给肝紫癜病的影像学诊断增加了难度。多期动态增强 CT 与 MRI 联合应用对肝紫癜病定性有较好的提示意义，但确诊仍依赖病理诊断。

（3）穿刺活检是较直观的诊断方式，但肝紫癜病特点是无内皮细胞衬覆的含血腔隙，穿刺活检可能无法获得有特征性的、具有诊断价值的病理细胞或组织。而且穿入含血腔隙可能导致出血，甚至可能是致命的。肝紫癜病虽为肝脏良性病变，但严重的弥漫型肝紫癜病可出现肝衰竭，肝破裂出血可导致低血容量性休克而死亡。

【鉴别诊断】

1. 肝血管瘤

（1）相似点

① 主要以肝脏占位为主要临床表现，一般均无特殊不适。

② CT平扫均表现为低密度较规则占位。

（2）鉴别要点

① 超声检查多表现为圆形或椭圆形，边界清晰的高回声，加压变形，呈低回声者多有网状结构，较大的血管瘤呈混合回声，内部回声仍以高回声为主，可呈管网状或出现不规则的结节状或条块状低回声区，有时可出现钙化强回声及后方声影。

② CT检查主要表现为"快进慢出"或者"慢进慢出"。

2. 肝脓肿

（1）相似点

① 均表现为肝脏单发或多发占位。

② CT检查提示为低密度占位性病变。

（2）鉴别要点

① 一般有畏寒、发热等感染表现，有肝区疼痛、肝区叩击痛等临床表现。

② CT检查可见混杂密度占位，典型病变有"三环征""双环征""簇样征"等。

③ 白细胞总数及中性粒细胞增高。

3. 原发性肝癌

（1）相似点

① 均表现为肝脏单发或多发占位。

② CT检查提示为低密度占位性病变。

（2）鉴别要点

① AFP 明显升高。

② CT 平扫表现为边界欠清的略低密度病灶，增强扫描为典型肝动脉供血的"快进快出"影像表现。

③ 一般有肝炎病史或有肝硬化病史。

4. 肝囊肿

（1）相似点

① 均表现为肝脏单发或多发占位。

② CT 检查提示为低密度占位性病变，一般边界较规则。

（2）鉴别要点

① B 超或 CT 检查提示病变为均匀水样密度。

② CT 增强扫描无明显强化表现。

第四节　肝血管瘤

【诊断要点】

1. 概述

（1）病因　肝血管瘤通常被认为系胚胎发育过程中血管过度发育或分化异常导致的血管畸形，其中以肝海绵状血管瘤最常见。既往研究结果显示：性激素可以促使血管内皮细胞增生、移行乃至形成毛细血管样结构。怀孕和口服避孕药可使体内雌激素、孕激素水平升高，导致血管瘤生长，这可能与女性发病相关。

（2）流行病学　肝血管瘤由于临床症状不明显，最初仅从尸检标本中检出，近年来通常在体检时被偶然发现。基于 670000 名健康体检人群的统计分析结果表明：肝血管瘤的发病率约为 1.5%，男、女比例约为 1.3∶1，高发年龄段为 40~60 岁，约占 58%。绝大部分肝血管瘤因无恶变倾向，可终身与瘤共存，但仍有部分患者因血管瘤进展，出现腹痛等症状或并发自发破裂出血，存在一定的致命风险而须进行治疗。

2. 临床特点

肝血管瘤通常无症状，以单发病灶最为常见（61%），生长较慢，病程较长，且患者肝功能无明显异常。临床表现与肿瘤直径、部位相关。若肿瘤直径>5cm，可对邻近组织和脏器造成压迫导致产生临床症状。腹部可有右季肋区不适感或胀痛，左肝巨大血管瘤偶可因压迫胃肠道而产生消化道症状，极少数因自发破裂或外伤情况下破裂而并发腹腔出血，出现严重腹部症状。也有少数患者因为巨大血管瘤或肝门部血管瘤对胆道的压迫引起胆道梗阻，出现黄疸，或压迫血管导致 Budd-Chiari 综合征。若并发血管瘤内血栓形成或坏死可致发热及弥散性血管内凝血等严重并发症。部分患者会产生焦虑症状，因顾虑肿瘤继续增大、手术风险以及治疗费用。

3. 辅助检查

（1）超声检查　腹部超声检查诊断肝血管瘤有很高的灵敏度和特异度，是首选的影像学检查方法。超声检查多表现为圆形或椭圆形、边界清晰的高回声，加压变形，呈低回声者多有网状结构，较大的血管瘤呈混合回声，内部回声仍以高回声为主，可呈管网状或出现不规则的结节状或条块状低回声区，有时可出现钙化强回声及后方声影，系血管腔内血栓形成、机化或钙化所致。彩色多普勒超声检查通常为周边型血流信号，大血管瘤内部以低速静脉血流为主，很少见动脉频谱，即使偶见，血流阻力指数均低下。对影像学表现不典型的患者，可考虑选择肝脏超声造影检查。典型的血管瘤超声造影表现为动脉期周边结节状或环状强化，随时间延长，增强范围逐渐向中心扩展，病灶在门静脉期及延迟期仍处于增强状态，回声强于或等于邻近正常肝组织，这种"快进慢出"的增强特点与 CT 检查增强表现类似。有部分非典型肝血管瘤的超声造影表现为低回声。

（2）CT检查　常规采用平扫＋增强扫描方式（常用对比剂为碘）。其检出和诊断肝血管瘤的灵敏度和特异度略逊于MRI检查。CT检查表现为：平扫呈圆形或类圆形低密度影，边界清晰，密度均匀。增强扫描动脉期病灶边缘点状、斑点状、半环状、环状强化，密度与主动脉接近。随后的门静脉期对比剂向心性扩展，强度逐渐降低。延迟扫描病灶呈等密度完全充填，与肝脏密度相同，病灶越大等密度充填的时间越长，一般＞3min，"快进慢出"是其特征。少数动脉期整体高密度强化，多见于直径＜3cm的病灶。部分病变中央由于血栓形成、瘢痕组织或出血而出现更低密度区，对比剂始终不能填充。

（3）MRI检查　常规采用平扫＋增强扫描方式（常用对比剂为二乙烯三胺五乙酸钆）。其在肝血管瘤的诊断上灵敏度和特异度最高。T_1加权成像呈低信号，T_2加权成像呈高信号，且强度均匀，边界清晰，随回波时间延长，信号强度递增，在重T_2加权成像其信号更高，称为"灯泡征"；瘤内的血栓、瘢痕组织在T_1加权成像和T_2加权成像均呈更低信号。MRI检查动态扫描的增强模式与CT增强检查相似，呈"快进慢出"。

（4）数字减影血管造影（DSA）检查　较少用于肝血管瘤诊断。一般若瘤体巨大则出现"树上挂果征"。动脉期早期出现，持续时间长，可达20s甚至更长，呈现颇有特征的"早出晚归"。

4.诊断标准

肝血管瘤的诊断目前主要依赖于影像学检查。多种检查手段的联合应用，可极大提高肝血管瘤诊断准确率。常规首选超声检查，再结合CT、MRI以及数字减影血管造影（DSA）检查等综合判断。肝血管瘤可有典型和不典型的影像学表现。超声、CT 和 MRI 检查的肝血管瘤诊断准确率分别为 61%、77%和 92%。

【鉴别诊断】

1. 原发性肝癌

（1）相似点

① 均为肝脏占位性病变。

② CT 平扫均表现为肝脏低密度占位。

（2）鉴别要点

① AFP 常升高。

② 一般有肝炎病史。

③ CT 增强扫描一般为"快进快出"表现。

2. 肝囊肿

（1）相似点

① 均表现为肝脏单发或多发占位。

② CT 检查提示为低密度占位性病变，一般边界较规则。

（2）鉴别要点

① B 超或 CT 检查提示病变为均匀水样密度。

② CT 增强扫描无明显强化表现。

3. 肝脓肿

（1）相似点

① 均表现为肝脏单发或多发占位。

② CT 检查提示为低密度占位性病变。

（2）鉴别要点

① 一般有畏寒、发热等感染表现，有肝区疼痛、肝区叩击痛等临床表现。

② CT 检查可见混杂密度占位，典型病变有"三环征""双环征""簇样征"等。

③ 白细胞总数及中性粒细胞增高。

4. 肝紫癜病

（1）相似点

① 均表现为肝脏单发或多发占位。

② CT 检查提示为低密度占位性病变。

（2）鉴别要点

① 一般 CT 影像上多表现为低密度灶，动脉增强期可呈低密度灶，或病变中心可见球形强化影，呈"靶征"；CT 典型强化特征为"离心性"强化，但也可以表现为"向心性"强化。

② 少数有乏力、黄疸、肝大、门静脉高压、食管胃底静脉曲张、腹水等表现。

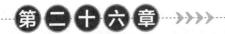

妊娠期肝病

第一节　妊娠剧吐

【诊断要点】

1. 概述

妊娠早期约 50% 的孕妇会出现恶心、呕吐，这些症状多开始于孕 4 周，孕 9 周时最为严重；60% 的孕妇孕 12 周后症状自行缓解。妊娠剧吐指妊娠早期孕妇出现严重持续的恶心、呕吐引起脱水、酮症甚至酸中毒，需要住院治疗。有恶心、呕吐的孕妇中通常只有 0.3%～1.0% 发展为妊娠剧吐。

大多数妊娠剧吐患者，临床经过多为良性，经过积极正确的治疗，病情会很快得以改善并随着妊娠进展而自然消退，总体预后良好。既往研究认为妊娠剧吐孕妇的子代低出生体质量的风险并未增加，且围产儿结局与无妊娠剧吐者相比也无显著差异。但最近的 1 项大样本量研究报道，早孕期发生妊娠剧吐的孕妇发生子痫前期的风险轻微升高，在孕中期因妊娠剧吐需住院治疗者，孕 37 周前发生子痫前期的风险上升 2 倍，胎盘早剥风险增高 3 倍，小于胎龄儿风险增高 39%。

2. 临床特点

（1）发病时间　几乎所有的妊娠剧吐均发生于孕9周以前，这对鉴别诊断尤为重要。

（2）症状　典型表现为孕6周左右出现恶心、呕吐并随妊娠进展逐渐加重，至孕8周左右发展为持续性呕吐，不能进食，极为严重者出现嗜睡、意识模糊、谵妄甚至昏迷、死亡。孕妇体重下降，下降幅度甚至可超过发病前的5%，出现明显消瘦、极度疲乏、口唇干裂、皮肤干燥、眼球凹陷及尿量减少等脱水症状。

（3）妊娠剧吐为排除性诊断，应仔细询问病史，排除可能引起呕吐的其他疾病，如胃肠道疾病、胆囊炎、胆道蛔虫病、胰腺炎、病毒性肝炎或孕前疾病（如糖尿病酮症、Addison病等）引起的呕吐。

（4）并发症

① 甲状腺功能亢进症：60%～70%的妊娠剧吐孕妇可出现短暂的甲状腺功能亢进，表现为促甲状腺激素（TSH）水平下降或游离 T_4 水平升高，常为暂时性，多数并不严重，一般无需使用抗甲状腺药物。无甲状腺肿大，甲状腺抗体阴性。

② 韦尼克脑病：一般在妊娠剧吐持续3周后发病，为严重呕吐引起维生素 B_1 严重缺乏所致。约10%的妊娠剧吐患者并发该病，主要特征为眼肌麻痹、躯干共济失调和遗忘性精神症状。临床表现为眼球震颤、视力障碍、步态和站立姿势受影响，个别可发生木僵或昏迷。患者经治疗后死亡率仍为10%，未治疗者的死亡率高达50%。

3. 辅助检查

（1）尿液检查　尿酮体阳性；尿比重升高，严重者可出现蛋白尿及管型尿。

（2）血常规　因血液浓缩可导致血红蛋白及红细胞比容

升高。

（3）生化指标　血清钾、钠、氯水平降低，呈代谢性低氯性碱中毒，67％的妊娠剧吐孕妇转氨酶水平升高，但通常不超过300U/L；血清胆红素水平可升高，但升高水平一般在正常值上限4倍以内；血清淀粉酶和脂肪酶水平升高可达正常值5倍；若肾功能不全则出现尿素氮、肌酐水平升高。

（4）动脉血气分析　二氧化碳结合力下降至＜22mmol/L。

（1）～（4）项异常指标通常在纠正脱水、恢复进食后迅速恢复正常。

（5）眼底检查　妊娠剧吐严重者可出现视神经炎及视网膜出血。

【鉴别诊断】

1. 妊娠期急性脂肪肝

（1）相似点

① 妊娠期发生。

② 有恶心、呕吐等消化道症状。

③ 肝功能异常，ALT及TBIL升高，以直接胆红素升高为主；可有肾功能异常。

（2）鉴别要点

① 多发生于孕中晚期。

② 若不及时终止妊娠，肝功能进行性恶化，凝血功能异常，可发生危及生命的肝衰竭。

③ 血常规白细胞总数及中性粒细胞增高。

④ 肝脏彩超有脂肪肝声像。

⑤ 肝病理检查结果显示肝细胞内脂肪沉积，表现为弥漫性微滴性脂肪变性。

⑥非终止妊娠无法缓解。

2. 妊娠合并慢性肝炎

（1）相似点

① 有恶心、呕吐等消化道症状。

② 肝功能异常。

（2）鉴别要点

① 有流行病学史，有病毒性肝炎患者接触史或不洁饮食史。

② 肝功能检查转氨酶水平及胆红素水平均可高出正常值上限 10 倍以上。

③ 病毒血清学（甲型肝炎病毒、乙型肝炎病毒、丙型肝炎病毒、丁型肝炎病毒、戊型肝炎病毒）检测呈阳性。

④ 肝功能波动异常，终止妊娠后黄疸不减退，肝功能不会恢复。

3. 胃肠道感染

（1）相似点

① 可出现恶心、呕吐等消化道症状。

② 转氨酶可升高。

（2）鉴别要点

① 多有腹痛、腹泻，可有发热。

② 大便检查有炎症细胞。

③ 抗感染治疗后症状可缓解至消失。

4. 急性胰腺炎

（1）相似点

① 可出现恶心、呕吐等消化道症状。

② 转氨酶、血清淀粉酶及脂肪酶可升高。

（2）鉴别要点

① 多有高脂饮食、胆囊结石、高脂血症等病史。

② 伴有中上部位腹痛。

③ 血清淀粉酶水平升高达正常值 5～10 倍。

④胰腺影像提示胰腺炎。

第二节　子痫前期-子痫

【诊断要点】

1. 概述

（1）病因　妊娠期高血压疾病是产科常见的并发症，严重威胁母儿健康和安全，也是孕产妇死亡的重要原因之一，尤其子痫前期-子痫是导致孕产妇及围生儿病死率升高的主要原因之一。目前，将妊娠相关高血压疾病概括为4类，包括妊娠高血压、子痫前期-子痫、妊娠合并慢性高血压、慢性高血压伴发子痫前期。

① 妊娠高血压：妊娠20周后首次出现高血压，收缩压≥140mmHg和（或）舒张压≥90mmHg；尿蛋白检测阴性。收缩压≥160mmHg和（或）舒张压≥110mmHg为重度妊娠期高血压。

② 子痫前期-子痫

a. 子痫前期：妊娠20周后孕妇出现收缩压≥140mmHg和（或）舒张压≥90mmHg，伴有下列任意1项：尿蛋白定量≥0.3g/24h，或尿蛋白/肌酐比值≥0.3，或随机尿蛋白阳性（无条件进行蛋白定量时）；无蛋白尿但伴有以下任何1种器官或系统受累：心、肺、肝、肾等重要器官，或血液系统、消化系统、神经系统的异常改变，胎盘-胎儿受到累及等。子痫前期也可发生在产后。

子痫前期孕妇出现下述任一表现为重度子痫前期。血压持续升高不可控制，表现为收缩压≥160mmHg和（或）舒张压≥110mmHg。持续性头痛、视觉障碍或其他中枢神经系统异常表现。持续性上腹部疼痛及肝包膜下血肿或肝破裂表现。转氨酶水平异常，表现为血清 ALT 或 AST 水平升高。肾功能受损：尿蛋白定量＞2.0g/24h；少尿（24小时尿量＜400mL，或每小时尿量＜17mL），或血肌酐水平＞106μmol/L。低蛋白血症伴腹水、胸水或心包积液。血液系统异常：血小板计数呈持续性下降并低于 $100 \times 10^9/L$；微血管内溶血，表现有贫血、LDH水平升高或黄疸。心功能衰竭。肺水肿。胎儿生长受限或羊水过少、胎死宫内、胎盘早剥等。

b. 子痫：子痫前期基础上发生不能用其他原因解释的强直性抽搐，可以发生在产前、产时或产后，也可以发生在无临床子痫前期表现时。

妊娠期各类高血压疾病的诊断之间存在转换性和进展性：当高血压伴有子痫前期的其他临床表现时则诊断为子痫前期；重度妊娠期高血压应与严重子痫前期一样对待；妊娠20周后发生的高血压，可能是妊娠高血压，但要注意也可以是子痫前期的首发症状之一。妊娠高血压于产后12周内恢复正常。

（2）高危因素

① 既往子痫前期史，子痫前期家族史（母亲或姐妹），高血压遗传因素等。

② 年龄≥35岁，妊娠前 BMI≥28kg/m²。

③ 内科疾病病史如高血压病、肾脏疾病、糖尿病或自身免疫性疾病如系统性红斑狼疮、抗磷脂综合征、阻塞性睡眠呼吸暂停等。

④ 初次妊娠、妊娠间隔时间≥10年；收缩压≥130mmHg 或舒张压≥80mmHg（首次产前检查时、妊娠早期或妊娠任何时期检查时）、妊娠早期尿蛋白定量≥0.3g/24h 或持续存在随机尿蛋白≥（＋）、多胎妊娠。

⑤ 不规律的产前检查或产前检查不适当（包括产前检查质量的问题），饮食、环境等因素。

2. 临床特点

（1）血压增高并伴有蛋白尿。

（2）血压增高，蛋白尿阴性，但存在心、肺、肝、肾等重要器官，或血液系统、消化系统、神经系统的异常改变或胎盘-胎儿受到累及。

（3）可有头痛、眼花、胸闷、上腹部不适或疼痛及其他消化系统症状、下肢和（或）外阴水肿、体重增加、尿量减少、胎动异常。

（4）合并微血管内溶血时可有黄疸。

（5）子痫患者有强直性抽搐。

3. 辅助检查

（1）血常规　　血小板计数呈持续性下降并低于 $100 \times 10^9/L$；存在微血管内溶血时可有贫血及网织红细胞计数增高。

（2）尿常规　　尿蛋白阳性。

（3）生化检查　　肝功能（主要表现为转氨酶增高；微血管内溶血时可有胆红素增高，以间接胆红素增高为主）、肾功能（肌酐及尿酸增高）、血脂升高等。

（4）心电图及眼底检查　　可有高血压所致的相关改变。

（5）产科超声检查　　有助于发现胎儿异常情况。

（6）免疫相关化验　　可排查自身免疫性疾病。

【鉴别诊断】

1. 妊娠期急性脂肪肝

（1）相似点

① 多发生在妊娠中、晚期。

② 出现黄疸。

③ 肝功能异常，ALT 及 TBIL 升高。

④ 可伴有肾功能异常。

（2）鉴别要点

① 妊娠期急性脂肪肝病情进展快，危及孕妇生命。

② 可无高血压及蛋白尿。

③ 白细胞总数增高明显，可有低血糖、肝功能显著异常、胆红素中重度升高。

④ 肝脏超声提示脂肪肝。

⑤ 肝病理结果显示肝细胞内脂肪沉积，表现为弥漫性微滴性脂肪变性。

⑥非终止妊娠无法缓解。

2. 血栓性血小板减少性紫癜

（1）相似点

① 可有血小板下降、肾功能异常及神志障碍。

② 可有肝功能异常、微血管病性溶血性贫血。

（2）鉴别要点

① 可发生于孕早期。

② 部分有血栓性血小板减少性紫癜病史或家族史。

③ ADAMTS13 活性降低。

④ 血浆置换治疗常常有效。

3. 溶血尿毒综合征

（1）相似点

① 微血管病性溶血性贫血。

② 可有血小板下降、急性肾功能异常。

③ 可有肝功能异常。

（2）鉴别要点

① 可发生于妊娠早期（＜20 周）或产后 3 天以上。

② 常伴有腹泻。

③ 溶血更突出，LDH 水平升高较明显，可超过 1000U/L，肌酐水平较高（常超过 5 倍 ULN）。

第三节 妊娠期肝内胆汁淤积症

【诊断要点】

1. 概述

妊娠期肝内胆汁淤积症（intrahepatic cholestasis of pregnancy，ICP）是妊娠中、晚期特有的并发症，临床上以皮肤瘙痒和胆汁酸升高为特征，主要危害胎儿。ICP 的病因目前尚不清楚，可能与女性激素、遗传及环境等因素有关。ICP 高危因素包括：①有慢性肝胆基础疾病者；②有 ICP 家族史者；③前次妊娠有 ICP 病史；④双胎妊娠孕妇；⑤人工授精妊娠的孕妇。

孕妇体内雌激素水平过高，雌激素可使 Na^+-K^+-ATP 酶活性下降，能量提供减少，导致胆酸代谢障碍；雌激素可使肝细胞膜中胆固醇与磷脂比例上升，流动性降低，影响对胆酸的通透性，使胆汁流出受阻；雌激素作用于肝细胞表面的雌激素受体，改变肝细胞蛋白质合成，导致胆汁回流增加。上述因素综合作用可能导致 ICP 的发生。

ICP 发病率为 $0.8\%\sim12.0\%$，有明显地域和种族差异，国内上海市和四川省发病率较高。流行病学研究发现，母亲或姐妹中有 ICP 病史的妇女其 ICP 发病率明显增高，再次妊娠 ICP 复发率增高，表明遗传在 ICP 发生中起一定作用。ICP 发病率与季节有关，冬季发生率高于夏季。有研究表明，ICP 和孕妇血硒浓度有一定关系。

2. 临床特点

（1）瘙痒 孕晚期（多为 30 周后）发生无皮肤损伤的瘙痒，从四肢手脚掌蔓延至躯干，很少累及黏膜，常呈持续性，白昼轻，夜间加剧。这种瘙痒症状平均持续约 3 周，亦有达数月者，于分娩后数小时或数日内迅速缓解、消失。

（2）黄疸　瘙痒发生数日至数周内出现轻度黄疸，部分病例黄疸与瘙痒同时发生，同时伴尿色加深等高胆红素血症表现。

（3）一般无消化道症状。

（4）四肢皮肤可见抓痕。

（5）肝大，质地软，有轻压痛。

3. 辅助检查

（1）血清胆汁酸检测　血清总胆汁酸（TBA）检测是诊断 ICP 最有价值的方法，也是 ICP 最主要的特异性证据。无诱因的皮肤瘙痒及血清 TBA$>10\mu$mol/L 可作为 ICP 的诊断依据。血清 TBA$\geqslant40\mu$mol/L 提示病情较重。

（2）肝功能检查　ALT、AST 轻至中度升高，为正常水平的 2～10 倍，ALT 较 AST 更敏感；部分患者血清胆红素轻至中度升高，以直接胆红素升高为主，很少超过 85.5μmol/L，分娩后肝功能恢复正常；GGT 也可升高。

（3）病理检查　产后胎盘病理检查可见胎盘及羊膜均有不同程度黄色和灰色斑块，绒毛膜板和羊膜有胆盐沉积，滋养细胞肿胀、数量增多，绒毛基质水肿、间隙狭窄；ICP 患者肝组织活检见肝细胞无明显炎症或变性表现，仅肝小叶中央区胆红素轻度淤积，毛细胆管胆汁淤积及胆栓形成。电镜切片发现毛细胆管扩张合并微绒毛水肿或消失。

【鉴别诊断】

1. 妊娠期急性脂肪肝

（1）相似点

① 多发生在妊娠中、晚期。

② 出现黄疸。

③ 肝功能异常，ALT 及 TBIL 升高，以直接胆红素升高为主。

（2）鉴别要点

① 妊娠期急性脂肪肝病情进展快，危及孕妇生命。

② 皮肤瘙痒不明显。

③ 肝功能显著异常，胆红素中重度升高。

④ 伴多脏器（如肾脏）、凝血功能损害。

⑤ 肝病理检查结果显示肝细胞内脂肪沉积，表现为弥漫性微滴性脂肪变性。

⑥ 非终止妊娠无法缓解。

2. 妊娠合并慢性肝炎

（1）相似点

① 黄疸。

② 肝功能异常。

③ 部分患者存在胆汁淤积，可出现皮肤瘙痒。

（2）鉴别要点

① 有流行病学史，有病毒性肝炎患者接触史或不洁饮食史。

② 皮肤瘙痒程度不明显。

③ 病毒血清学（甲型肝炎病毒、乙型肝炎病毒、丙型肝炎病毒、丁型肝炎病毒、戊型肝炎病毒）检测呈阳性。

④ 肝功能波动异常，终止妊娠后黄疸不减退，肝功能不会恢复。

3. 胆石症

（1）相似点

① 可出现黄疸。

② 当胆道梗阻时伴有皮肤瘙痒、粪便色泽变浅。

③ 胆汁酸升高，肝功能异常。

（2）鉴别要点

① 消化道症状明显，多有右上腹痛、腹胀，进食油腻食物诱发。

② 合并感染时可有发热。

③ 墨菲征阳性。

④ 终止妊娠病情无改善。

4. 妊娠瘙痒性荨麻疹样丘疹

（1）相似点

① 妊娠晚期出现。

② 瘙痒明显。

③ 产后皮疹消退。

（2）鉴别要点

① 皮疹始发于腹部，渐延及臀部、股部和四肢。

② 荨麻疹样丘疹，皮损逐渐融合成红色斑块，可呈环形或多环形，类似多形红斑样。

③ 无黄疸。

④ 胆汁酸水平不高。

⑤ 不影响胎儿。

第四节　HELLP 综合征

【诊断要点】

1. 概述

HELLP 综合征是以溶血、肝酶升高和血小板减少为主要临床表现的综合征，是妊娠期高血压疾病的严重并发症，可发生于妊娠中、晚期及产后数日；也可以发生在无血压升高或血压升高不明显或没有蛋白尿的情况下，可以发生在子痫前期临床症状出现之前。HELLP 综合征的确切病因和发病机制仍不清楚。研究表明，母胎免疫耐受机制破坏、自身免疫、凝血因子 V 基因突变、过量的脂肪酸氧化代谢缺陷可能与 HELLP 发生有关。本病的主要病理生理改变为血管内皮损伤、血管痉挛、血小板聚集与消耗、纤维蛋白沉积和终末器官缺血等，与妊娠高血压病理生理相似。红细胞通过内皮损伤的血管和纤维蛋白沉淀物时发生变形、破坏而出现溶血；血管内皮损伤，末梢血管痉挛，在门静脉周围和（或）肝实质形成局灶性肝细胞坏死、出血和玻璃样物质沉积，肝窦内也有大片纤维素样物质沉着，甚至出现包膜下或肝实质内出血，引起肝酶升高和肝区疼痛，偶可导致肝包膜破裂。

HELLP 综合征发病率占所有妊娠期妇女的 0.5%～0.9%，多发生于重度妊娠期高血压疾病。国外资料表明，在重度妊娠高血压疾病中，HELLP 综合征占 10%～12%。我国报道的发病率明显低于国外，仅占重度妊娠高血压疾病的 2.7%。再次妊娠时复发率为 2%～6%。

2. 临床特点

（1）溶血、肝酶升高和血小板减少。

（2）多数起病急骤，大部分发生于产前，伴有不同程度的妊娠高血压疾病表现。

（3）乏力、右上腹疼痛，9% 发病前数天有全身不适，45%～86% 的患者有恶心、呕吐，少数有轻度黄疸。

（4）多数患者有出血倾向，表现为血尿、血便、黏膜出血、齿龈出血等。

（5）孕妇可并发胎盘早期剥离、急性肺水肿、肾功能衰竭、DIC 等，引起胎儿缺氧、早产、胎儿生长受限，甚至围产儿死亡。

3. 辅助检查

由于 HELLP 综合征的临床表现缺乏特异性，因此 HELLP 综合征确诊主要依据相关的实验室检查。

（1）血管内溶血　周围血涂片可见异形红细胞（球形、棘形、裂片状、三角形等）、网织红细胞增多（>1.5%）、血红蛋白降低（60～90g/L）以及胆红素升高（>17.1μmol/L，以间接胆红素为主）。血清结合珠蛋白有明显下降，血清结合珠蛋白<25mg/dL。

（2）肝酶升高　以血清丙氨酸氨基转移酶（ALT）、天冬氨酸氨基转移酶（AST）和乳酸脱氢酶（LDH）升高为主。尤以 AST 和 ALT 升高最为明显，多出现在血小板下降之前，与血小板减少的程度有关。对 LDH＞600U/L 需测定纤维蛋白原、凝血酶原时间等指标。肝酶一般于产后 3～5 天恢复正常。

（3）血小板减少　血小板计数＜$100×10^9$/L，是最早和最主要的血液学异常。血小板减少的程度与妊娠并发症、围生期发病率及病死率、产科出血、再次妊娠时发生 HELLP 综合征的危险性有关。根据血小板减少的程度将 HELLP 综合征划分为 3 级，Ⅰ级：血小板计数＜$50×10^9$/L；Ⅱ级：血小板计数（50～100）$×10^9$/L；Ⅲ级：血小板计数＞$100×10^9$/L。

（4）出、凝血时间异常　PT、APTT 延长，纤维蛋白降解产物（FDP）值和抗凝血酶Ⅲ活性异常。

【鉴别诊断】

1. 妊娠期急性脂肪肝

（1）相似点

① 起病急骤。

② 妊娠中、晚期出现。

③ 右上腹痛，恶心、呕吐等消化道症状。

④ 黄疸、肝功能异常、凝血功能异常。

（2）鉴别要点

① 一般无妊娠高血压表现。

② 白细胞升高。

③ 胆红素中重度升高，尿胆红素多为阴性。

④ 持续低血糖。

⑤ 肾功能异常，尿素、尿素氮、肌酐升高。

⑥ B 超检查可见脂肪肝。

2. 急性重型病毒性肝炎

（1）相似点

① 急性起病。

② 乏力，恶心、呕吐等消化道症状。

③ 肝功能异常。

④ 凝血功能异常。

（2）鉴别要点

① 有流行病学史，有病毒性肝炎患者接触史或不洁饮食史。

② 胆红素升高以直接胆红素升高为主。

③ 无溶血表现。

④ 血小板计数多正常。

⑤ 病毒血清学（甲型肝炎病毒、乙型肝炎病毒、丙型肝炎病毒、丁型肝炎病毒、戊型肝炎病毒）检测呈阳性。

3. 原发性血小板减少性紫癜

（1）相似点

① 女性多见。

② 皮肤、黏膜出血。

③ 血小板减少。

（2）鉴别要点

① 抗血小板抗体阳性。

② 骨髓检查可见巨核细胞增多或正常，有成熟障碍。

③ 一般不合并妊娠高血压，可无贫血。

4. 系统性红斑狼疮

（1）相似点

① 青年女性多见。

② 溶血性贫血。

③ 血小板减少。

(2) 鉴别要点

① 特异性皮损有蝶形红斑、亚急性皮肤红斑狼疮、盘状红斑。

② 有关节痛、关节炎。

③ 累及心脏、呼吸系统、肾脏等。

④ 抗 ANA 阳性、抗 Sm 抗体、抗 dsDNA 抗体、抗磷脂抗体阳性。

第五节　妊娠期急性脂肪肝

【诊断要点】

1. 概述

妊娠期急性脂肪肝（acute fatty liver of pregnancy, AFLP）是一种罕见但病情危急的产科特有疾病。病因与发病机制尚不明确。越来越多的研究表明，AFLP 与线粒体脂肪酸氧化功能障碍和高雌激素水平有关。近年来已有多例复发病例和其子代有遗传缺陷的报道，故有人提出可能是先天遗传性疾病。此外，病毒感染、中毒、药物（如四环素）、营养不良、妊娠期高血压疾病等多因素对线粒体脂肪酸氧化的损害作用可能也与之有关。初产妇、妊娠期高血压疾病、双胎妊娠、单胎男胎为 AFLP 高危因素。

AFLP 是发生于妊娠晚期特有的致命性少见疾病，以妊娠 35 周左右的初产妇多见。发病率国外报道为（1/15000）～（1/7000），国内报道为（1/100 万）～（1/1.3 万）。在我国的农村和经济条件较差地区与营养状况不佳的孕妇好发此病。AFLP 母婴死亡率过去分别高达 75％和 85％，最近的资料显示经早期诊断、适时分娩、积极支持治疗，母婴死亡率分别降至 18％和 23％。

2. 临床特点

（1）消化道症状　AFLP多发生于妊娠晚期，平均35～36周，也有早至22周发病的报道。绝大多数患者起病迅猛，起病时孕妇有乏力、持续的恶心、呕吐（70%）及上腹部不适或腹痛（50%～80%），腹痛可局限于右上腹，也可呈弥漫性。

（2）黄疸　在消化道症状出现1～2周后表现出来，以直接胆红素升高为主，并进行性加重，有胆酶分离现象，常无瘙痒。

（3）凝血功能障碍　如继续妊娠则病情进展迅速，出现凝血障碍（全身皮肤瘀点、瘀斑、牙龈出血等），进一步发展出现DIC。

（4）肝功能障碍、肾功能衰竭（60%）、低血糖、肝性脑病、昏迷等，患者可在短期内死亡。

3. 辅助检查

（1）血常规　白细胞升高、血小板减少，可见幼红细胞和嗜碱性点彩红细胞。

（2）尿常规　尿蛋白阳性，尿胆红素多为阴性。

（3）凝血功能检查　凝血酶原时间、活化部分凝血活酶时间延长，纤维蛋白原减少。

（4）肝功能检查　血清转氨酶（ALT或AST）呈轻至中度升高，多<500U/L，血清总胆红素中至重度升高，以直接胆红素升高为主，血清白蛋白降低等，出现肝性脑病时血氨会升高。

（5）肾功能检查　血尿酸、肌酐、尿素氮升高，尿酸的增高程度与肾功能损害程度不成比例。

（6）持续低血糖。

（7）影像学检查　超声检查见肝脏弥漫性回声增强，有"亮肝"之称。CT检查显示肝脏缩小、肝脏脂肪浸润、肝实质密度衰减。据报道，肝脏超声、CT、MRI 等影像学检查在诊断 AFLP 方面虽然有一定的帮助，但敏感性较差。

（8）肝脏穿刺活组织检查　病理检查结果显示肝细胞内脂肪沉积，表现为弥漫性微滴性脂肪变性，炎症、坏死不明显，肝小叶完整。肝穿刺活检为 AFLP 诊断的金标准，但由于患者常合并 DIC、凝血功能障碍、腹水等，肝脏穿刺活检有一定风险。

4. 诊断标准

推荐使用 Swansea 标准进行诊断，其诊断 AFLP 的敏感度和特异度分别为 100% 和 57%。

Swansea 诊断标准如下：①呕吐。②腹痛。③多尿/烦渴。④脑病。⑤ 胆红素升高（$>14\mu mol/L$）。⑥低血糖（$<4mmol/L$）。⑦尿酸升高（$>340\mu mol/L$）。⑧白细胞增多（$>11\times10^9/L$）。⑨超声下可见腹水或"亮肝"。⑩ALT 或 AST 升高（$>42U/L$）。⑪血氨升高（$>47\mu mol/L$）。⑫肾损害（肌酐$>150\mu mol/L$）。⑬凝血功能异常（PT$>14s$ 或 APTT$>34s$）。⑭肝活检提示微囊泡脂肪变性。在无其他疾病可以解释的情况下，符合上述 6 项或 6 项以上指标即可确诊。

【鉴别诊断】

1. 急性重型病毒性肝炎

（1）相似点

① 急性起病，消化道症状明显，黄疸进行性加深。

② 肝功能异常，ALT、胆红素明显升高。

（2）鉴别要点

① 有流行病学史，有病毒性肝炎患者接触史或不洁饮食史。

② 急性病毒性肝炎转氨酶明显高于 AFLP，常在 1000U/L 以上（范围 400～4000U/L）。

③ 尿胆红素、尿胆原、尿胆素均阳性。

④ 尿酸水平很少升高，早期也不易出现肾功能衰竭。

⑤ 病毒血清学（甲型肝炎病毒、乙型肝炎病毒、丙型肝炎病毒、丁型肝炎病毒、戊型肝炎病毒）检测呈阳性。

⑥ 白细胞计数多正常。

⑦ 肝脏活检可能是唯一可靠的鉴别方法，肝组织病理学检查提示肝细胞广泛坏死，缺乏急性脂肪变性依据。

2. 妊娠期肝内胆汁淤积症（ICP）

（1）相似点　瘙痒、黄疸和高胆汁酸血症为 ICP 的突出表现，多发生在妊娠中晚期，分娩后很快消失，患者预后较好。

（2）鉴别要点

① ICP 的首发症状为瘙痒。

② 血胆汁酸、肝胆酸升高，转氨酶仅轻度升高。

③ 无凝血机制异常。

④ 无多脏器损害。

⑤ 一般对母体无严重危害，主要危及胎儿，造成早产。

⑥ 超声检查有助于二者鉴别。

⑦ 肝组织活检示肝实质和间质结构正常，胆小管内有胆栓形成。

3. HELLP 综合征

（1）相似点

① HELLP 综合征也多发生在妊娠中晚期。

② 腹痛、剑突下不适，可有乏力、恶心、呕吐。

（2）鉴别要点

① 肝脏损害程度较 AFLP 轻，黄疸发生率低，且以间接胆红素升高为主。

② 血小板减少（$<100\times10^9$/L），血小板计数与该病的严重程度关系密切。

③ 微血管病性溶血性贫血，外周血涂片可见特征性裂红细胞。

④ 凝血酶原时间、活化部分凝血活酶时间等多在正常范围内，极少发生 DIC 和意识障碍。

⑤ 约 85％患者可出现轻至中度的高血压和蛋白尿。

⑥ 多数 HELLP 综合征患者不存在低血糖症。

⑦ 肝病理检查提示非特异性炎症改变。

4. 妊娠期高血压疾病肝损伤

（1）相似点　重症妊娠期高血压疾病亦可出现肝功能、肾功能和凝血功能的障碍，其临床表现和实验室检查与 AFLP 十分相似。

（2）鉴别要点

① 重症妊娠期高血压疾病很少出现肝功能衰竭和肝性脑病。

② 肝脏组织学检查示门静脉周围出血、肝血窦中纤维蛋白沉积、肝细胞坏死。

5. 妊娠期药物性肝损伤

（1）相似点　黄疸、ALT 升高。

（2）鉴别要点

① 有应用肝损害药物史，停药后多可恢复。

② 皮疹、皮肤瘙痒、嗜酸性粒细胞升高。

参考文献

[1] 胡品津，谢灿茂. 内科疾病鉴别诊断学[M]. 6 版. 北京：人民卫生出版社，2014.

[2] 万学红，卢雪峰. 诊断学[M]. 9 版. 北京：人民卫生出版社，2018.

[3] 葛善飞，刘菲. 感染性疾病临床诊治红宝书[M]. 北京：化学工业出版社，2018.

[4] 李兰娟. 传染病学高级教程[M]. 北京：人民军医出版社，2015.

[5] 李兰娟，任红. 传染病学[M]. 9 版. 北京：人民卫生出版社，2018.

[6] 林果为，王吉耀，葛均波，等. 实用内科学[M]. 15 版. 北京：人民卫生出版社，2017.

[7] 中华医学会感染病学分会，中华医学会热带病与寄生虫学分会，中华中医药学会急诊分会. 中国登革热临床诊断和治疗指南[J]. 传染病信息，2018，31(5)：385-392.

[8] 中华人民共和国国家卫生和计划生育委员会. 登革热诊疗指南（2014 年版）[J]. 中国实用乡村医生杂志，2014(22)：5-8.

[9] 中华预防医学会新型冠状病毒肺炎防控专家组. 新型冠状病毒肺炎流行病学特征的最新认识[J]. 中华流行病学杂志，2020，41(2)：139-144.

[10] 华中科技大学同济医学院附属同济医院救治医疗专家组. 新型冠状病毒感染的肺炎诊疗快速指南(第三版)[J]. 医药导报，2020，39(3)：305-307.

[11] 中华医学会放射学分会传染病学组，中国医师协会放射医师分会感染影像专委会，中国研究型医院学会感染与炎症放射学分会，等. 新型冠状病毒感染的肺炎影像学诊断指南(2020 第一版)[J]. 医学新知，2020，30(1)：22-34.

[12] 卫生部流行性感冒诊断与治疗指南编撰专家组. 流行性感冒诊断与治疗指南(2011 年版)[J]. 中华结核和呼吸杂志，2011，34(10)：725-734.

[13] 王爱霞，邓伟吾，刘又宁，等．流行性感冒临床诊断和治疗指南（2004年修订稿）[J]．中华结核和呼吸杂志，2005，28（1）：8-12．

[14] 刘天，姚梦雷，黄继贵，等．中国流行性腮腺炎发病率模型拟合及预测效果比较[J]．中国全科医学，2020，23（11）：1338-1343．

[15] 尹梦芸，郭庆兰．美国上周新增18例麻疹病例[J]．中国感染与化疗杂志，2020，20（3）：54．

[16] 孟超，赖春涛，景筠，等．水痘-带状疱疹病毒感染相关视神经病变五例临床分析[J]．中华医学杂志，2020，100（23）：1812-1815．

[17] 中国医师协会皮肤科医师分会带状疱疹专家共识工作组．带状疱疹中国专家共识[J]．中华皮肤科杂志，2018，51（6）：403-408．

[18] 陈红英，刘春艳，邹艳，等．小儿传染性单核细胞增多症218例临床特点分析[J]．中国小儿血液与肿瘤杂志，2013．

[19] 陈小英，许国章．甲型和戊型病毒性肝炎的流行病学研究进展[J]．浙江预防医学，2014，26（9）：909-911，914．

[20] 孔德广，罗同勇，余滨，等．2004—2009年武汉市甲、戊型病毒性肝炎流行病学特征分析[J]．中华疾病控制杂志，2011，15（8）：701-704．

[21] 袁征，邵铭，何晶．丙型肝炎的研究进展[J]．世界华人消化杂志，2011，19（29）：3046-3052．

[22] 中华医学会肝病学分会，中华医学会感染病学分会．丙型肝炎防治指南（2019年版）[J]．临床肝胆病杂志，2019，35（12）：2670-2686．

[23] 中国肝炎防治基金会，中华医学会感染病学分会，中华医学会肝病学分会，等．瞬时弹性成像技术诊断肝纤维化专家共识（2018年更新版）[J]．中华肝脏病杂志，2019，27（3）：182-191．

[24] 陆志檬．流行性斑疹伤寒[M]//彭文伟．传染病学．北京：人民卫生出版社，2007：112-116．

[25] 高艳芳. 川崎病误诊猩红热一例. 中华传染病杂志，1993，11（4）：240-241.

[26] Plummer F. An erythema infectiosum-like illness caused by human parvovirus infection. New Engl J Med, 1985, 313(2): 74-79.

[27] 缪晓辉，冉陆，张文宏，等. 成人急性感染性腹泻诊疗专家共识[J]. 中华消化杂志，2013，33（12）：793-802. DOI：10. 3760/cma. j. issn. 0254-1432. 2013. 12. 001.

[28] Zhao W. Guidelines-Rome Ⅲ Diagnostic Criteria for Functional Gastrointestinal Disorders［J］. J Gastrointestin Liver Dis, 2006, 15(3): 307-312.

[29] Chang F Y, Lu C L. Irritable bowel syndrome in the 21st century: perspectives from Asia or South-east Asia[J]. J Gastroen Hepatol, 2007, 22: 4-12.

[30] 刘洋，贾问樱. 细菌性痢疾的鉴别诊断[J]. 世界最新医学信息文摘（电子版），2012(9)：81. DOI：10. 3969/j. issn. 1671-3141. 2012. 09. 042.

[31] 刘正印，王贵强，朱利平，等. 隐球菌性脑膜炎诊治专家共识[J]. 中华内科杂志，2018，57(5)：317-323.

[32] 朱光发. 侵袭性肺真菌病诊治指南解析[J]. 心肺血管病杂志，2012，31(2)：137-140.

[33] Jayne E, Bangdiwala A S, Cresswell F V, et al. The changing epidemiology of HIV-associated adult meningitis, Uganda 2015—2017[J]. Open Forum Infect Dis, 2019, 6(10): ofz419.

[34] Hong N, Chen M, Fang W J, et al. Cryptococcosis in HIV-negative patients with renal dialysis: a retrospective analysis of pooled cases[J]. Mycopathologia, 2017, 182(9/10): 887-896.

[35] 《中华传染病杂志》编辑委员会. 中国利什曼原虫感染诊断和治疗专家共识[J]. 中华传染病杂志，2017，35(9)：513-518.

[36] 周晓农，汪天平，王立英，等. 中国血吸虫病流行现状分析[J]. 中华流行病学杂志，2004，25(7)：555-558.

[37] 吕山，吕超，李银龙，等. 阻断血吸虫病传播策略与措施专家共

识[J]. 中国血吸虫病防治杂志，2021，33(1)：10-14.

[38] 胡杨红，詹学. 肺吸虫病的诊治进展[J]. 中华临床医师杂志(电子版)，2017，11(5)：849-854.

[39] 尚德秋. 附红细胞体病研究进展[J]. 中华流行病学杂志，1994，15(4)：234-240.

[40] 刘明寿. 附红细胞体病的病原学及诊断学研究进展[J]. 吉林农业大学学报，2003，25(6)：674-678.

[41] 中国医师协会烧伤医师分会《烧伤感染诊治指南》编辑委员会. 烧伤感染的诊断标准与治疗指南(2012版)[J]. 中华烧伤杂志，2012，28(6)：401-403.

[42] 《中华烧伤杂志》编辑委员会. 烧伤侵袭性真菌感染诊断与防治指南(2012版)[J]. 中华烧伤杂志，2012，28(2)：81-86.

[43] 葛均波，徐永健，王辰. 内科学 [M]. 9版. 北京：人民卫生出版社，2018：680-689.

[44] 廖二元，莫朝晖. 内分泌学[M]. 2版. 北京：人民卫生出版社，2007：601-630.

[45] 中华医学会，中华医学会杂志社，中华医学会全科医学分会，等. 甲状腺功能亢进症基层诊疗指南(2019年)[J]. 中华全科医师杂志，2019，18(12)：1118-1128.

[46] 中华医学会内分泌学分会. 中国甲状腺疾病诊治指南[J]. 中华内科杂志，2008，47(9)：784-785.

[47] 中华医学会骨质疏松和骨矿盐疾病分会，中华医学会内分泌分会代谢性骨病学组. 原发性甲状旁腺功能亢进症诊疗指南[J]. 中华骨质疏松和骨矿盐疾病杂志，2014，7(3)：187-198.

[48] 郭树彬. 急性感染医学[M]. 北京：科学技术文献出版社，2018.

[49] 胡建平，杨和平. 呼吸疾病鉴别诊断与治疗学[M]. 2版. 北京：人民军医出版社，2015.

[50] 肖毅，蔡柏蔷. 呼吸内科诊疗常规[M]. 2版. 北京：人民卫生出版社，2012.

[51] 刘又宁. 呼吸内科学高级教程[M]. 北京：人民军医出版社，2010.

[52] 中华医学会，中华医学会杂志社，中华医学会全科医学分会，

等. 急性气管-支气管炎基层诊疗指南（2018 年）[J]. 中华全科医师杂志，2019，18(4)：314-317.

[53] 中华医学会呼吸病学分会. 中国成人社区获得性肺炎诊断和治疗指南(2016 年版)[J]. 中华结核和呼吸杂志，2016，39(4)：253-279.

[54] 陈效友.《结核病分类》与《肺结核诊断》卫生行业新标准中关于结核性胸膜炎的解析[J]. 中国防痨杂志，2018，40(3)：239-242.

[55] 刘二勇，周林，王黎霞.《WS 196-2017 结核病分类》标准全面解读[J]. 中国防痨杂志，2018，40(3)：234-238.

[56] 周敏. 2020 版慢性阻塞性肺疾病全球倡议解读[J]. 中华结核和呼吸杂志，2020，43(3)：268-271.

[57] 慢性阻塞性肺疾病急性加重抗感染治疗中国专家共识编写组. 慢性阻塞性肺疾病急性加重抗感染治疗中国专家共识[J]. 国际呼吸杂志，2019，39(17)：1281-1296.

[58] 李军尧，刘利波，李力军. 外科手术与急诊内镜手术治疗急性梗阻性化脓性胆管炎(AOSC)患者的效果分析[J]. 肝胆外科杂志，2017，25(3)：214-217.

[59] 张凯. 急性梗阻性化脓性胆管炎诊疗的研究进展[J]. 临床与病理杂志，2020，40(7)：1902-1907.

[60] 陈孝平，汪建平，赵继宗. 外科学[M]. 9 版. 北京：人民卫生出版社，2018：443-445.

[61] 王培戈，彭新刚. 急性腹膜炎的早期诊治[J]. 中华胃肠外科杂志，2011，14(7)：561-563.

[62] 柯重伟，丁丹. 腹腔镜技术在急性腹膜炎诊治中应用[J]. 中国实用外科杂志，2015,35(5)：560-561.

[63] 赵玉沛. 中华医学百科全书：普通外科学[M]. 北京：中国协和医科大学出版社，2017：1712-1721.

[64] 池肇春. 实用临床肝病学[M]. 2 版. 北京：人民军医出版社，2015：352.

[65] 吴肇汉，秦新裕，丁强. 实用外科学[M]. 4 版. 北京：人民卫生出版社，2017.

[66] 罗小华. 急性阑尾炎的治疗进展[J]. 全科口腔医学杂志（电子版），2019，6(11)：17，21.

[67] 王萍萍，刘荻，金雪锋. 儿童细菌感染性腹泻临床特点及病原体分析[J]. 儿科药学杂志，2020，26(5)：26-28.

[68] 中华医学会肝病学分会. 肝硬化腹水及相关并发症的诊疗指南[J]. 现代医药卫生，2018，34(01)：156-170.

[69] 胥少汀，葛宝丰，徐印坎，等. 实用骨科学[M]. 4版. 北京：人民军医出版社，2012.

[70] 贺西京，田伟，裴福兴，等. 运动系统损伤与疾病[M]. 北京：人民卫生出版社，2015.

[71] 王敬，辛虹. 妊娠期急性脂肪肝研究进展[J]. 实用妇产科杂志，2010，26(3)：192-195.

[72] Tucker TJ，Smuts HE. GBV-C/HGV genotypes：proposed nomencla ture for genotypes 1-5[J]. J Med Virol，2000，62(1)：82-83.

[73] Muerhoff AS，Dawson GJ，Desai SM. A previously unrecognized sixth genotype of GB virus C revealed by analysis of 5'-untranslated region sequences[J]. J Med Virol，2006，78(1)：105-111.

[74] Stapleton JT，Foung S，Muerhoff AS，et al. The GB viruses：a review and proposed classification of GBV-A，GBV-C (HGV)，and GBV-D in genus Pegivirus within the family Flaviviridae[J]. J Gen Virol，2011，92(Pt2)：233-246.

[75] Yang JF，Dai CY，Chuang WL，et al. Prevalence and clinical signifi-cance of HGV/GBV-C infection in patients with chronic hepatitis B or C[J]. Jpn J Infect Dis，2006，59(1)：25-30.

[76] 侯新生. 实用临床感染性疾病学[M]. 长春：吉林科学技术出版社，2016.

[77] 罗红林，杨吉成. 献血标本中输血传播病毒(TTV)感染率初步分析及其意义[D]. 苏州：苏州大学，2007.

[78] 刘畅，井深荣. 人类输血传播病毒基因型别及流行率的研究进展[J]. 中国生物制品学杂志，2012，25 (5)：649-652.

[79] 张新华，李仲兴. 输血与 TTV 感染[J]. 中国感染控制杂志，2009，8(6)：445-446，416.

[80] 傅海霞，王志钢. 输血传播病毒分子生物学研究进展[J]. 生物技术通报，2011，8(5)：68-70.

[81] Abe K，Inami T，Asano K，et al. TT virus infection is widespread in the general populations from different geographic regions[J]. J Clin Microbiol，1999，37:2703-2705.

[82] Ball J K，Curran R，Berridge S，et al. TT virus sequence heterogeneity in vivo：evidence for co-infection with multiple genetic types[J]. J Gen Virol，1999，80:1759-1768.

[83] Bendinelli M，Pistello M，Maggi F，et al. Molecular Properties，Biology，and Clinical Implications of TT Virus，a Recently Identified Widespread Infectious Agent of Humans[J]. Clin Microbiol Rev，2001，14(1)：98-113.

[84] Kanda Y，Tanaka Y，Kami M，et al. TT virus in bone marrow transplant recipients[J]. Blood，1999，93:2485-2490.

[85] Kao J H，Chen W，Hsiang S C，et al. Prevalence and implication of TT virus infection：minimal role in patients with non-A-E hepatitis in Taiwan[J]. J Med Virol，1999，59:307-312.

[86] Vergani D，Vierling JM，Czaja AJ，et al. Diagnosis and management of autoimmune hepatitis[J]. Hepatology，2010，51(6)：2193-2213.

[87] 谢渭芬，陈岳祥. 临床肝脏病学[M]. 北京：人民卫生出版社，2012.

[88] 鲁晓岚，戴菲. 简明实用肝脏病学[M]. 西安：世界图书出版社，2014.

[89] Schiff E R，Maddrey W C，Sorrell M F. 希夫肝脏病学(第11版)[M]. 王福生，译. 北京：北京大学医学出版社，2015.

[90] Sherlock S，Dooley J. 肝胆系统疾病(第11版)[M]. 牛俊奇，张清泉，译. 天津：天津科技翻译出版有限公司，2013.

[91] Deshpande V，Zen Y，Chan JK，et al. Consensus statement on the pathology of IgG4-related disease[J]. Mod Pathol，

2012，25（9）：1181-1192. DOI：10. 1038/modpathol. 2012. 72.

[92] Khosroshahi A, Wallace ZS, Crowe JL, et al. International-al consensus guidance statement on the management and treat-ment of IgG4-related disease[J]. Arthritis Rheumatol，2015，67(7)：1688-1699.

[93] Masaki Y, Dong L, Kurose N, et al. Proposal for a new clini-cal entity, IgG4-positive multiorgan lymphoproliferative syn-drome：analysis of 64 cases of IgG4-related disorders[J]. Ann Rheum Dis，2009，68(8)：1310-1315.

[94] GBZ 59-2010. 职业性中毒性肝病诊断标准[S].

[95] 吉书红. 现代临床内分泌学[M]. 长春：吉林科学技术出版社，2016.

[96] 吴宇澄. 临床内分泌与代谢疾病[M]. 长春：吉林科学技术出版社，2017.

[97] 张霞，沈鼎明. 肝源性糖尿病的研究进展[J]. 中华肝脏病杂志，2002，10(6)：476-478.

[98] 姜丽萍，赵金满. 肝源性糖尿病的诊断与治疗[J]. 世界华人消化杂志，2007，15(6)：617-621.

[99] 韩红梅，朴云峰. 肝源性糖尿病发病机制的研究现状[J]. 临床肝胆病杂志，2006，22(2)：152-153.

[100] 宁光. 瑞金内分泌疑难病例选[M]. 上海：上海科学技术出版社，2016.

[101] 闵晓俊，陈如泉，王茂玉，等. 甲状腺功能亢进合并肝损害临床治疗研究进展[J]. 中西医结合肝病杂志，2006，16(6)：381-384.

[102] 付留俊，李涛，刘国红，等. 甲亢合并肝损害临床治疗观察[J]. 中国误诊学杂志，2007，7(21)：4994-4995.

[103] 吴作艳，王炳元. 甲亢性肝损害[J]. 中国实用内科杂志，2002，22(5)：311-312.

[104] Hsu HY, Chang MH. Biliary atresia[M]. //Murray KF, Horslen S, editors. Diseases of the liver in children. New

York: Springer, 2014: 257-267.

[105] Blackmer AB, Btaiche IF, Arnold MA, et al. Parenteral nutrition-associated liver disease in pediatric patients: strategies for treatment and prevention[M]. //Murray KF, Horslen S, editors. Diseases of the liver in children. New York: Springer, 2014: 327-349.

[106] 邹玲仟，张学. 医学遗传学[M]. 北京：人民卫生出版社，2016：362-368.

[107] 中华医学会儿科学分会内分泌遗传代谢学组，中华医学会儿科学分会神经学组，中华医学会神经病学分会肌电图与临床神经生理学组，等. 糖原贮积病Ⅱ型诊断及治疗专家共识[J]. 中华医学杂志，2013，93(18)：1370-1373.

[108] Kishnani P S, Austin S L, Abdenur J E. Diagnosis and management of glycogen storage disease type Ⅰ: a practice guideline of the American College of Medical Genetics and Genomics[J]. Genet Med, 2014, 16(11): e1.

[109] Van der Meijden JC, Güngör D, Kruijshaar ME, et al. Ten years of the international Pompe survey: patient reported outcomes as a reliable tool for studying treated and untreated children and adults with non-classic Pompe disease[J]. J Inherit Metab Dis, 2015, 38(3): 495-503.

[110] 叶军. 半乳糖血症[M]. //顾学范. 新生儿疾病筛查. 上海：上海科学技术文献出版社，2003：183-185.

[111] 杨茹莱，童凡，洪芳，等. 新生儿半乳糖血症筛查及基因谱分析[J]. 中华儿科杂志，2017，55(2)：104-108.

[112] National Newborn Screening and Genetics Resource Center. National newborn screening status report[J]. Available online, 2014, Accessed 3-6-17.

[113] Bosch AM, Ijlst L, Oostheim W, et al. Identification of novel mutations in classical galactosemia [J]. Hum Mutat, 2005, 25: 502.

[114] Welling L, Bernstein LE, Berry GT, et al. International clini-

cal guideline for the management of classical galactosemia: diagnosis, treatment, and follow-up[J]. J Inherit Metab Dis, 2017, 40(2): 171-176.

[115] 顾学范. 临床遗传代谢病[M]. 北京：人民卫生出版社, 2015: 186-190.

[116] Fiocchi A, Dionisi-Vici C, Cotugno G, et al. Fruit-induced FPIES masquerading as hereditary fructose intolerance[J]. Pediatrics, 2014, 134(2): e602-605.

[117] Christel T. Inborn errors of Fructose Metabolism. What can we learn from them? [J]. Nutrients, 2017, 9(4): 356-364.

[118] Berni C R, Pezzella V, Amoroso A, et al. Diagnosing and treating intolerance to carbohydrates in children[J]. Nutrients, 2016,8(3): 157-173.

[119] 中华医学会儿科学分会遗传代谢内分泌学组，中华医学会儿科学分会血液学组，中华医学会血液学分会红细胞疾病（贫血）学组. 中国戈谢病诊治专家共识（2015）[J]. 中华儿科杂志, 2015, 53(4): 256-261.

[120] Nalysnyk L, Rotella P, Simeone JC, et al. Gaucher disease epidemiology and natural history: a comprehensive review of the literature[J]. Hematology, 2017, 22(2): 65-73.

[121] Kang L, Zhan X, Gu X, et al. Successful newborn screening for Gaucher disease using fluorometric assay in China[J]. J Hum Genet, 2017, 62(8): 763-768.

[122] Vellodi A, Tylki-Szymanska A, Davies EH, et al. Management of neuronopathic Gaucher disease: revised recommendations[J]. J Inherit Metab Dis, 2009, 32(5): 660-664.

[123] Karim Z, Lyoumi S, Nicolas G, et al. Porphyrias: A 2015 update[J]. Clin Res Hepatol Gastroenterol, 2015, 39(4): 412-425.

[124] Ramanujam VS, Anderson KE. Porphyria diagnostics-part 1: a brief overview of the porphyrias[J]. Curr Protoc Hum

Genet，2015，86：1-26.

[125] Stein P，Badminton M，Barth J，et al. Best practice guidelines on clinical management of acute attacks of porphyria and their complications［J］. Ann Clin Biochem，2013，50(Pt 3)：217-223.

[126] Balwani M，Desnick RJ. The porphyrias：advances in diagnosis and treatment［J］. Hematology Am Soc Hematol Educ Program，2012，120(23)：19-27.

[127] Ala A，Walker AP，Ashkan K，et al. Wilson's disease［J］. Lancet，2007，369：397-408.

[128] Bandmann O，Weiss KH，Kaler SG. Wilson's disease and other neurological copper disorders［J］. Lancet Neurol，2015，14(1)：103-113.

[129] Kim JW，Kim JH，Seo JK，et al. Genetically confirmed Wilson disease in a 9-month old boy with elevations of aminotransferases［J］. World J Hepatol，2013,5(3)：156-159.

[130] European Association for Study of Liver. EASL Clinical Practice Guidelines：Wilson's disease［J］. J Hepatol，2012，56(3)：671-685.

[131] Kim JA，Kim HJ，Cho JM，et al. Diagnostic value of ceruloplasmin in the diagnosis of pediatric Wilson's disease［J］. Pediatric Gastroenterology Hepatology & Nutrition，2015，18(3)：187-192.

[132] 韩连书，叶军，邱文娟，等. 血尿琥珀酰丙酮检测在酪氨酸血症-Ⅰ型诊断中的应用［J］. 中华儿科杂志，2012，50(2)：126-130.

[133] 杨楠，韩连书，叶军，等. 尼替西农治疗2例酪氨酸血症Ⅰ型的效果分析并文献复习［J］. 临床儿科杂志，2011，29(12)：1178-1181.

[134] Chinsky JM，Singh R，Ficicioglu C，et al. Diagnosis and treatment of tyrosinemia type Ⅰ：a US and Canadian consensus group review and recommendations［J］. Genet Med，

2017，19（12）.

[135] Rowe SM, Miller S, Sorscher EJ. Cystic fibrosis[J]. N Engl J Med，2005，352（19）：1992-2001.

[136] Singh M, Rebordosa C, Bernholz J, et al. Epidemiology and genetics of cystic fibrosis in Asia：In preparation for the next-generation treatments[J]. Respirology，2015，20（8）：1172-1181.

[137] Tian X, Liu Y, Yang J, et al. p. G970D is the most frequent CFTR mutation in Chinese patients with cystic fibrosis[J]. Hum Genome Var，2016，3：15063.

[138] Mogayzel PJ Jr, Naureckas ET, Robinson KA, et al. Cystic fibrosis pulmonary guidelines. Chronic medications for maintenance of lung health[J]. Am J Respir Crit Care Med，2013，187（7）：680-689.

[139] Mogayzel PJ Jr, Naureckas ET, Robinson KA, et al. Cystic Fibrosis Foundation pulmonary guideline. pharmacologic approaches to prevention and eradication of initial Pseudomonas aeruginosa infection[J]. Ann Am Thorac Soc，2014，11（10）：1640-1650.

[140] 舒赛男，骆冉. 进行性家族性肝内胆汁淤积症诊治及研究进展[J]. 中国实用儿科杂志，2013，28（4）：300-304.

[141] Jankowska I, Socha P. Progressive familial intrahepatic cholestasis and inborn errors of bile acid synthesis[J]. Clin Res Hepatol Gastroenterol，2012，36（3）：271-274.

[142] Jacquemin E. Progressive familial intrahepatic cholestasis[J]. Clin Res Hepatol Gastroenterol，2012，36（suppl 1）：s26-s35.

[143] Gunaydin M, Bozkurter Cil AT. Progressive familial intrahepatic cholestasis：diagnosis，management，and treatment[J]. Hepatic Med Evi Res，2018，10：95-104.

[144] 中国医师协会外科医师分会肝脏外科医师委员会，中国研究型医院学会肝胆胰外科专业委员会. 肝脏良性占位性病变的诊断与治疗专家共识（2016 版）[J]. 中华消化外科杂志，

2017，16(1)：1-5.

[145] 彭承宏，彭淑牖. 肝细胞腺瘤的诊断和治疗[J]. 中国实用外科杂志，1994，14(1)：7-8.

[146] 陈磊杰，杨春凤，张丽. 螺旋 CT 对肝脏炎性假瘤、原发性肝癌的诊断价值[J]. 数理医药学杂志，2020，33(11)：1655-1657.

[147] 周玉祥，赵新湘. 肝脏炎性假瘤 3 例误诊分析[J]. 世界最新医学信息文摘(连续型电子期刊)，2020，20(47)：218-219.

[148] 王时宏，李惠明，胡姣，等. 肝脏局灶性结节样增生的影像表现比较[J]. 海南医学，2014(16)：2392-2394.

[149] Hussain SM, Terkivatan T, Zondervan PE, et al. Focal nodular hyperplasia：findings at state-of-the-art MR imaging, US, CT, and pathologic analysis[J]. Radiographics, 2004, 24(1)：3-17.

[150] 于皆平，沈志祥，罗和生. 实用消化病学[M]. 2 版. 北京：科学出版社，2007：786-792.

[151] Leon Schiff, Eugene R. Schiff Disease of the liver[M]. 7th ed. Philadel phia：JB Lippincott Company，1998.

[152] Kew MC. Hepatic tumors and cyst[M]//Sleisenger & Fordtran's：Gastrointestinal and Liver Disease. 6th ed. Philadelphia：WBSaunders Company，1998：1364-1387.

[153] 李钱程. 儿童肝母细胞瘤的 CT 诊断中表现及误诊分析[J]. 中国 CT 和 MRI 杂志，2020，18(11)：107-108，176，封 2.

[154] 廖广界，李中坚. 肝间叶性错构瘤 1 例报道[J]. 诊断病理学杂志，2019，26(10)：692-694.

[155] Lagana SM, Moreira RK, Lefkowitch JH. Hepatic granulomas：pathogenesis and differential diagnosis[J]. Clin Liver Dis, 2010, 14(4)：605-617.

[156] Bhardwaj SS, Saxena R, Kwo PY. Granulomatous liver disease[J]. Curr Gastroenterol Rep, 2009, 11(1)：42-49.

[157] Wainwright H. Hepatic granulomas[J]. Eur J Gastroenterol Hepatol, 2007, 19(2)：93-95.

[158] Lefkowitch JH. Hepatic granulomas[J]. J Hepatol，1999，30 Suppl 1：40-45.

[159] 兰方荣，洪可. 肝脓肿患者超声造影特点及诊断价值分析 [J]. 实用肝脏病杂志，2020，23(3)：435-438.

[160] Singhal S，Changela K，Lane D，et al. Endoscopic ultra sound-guided hepatic and perihepatic abscess drainage：an evolving technique[J]. Therap Adv Gastroenterol，2014，7 (2)：93-98.

[161] Liu Y，Wang JY，Jiang W. An Increasing Prominent Disease of Klebsiella pneumoniae Liver Abscess：Etiology，Diagnosis，and Treatment[J]. Gastroenterol Res Pract，2013，2013：258514.

[162] 杨甲梅. 实用肝胆外科学[M]. 上海：上海人民出版社，2009.

[163] 马莹，蔡维. ERCP、MRCP联合中医辨证施治在肝外胆道梗阻性疾病诊治中的应用[J]. 现代消化及介入诊疗，2017，22 (5)：666-668.

[164] 杨尹默. 胰腺癌外科治疗理念更新与技术进步[J]. 中华消化外科杂志，2017，16(01)：34-37.

[165] 中华医学会外科学分会胆道外科学组. 胆管扩张症诊断与治疗指南(2017版)[J]. 中华消化外科杂志，2017，16(8)：767-774.

[166] 董家鸿，郑秀海，夏红天，等. 胆管囊状扩张症：新的临床分型与治疗策略[J]. 中华消化外科杂志，2013，12(5)：370-377.

[167] 李麟荪. 评布加综合征定义与分型[J]. 介入放射学杂志，2007，16(2)：75-78.

[168] 彭涛，刘玉兰，等. Budd-Chiari综合征、肝小静脉闭塞病与肝硬化的鉴别[J].《胃肠病学》2007，12(12)：770-773.

[169] 朱晚林. 肝小静脉闭塞病的临床研究[D]. 杭州：浙江大学，2012.

[170] 魏从光，魏晓艳，苏丽婷，等. 肝小静脉闭塞症的研究进展

[J]. 武警医学，2019，30(1)：82-85.

[171] 周玮，胡丽娟，王军臣，等. 肝紫癜病2例报道及分析[J]. 临床肝胆病杂志，2012，28(5)：383-385.

[172] 尹建勋，唐胜利，潘定宇，等. 肝紫癜病一例及文献复习[J]. 腹部外科，2017，30(5)：400-403.

[173] 程芳. 现代临床妇产科学[M]. 西安：西安交通大学出版社，2015.

[174] 刘彩霞. 妇产科学[M]. 2版. 上海：上海科学技术出版社，2016.

[175] 叶芬，徐元屏. 妇产科学[M]. 重庆：重庆大学出版社，2016.

[176] 中华医学会妇产科学分会产科学组. 妊娠期肝内胆汁淤积症诊疗指南(2015)[J]. 临床肝胆病杂志，2015，31(10)：1575-1578.

[177] 朱毓纯，杨慧霞. HELLP综合征诊断和处理的循证进展[J]. 实用妇产科杂志，2010，26(4)：257-259.

[178] 王月玲，苟文丽. HELLP综合征的发病机制及诊治[J]. 中国实用妇科与产科杂志，2004，20(5)：262-264.

[179] Lindor KO, Bowlus CL, Boyer J, et al. Primary Biliary Cholangitis：2018 Practice Guidance from the American Association for the Study of Liver Diseases [J]. Hepatology, 2019, 69(1)：394-419.

[180] 中国成人念珠菌病诊断与治疗专家共识组. 中国成人念珠菌病诊断与治疗专家共识[J]. 中华内科杂志，2020，59(1)：5-17.

[181] 王吉耀，葛均波，邹和建. 实用内科学[M]. 16版. 北京：人民卫生出版社，2022.

[182] 陈翀，王保平，周利平，等. 组织胞浆菌病的鉴别诊断——附6例病例分析[J]. 武警后勤学院学报(医学版)，2016，25(2)：143-146.

[183] 雷文知，都琳，杨雅骊，等. 组织胞浆菌病的诊断和治疗进展[J]. 世界临床药物，2010，31(12)：717-720，724.

[184] 中华人民共和国国家卫生健康委员会. 新型冠状病毒肺炎诊

疗方案(第九版).

[185] 中华医学会肝病学分会,中华医学会感染病学分会.丙型肝炎防治指南(2022年版)[J].中华传染病杂志,2023,41(1):29-46.

[186] 中华医学会肝病病学分会,中华医学会感染病学分会.慢性乙型肝炎防治指南(2022年版)[J].中华传染病杂志,2023,41(1):3-28.

[187] 中国医药生物技术协会生物诊断技术分会,中国微生物学会人兽共患病病原学专业委员会.恙虫病实验室检测规范专家共识[J].中国医药生物技术,2023,18(1):87-93.